乳腺病理活检解读

（第3版）

Biopsy Interpretation of the Breast

（3rd Edition）

〔美〕Stuart J. Schnitt　〔美〕Laura C. Collins　编著

李国霞　主译

丁华野　滕晓东　审校

U0259229

Wolters Kluwer
Health
Philadelphia · Baltimore · New York · London
Buenos Aires · Hong Kong · Sydney · Tokyo

北京科学技术出版社

著作权合同登记号：图字01-2018-7787号

图书在版编目（CIP）数据

乳腺病理活检解读：第3版 /（美）斯图尔特·J. 施尼特 （Stuart J. Schnitt），（美）劳拉·C. 柯林斯（Laura C. Collins）编著；李国霞主译. —北京：北京科学技术出版社，2019.8（2023.1 重印）
书名原文：Biopsy Interpretation of the Breast (3rd Edition)
ISBN 978-7-5714-0325-6

Ⅰ. ① 乳… Ⅱ. ① 斯… ② 劳… ③ 李… Ⅲ. ① 乳房疾病—活体组织检查—病理学 Ⅳ. ① R655.802

中国版本图书馆CIP数据核字（2019）第117289号

乳腺病理活检解读（第3版）

作　　者：〔美〕Stuart J. Schnitt　　〔美〕Laura C. Collins
主　　译：李国霞
责任编辑：杨　帆
文字编辑：张青山
责任校对：贾　荣
责任印制：吕　越
封面设计：申　彪
出 版 人：曾庆宇
出版发行：北京科学技术出版社
社　　址：北京西直门南大街16号
邮政编码：100035
电话传真：0086-10-66135495（总编室）
　　　　　0086-10-66113227（发行部）　0086-10-66161952（发行部传真）
电子信箱：bjkj@bjkjpress.com
网　　址：www.bkydw.cn
经　　销：新华书店
印　　刷：北京宝隆世纪印刷有限公司
开　　本：950mm×1194mm　1/32
字　　数：570千
印　　张：19.875
版　　次：2019年8月第3版
印　　次：2023年1月第2次印刷
ISBN 978-7-5714-0325-6/R · 2645
定　　价：198.00元

编　者

Stuart J. Schnitt, MD
Professor of Pathology,
Harvard Medical School,
Boston, Massachusetts
and
Director, Division of Anatomic Pathology,
Beth Israel Deaconess Medical Center,
Boston, Massachusetts

Laura C. Collins, MD
Associate Professor of Pathology,
Harvard Medical School,
Boston, Massachusetts
and
Associate Director,
Division of Anatomic Pathology,
Beth Israel Deaconess Medical Center,
Boston, Massachusetts

译者名单

主　译：李国霞　上海市闵行区中心医院，复旦大学附属闵行医院
副主译：薛德彬　华夏病理网，杭州粉蓝医学检验所
　　　　黄文斌　南京医科大学附属南京第一医院

译　　者：（以姓氏笔画为序）

　　　　王　海　　南京军区南京总医院
　　　　王　强　　湖北省武汉市黄陂区中医医院
　　　　王巍伟　　山东省诸城市妇幼保健院
　　　　孔令慧　　内蒙古医科大学附属人民医院
　　　　邓云特　　湖北省肿瘤医院
　　　　白瑞珍　　江南大学附属医院，无锡市第四人民医院
　　　　邢宝玲　　南京医科大学附属常州市妇幼保健院
　　　　任兴昌　　浙江省杭州市中医院
　　　　李　青　　上海市浦东新区人民医院
　　　　李国霞　　上海市闵行区中心医院，复旦大学附属闵行医院
　　　　张　雷　　河南省人民医院
　　　　张功学　　河北省枣阳市第一人民医院
　　　　张丽华　　南京大学附属中大医院
　　　　陈　健　　解放军第二五二医院
　　　　岳君秋　　河北省肿瘤医院
　　　　赵有财　　南京医科大学附属南京第一医院
　　　　胡志勇　　武汉市汉阳医院
　　　　黄文斌　　南京医科大学附属南京第一医院
　　　　廖林虹　　江西省赣州市妇幼保健院
　　　　潘华雄　　华中科技大学同济医学院附属协和医院
　　　　薛德彬　　华夏病理网，杭州粉蓝医学检验所

审校者名单

丁华野　北京军区总医院
滕晓东　浙江大学医学院附属第一医院

前　言

　　本书第2版面世以来，乳腺癌和其他乳腺疾病的分子生物学和遗传学研究取得了许多重大进展。尽管如此，目前所有乳腺疾病的最基本诊断方法仍然以组织病理学为主。因此，本书编写的主要目的与前两版完全相同：为病理医师的实际工作和病理医师培训提供简明、实用和便捷的指导。

　　本书以前两版为基础，根据最新观点更新了命名、诊断标准以及辅助研究在评估乳腺病变中的应用（包括免疫组化新抗体的用途和局限性）。与第2版相同，本书特别注重使用最新版世界卫生组织命名和诊断标准，突出了那些仍有争议和尚未解决的问题，以及那些缺乏证据基础的诊断标准的病变，并提供实用建议。相较前两版，本书对粗针穿刺活检标本在乳腺病变的评估中的作用和潜在陷阱赋予了更多笔墨。上一版面世后临床实践已发生了一些改变，随着新版临床实践指南的发行，某些病理标本的评估和报告必然发生相应改变。特别是病理医师收到越来越多的新辅助系统性治疗后标本，需要对这些标本进行标准化评估，为临床提供疾病治疗反应和病变恰当分期等方面的最有用的信息。另外，最近出版了乳房切除标本切缘评估的新指南，病理医师需要熟悉这些指南，才能为指导对浸润性乳腺癌和导管原位癌患者进行局部处理提供必要的信息。最后，本书对与日常工作最相关的分子病理学和遗传学进展也有适当强调。

　　第3版新增了100多幅高质量彩色显微照片，约有60项表格用于强调主要诊断特征和鉴别诊断。本书尽可能根据组织学模式将各种病变归纳分组，让病理医师阅读本书时感觉就像日常工作中处理实际病理标本的方式。因此，本书编排方法是基于病变模式的识别并强调鉴别诊断，这与大多数传统教科书有着明显不同。

　　我们希望《乳腺病理活检解读（第3版）》对病理医师的工作实践和职业培训有所裨益，希望本书能成为他们在日常工作中签发乳腺病理活检报告时有价值的参考书。

（薛德彬　译）

译者前言

本书主编Schnitt教授也是最新版世界卫生组织（WHO）乳腺肿瘤分类的主编。《乳腺病理活检解读（第3版）》涵盖很多乳腺病理新进展，其主要内容和基本观点与WHO分类完全一致。第3版于2018年1月发行，除了充实、更新第2版内容之外，实际上也包括WHO分类的绝大多数内容。

《乳腺病理活检解读（第3版）》是一本简明实用的教科书。本书根据临床病理实际问题加以编排，讨论日常工作中常见的诊断问题，重点强调经常遇到的诊断难题和陷阱，用详尽的文字和图示讨论其关键的病理诊断特征和鉴别诊断要点，同时还适当探讨乳腺肿瘤发生的分子生物学进展。本书图文并茂，同时总结了许多非常实用的表格，便于读者对照理解。

本书前两版成功翻译出版之后，受到广泛好评，使我们有信心尽快完成第3版。感谢广大读者的支持，感谢赵澄泉（Chengquan Zhao）、丁华野和周晓军教授对本书前两版所做的杰出贡献，感谢华夏病理网翻译团队的精诚合作。也感谢我们的家人和同事，正是他们分担了大量日常事务，才使我们在繁忙的工作之余得以积累点滴时间专心翻译。感谢北京科学技术出版社的高效工作和诚信合作。

我们认为这是一本病理工作者较理想的案头工具书，适用于病理医师的日常工作和进修医师培训，尤其适用于初学者，是乳腺病理活检工作中必不可少的参考书。为便于阅读，我们对原书编排方式进行了适当调整，增加了章节序号，整理了英文缩写。使用通俗易懂的翻译方式来表达，对某些细节内容使用"译者注"进一步解释，即使是初学者也能一看就懂，易学易记。"译者注"还尽量体现并比较新版WHO分类的内容，希望能够帮助没有条件阅读原版WHO分类的读者，通过本书来弥补缺憾。虽然我们努力忠实地还原原著风格和思想，但由于我们的经验和水平有限，不当之处在所难免，恳请读者提出宝贵意见和建议。

李国霞

2018年4月6日

致　谢

　　首先感谢我们的工作机构，我们曾在此接受职业培训，它为我们提供了难得的机遇。这里有很多非凡睿智的病理学专家，包括我们的老师、同事和朋友，他们的指导让我们受益匪浅。特别是Donald A. Antonioli，Richard B. Cohen，James L. Connolly，Harvey Goldman和Seymour Rosen等对我们的病理学专业实践和方法形成具有深远影响。我们也感谢众多优秀的病理住院医师和进修医师，他们在工作中提出发人深省的问题，而我们常常不能立即做出正确回答。

　　我们还要感谢那些提供了有趣而具有挑战性的病例和许多患者的回顾资料的病理医师和临床医师。如果没有他们，这本书不可能顺利完成。

（薛德彬　译）

缩略语

ADH　　　atypical ductal hyperplasia，非典型导管增生
AJCC　　 American Joint Commission on Cancer，美国癌症联合委员会
AR　　　　androgen receptor，雄激素受体
ACOSOG　American College of Surgeons Oncology Group，美国外科学会肿瘤学组
BIRADS　Breast Imaging Reporting and Database System，乳腺影像学报告和数据库系统
CAP　　　College of American Pathologists，美国病理医师协会
CEA　　　carcino-embryonic antigen，癌胚抗原
CK　　　　cytokeratin，细胞角蛋白
CNB　　　core needle biopsy，粗针穿刺活检
CNGM　　cystic neutrophilic granulomatous mastitis，囊性中性粒细胞性肉芽肿性乳腺炎
DCIS　　　ductal carcinoma in situ，导管原位癌
EMA　　　epithelial membrane antigen，上皮膜抗原
ER　　　　estrogen receptor，雌激素受体
EGFR　　 epidermal growth factor receptor，表皮生长因子受体
FEA　　　flat epithelial atypia，平坦上皮非典型增生
GCDFP　　gross cystic disease fluid protein，巨囊性病液体蛋白
HER2　　 human epidermal growth factor receptor 2，人类表皮生长因子受体2
HPF　　　high power field，高倍视野
LCIS　　　lobular carcinoma in situ，小叶原位癌
LVI　　　　lymphovascular invasion，淋巴管血管侵犯
MGA　　　microglandular adenosis，微腺型腺病
MRI　　　magnetic resonance imaging，磁共振成像
PASH　　pseudoangiomatous stromal hyperplasia，假血管瘤样间质增生
PR　　　　progesterone receptor，孕激素受体
SEER　　surveillance，epidemiology，and end results，监测、流行病学和结果

SMMHC   smooth muscle myosin heavy chain，平滑肌肌球蛋白重链

SMOLD   squamous metaplasia of lactiferous ducts，输乳管鳞状化生

SPCRP   solid papillary carcinoma with reverse polarity，实性乳头状癌伴极性反转

TDLU   terminal duct lobular unit，终末导管小叶单位

UDH   usual ductal hyperplasia，普通型导管增生

WHO   World Health Organization，世界卫生组织

目　录

第1章

正常解剖学和组织学

1.1 大体解剖学

乳房位于前胸壁胸大肌表面，上至第2肋，下到第6肋，内侧为胸骨旁线，外侧达腋中线。乳房组织的腋尾区可伸入到腋窝部位。乳房侧面向外延伸超出前锯肌，下方可超出腹外斜肌和上腹直肌鞘。致密纤维结缔组织束、悬韧带由皮肤向内与胸肌筋膜相连，对乳房起固定作用。乳房唯一的、界限清楚的解剖学界面位于深部，与胸筋膜相邻。然而，尽管该处大体上边界清楚，但镜下可见个别腺体延伸到甚至穿过胸筋膜（图1.1）。这种解剖学结构特点的临床重要意义是即使行全乳房切除术，也不一定能清除所有乳房的腺体组织。

乳房的主要血供来自内乳动脉和胸外侧动脉，胸肩峰动脉、肋间动脉、肩胛下动脉和胸背动脉的分支也给乳房带来少量血供[1]。乳房静脉回流如同其他部位一样，有一定的个体差异，但大多数伴随动脉系统。来源于乳房的最重要的淋巴引流区域是腋窝，腋窝淋巴结接受90%以上乳房淋巴液，少量淋巴液通过胸内和肋间后淋巴管分别引流到内乳淋巴结和肋间后淋巴结。

1.2 组织学

成人女性乳腺由一系列分支导管和小导管组成，终止于腺泡（也称为终末小导管），腺泡聚集形成小叶。这些结构排列形如一棵开花的树[2]（图1.2）：小叶代表着花，小叶内分泌物流入小导管和导管（细枝和小树枝），然后依次流入集合管（树干），后者开口于乳头表面。乳头处的导管膨胀

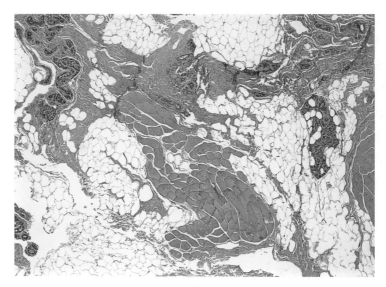

图1.1 乳房切除术后，胸壁活检。胸肌纤维之间可见乳腺小叶

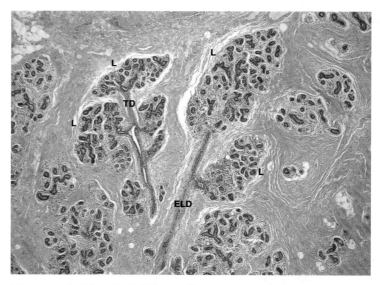

图1.2 正常成年女性乳腺的组织学结构。示小叶外导管（ELD）、终末导管（TD）和小叶（L），后者由一团小腺体（腺泡）组成

形成输乳窦，输乳窦终止于乳头表面下方的圆锥形壶腹。

乳腺导管和小叶位于间质中，后者由不同数量的纤维和脂肪组织组成。成人非泌乳期乳腺组织大部分为间质，其中纤维和脂肪组织的相对比例因年龄和个体而异（图1.3）。

乳腺导管-小叶系统排列成乳段或乳腺叶。通过向导管系统注射染料或放射性造影剂，这些乳段在影像学上容易辨认（图1.4），但它们在解剖学上边界不清，手术中、乳房切除术标本大体检查或组织学检查时，这些乳段之间没有明确的分界。另外，乳段分布的个体差异较大[3]，每个乳段的分支可相互交错。一些肿瘤性乳腺病变特别是导管原位癌（DCIS）的节段性特征现已被广泛认知。这种认识加上发育解剖学和形态学的观察，形成了乳腺癌的"患病乳腺叶"假说[4,5]。这种理论假设早期乳腺癌（DCIS）是乳腺叶疾病，通常局限于单个导管系统（或乳腺叶）。因此，手术切除受累的乳段是重要的治疗目标。遗憾的是，外科医师在手术中不可能分辨出受累乳段的边界，因此，理论上可以通过"乳段切除术"完整地切除患病乳段，但实际操作过程中很难做到。

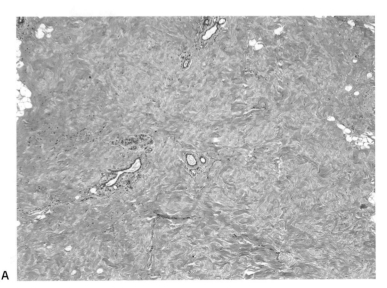

A

图1.3（1）　非泌乳期乳腺组织以间质为主，由不同数量的胶原和脂肪组织组成。A. 低倍镜下可见乳腺组织含有致密的纤维性间质

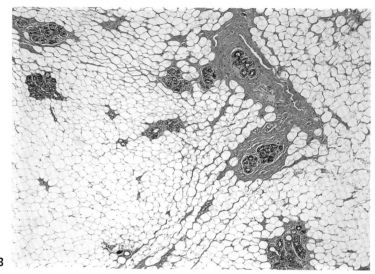

图1.3（2） 非泌乳期乳腺组织以间质为主，由不同数量的胶原和脂肪组成。B. 低倍镜下可见乳腺间质主要为脂肪

　　乳腺内乳段的实际数量及其相互关系长期以来一直备受争论。大多数教科书认为，在乳头表面有15~20个输乳管开口，其数量对应于乳腺内导管系统、乳段或乳腺小叶的数量[6-9]。然而，输乳管开口的数量与乳头导管和乳段数量之间的关系还不清楚。一项研究显示，乳头表面的输乳管开口数目多于乳头导管和乳段的数目，可能是由于：①乳头的一些输乳管开口其实是皮脂腺或其他非导管性结构的开口，与乳腺的导管-小叶解剖学结构无关；②有些输乳管在即将进入乳头前分叉[6]。相反，较近的一项研究（包括三维重构研究）显示乳头表面的输乳管开口数目少于乳头导管的数目，可能是因为多个导管汇合于同一个开口[10]。对乳腺导管注射染料进行的多项研究显示，每个乳腺内仅有5~10个不连续的乳腺导管系统或乳段，其数目比乳头导管或乳头表面输乳管开口的数目少。

　　导管系统之间相互吻合的关系也不完全清楚。近来一项研究显示虽然导管系统彼此之间相互靠近，甚至在一个象限内相互缠绕，但它们并不互相沟通[6]。然而，另有研究认为导管系统之间是相互吻合的[11]。

　　整个导管-小叶系统被覆的细胞为双层结构，由内层（腺腔面）的上皮细胞层和外层（基底面）的肌上皮细胞层组成。这种双层细胞结构对

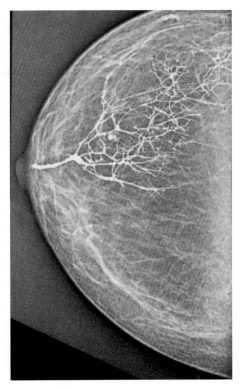

图1.4　乳腺导管显影摄片。将造影剂通过乳头的输乳管开口注入乳腺内，可显示一个乳腺导管系统（也称为乳段或乳腺叶）的复杂分支

乳腺病理诊断极其重要，它是区分良恶性病变的主要指标之一[12]。静止期乳腺导管和小叶的腺腔上皮细胞呈立方形到柱状，细胞质淡嗜酸性，细胞核大小一致、呈卵圆形。这些上皮细胞表达多种低分子量细胞角蛋白（CK），如CK7、CK8、CK18和CK19。外层或肌上皮细胞层，虽然总是存在但细胞形态变化较大（图1.5）。肌上皮细胞可表现为从几乎不能辨认的、具有扁平核的扁平细胞到具有丰富透亮胞质的明显的上皮样细胞（图1.6）。有些病例中肌上皮细胞呈肌样特征，细胞呈梭形，含有致密的嗜酸性胞质，类似于平滑肌细胞（图1.7）。尽管HE染色难以辨认肌上皮细胞，但应用S-100蛋白、actin、calponin、平滑肌肌球蛋白重链（SMMHC）、p63、

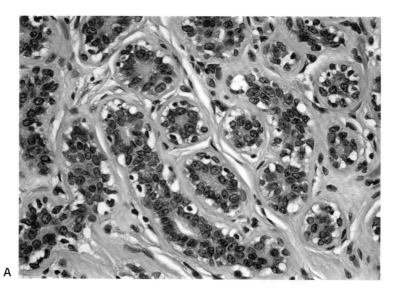

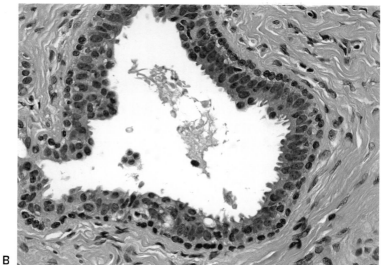

图1.5 乳腺导管-小叶系统被覆双层细胞：内层的上皮细胞层和外层的肌上皮细胞层。A. 高倍镜下，示腺泡上皮细胞周围的肌上皮细胞，其明显程度不一。B. 高倍镜下，示小叶外导管具有清晰的上皮细胞层和肌上皮细胞层

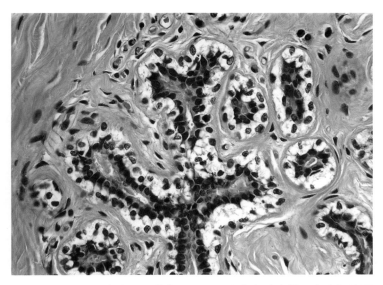

图1.6　肌上皮细胞的组织学表现不一，这个小叶内的肌上皮细胞可见明显的胞质透明

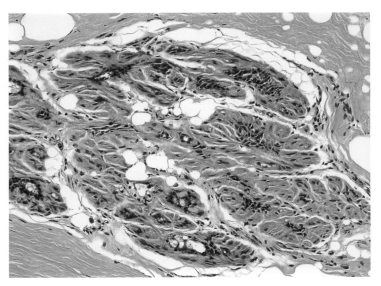

图1.7　这个小叶内肌上皮细胞显示肌样特征

p40和CD10等免疫染色很容易证实肌上皮细胞存在（图1.8）。然而不同的肌上皮细胞标记物具有不同的敏感性和特异性。肌上皮细胞也可表达高分子量CK，如CK5/6、CK14和CK17（图1.9），CK14仅表达于小叶外导管和终末导管的肌上皮细胞，而不表达于小叶内小导管和腺泡的肌上皮细胞[13]。

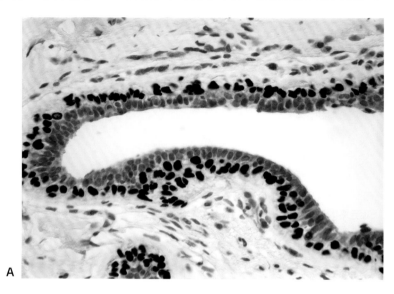

A

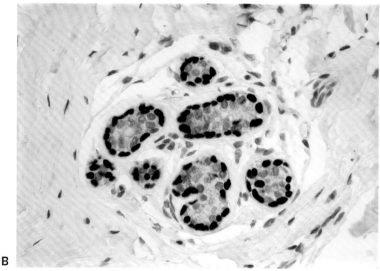

B

图1.8　小叶外导管（A）和小叶（B）p63免疫染色。肌上皮细胞核呈强阳性，而上皮细胞核为阴性

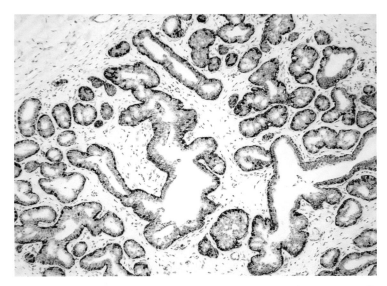

图1.9　基底型CK（CK5/6）免疫染色突出显示小导管和腺泡周围的肌上皮细胞

最近研究发现正常乳腺导管上皮细胞处于多种不同的分化状态，可用一组免疫组化显示，包括雌激素受体（ER）、雄激素受体（AR）、维生素D受体、低分子量CK、高分子量CK和Ki67。值得注意的是，由于具有相似的免疫表型，这些细胞类型似乎对应于不同类型的乳腺癌。如果得到其他研究的证实，这一发现可能会使乳腺癌产生新的肿瘤分类，类似于淋巴造血系统恶性肿瘤所用的分类方法，许多肿瘤都有对应于正常细胞的免疫表型或分化状态[14]。

另一种细胞无规律地散在分布于整个导管-小叶系统，它们不表达分化性腔上皮细胞标记物（如低分子量CK）或分化性肌上皮细胞标记物[如平滑肌肌动蛋白（SMA）]，而是表达高分子量CK（CK5和CK14），这些细胞可能是能够分化成腺上皮细胞和肌上皮细胞的祖细胞[15]。这些假定的"祖细胞"与乳腺干细胞之间的关系仍需充分研究[15,16]。但已明确，乳腺内确实存在具有干细胞特征（即可以自我更新、向不同细胞系分化、形成成熟组织内所有的细胞类型）的细胞。乳腺干细胞在乳腺发育[17]和乳腺癌发生中似乎发挥着重要作用[16,18,19]。据研究显示，与乳腺干细胞群相关的免疫表型特征包括ER和孕激素受体（PR）失表达、CD44高表达、CD24低或失表达和醛脱氢酶（ALDH1）的表达[19-21]。

基底膜由Ⅳ型胶原和层黏连蛋白组成，围绕乳腺导管、小导管和腺泡[22,23]。基底膜位于肌上皮细胞层之外，是乳腺导管–小叶系统与周围间质的分界线（图1.10）。基底膜之外，小叶外导管周围的间质含有成纤维细胞和毛细血管。正常情况下导管周围可见数量不等的弹性纤维，老年女性弹性纤维的含量多于年轻女性。终末导管或腺泡周围常无弹性纤维。

小叶及其终末导管称为终末导管小叶单位（TDLU），它是乳腺的结构和功能单位。在泌乳期，终末导管和小叶的腺上皮细胞均因体内激素水平的变化发生分泌性改变。所以，终末导管具有分泌乳汁并将其排送至小叶外导管系统的双重作用。一些研究显示，在起源部位上被称为"导管"的大多数病变（如囊肿、导管上皮增生和DCIS），实际上都起源于TDLU，它们与融合的腺泡一起扩张形成较大的管腔，类似于导管。一般认为包括原位癌和浸润癌在内绝大多数乳腺病变起源于TDLU[2,24]。实际上，中央型导管内乳头状瘤是唯一起源于大导管或中等大导管而非TDLU

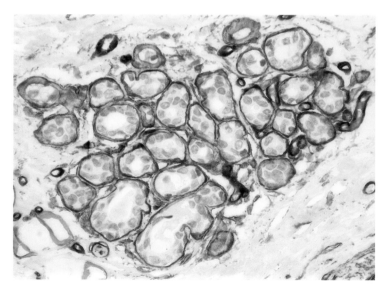

图1.10　Ⅳ型胶原免疫染色显示小叶腺泡周围围绕的基底膜

的常见病变。

正常小叶由数量不等的末端闭合的终末小导管（也称为腺泡）组成，每个腺泡都有典型的双层结构。小叶腺泡埋陷于疏松的、富含纤维血管的小叶内间质中，其中含有数量不等的淋巴细胞、浆细胞、巨噬细胞和肥大细胞。这种特化的小叶内间质与周围致密的、富含胶原、细胞少的小叶外（或小叶间）间质和间质脂肪组织分界清楚（图1.11）。一个值得注意的现象是小叶外间质内有时会出现多核巨细胞[25]，其意义尚不清楚。这些多核巨细胞可能表现为令人担心的形态，但要注意不能将其误诊为恶性细胞（图1.12）。

乳腺小叶的大小和每个小叶内腺泡数量差异较大。罗素（Russo）等[26-28]描述了4种小叶类型：1型小叶最不发达，最常见于青春期前和未经产女性。它们主要由导管组成，伴有腺泡出芽。1型小叶通过形成更多腺泡出芽而逐渐演变为较成熟结构（2型和3型小叶）。每个小叶内腺泡芽的数量从1型小叶大约11个增加到2型小叶的47个和3型小叶的80个。经产的绝经前女性以3型小叶为主。4型小叶见于妊娠和哺乳期。罗素等[28,29]报道，患有乳腺癌女性的乳腺以1型小叶为主，与妊娠史无关。最近资料显示，与3型小叶为主或没有经历小叶复旧或活检发现小叶复旧停滞的女性相比，以1型小叶为主或经历小叶复旧的女性以后发生乳腺癌的风险降低[30-32]。有证据显示，同一女性乳腺内小叶复旧的阶段是一致的，并且可能提供附加的风险评估依据，但在临床实践中报告占优势的小叶类型有什么价值，仍需进一步研究[33]。

乳腺小叶会随着月经周期发生一些形态学变化，这些形态学改变在上皮和间质均可见到，概括于表1.1[34]。虽然这些形态学改变在同一乳腺内的小叶之间甚至相邻小叶之间并非完全一致，但每个时期均可见到主要的形态学特征。然而，与妊娠和泌乳期显著的乳腺形态学变化以及月经周期相关的子宫内膜变化相比，月经周期相关的乳腺形态学变化较轻微。

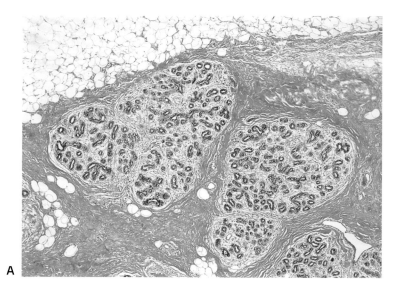

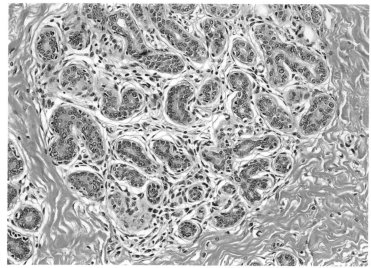

图1.11 小叶内和小叶外间质。A. 低倍镜下，几个小叶埋陷于疏松的小叶内间质之中，小叶外间质主要是致密胶原，并混有脂肪组织。B. 高倍镜下，可见比较疏松的小叶内间质与富含胶原的小叶外间质

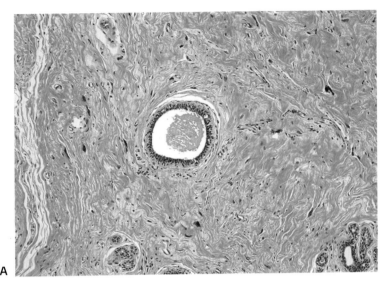

A

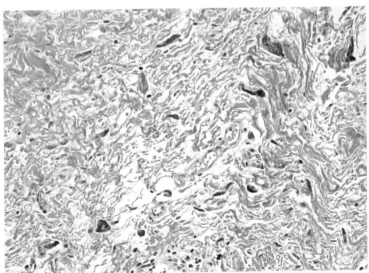

B

图1.12　间质内多核巨细胞。A. 低倍镜下，示间质内散在的多核巨细胞。B. 高倍镜下，示细胞学细节，这些细胞具有间叶性表型。其组织学形态令人担心，但其临床意义不明

表1.1 月经周期乳腺小叶的组织学变化

月经周期	上皮	腺腔	小叶内间质
卵泡早期	细胞：单层（小，多角形，胞质淡染嗜酸性）；肌上皮细胞不明显 排列方向：无 分泌物：无 核分裂/凋亡：罕见	大多闭合，不明显	致密、细胞多、肥胖的成纤维细胞
卵泡晚期	有3种细胞：嗜碱性腺腔细胞、淡染的中间细胞（也见于卵泡早期）和胞质透亮的肌上皮细胞 排列方向：围绕腺腔呈放射状 分泌物：无 核分裂/凋亡：罕见	界限清楚	与黄体早期相比，细胞多、胶原更多
黄体早期	有3种细胞：有轻微胞质顶突的嗜碱性腺腔细胞、淡染的中间细胞、胞质明显空泡化和气球样变的肌上皮细胞 排列方向：围绕腺腔呈放射状 分泌物：轻度 核分裂/凋亡：罕见	开放，比卵泡期增大，轻度分泌物	疏松
黄体晚期	有3种细胞：有明显胞质顶突的嗜碱性腺腔细胞、淡染的中间细胞和胞质明显空泡化的肌上皮细胞 排列方向：围绕腺腔呈放射状 分泌物：腺腔细胞有活跃的顶浆分泌 核分裂/凋亡：常见（核分裂活性最高）	开放，有分泌物	疏松，水肿，血管充血
月经期	有2种细胞：胞质稀少且胞质顶突比黄体晚期明显少的嗜碱性腺腔细胞，胞质广泛空泡化的肌上皮细胞 排列方向：围绕腺腔呈放射状 分泌物：重吸收 核分裂/凋亡：罕见	扩张，有分泌物	致密、细胞多

注：引自McCarty KS, Nath M. Breast. In: Sternberg SS, ed. *Histology for Pathologists*. Philadelphia, PA: Lippincott–Raven; 1997: 71–82.

偶尔，TDLU上皮细胞的胞质呈显著的透明细胞改变，这种现象可见于更年期和绝经期女性，似乎与妊娠和外源性激素无关（图1.13）[35]。

α型雌激素受体（ERα）可表达于导管和小叶上皮细胞的细胞核，且小叶的表达高于导管。然而，即使是小叶也仅有少数细胞表达ERα。多数情况下，小叶内ERα阳性细胞多为单个分布，常与ERα阴性细胞混杂或被ERα阴性细胞围绕（图1.14）[36]。而且，同一乳腺内不同小叶之间ERα表达呈明显的异质性。有趣的是，更年期女性乳腺中ERα表达与细胞增殖标记之间呈负相关。尤其特别的是，大多数ERα阳性细胞不表达增殖相关抗原Ki67，而且Ki67阳性细胞常呈ERα阴性。ERα阳性细胞的比例随着年龄增加而逐渐增加，但在绝经后保持相对稳定。小叶内出现连续片状ERα阳性细胞的发生率也随着年龄增长和乳腺组织的复旧而增加[36]。另外，ERα阳性增生细胞比例也随着年龄而增加[37]。在绝经前女性，ERα表达随月经周期而变化，其表达在卵泡期高于黄体期[38]。肌上皮细胞不表达ERα[14]。

ERβ是另一种ER亚型，也表达于正常乳腺组织。ERβ不仅表达于导管和小叶的腺上皮细胞，而且表达于肌上皮细胞、内皮细胞和间质

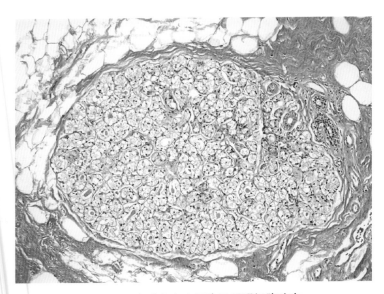

图1.13　小叶内上皮细胞呈透明细胞改变

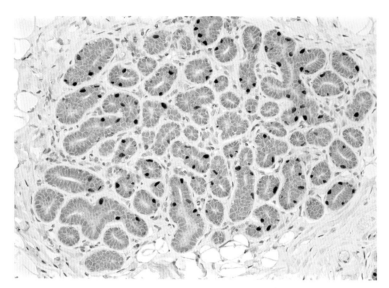

图1.14 ERα在正常小叶的免疫染色。少数上皮细胞的细胞核呈阳性

细胞[39,40]。ERβ的表达似乎与月经周期无关。最近研究显示，ERβ水平和（或）ERβ/ERα的比值对患癌风险的评估具有重要作用，ERβ高表达可抑制乳腺肿瘤进展[39,41]。然而，需要更多的研究来进一步阐明ERβ在正常乳腺生理和乳腺癌发生中的作用，并确定哪一种ERβ亚型最特异[42]。

孕激素受体（PR）在正常乳腺组织中的表达未像ER那样得到广泛研究。像ERα一样，PR表达于导管和小叶上皮细胞的细胞核。然而，与ERα不同的是，PR表达似乎不随着月经周期而改变[38]。

乳头乳晕复合体是皮肤的一个环形区域，色素较多，含有丰富的感觉神经末梢。乳头位于中央，高于周围的乳晕。乳头顶端含有15~20个开口。然而，正如上文所述，这些开口的数量与乳段数量并不完全相同。在非泌乳期乳腺，这些开口通常含有角质栓。乳晕表面可见多个小的圆形突起，这些突起称为蒙哥马利（Montgomery）结节。

乳头和乳晕均被覆角化的复层鳞状上皮，并可向输乳管末端部分延伸较短的一段距离。乳头乳晕复合体的表皮形态学良性的透明细胞，注意不要与佩吉特（Paget）细胞相混淆[43,44]。这些细胞一部分为透明的角质细胞，而另一些可能是来源于表皮内的乳腺导管上皮细胞，称为托克（Toker）细胞（图1.15）[43]。

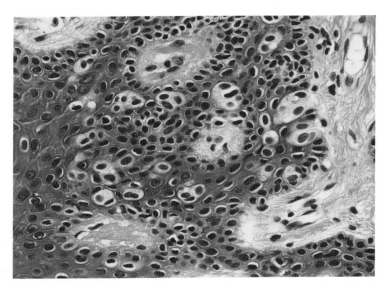

图1.15　乳头表皮内的托克细胞。这些细胞不应误诊为佩吉特病的细胞

乳腺导管系统的近端分支位于乳头的真皮，通常呈皱褶或锯齿状（图1.16）。这些导管周围有间质围绕，间质富含环形和纵向的平滑肌束、胶原和弹性纤维（图1.17）。偶尔，乳头内可见小叶。结构简单的乳腺导管也可见于整个乳晕真皮甚至乳晕周围，它们可延伸到距离表皮基底层小于1mm处[45]。

除了乳晕外周，乳头乳晕复合体缺乏毛囊-皮脂腺单位和毛发，但真皮含有大量皮脂腺。一些皮脂腺直接开口于乳头和乳晕表面，另一些则排入输乳管或与输乳管的共同开口。蒙哥马利结节是由皮脂腺及其相关的输乳管组成的结构单位（图1.18）。妊娠时，这些结节非常明显。乳头和乳晕真皮内也可见到大汗腺。

乳腺实质内偶尔见到的另一种结构是乳腺内淋巴结。这些淋巴结可能因为其他病变而切除乳腺组织并偶然被发现，或乳腺影像学检查时表现为致密影。

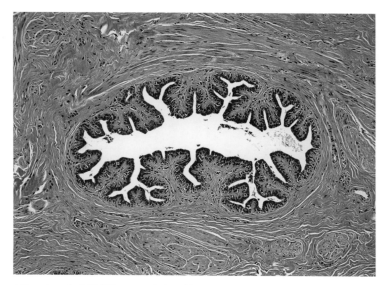

图1.16 乳头的横切面。乳头导管呈明显的不规则、皱褶状或锯齿状

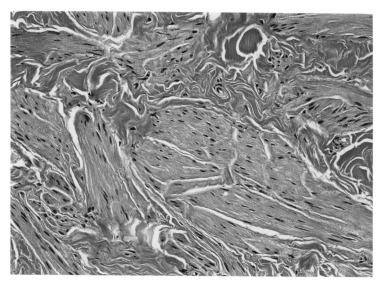

图1.17 高倍镜下，示乳头真皮/间质内明显的束状平滑肌纤维

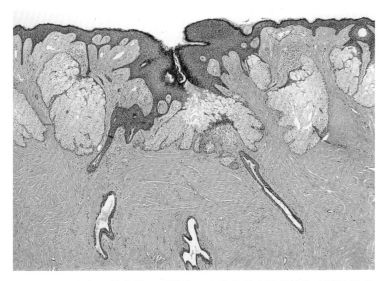

图1.18　乳晕部位的蒙哥马利结节。这些结节由输乳管和皮脂腺组成

1.3 妊娠和哺乳

　　妊娠时，小叶数量和小叶内腺泡数量因上皮细胞增生和小叶腺泡分化而明显增加。小叶增大膨胀导致小叶内外间质均减少。妊娠中晚期，腺泡内肌上皮细胞因上皮细胞增大而难以辨认，腺泡似乎仅由单层上皮构成。腺上皮细胞的胞质空泡化，分泌物聚集在显著扩大的小叶内。产后，泌乳性乳腺小叶腺泡因富含乳汁而扩张，腺上皮细胞的胞质显著空泡化。许多上皮细胞呈球状或靴钉状突向腺泡腔（图1.19），肌上皮细胞仍然不明显。无经验的病理医师容易对妊娠和泌乳期乳腺的正常生理变化缺乏认识而怀疑为病理变化；妊娠期偶尔可发生局部乳腺组织梗死，更增加了诊断困难。

　　停止哺乳后，乳腺小叶复旧，逐渐恢复到正常的静止期状态。这种恢复常不同步，需要数月时间。恢复期的小叶外形不规则，常有淋巴细胞和浆细胞浸润。偶尔，在未妊娠女性乳腺中可见单个小叶呈分泌性改变。这种妊娠样改变可能与乳腺影像学微小钙化有关，偶尔有细胞和结构异型性（妊娠样非典型增生）（图1.20）[46]。在部分病例，妊娠样改变与囊性高分泌性增生区域可合并存在[46]。

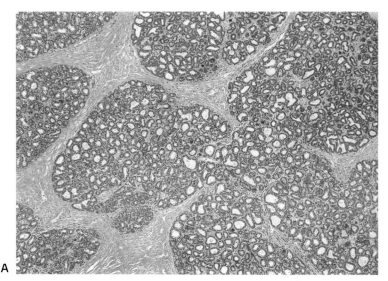

图1.19 泌乳期乳腺组织。A. 小叶扩大，含有很多腺泡。B. 高倍镜下，示明显的腺上皮细胞增大、细胞质空泡化和细胞向腺腔突起，一些细胞呈靴钉样，肌上皮细胞不明显

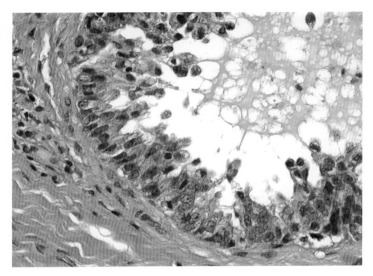

图 1.20　妊娠样非典型增生。与普通泌乳改变（图 1.19）相比，妊娠样非典型增生的细胞核较大，胞质较少，导致核质比升高。也有细胞复层化，形成早期微乳头

1.4 绝经

在绝经期，随着雌激素和孕激素水平的降低，乳腺 TDLU 表现为复旧和萎缩性变化，腺泡缩小，复杂度降低，小叶内特化性间质消失[34,47]。导管不同程度地扩张。绝经后女性乳腺特征性表现为腺体组织和胶原性间质明显减少，而脂肪组织常增多。最终，绝经后小叶复旧的特征表现为残存的 TDLU，常由导管和萎缩腺泡组成，周围围绕透明变性的结缔组织，或埋陷于脂肪组织中，而周围间质很少或没有周围间质（图 1.21）。

1.5 分子标记物

一些研究显示，组织学正常的 TDLU 可能显示异常的基因型，表现为数个染色体位点的杂合性缺失[48]或等位基因不平衡[49,50]，或者基因表达特征的改变[51]。然而，到目前为止在组织学正常的乳腺组织出现这些遗传学

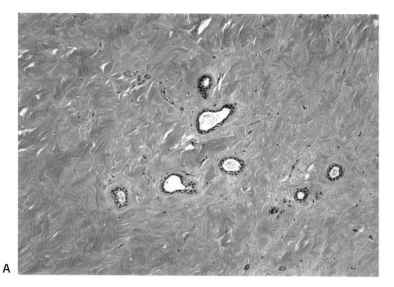

A

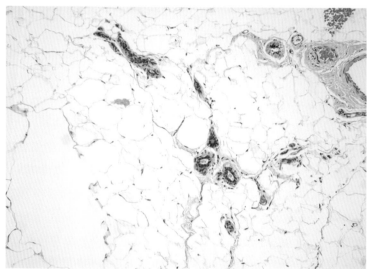

B

图1.21　绝经后乳腺组织。A. 该标本主要由纤维性间质组成，只有少数萎缩腺泡。B. 该标本中脂肪性间质内有少数明显的残存的、萎缩的小叶腺泡

和分子学改变的意义还不清楚[52-57]。ER、PR、Ki67、EZH2等生物学标记物在正常乳腺中的表达及其与后续患癌风险的关系也是研究热点[58]。

（黄文斌，白瑞珍 译）

参考文献

1. Osborne MP. Breast anatomy and development. In: Harris JR, Lippman ME, Morrow M, et al, eds. *Diseases of the Breast*. 4th ed. Philadelphia, PA: Lippincott Williams & Wilkins; 2010:3–11.

2. Jensen HM. Breast pathology, emphasizing precancerous and cancer-associated lesions. In: Bulbrook RO, Taylor DJ, eds. *Commentaries on Research in Breast Disease*. 2nd ed. New York, NY: Alan R. Liss; 1981:41–86.

3. Going JJ, Moffat DF. Escaping from Flatland: clinical and biological aspects of human mammary duct anatomy in three dimensions. *J Pathol*. 2004;203(1):538–544.

4. Going JJ, Mohun TJ. Human breast duct anatomy, the 'sick lobe' hypothesis and intraductal approaches to breast cancer. *Breast Cancer Res Treat*. 2006;97(3):285–291.

5. Tot T. The theory of the sick breast lobe and the possible consequences. *Int J Surg Pathol*. 2007;15(4):369–375.

6. Love SM, Barsky SH. Anatomy of the nipple and breast ducts revisited. *Cancer*. 2004;101(9):1947–1957.

7. Page DL, Anderson TJ. Anatomy. In: Page DL, Anderson TJ, eds. *Histopathology of the Breast*. Edinburgh, UK: Churchill Livingstone; 1987: 4–10.

8. Rosen PP. *Rosen's Breast Pathology*. 3rd ed. Philadelphia, PA: Lippincott Williams & Wilkins; 2009.

9. Tavassoli FA. Normal development and anomalies. In: Tavassoli FA, ed. *Pathlogy of the Breast*. 2nd ed. Stamford, CT: Appleton and Lange; 1999:1–25.

10. Rusby JE, Brachtel EF, Michaelson JS, et al. Breast duct anatomy in the human nipple: three-dimensional patterns and clinical implications. *Breast Cancer Res Treat*. 2007;106(2):171–179.

11. Ohtake T, Kimijima I, Fukushima T, et al. Computer-assisted complete three-dimensional reconstruction of the mammary ductal/lobular systems: implications of ductal anastomoses for breast-conserving surgery. *Cancer*. 2001;91(12):2263–2272.

12. Schnitt SJ, Millis RR, Hanby AM, et al. The Breast. In: Mills SE, ed. *Diagnostic Surgical Pathology*. 4th ed. Philadelphia, PA: Lippincott Williams & Wilkins; 2004:323–395.

13. Going JJ. Normal breast. In: O'Malley FP, Pinder SE, Goldblum JR, eds. *Breast Pathology. A Volume in the Series Foundations in Diagnostic Pathology*. Philadelphia, PA: Churchill Livingstone; 2006:55–65.

14. Santagata S, Thakkar A, Ergonul A, et al. Taxonomy of breast cancer based on normal cell phenotype

predicts outcome. *J Clin Invest*. 2014;124(2):859–870.

15. Boecker W, Weigel S, Handel W, et al. The normal breast. In: Boecker W, ed. *Preneoplasia of the Breast: A New Conceptual Approach to Proliferative Breast Disease*. Munich, Germany: Elsevier; 2006:2–27.

16. Cariati M, Purushotham AD. Stem cells and breast cancer. *Histopathology*. 2008;52(1):99–107.

17. Shackleton M, Vaillant F, Simpson KJ, et al. Generation of a functional mammary gland from a single stem cell. *Nature*. 2006;439(7072):84–88.

18. Morimoto K, Kim SJ, Tanei T, et al. Stem cell marker aldehyde dehydrogenase 1-positive breast cancers are characterized by negative estrogen receptor, positive human epidermal growth factor receptor type 2, and high Ki67 expression. *Cancer Sci*. 2009;100(6):1062–1088.

19. Zhou L, Jiang Y, Yan T, et al. The prognostic role of cancer stem cells in breast cancer: a meta-analysis of published literatures. *Breast Cancer Res Treat*. 2010;122(3):795–801.

20. Al-Hajj M, Wicha MS, Benito-Hernandez A, et al. Prospective identification of tumorigenic breast cancer cells. *Proc Natl Acad Sci U S A*. 2003;100(7):3983–3988.

21. Margan MM, Jitariu AA, Cimpean AM, et al. Molecular portrait of the normal human breast tissue and its influence on breast carcinogenesis. *J Breast Cancer*. 2016;19(2):99–111.

22. Barsky SH, Siegal GP, Jannotta F, et al. Loss of basement membrane components by invasive tumors but not by their benign counterparts. *Lab Invest*. 1983;49(2): 140–147.

23. Bocker W, Bier B, Freytag G, et al. An immunohistochemical study of the breast using antibodies to basal and luminal keratins, alpha-smooth muscle actin, vimentin, collagen IV and laminin. Part II: epitheliosis and ductal carcinoma in situ. *Virchows Arch A Pathol Anat Histopathol*. 1992;421(4):323–330.

24. Wellings SR, Jensen HM, Marcum RG. An atlas of subgross pathology of the human breast with special reference to possible precancerous lesions. *J Natl Cancer Inst*. 1975;55(2): 231–273.

25. Rosen PP. Multinucleated mammary stromal giant cells: a benign lesion that simulates invasive carcinoma. *Cancer*. 1979;44(4):1305–1308.

26. Russo J, Russo IH. Development of the human mammary gland. In: Neville MC, Daniel CW, eds. *The Mammary Gland Development, Regulation and Function*. New York, NY: Plenum Press; 1987:67–93.

27. Russo J, Rivera R, Russo IH. Influence of age and parity on the development of the human breast. *Breast Cancer Res Treat*. 1992;23(3):211–218.

28. Russo J, Romero AL, Russo IH. Architectural pattern of the normal and cancerous breast under the influence of parity. *Cancer Epidemiol Biomarkers Prev*. 1994;3(3):219–224.

29. Russo J, Mills MJ, Moussalli MJ, et al. Influence of human breast development on the growth properties of primary cultures. *In Vitro Cell Dev Biol*. 1989;25(7):643–649.

30. Baer HJ, Collins LC, Connolly JL, et al. Lobule type and subsequent breast cancer risk: results from the Nurses' Health Studies. *Cancer*. 2009;115(7):1404–1411.

31. Milanese TR, Hartmann LC, Sellers TA, et al. Age-related lobular involution and risk of breast

cancer. *J Natl Cancer Inst*. 2006;98(22):1600–1607.

32. Radisky DC, Visscher DW, Frank RD, et al. Natural history of age-related lobular invo-lution and impact on breast cancer risk. *Breast Cancer Res Treat*. 2016;155(3):423–430.

33. Vierkant RA, Hartmann LC, Pankratz VS, et al. Lobular involution: localized phenomenon or field effect? *Breast Cancer Res Treat*. 2009;117(1):193–196.

34. McCarty KS, Nath M. Breast. In: Sternberg SS, ed. *Histology for Pathologists*. Philadelphia, PA: Lippincott-Raven; 1997:71–82.

35. Tavassoli FA, Yeh IT. Lactational and clear cell changes of the breast in nonlactating, nonpregnant women. *Am J Clin Pathol*. 1987;87(1):23–29.

36. Shoker BS, Jarvis C, Sibson DR, et al. Oestrogen receptor expression in the normal and pre-cancerous breast. *J Pathol*. 1999;188(3):237–244.

37. Shoker BS, Jarvis C, Clarke RB, et al. Estrogen receptor-positive proliferating cells in the normal and precancerous breast. *Am J Pathol*. 1999;155(6):1811–1815.

38. Shaw JA, Udokang K, Mosquera JM, et al. Oestrogen receptors alpha and beta differ in normal human breast and breast carcinomas. *J Pathol*. 2002;198(4):450–457.

39. Shaaban AM, O'Neill PA, Davies MP, et al. Declining estrogen receptor-beta expression defines malignant progression of human breast neoplasia. *Am J Surg Pathol*. 2003;27(12):1502–1512.

40. Younes M, Honma N. Estrogen receptor beta. *Arch Pathol Lab Med*. 2011;135(1):63–66.

41. Hieken TJ, Carter JM, Hawse JR, et al. ERbeta expression and breast cancer risk prediction for women with atypias. *Cancer Prev Res (Phila)*. 2015;8(11):1084–1092.

42. Haldosen LA, Zhao C, Dahlman-Wright K. Estrogen receptor beta in breast cancer. *Mol Cell Endocrinol*. 2014;382(1):665–672.

43. Toker C. Clear cells of the nipple epidermis. *Cancer*. 1970;25(3):601–610.

44. Kohler S, Rouse RV, Smoller BR. The differential diagnosis of pagetoid cells in the epidermis. *Mod Pathol*. 1998;11(1):79–92.

45. Schnitt SJ, Goldwyn RM, Slavin SA. Mammary ducts in the areola: implications for patients undergoing reconstructive surgery of the breast. *Plast Reconstr Surg*. 1993;92(7):1290–1293.

46. Shin SJ, Rosen PP. Pregnancy-like (pseudolactational) hyperplasia: a primary diagnosis in mammographically detected lesions of the breast and its relationship to cystic hypersecretory hyperplasia. *Am J Surg Pathol*. 2000;24(12):1670–1674.

47. Cowan DF, Herbert TA. Involution of the breast in women aged 50-104 years: a histopathologic study of 102 cases. *Surg Pathol*. 1989;2(4):323–333.

48. Deng G, Lu Y, Zlotnikov G, et al. Loss of heterozygosity in normal tissue adjacent to breast carcinomas. *Science*. 1996;274(5295):2057–2059.

49. Larson PS, de las Morenas A, Cupples LA, et al. Genetically abnormal clones in histologically normal breast tissue. *Am J Pathol*. 1998;152(6):1591–1598.

50. Larson PS, de las Morenas A, Bennett SR, et al. Loss of heterozygosity or allele imbalance in histologically normal breast epithelium is distinct from loss of heterozygosity or allele imbalance in

co-existing carcinomas. *Am J Pathol.* 2002;161(1):283–290.

51. Graham K, Ge X, de Las Morenas A, et al. Gene expression profiles of estrogen receptor-positive and estrogen receptor-negative breast cancers are detectable in histologically normal breast epithelium. *Clin Cancer Res.* 2011;17(2):236–246.

52. Sgroi DC, Teng S, Robinson G, et al. In vivo gene expression profile analysis of human breast cancer progression. *Cancer Res.* 1999;59(22):5656–5661.

53. Perou CM, Jeffrey SS, van de Rijn M, et al. Distinctive gene expression patterns in human mammary epithelial cells and breast cancers. *Proc Natl Acad Sci U S A.* 1999;96(16):9212–9217.

54. Emmert-Buck MR, Strausberg RL, Krizman DB, et al. Molecular profiling of clinical tissue specimens: feasibility and applications. *Am J Pathol.* 2000;156(4):1109–1115.

55. Espina V, Geho D, Mehta AI, et al. Pathology of the future: molecular profiling for targeted therapy. *Cancer Invest.* 2005;23(1):36–46.

56. Sarrio D, Franklin CK, Mackay A, et al. Epithelial and mesenchymal subpopulations within normal basal breast cell lines exhibit distinct stem cell/progenitor properties. *Stem Cells.* 2012;30(2):292–303.

57. Keller PJ, Arendt LM, Skibinski A, et al. Defining the cellular precursors to human breast cancer. *Proc Natl Acad Sci U S A.* 2012;109(8):2772–2777.

58. Ding L, Erdmann C, Chinnaiyan AM, et al. Identification of EZH2 as a molecular marker for a precancerous state in morphologically normal breast tissues. *Cancer Res.* 2006;66(8):4095–4099.

第2章
反应性、炎症性和非增生性病变

　　一些反应性、炎症性和非增生性乳腺病变会产生临床问题，但通常不需要活检。另一些病例则需要活检，以明确诊断和区分良恶性。本章首先讨论乳腺活检中最可能遇到的反应性和炎症性病变，然后简要介绍此类疾病中的其他病变，最后会提及几种常见的非增生性病变。

2.1 活检部位的改变

　　与先前活检相关的改变是乳腺最常见的反应性病变。这些变化与多种因素有关，如活检方法（穿刺或开放性手术活检）、初次活检与随后标本切除的时间间隔等。乳腺活检后发生的组织学改变与其他组织器官相似，表现为新鲜出血和陈旧性出血、脂肪坏死、急慢性炎症细胞浸润、异物巨细胞反应、肉芽组织和瘢痕等（图2.1）。

　　乳腺也可以发生反应性梭形细胞结节（RSCN），其形态学类似于泌尿生殖道和甲状腺的手术后梭形细胞结节[1]。它们最常见于具有明显纤维间质成分的病变（如乳头状病变和复杂性硬化性病变）的穿刺活检后创伤。RSCN由交错束状排列的肥大梭形细胞组成，其间混杂着血管、胶原纤维和混合性炎症细胞浸润，后者包括淋巴细胞、浆细胞和组织细胞。部分病例有含铁血黄素沉着。梭形细胞呈轻-中度多形性，核分裂象罕见，免疫表型符合成肌纤维细胞。虽然RSCN与乳腺其他梭形细胞病变的区分具有挑战性，但以前细针穿刺病史和活检部位出现的伴随改变（如含铁血黄素和泡沫状组织细胞）支持RSCN的诊断。

　　邻近活检部位的导管和小叶上皮可见鳞状化生。在部分病例中，化生的鳞状上皮可完全取代原有的腺上皮（图2.2）。

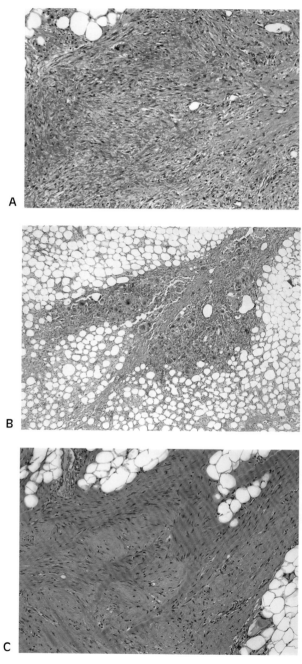

图2.1 活检部位改变。包括机化出血（A）、脂肪坏死、异物巨细胞反应（B）和瘢痕（C）

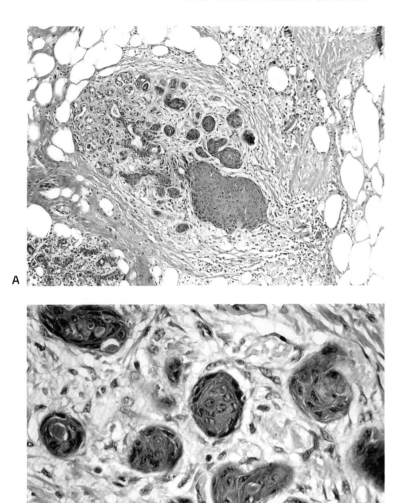

图2.2 **活检部位相邻TDLU上皮的鳞状化生。低倍（A）和高倍（B）镜下，可见大多数腺上皮被具有鳞状特征的上皮所取代**

　　有些病变特别是乳头状病变和纤维上皮性病变，在细针穿刺活检（FNA）或粗针穿刺活检（CNB）后可发生部分或全部梗死，导致随后的切除标本诊断困难（图2.3）。病变全部梗死时可能妨碍对病变良性、非典型或恶性的明确分类。

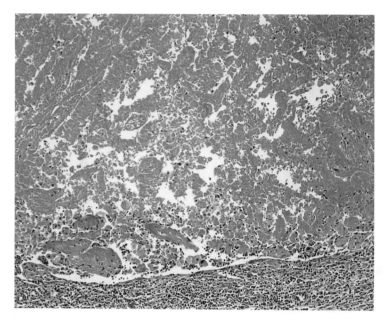

图2.3　乳头状病变伴梗死。患者此前CNB表现为良性导管内乳头状瘤的碎片。切除标本中病变全部梗死，难以进一步分类

　　CNB后还可见多种其他改变，目前CNB后常将标示器置于乳腺组织内，以便随后的影像学检查确定活检部位。第一种标示器是由可吸收性聚乳酸/聚羟基乙酸聚合物（类似可吸收缝合材料）组成的小球，小球内含不锈钢。聚合物小球在组织处理过程中可被溶解，最初表现为空隙周围的纤维性环状结构，伴淋巴细胞和嗜酸性粒细胞散在浸润。以后活检显示空隙周围组织细胞和异物巨细胞反应，空隙内为纤维素性物质。第二种标示器是含有钛夹的牛骨胶原栓。胶原栓为宽大的嗜酸性无细胞物质，伴有淋巴细胞、浆细胞、嗜酸性粒细胞等炎症细胞浸润，偶见中性粒细胞。炎症细胞最初在胶原栓的周围，后来在胶原栓内并与胶原纤维相混合，异物巨细胞少见（图2.4）。随着时间推移，胶原栓被肉芽组织取代并有自身胶原沉积[2]。第三种标示器由可降解的水凝胶聚合物组成，其内含有一个金属标记物。将这种标示器置入乳腺后，会因水合作用而膨胀。随后多聚体材料降解，形成一个囊腔，周围围绕组织细胞。低倍镜下，这些区域可能误认为扩张的导管，并可能对确定活检部位造成困难[3]。

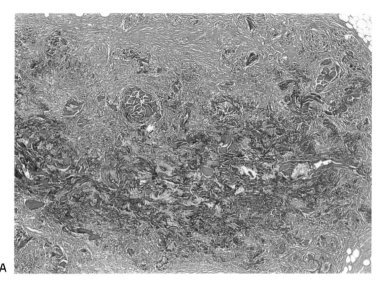

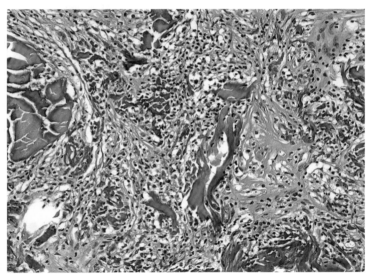

图2.4　此前CNB部位的胶原栓标示器。A. 束状的无细胞胶原纤维和炎症细胞浸润。B. 高倍镜下，可见炎症细胞主要为单个核细胞，明显缺乏异物巨细胞

偶尔，在CNB部位可见鳞状上皮被覆的囊肿（图2.5），可能因活检部位的表皮或皮肤附件的上皮移位所致，也可能是导管上皮的鳞状化生所致[4]。

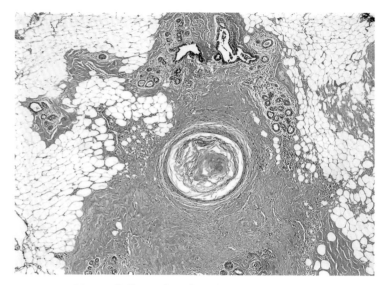

图2.5　先前CNB部位出现被覆鳞状上皮的囊肿

　　CNB（和FNA）操作也可导致病变破裂，并且可能导致上皮移位到间质内和（或）血管腔内[5-8]。发现上皮移位的可能性似乎与CNB和随后手术切除的时间间隔成反比关系。乳头状病变CNB后特别容易发生上皮移位到间质内[9]，但其他良性病变和DCIS活检后也可见到此现象。上皮也可移位到腋窝淋巴结（见第18章）。

　　对良性病变或DCIS，发现间质内移位的上皮细胞可能误诊为浸润癌（图2.6，2.7）或淋巴管血管侵犯（LVI）。有些病例，特别是乳头状病变活检后，间质内可见大的上皮细胞巢，它们可显示不同程度的退变和少见的鳞状特征（图2.8）。活检部位的机化出血、肉芽组织或瘢痕内发现破碎的小簇上皮细胞，应当倾向于上皮移位。只有在明确的远离活检部位的间质内见到不规则上皮细胞巢和（或）可辨认出某一类型浸润癌时，才能考虑诊断为浸润癌。对于以前未诊断过浸润癌的病例，活检部位出现上皮细胞巢应特别谨慎。仅当移位的上皮细胞巢周围确实存在肌上皮细胞（这是提示良性病变或原位病变的特征之一）时，肌上皮细胞标记物免疫染色对区分上皮移位与浸润癌才有价值。然而在许多情况下，特别是DCIS和乳头状病变的病例，移位到间质内的细胞仅为腺上皮细胞而无肌上皮细胞，此时，

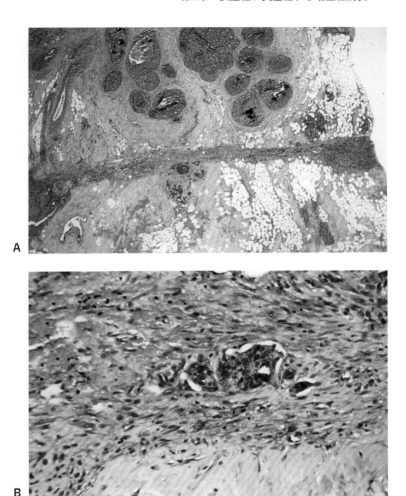

图2.6 DCIS行CNB后的上皮移位。A. 低倍镜下，图片上半部示DCIS，中央为CNB针道。B. 活检针道含有恶性上皮细胞的碎片

无肌上皮细胞不能作为诊断浸润癌的证据（图2.9）。

　　上皮移位到淋巴管血管腔内引起的诊断问题更多（图2.10）。在浸润癌患者，可能无法判断淋巴管血管腔隙内的上皮是上皮移位形成的人工假象还是真正的淋巴管血管侵犯。对于无浸润癌病史的患者，将脉管腔隙内的上皮细胞解读为癌侵犯淋巴管血管应极其谨慎，特别是当受累的淋巴管血管腔隙局限于CNB部位时。

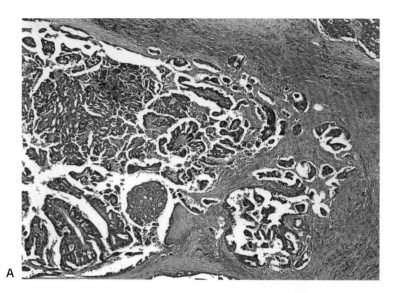

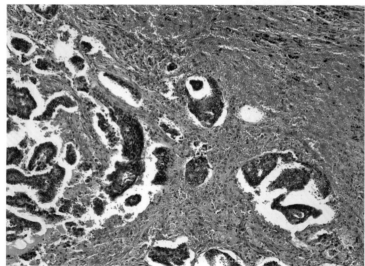

图2.7 乳头状DCIS行CNB后的上皮移位。A. 穿刺操作后，腔隙含有断裂的乳头状DCIS。可见病变组织的碎片并有出血。B. 不规则肿瘤性上皮细胞巢移位到间质内

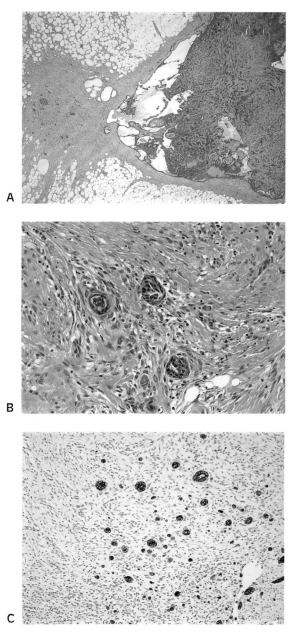

图2.8 CNB后，良性导管内乳头状瘤的上皮移位。A. 乳头状瘤（右侧）和邻近的活检部位反应（左侧）。活检部位含有较多上皮细胞小巢。B. 高倍镜下，上皮细胞核增大深染并有鳞状特征。这些上皮细胞巢局限于活检部位。C. CK免疫染色显示活检部位有较多上皮细胞巢

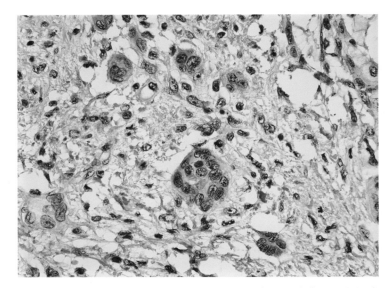

图2.9　p63免疫染色显示这些移位的上皮细胞无伴随的肌上皮细胞（与图2.8为同一病例）。这种情况下，缺乏肌上皮细胞不能作为诊断浸润癌的证据

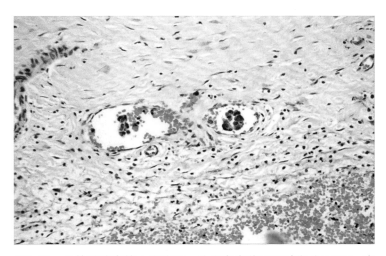

图2.10　血管腔隙内的上皮移位。此患者先前CNB诊断为DCIS。在切除标本中有残留的DCIS，但无浸润癌。然而活检部位一些小血管腔隙内有上皮细胞，推测可能是移位的DCIS细胞

2.2 脂肪坏死

脂肪坏死最常发生于乳腺的物理性损伤（手术、穿刺、放射和创伤），但大约50%的病例没有明确的损伤史。脂肪坏死的重要性在于临床与影像学表现非常类似乳腺癌。

脂肪坏死的大体表现取决于病变持续时间。病变早期表现为脂肪硬结和出血。随着时间的推移，可形成质硬肿块，此时病变切面呈多彩状、灰黄色，伴灶性出血。随后因脂肪液化性坏死可形成空洞。最后转变为致密的纤维性瘢痕，或形成囊腔伴囊壁钙化。膜性脂肪坏死曾被用于描述这些囊性病变[10]。

光镜下，病变早期表现为囊腔形成，周围为含有脂质的组织细胞和伴泡沫状胞质的异物巨细胞（图2.11），可有数量不等的急性炎症细胞浸润，也可有局灶性出血。随着时间推移，可见成纤维细胞增生和胶原沉积，常见散在的慢性炎症细胞浸润和局灶性含铁血黄素沉积。即使陈旧性病变，也常见到泡沫状组织细胞和异物巨细胞。

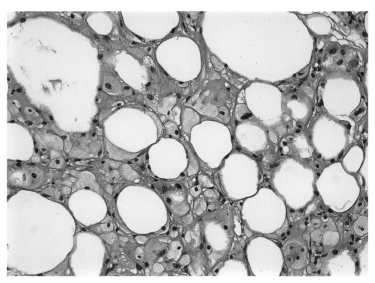

图2.11　脂肪坏死伴囊腔形成和泡沫状组织细胞

2.3 异物反应

包括石蜡和硅胶在内的各种物质被注入乳房后均可导致异物肉芽肿性炎[11]。临床上，这些病变常表现为有触痛的质硬结节。

据报道，乳腺假体植入后可发生多种组织反应[11]。其一，是假体周围形成纤维性包膜囊。在10%~40%的患者，包膜挛缩导致乳房紧缩变硬和假体变形，需要进行包膜囊切除术或假体与周围包膜囊切除术。包膜囊在组织学上表现为不同程度纤维化、慢性炎症细胞浸润、脂肪坏死、肉芽组织、纤维素沉积、组织细胞和异物巨细胞反应。其二，在植入硅酮凝胶假体的患者，包膜囊内可见硅酮（以及聚氨酯，常作为假体的外壳材料）。甚至在假体未破裂的情况下也可见到硅酮凝胶渗漏，特征表现为卵圆形囊腔，囊腔内空白或含有无定形的淡染物质，偏振光下不表现双折光性（图2.12）[12]。硅酮可弥散到假体周围许多部位，腋窝淋巴结可发生硅酮性淋巴结病（见第18章）；有时也可发生血行播散。

有些围绕乳腺假体的包膜囊衬覆一层细胞，其组织学、免疫组化和超微结构类似于正常滑膜或伴乳头状增生的滑膜（增生性滑膜炎），生理作用与正常滑膜相似（图2.13）[11]，这种改变被描述为"假上皮化""滑膜

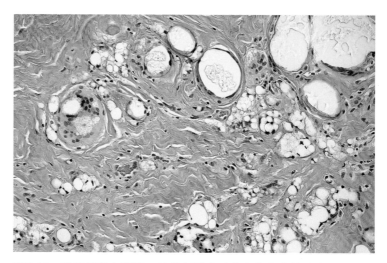

图2.12　乳腺假体包膜囊。这种纤维囊壁内有多个囊性腔隙，其内含有淡染物质，符合硅酮表现，也可见到空泡状组织细胞和异物巨细胞

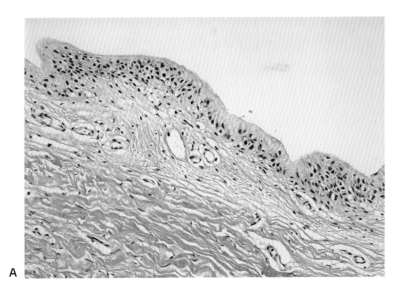

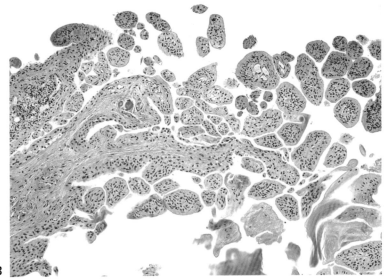

图2.13 乳腺假体包膜囊伴滑膜化生。A. 该纤维包膜囊被覆一层细胞，与滑膜的形态学相同。B. 该包膜囊的衬覆细胞类似于增生性滑膜炎的表现

化生"和"包膜囊滑膜增生"等不同名称。有关滑膜化生的形成机制还不清楚，可能是假体与周围组织之间机械力（微移动和摩擦）相互作用的结果。罕见情况下，假体包膜囊衬覆鳞状上皮（图2.14）。上皮起源不

明，有人推测来自鳞状上皮碎片。表皮或皮肤附属器的鳞状上皮在假体手术时进入切口，然后增殖并形成衬覆上皮。但也可能来自横切的乳腺导管上皮，经过类似种植的过程并发生鳞状化生[13,14]。文献中并发于假体

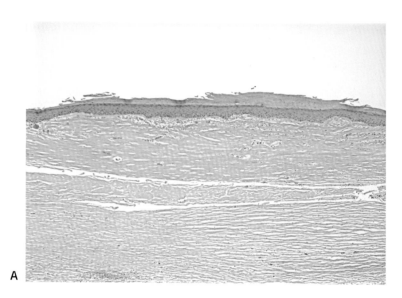

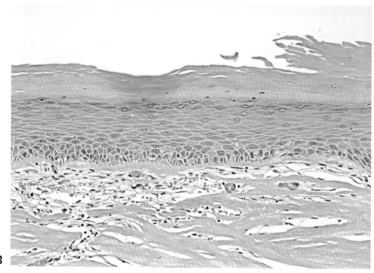

图2.14　乳腺假体包膜囊鳞状化生。A. 假体包膜囊由致密结缔组织组成，被覆良性角化性鳞状上皮。B. 高倍镜下，示角化性鳞状上皮

包膜囊的罕见的鳞状细胞癌是否来自这种良性鳞状上皮在慢性炎症刺激下发生的肿瘤性转化，还不明确[13-15]。

乳腺假体相关性大细胞淋巴瘤见第14章。

2.4 乳腺导管扩张症（导管周围乳腺炎）

乳腺导管扩张症主要发生于更年期和绝经后女性，基本组织学特征为腺管周围不同程度炎症细胞浸润、腺管周围纤维化和导管扩张[16]。临床表现为疼痛、乳头溢液、乳头内陷和（或）包块，与癌非常相似。乳腺影像学检查可见管状钙化，类似DCIS的影像学钙化特点。

尸检或手术切除的乳腺组织中经常见到不同程度的小叶外导管扩张，这种情况可见于30%~40%的50岁以上女性（图2.15）。然而临床表现明显的乳腺导管扩张症的发生率要少得多[17]，因此，在乳腺组织切片中仅仅见到导管扩张不足以诊断乳腺导管扩张症。

虽然在病变早期乳腺导管扩张症局限于乳晕下大导管，但在后期可累及整个乳腺区段。大体切面上导管扩张、壁厚，腔内含有糊状黄褐色分泌物，易被误认为粉刺型DCIS。间质可发生纤维化。

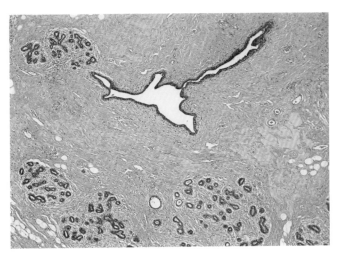

图2.15　乳腺组织伴导管扩张。乳腺组织内常见扩张的导管，然而，这种情况不应误诊为乳腺导管扩张症

乳腺导管扩张症组织学变化较大。有些病例导管内含有浓缩的富含脂质的物质，可因脂质物外漏或导管破裂引起显著的导管周围炎症，炎症细胞以浆细胞为主。导管内浓缩物中常见泡沫状组织细胞，并可波及受累的导管壁和上皮（图2.16，2.17）。有些病例可见含有脂褐素的组织细胞（褐黄细胞）（图2.18）。少数病例导管周围炎症细胞浸润可为肉芽肿样或黄色

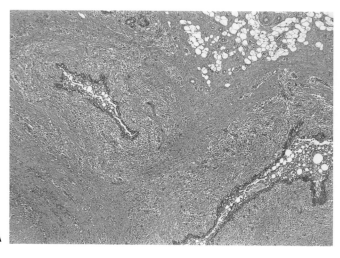

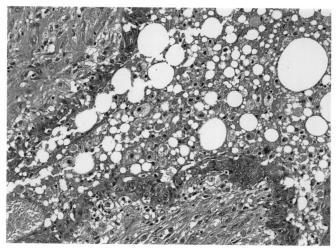

图2.16　导管扩张症。A. 低倍镜下，示导管腔内浓缩的分泌物和导管周围炎症。B. 较高倍镜下，导管内分泌物中有明显的泡沫状组织细胞

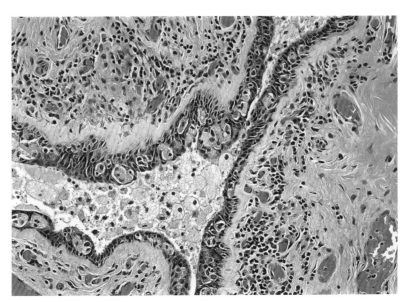

图2.17　导管扩张症。导管腔和导管上皮内可见大量泡沫状组织细胞，导管周围可见由淋巴细胞和浆细胞组成的慢性炎症细胞浸润

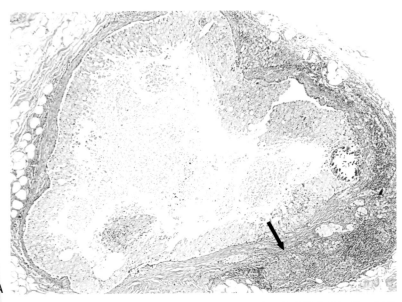

A

图2.18（1）　导管扩张症。A. 低倍镜下，示导管腔内浓缩的分泌物、钙化和组织细胞，导管周围纤维化和慢性炎症细胞浸润，包括未充分形成的肉芽肿（箭头所示）

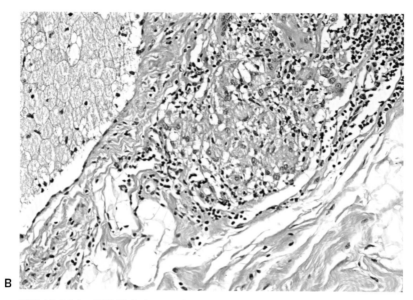

图2.18（2） 导管扩张症。B. 高倍镜下，示导管周围未充分形成的肉芽肿

肉芽肿样。偶尔可见急性炎症细胞浸润，并可形成脓肿或瘘管。

　　另有一些病例导管周围纤维化非常明显（图2.19），常伴随导管扩张和（或）管腔闭塞。闭塞的管腔周围围绕一圈衬覆上皮的小管，这种形态有时被称为"花环状结构"（图2.20）；或在闭塞的管腔一侧见到1或2个衬覆上皮的腔隙。

　　当导管扩张症表现为导管明显扩张，管壁无炎症细胞或少量炎症细胞浸润时，与乳腺囊肿很难区分。但导管扩张症是小叶外导管病变，而囊肿则发生于TDLU。如有必要可通过弹性纤维染色进行区分，前者导管壁含有弹性纤维，后者则没有。乳腺导管扩张症的主要组织学特征见表2.1。

表2.1　乳腺导管扩张症的主要组织学特征

- 导管腔内浓缩的富含脂质的分泌物
- 导管周围炎症，常有明显的浆细胞浸润
- 腔内分泌物、受累导管壁以及上皮内泡沫状组织细胞浸润
- 可见导管破裂的组织学表现
- 导管周围纤维化，管腔闭塞
- 导管扩张

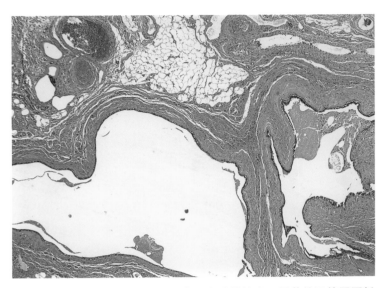

图2.19　导管扩张症晚期。特征表现为导管扩张、显著的导管周围纤维化和少量炎症细胞浸润

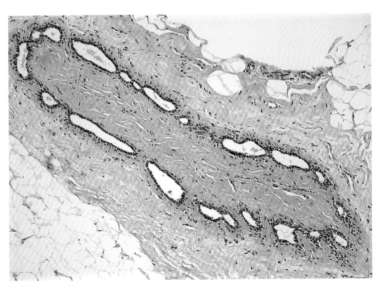

图2.20　导管扩张症。导管腔被纤维性组织闭塞，闭塞的管腔周围围绕一圈衬覆上皮的小管，形成"花环状结构"

导管扩张症的发病机制目前尚不清楚。有人推测导管周围炎症可导致导管周围纤维化，继而引起导管扩张[17]。然而，有人根据导管周围乳腺炎和导管扩张症在发病年龄、临床病史和吸烟史的不同，认为这两种病变代表两种不同的疾病[18]。特别是吸烟与导管周围炎症有关，而与导管扩张症无关。

2.5 淋巴细胞性乳腺病/糖尿病性乳腺病

这种病变主要发生于年轻到中年女性，最常与1型（胰岛素依赖性）糖尿病有关，但相似的组织学变化也可见于其他自身免疫病患者（如淋巴细胞性甲状腺炎）、血清中有各种自身抗体的患者、无糖尿病及其他自身免疫病的患者以及男性患者[19-21]。

临床表现为可触及肿块或乳腺影像学可检出的乳腺肿块，可多发或双侧发生。组织学检查显示多种特征[18]，包括致密的、瘢痕疙瘩样纤维化、导管周围、小叶周围和血管周围淋巴细胞浸润（主要为B淋巴细胞），以及间质内可见上皮样肌成纤维细胞（图2.21）。出现肌成纤维细胞可造成

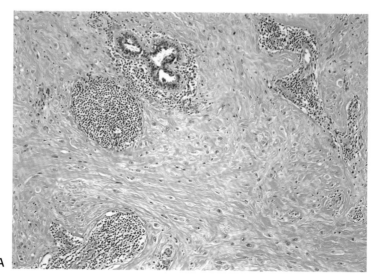

图2.21（1） 淋巴细胞性乳腺病/糖尿病性乳腺病。A. 乳腺活检显示间质纤维化、导管周围和血管周围淋巴细胞浸润和间质上皮样肌成纤维细胞

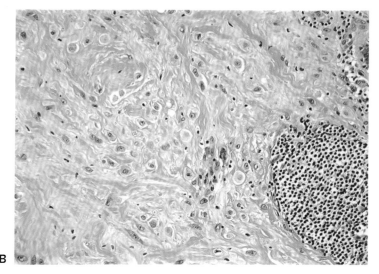

B

图2.21（2） 淋巴细胞性乳腺病/糖尿病性乳腺病。B. 高倍镜下，示上皮样肌成纤维细胞

诊断困难，特别是数量多时可能误诊为浸润癌或颗粒细胞瘤[22]。相反，有些病例中组织学特征可能非常轻微并可能漏诊，尤其是CNB标本。淋巴细胞性乳腺病/糖尿病性乳腺病的主要组织学特征概括于表2.2。

表2.2 淋巴细胞性乳腺病/糖尿病性乳腺病的主要组织学特征

- 瘢痕疙瘩样纤维化
- 导管周围、小叶周围和血管周围淋巴细胞浸润
- 间质内上皮样肌成纤维细胞

本病的发病机制还不清楚，可能是一种自身免疫反应。据报道多达1/3的患者可复发[18]，这可能是由于乳腺是这些疾病的先证部位，许多患者所谓的复发病变很可能是新发生的病变。

2.6 肉芽肿性病变

如前文所述，肉芽肿性炎可见于导管扩张症（图2.18）或异物反应。

一些感染，如分枝杆菌、真菌和寄生虫感染等虽与肉芽肿性炎有关，但在西方国家罕见。这些疾病的肉芽肿组织学变化类似于其他部位的肉芽肿（图2.22）。据报道，非坏死性、结节病型肉芽肿可见于一些乳腺癌的间质中[23]。

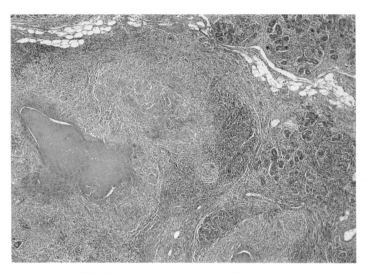

图2.22 　结核性乳腺炎。乳腺间质显示肉芽肿性炎伴干酪样坏死，病变中查到抗酸杆菌

2.6.1 结节病

乳腺结节病虽然罕见，但一旦出现，临床表现很像肿瘤[24]。组织学上，病变由非坏死性肉芽肿组成，伴小叶内和小叶外间质不同数量的巨细胞（图2.23）。与其他器官一样，结节病是排除性诊断，必须在排除其他原因（如感染和异物反应引起的肉芽肿性炎）后才能诊断。结节病也必须与特发性肉芽肿性乳腺炎相鉴别（见下文）。

2.6.2 特发性肉芽肿性乳腺炎（小叶性肉芽肿性乳腺炎）

特发性肉芽肿性乳腺炎（又称小叶性肉芽肿性乳腺炎）通常表现为乳

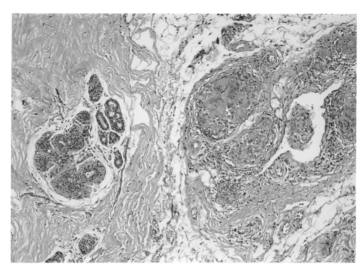

图2.23　结节病累及乳腺，特征性表现为非坏死性肉芽肿性炎

腺肿块，几乎总是发生于年轻经产妇，常与近期妊娠有关。临床上该病变与癌相似，有时可双侧发生。组织学上该病变特征表现为小叶中心性肉芽肿，其中常有中性粒细胞浸润（图2.24）。中性粒细胞数量可以很多，并可形成微脓肿。肉芽肿内可见局灶性坏死，但无干酪样坏死。病变范围较广泛的病例，肉芽肿融合，可能掩盖小叶中心性分布的特征。

　　虽然小叶中心性肉芽肿和中性粒细胞浸润应想到特发性肉芽肿性乳腺炎的诊断，但也应除外其他原因引起的肉芽肿（如感染、结节病和异物反应）。部分患者对糖皮质激素治疗有效，而其他患者则不然[25]。

　　本病少见，病因不明[26-28]，本病与囊性中性粒细胞性肉芽肿性乳腺炎的关系也不清楚（见下文）。

2.6.3 囊性中性粒细胞性肉芽肿性乳腺炎

　　囊性中性粒细胞性肉芽肿性乳腺炎（CNGM）的临床和组织学特征与特发性肉芽肿性乳腺炎具有相当大的重叠[25,29-31]。CNGM通常表现为年轻经产妇女临床或影像学发现的乳腺肿块。组织学与特发性肉芽肿性乳腺

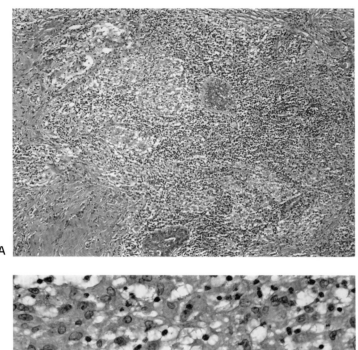

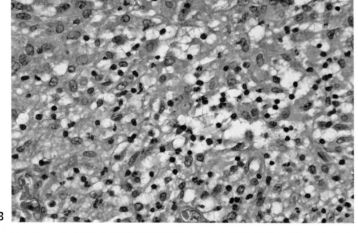

图2.24　特发性肉芽肿性乳腺炎/小叶肉芽肿性乳腺炎。该病变特征性表现为小叶中心性肉芽肿（A），其中常有中性粒细胞浸润（B）

炎相似，特征为小叶中心性肉芽肿并伴有中性粒细胞。CNGM与特发性肉芽肿性乳腺炎的区分特征：①肉芽肿内出现围绕中性粒细胞的小囊腔；②部分病例囊腔内检出革兰阳性菌（图2.25）。囊腔可能是脂质溶解所致，细菌通常是棒杆菌属，后者得到细菌培养和DNA检测的验证。由于CNGM

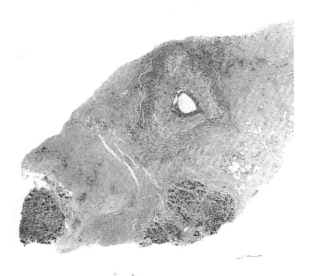

A

B

图2.25（1）　囊性中性粒细胞性肉芽肿性乳腺炎，CNB。
A. 低倍镜下，示充分形成的肉芽肿，中央含有囊腔。
B. 较高倍镜下，非坏死性肉芽肿含有明显的上皮样组织细
胞。中性粒细胞出现于肉芽肿中央和囊腔周围

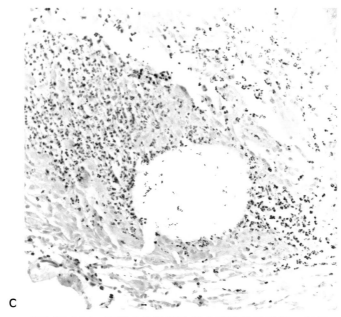

C

图2.25（2） 囊性中性粒细胞性肉芽肿性乳腺炎，CNB。
C. 革兰染色，示囊腔内大量革兰阳性杆菌

与特发性肉芽肿性乳腺炎具有许多相似的临床和组织学特征，目前尚不清楚二者是不同的疾病实体，还是CNGM属于特发性肉芽肿性乳腺炎的一种亚型，或是以前报道的特发性肉芽肿性乳腺炎实际上就是CNGM但未注意其特征性囊腔和细菌。

乳腺肉芽肿性病变的主要组织学特征概括于表2.3。

表2.3 区分乳腺肉芽肿性病变的主要组织学特征

肉芽肿性病变	主要特征
分枝杆菌、真菌和寄生虫感染	类似于其他部位的肉芽肿；可为坏死性和非坏死性
结节病	小叶内和小叶间非坏死性肉芽肿
特发性肉芽肿性乳腺炎	小叶中心性肉芽肿；常含有中性粒细胞
CNGM	小叶中心性肉芽肿；常含有围绕中性粒细胞的囊腔；部分囊腔含有革兰阳性菌
乳腺导管扩张症	导管周围肉芽肿；可有黄色肉芽肿样特征
异物反应	异物型肉芽肿；异物型巨细胞；异物

2.7 IgG4相关硬化性乳腺炎

IgG4相关硬化性乳腺炎属于IgG4相关疾病的家族之一[32,33]。特征为乳腺内散在的无痛性肿块，可单侧或双侧发生。组织学上，可见致密的、弥漫性或结节性淋巴浆细胞浸润伴淋巴滤泡形成，大量IgG4阳性浆细胞，席纹状间质纤维化，闭塞性静脉炎和小叶萎缩（图2.26）。患者也可有血清IgG4升高及其他器官的相似改变。该病的临床过程似乎良性[34]。先前描述的乳腺炎性假瘤至少有一部分可能是IgG4相关硬化性乳腺炎[35,36]。

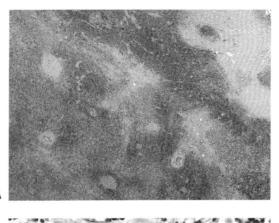

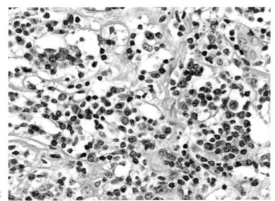

图2.26（1）　IgG4相关硬化性乳腺炎。A. 低倍镜下，示间质硬化，弥漫性慢性炎症细胞浸润，含有淋巴滤泡。B. 高倍镜下，炎性浸润为大量浆细胞

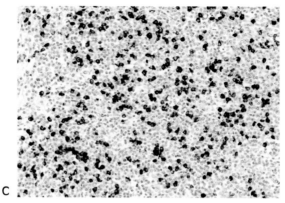

C

图2.26（2） IgG4相关硬化性乳腺炎。C. IgG4免疫染色证实为大量IgG4阳性浆细胞

2.8 嗜酸性粒细胞性乳腺炎

本病临床表现为可触及乳腺肿块，并报道与外周血嗜酸性粒细胞增多、高嗜酸性粒细胞综合征、嗜酸性肉芽肿伴多血管炎［许尔-斯特劳斯（Churg-Strauss）综合征］和过敏性疾病有关[37,38]。组织学上，导管和小叶周围有大量嗜酸性粒细胞浸润，可混杂淋巴细胞和浆细胞。炎性浸润区域内的导管和小叶上皮可显示反应性改变（图2.27）。本病少见，如果基础性病变没有得到适当处理，乳腺病变可在手术切除后复发。

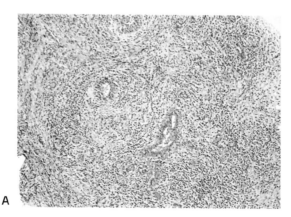

A

图2.27（1） 嗜酸性粒细胞性乳腺炎。A. 间质浸润的炎症细胞由大量嗜酸性粒细胞组成，也有淋巴细胞和浆细胞

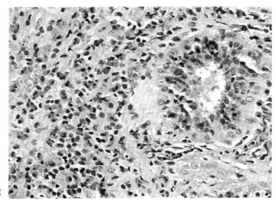

图2.27（2）　嗜酸性粒细胞性乳腺炎。B. 高倍镜下，示间质和小导管上皮内嗜酸性粒细胞浸润

2.9 其他反应性和炎症性病变

2.9.1 积乳囊肿

　　这种少见病变发生于泌乳受到突然抑制之后，特征性表现为乳晕下一个充满乳汁的囊腔。组织学上，积乳囊肿由扩张的、相互吻合的、衬覆腺上皮的腔隙组成。腺上皮可有分泌活性。囊内容物外溢到周围组织可导致脂质肉芽肿反应[39]。部分病例可见含有乳汁的泡沫状组织细胞小灶聚集，甚至在未形成典型的积乳囊肿时也能见到上述现象[40]。

2.9.2 妊娠性巨乳房

　　妊娠相关的乳腺显著增大比幼年性乳腺肥大（见第17章）更少见[41]，该病开始于妊娠早期，表现为双侧乳腺迅速增大。乳房出现红斑、水肿和疼痛，表面皮肤可有溃疡形成。产后乳房一般可复原，但复旧常不完全，而且以后再次妊娠常可复发。

2.9.3 蒙道尔病

　　蒙道尔（Mondor）病也称胸腹壁浅表血栓性静脉炎，是一种少见疾病，主要发生于40~60岁女性[42]。临床表现为线样、条索状皮下肿块，有触痛。组织学表现为静脉炎和静脉周围炎伴不同程度血栓形成。

2.9.4 其他反应性和炎症性病变

急性乳腺炎，有时伴乳腺脓肿形成，最常见于哺乳期女性。由于该病可通过非手术方法治疗，因此，临床上患该病而行活检的标本不常见。乳腺梗死罕见，常与华法林治疗有关。正如皮肤和皮下组织的疾病可累及乳腺一样，其他全身性疾病，如各种类型血管炎（包括肉芽肿伴多血管炎）[43]、结缔组织病（包括狼疮）和淀粉样变性病也可累及乳腺。寄生虫感染，如恶丝虫感染[1]、包虫病和裂头蚴病[44]，可能导致临床或影像学可检出的肿块（图2.28）[45]。乳腺的反应性梭形细胞病变如结节性筋膜炎，将在第11章中讨论。

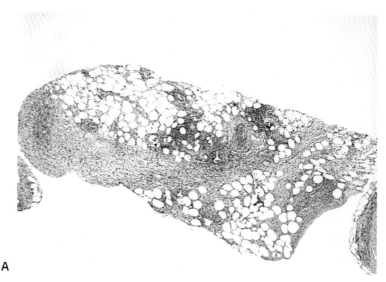

A

图2.28（1） **裂头蚴病，CNB。A. 低倍镜下，一根穿刺组织条显示混合性炎症细胞浸润，包括淋巴细胞、浆细胞和嗜酸性粒细胞**

---

1 犬恶丝虫病通过蚊虫传染给人类，表现为皮下、结膜肿块，荨麻疹或淋巴结肿大（译者注）。

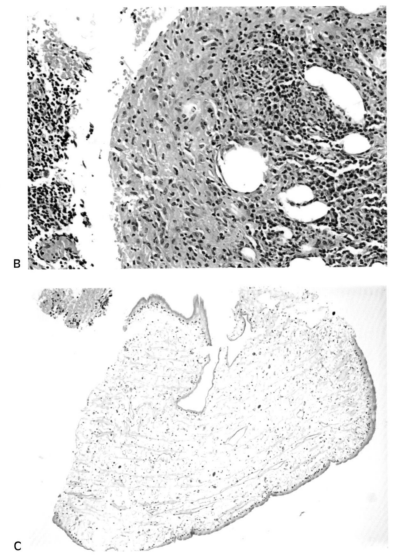

图2.28（2） 裂头蚴病，CNB。B. 组织条边缘的肉芽肿性炎症。
C. 除了乳腺炎症表现，CNB标本还含有裂头蚴片段（二期或绦虫尾
蚴），其周围围绕着外皮并含有疏松结缔组织和钙化小体

2.10 非增生性病变

乳腺最常见的非增生性病变是囊肿和化生性改变。尽管一些研究表明

肉眼可见的囊肿可轻度增加乳腺癌发生的风险，但非增生性病变一般不会增加乳腺癌发生的风险[46,47]。

2.10.1 囊肿

囊肿是充满液体的圆形至卵圆形病变，大小不等，小者仅显微镜下可见，大者肉眼即可观察到。它们起源于TDLU，经过小叶腺泡的膨胀、扩张及融合而形成。"大囊肿"由哈根森（Haagensen）定义，是指那些较大的、临床上可触及包块的囊肿。囊壁衬覆上皮通常为单层的立方形或柱状细胞。一些囊肿的上皮明显减少或缺乏（图2.29）；另一些囊肿（见下文）的被覆上皮呈大汗腺化生（图2.30）。囊内可含有不同类型的钙化物，如钙乳、磷酸钙/磷灰石钙和草酸钙。

囊肿的组织学检查通常没有大问题，然而，有几个问题值得注意。首先，囊肿可能与导管扩张症混淆，如上文所述，扩张的导管周围可有弹性纤维，而囊肿没有。其次，几种肿瘤性病变在低倍镜下可能误诊为囊肿，特别是囊性高分泌性病变和平坦上皮非典型增生（FEA）（分别见第3和第4章）。

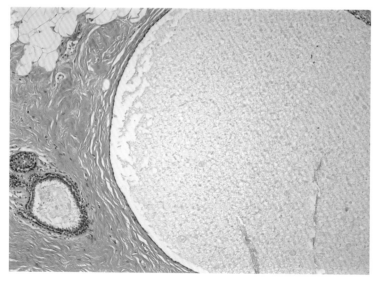

图2.29　囊肿。囊壁被覆一层不明显的上皮

最后，囊肿CNB标本可仅见部分囊壁，可有一些纤维化区域伴或不伴邻近上皮。这些区域通常见于CNB标本的边缘，容易被忽略（图2.31）。

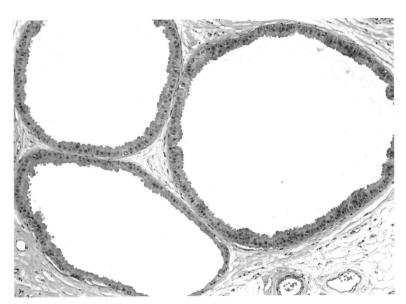

图2.30　囊肿。该囊肿内，被覆的上皮显示大汗腺化生

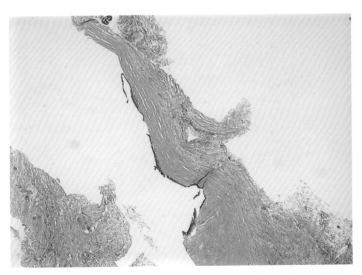

图2.31　CNB显示部分囊壁由纤维结缔组织组成，沿组织碎片边缘可见上皮

2.10.2 化生性病变

乳腺最常见的化生性病变是大汗腺化生，特征性改变为上皮细胞增大，胞质丰富、嗜酸性颗粒状，腺腔面可见胞质顶突，或胞质突向腺腔，可出现核上空泡或嗜酸性颗粒。细胞核圆形，大小不一，染色质空泡状，核仁明显（图2.32）。大汗腺化生性上皮可为单层或多层，有时可有乳头状结构（乳头状大汗腺改变）（图2.33）。大汗腺上皮的细胞学特征有时可能会令人担忧。然而在认识到细胞的大汗腺本质之后，应小心地解读这些细胞学特征。免疫表型：大汗腺化生细胞呈ER和bcl-2阴性以及AR阳性，常表达巨囊性病液体蛋白（GCDFP）。应当注意，衬覆大汗腺化生的良性上皮的导管和囊肿可显示周围肌上皮细胞减少或完全缺失[48]。

乳腺上皮的鳞状化生不常见，远少于大汗腺化生。如前文所述，鳞状化生可见于以前活检部位邻近的导管和小叶上皮（图2.2）。然而，它也可见于其他多种乳腺病变，如囊肿、普通型导管增生（UDH）、导管内乳头状瘤、良性叶状肿瘤、纤维腺瘤和男性乳腺发育症。

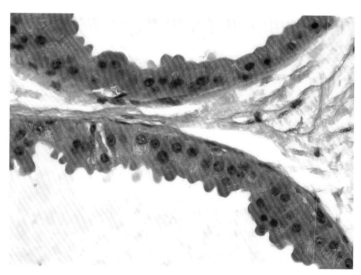

图2.32　大汗腺化生。上皮细胞显示丰富的嗜酸性胞质伴胞质顶突和核上嗜酸性颗粒。核圆形，有不同程度的明显核仁

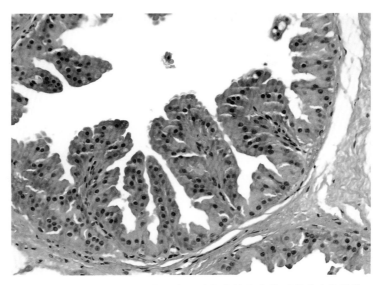

图2.33 乳头状大汗腺改变。大汗腺化生的上皮排列成乳头状结构

（廖林虹 译）

参考文献

1. Gobbi H, Tse G, Page DL, et al. Reactive spindle cell nodules of the breast after core biopsy or fine-needle aspiration. *Am J Clin Pathol*. 2000;113(2):288–294.

2. Guarda LA, Tran TA. The pathology of breast biopsy site marking devices. *Am J Surg Pathol*. 2005;29(6):814–819.

3. Em M, Kane P, Bernstein C, et al. Hydromark: a breast biopsy site marker that elicits a deceiving tissue response, difficult to identify as biopsy site on subsequent excision (meeting abstract). *Mod Pathol*. 2011;24(suppl 1):38A.

4. Davies JD, Nonni A, D'Costa HF. Mammary epidermoid inclusion cysts after wide-core needle biopsies. *Histopathology*. 1997;31(6):549–551.

5. Youngson BJ, Cranor M, Rosen PP. Epithelial displacement in surgical breast specimens following needling procedures. *Am J Surg Pathol*. 1994;18(9):896–903.

6. Lee KC, Chan JK, Ho LC. Histologic changes in the breast after fine-needle aspiration. *Am J Surg Pathol*. 1994;18(10):1039–1047.

7. Youngson BJ, Liberman L, Rosen PP. Displacement of carcinomatous epithelium in surgical breast specimens following stereotaxic core biopsy. *Am J Clin Pathol*. 1995;103(5):598–602.

8. Diaz LK, Wiley EL, Venta LA. Are malignant cells displaced by large-gauge needle core biopsy of the breast? *AJR Am J Roentgenol.* 1999;173(5):1303–1313.

9. Nagi C, Bleiweiss I, Jaffer S. Epithelial displacement in breast lesions: a papillary phenomenon. *Arch Pathol Lab Med.* 2005;129(11):1465–1469.

10. Coyne JD, Parkinson D, Baildam AD. Membranous fat necrosis of the breast. *Histopathology.* 1996;28(1):61–64.

11. Schnitt SJ. Tissue reactions to mammary implants: a capsule summary. *Adv Anat Pathol.* 1995;2(1):24–27.

12. Kossovsky N, Freiman CJ. Silicone breast implant pathology: clinical data and immunologic consequences. *Arch Pathol Lab Med.* 1994;118(7):686–693.

13. Kitchen SB, Paletta CE, Shehadi SI, et al. Epithelialization of the lining of a breast implant capsule: possible origins of squamous cell carcinoma associated with a breast implant capsule. *Cancer.* 1994;73(5):1449–1452.

14. Alikhan MB, Nassar A, Mansoor I. Squamous metaplasia on the breast implant capsule. *Int J Surg Pathol.* 2010;18(6):570–574.

15. Paletta C, Paletta FX Jr, Paletta FX Sr. Squamous cell carcinoma following breast augmentation. *Ann Plast Surg.* 1992;29(5):425–429; discussion 429–432.

16. Haagensen CD. *Diseases of the Breast.* 3rd ed. Philadelphia, PA: WB Saunders; 1986.

17. Dixon JM, Anderson TJ, Lumsden AB, et al. Mammary duct ectasia. *Br J Surg.* 1983;70(10): 601–603.

18. Dixon JM, Ravisekar O, Chetty U, et al. Periductal mastitis and duct ectasia: different conditions with different aetiologies. *Br J Surg.* 1996;83(6):820–822.

19. Schwartz IS, Strauchen JA. Lymphocytic mastopathy: an autoimmune disease of the breast? *Am J Clin Pathol.* 1990;93(6):725–730.

20. Lammie GA, Bobrow LG, Staunton MD, et al. Sclerosing lymphocytic lobulitis of the breast—evidence for an autoimmune pathogenesis. *Histopathology.* 1991;19(1):13–20.

21. Ely KA, Tse G, Simpson JF, et al. Diabetic mastopathy: a clinicopathologic review. *Am J Clin Pathol.* 2000;113(4):541–545.

22. Ashton MA, Lefkowitz M, Tavassoli FA. Epithelioid stromal cells in lymphocytic mastitis—a source of confusion with invasive carcinoma. *Mod Pathol.* 1994;7(1):49–54.

23. Bassler R, Birke F. Histopathology of tumour associated sarcoid-like stromal reaction in breast cancer: an analysis of 5 cases with immunohistochemical investigations. *Virchows Arch A Pathol Anat Histopathol.* 1988;412(3):231–239.

24. Gansler TS, Wheeler JE. Mammary sarcoidosis: two cases and literature review. *Arch Pathol Lab Med.* 1984;108(8):673–675.

25. Troxell ML, Gordon NT, Doggett JS, et al. Cystic neutrophilic granulomatous mastitis: association with gram-positive bacilli and *Corynebacterium. Am J Clin Pathol.* 2016;145(5):635–645.

26. Kessler E, Wolloch Y. Granulomatous mastitis: a lesion clinically simulating carcinoma. *Am J Clin*

Pathol. 1972;58(6):642–646.

27. Donn W, Rebbeck P, Wilson C, et al. Idiopathic granulomatous mastitis: a report of three cases and review of the literature. *Arch Pathol Lab Med.* 1994;118(8):822–825.

28. Lacambra M, Thai TA, Lam CC, et al. Granulomatous mastitis: the histological differentials. *J Clin Pathol.* 2011;64(5):405–411.

29. Taylor GB, Paviour SD, Musaad S, et al. A clinicopathological review of 34 cases of inflammatory breast disease showing an association between corynebacteria infection and granulomatous mastitis. *Pathology.* 2003;35(2):109–119.

30. Renshaw AA, Derhagopian RP, Gould EW. Cystic neutrophilic granulomatous mastitis: an underappreciated pattern strongly associated with gram-positive bacilli. *Am J Clin Pathol.* 2011;136(3):424–427.

31. D'Alfonso TM, Moo TA, Arleo EK, et al. Cystic neutrophilic granulomatous mastitis: further characterization of a distinctive histopathologic entity not always demonstrably attributable to *Corynebacterium* infection. *Am J Surg Pathol.* 2015;39(10):1440–1447.

32. Stone JH, Zen Y, Deshpande V. IgG4-related disease. *N Engl J Med.* 2012;366(6):539–551.

33. Deshpande V, Zen Y, Chan JK, et al. Consensus statement on the pathology of IgG4-related disease. *Mod Pathol.* 2012;25(9):1181–1192.

34. Cheuk W, Chan AC, Lam WL, et al. IgG4-related sclerosing mastitis: description of a new member of the IgG4-related sclerosing diseases. *Am J Surg Pathol.* 2009;33(7):1058–1064.

35. Zen Y, Kasahara Y, Horita K, et al. Inflammatory pseudotumor of the breast in a patient with a high serum IgG4 level: histologic similarity to sclerosing pancreatitis. *Am J Surg Pathol.* 2005;29(2):275–278.

36. Chougule A, Bal A, Das A, et al. IgG4 related sclerosing mastitis: expanding the morphological spectrum of IgG4 related diseases. *Pathology.* 2015;47(1):27–33.

37. Komenaka IK, Schnabel FR, Cohen JA, et al. Recurrent eosinophilic mastitis. *Am Surg.* 2003;69(7):620–623.

38. Villalba-Nuno V, Sabate JM, Gomez A, et al. Churg-Strauss syndrome involving the breast: a rare cause of eosinophilic mastitis. *Eur Radiol.* 2002;12(3):646–649.

39. Ironside JW, Guthrie W. The galactocoele: a light-and electronmicroscopic study. *Histopathology.* 1985;9(4):457–467.

40. Rytina ER, Coady AT, Millis RR. Milk granuloma: an unusual appearance in lactational breast tissue. *Histopathology.* 1990;17(5):466–468.

41. Beischer NA, Hueston JH, Pepperell RJ. Massive hypertrophy of the breasts in pregnancy: report of 3 cases and review of the literature, "never think you have seen everything". *Obstet Gynecol.* 1989;44:234–243.

42. Tabar L, Dean PB. Mondor's disease: clinical, mammographic, and pathologic features. *Breast.* 1981;7:18.

43. Allende DS, Booth CN. Wegener's granulomatosis of the breast: a rare entity with daily clinical

relevance. *Ann Diagn Pathol.* 2009;13(5):351–357.

44. Nathavitharana R, Fleischmann-Rose K, Yassa DS, et al. Case report: an unusual cause of a breast mass in a patient from China. *Am J Trop Med Hyg.* 2015;93(2):347–349.

45. MacDougall LT, Magoon CC, Fritsche TR. Dirofilaria repens manifesting as a breast nodule: diagnostic problems and epidemiologic considerations. *Am J Clin Pathol.* 1992;97(5):625–630.

46. Dupont WD, Page DL. Risk factors for breast cancer in women with proliferative breast disease. *N Engl J Med.* 1985;312(3):146–151.

47. Wang J, Costantino JP, Tan-Chiu E, et al. Lower-category benign breast disease and the risk of invasive breast cancer. *J Natl Cancer Inst.* 2004;96(8):616–620.

48. Tramm T, Kim JY, Tavassoli FA. Diminished number or complete loss of myoepithelial cells associated with metaplastic and neoplastic apocrine lesions of the breast. *Am J Surg Pathol.* 2011;35(2):202–211.

第3章
导管内增生性病变：普通型导管增生、非典型导管增生和导管原位癌

导管内增生性病变是指局限于乳腺导管–小叶系统内的不同类型上皮增生[1]，根据结构和细胞学特征，将其分为三大类：普通型导管增生（UDH）、非典型导管增生（ADH）和导管原位癌（DCIS）。虽然常用"导管内"这一术语描述此类病变，但它们最常起源于或局限于TDLU，偶尔累及小叶外导管。其临床意义是乳腺癌风险增加，但风险程度有所不同[2]。

3.1 普通型导管增生

UDH也称为普通型增生。UDH是一种良性上皮增生，其组织学特征为增生的上皮细胞有桥接趋势，或充满管腔并使管腔扩张。轻度上皮增生表现为2~4层细胞增生，但它们发生乳腺癌的风险似乎与旺炽性UDH并不相同。

UDH中增生细胞可排列成实性、窗孔或微乳头状。增生细胞中若有腔隙形成，则呈不规则形，大小和形状不一，常呈裂隙样位于周围。当有上皮桥存在时则呈拉伸或扭曲状，中央变细。如有微乳头状突起则呈簇状或狭长，基底宽，尖端逐渐变细，类似于男性乳腺发育症中的上皮增生。UDH的组成细胞是良性的，大小、形状和排列方向不一，细胞边界不清，合胞体样外观。腔隙周围的细胞常无极向排列。部分病例细胞呈明显的流水样或旋涡状排列。细胞核大小、形状及外形不一致，可有核重叠。UDH这些组织结构和细胞学特征见图3.1~3.9。可见多种类型细胞（包括大汗腺化生，少见鳞状化生）（图3.10，3.11），也可见与增生上皮细胞相关的泡沫样组织细胞（图3.12）及钙化（图3.13），偶见灶性

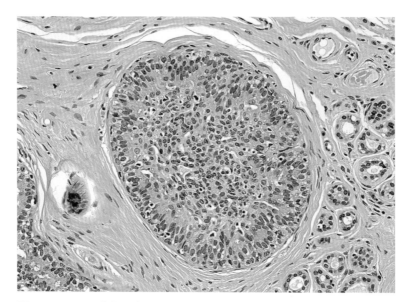

图3.1　UDH。增生细胞呈实性，充满管腔，细胞和细胞核的大小、形状和方向均不一致

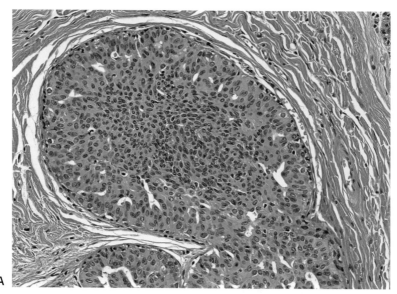

A

图3.2（1）　UDH。A. 几乎呈实性增生的结构中出现少许裂隙样窗孔，形状不规则，主要位于外周

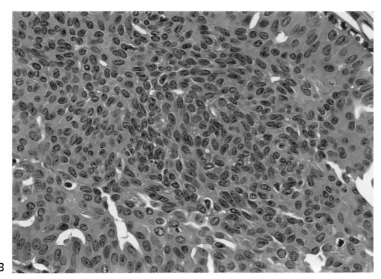

图3.2（2） UDH。B. 高倍镜下，可见细胞大小、形状和分布不一致，细胞边界不清

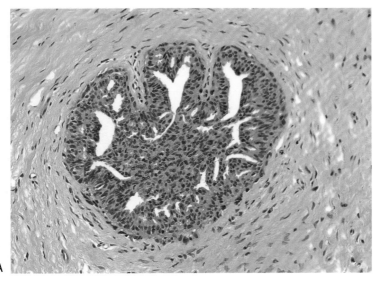

图3.3（1） UDH。A. 增生病变中窗孔大小和形状不一

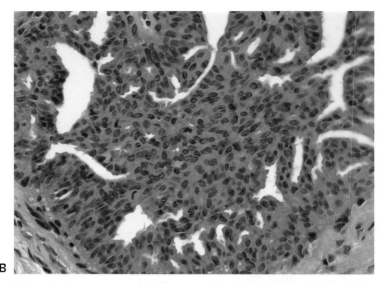

B

图3.3（2） UDH。B. 高倍镜下，可见细胞排列杂乱，围绕窗孔的细胞排列没有极性，杂乱无序

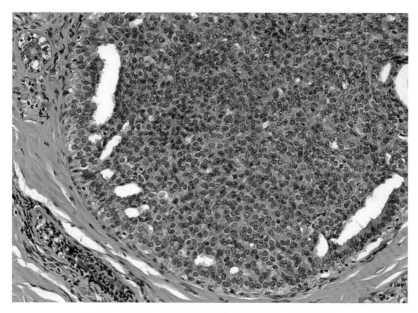

图3.4 UDH。实性增生细胞边界不清，形成边窗

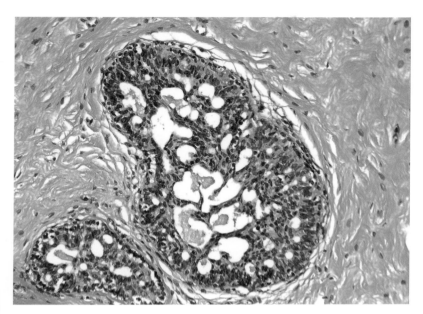

图3.5 UDH。横跨管腔的细胞桥拉伸、变细，桥中细胞核挤压、拉长，细胞长轴与桥的方向平行

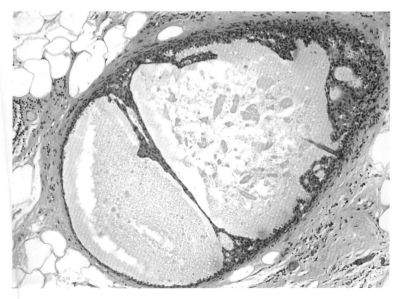

图3.6 UDH。横跨管腔的细胞桥非常细薄

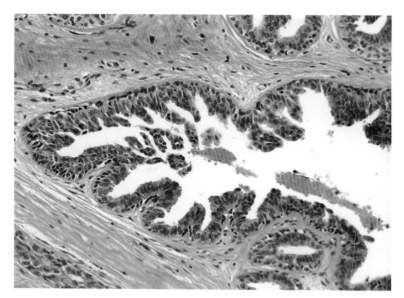

图3.7　UDH，伴微乳头特征（男性乳腺发育症样）。许多微乳头的尖端渐细，呈锥形突入管腔内，与男性乳腺发育症相似

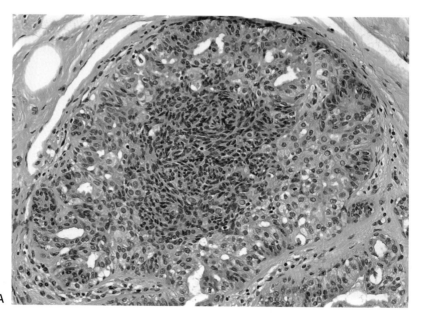

A

图3.8（1）　UDH。A. 中央的增生细胞呈明显的旋涡状

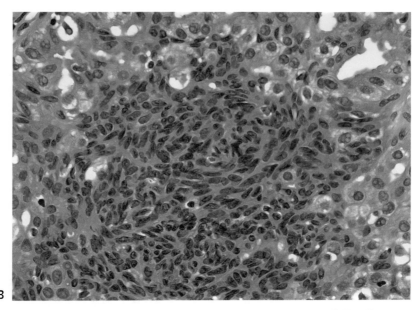

图3.8（2）　UDH。B. 高倍镜下，可见细胞呈旋涡状，细胞核重叠

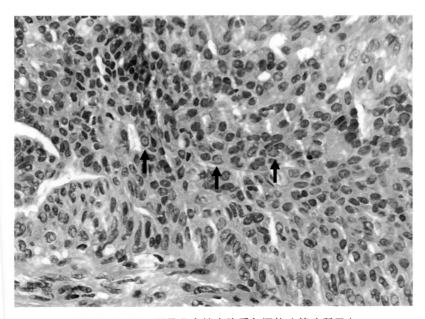

图3.9　UDH，可见几个核内胞质包涵体（箭头所示）

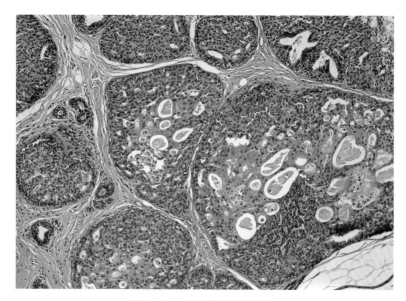

图3.10　UDH伴大汗腺化生

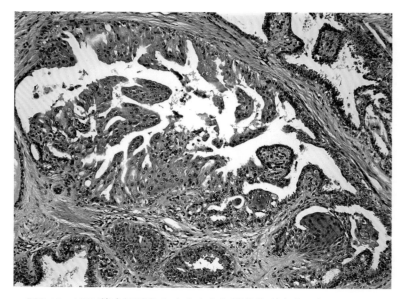

图3.11　UDH伴大汗腺化生（左上）和鳞状化生（右下）

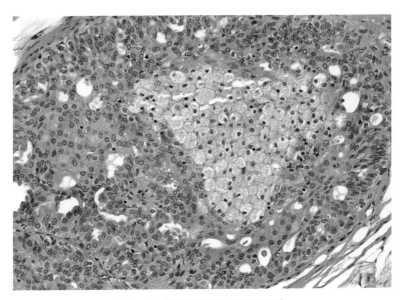

图3.12　UDH伴泡沫状组织细胞

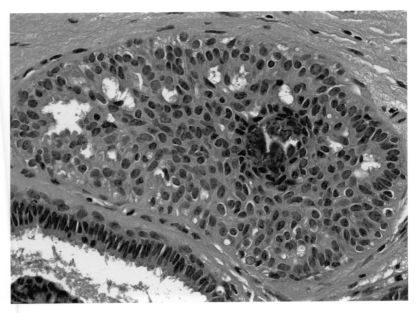

图3.13　UDH伴钙化

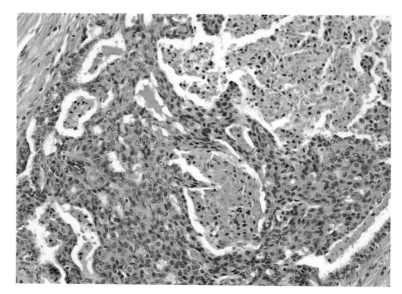

图3.14　UDH伴坏死。细胞增生具有典型的UDH特征，伴有局灶坏死。虽然少见，但如果增生细胞的结构和细胞学特征都支持UDH，则坏死并不能排除UDH诊断

坏死（图3.14）。周围间质改变如成纤维细胞增生、弹性组织变性和单个核炎症细胞浸润等都少见。UDH的主要组织学特征概括于表3.1。

表3.1　普通型导管增生的主要特征

细胞学特征
• 异质性细胞群
• 细胞大小、形状和排列方向不一
• 细胞边界不清
• 细胞核的大小、形状及分布不一，部分区域可见核重叠和核内胞质包涵体
结构特征
• 实性、窗孔或微乳头
• 腔隙不规则，大小和形状不一，常呈裂隙样位于周围，腔隙周围细胞无极性
• 细胞桥拉伸或扭曲，中央变细

3.1.1 免疫表型和遗传学特征

UDH的组成细胞不同程度地表达ER（图3.15），增殖指数低[3]。高分子量CK（如CK5/6）通常呈镶嵌状表达，具有特征性[4]（图3.16）。应用包含低分子量CK（腺腔型CK）和高分子量CK（基底型CK）进行"鸡尾酒"免疫组化染色，可进一步揭示UDH细胞群的异质性（图3.17）。

虽然有些UDH病变可有染色体缺失或获得，但大多数研究表明这些病变中并无一致的遗传学改变，而且UDH很少与ADH、DCIS或浸润性乳腺癌具有相同的遗传学异常，这表明多数UDH并不代表直接的癌前病变，而是患癌风险增加的一般标志[5.6]。

3.1.2 临床过程与预后

UDH患者发生乳腺癌的风险可增加1.5~2倍，双侧乳腺患癌概率均等[7.8]。具有直系亲属乳腺癌家族史的UDH患者，其患癌风险轻微增加[9]。目前尚无预测性生物学标记物可以帮助鉴别哪些UDH患者更可能进展为浸润性

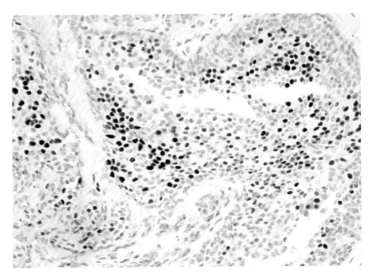

图3.15　UDH，ER免疫染色。细胞核呈ER异质性表达。一些细胞核呈强阳性，另一些呈弱阳性，其他阴性

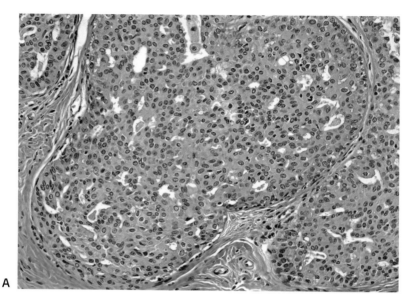

A

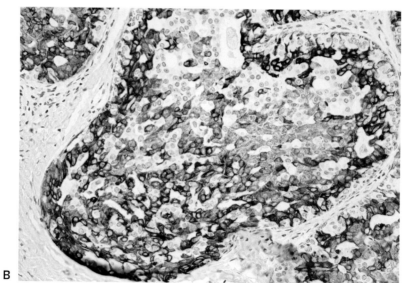

B

图3.16　UDH。A. HE切片。B. CK5/6免疫染色，示UDH特征性镶嵌状着色

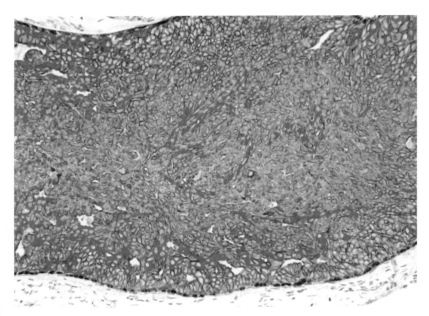

图3.17 UDH，多重免疫组化染色（"鸡尾酒"法）。低分子量CK（CK7/18）胞质呈红色、高分子量CK（CK5/14）胞质呈褐色、p63胞核呈棕色。p63阳性肌上皮细胞位于病变所在导管腔的周围

乳腺癌[10]。

3.2 非典型导管增生

ADH是一种局限于乳腺导管-小叶系统的上皮增生性病变，肿瘤细胞群类似于低级别DCIS。其细胞较小，形态单一，细胞边界清楚。细胞核呈圆形，分布均匀。细胞可形成厚度一致的拱形、僵硬的桥状或条索状，或者顶端比基底部宽（棒状）的微乳头，或呈实性，或腔隙周围细胞具有极性的窗孔（筛状）结构。然而，受累管腔内也可含有较典型的UDH细胞群或残留正常上皮（图3.18~3.23）。

ADH的诊断应当仅适用于侧重考虑低级别DCIS但其特征又不足以明确诊断为DCIS的病变。因此，非典型增生的范围或大小是鉴别ADH与低级别DCIS的重要特征。普遍认为，一个或多个管腔的一部分被非典型细胞占据时才能

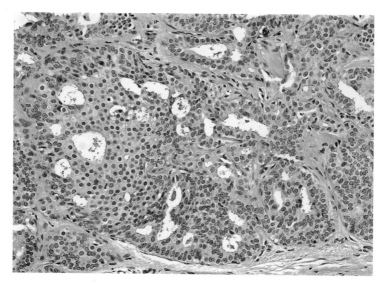

图3.18　ADH。部分区域（左侧）可见增生细胞单一，细胞核圆形、分布均匀，类似于低级别DCIS。管腔内其余增生细胞呈较典型的UDH特征

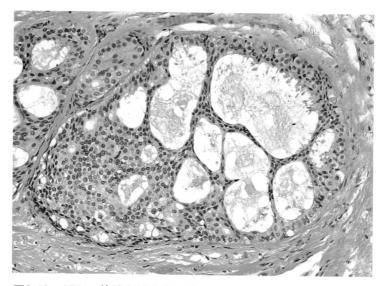

图3.19　ADH。管腔左侧增生细胞具有低级别DCIS的特征，表现为细胞一致和凿孔状腔隙。然而，右侧逐渐变细的细胞桥是UDH的特点，所以，宜诊断为ADH

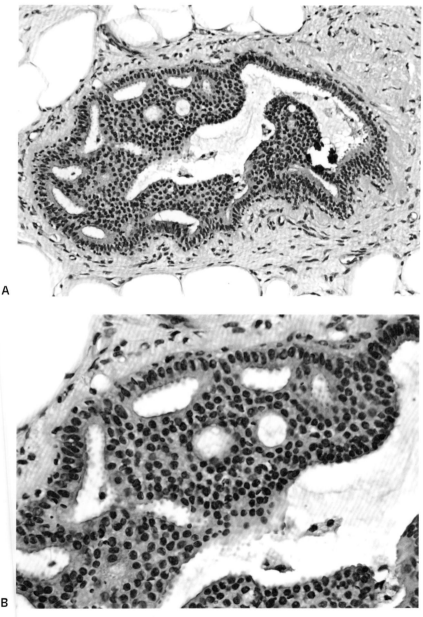

图3.20　ADH。A. 形态一致的非典型细胞群仅累及部分管腔。B. 高倍镜下，示非典型增生细胞分布相对均匀，核形态单一，局灶腔缘周围细胞有极性

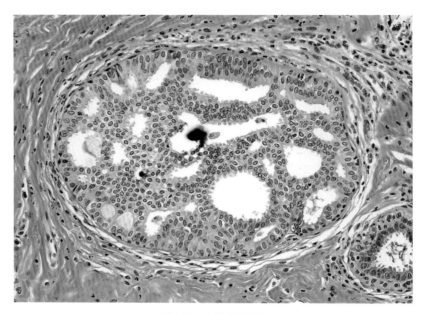

图3.21　ADH伴钙化

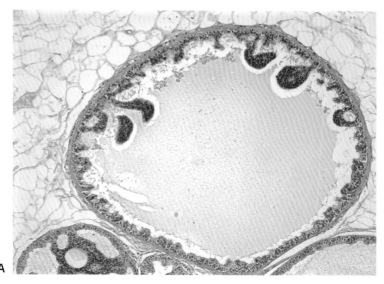

A

图3.22（1）　ADH伴微乳头特征。A. 低倍镜下，示少许棒状微乳头突入导管腔内，仅部分管腔受累

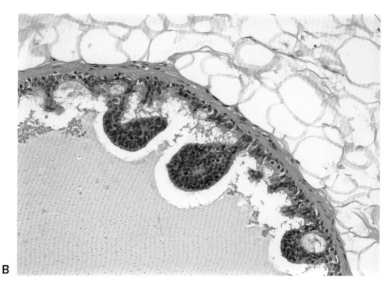

图3.22（2） ADH伴微乳头特征。B. 高倍镜下，示微乳头内的细胞单一

诊断为ADH[9]。然而，对于多个管腔完全被非典型细胞占据的病变，其范围或大小目前还没有公认的分界值。佩奇（Page）等[7]最初提出，至少2个独立的管腔内具有低级别DCIS的全部特征，才能诊断为DCIS，否则归为ADH。随后哈瓦索利（Tavassoli）和诺里斯（Norris）提出，具有低级别DCIS的所有特征（结构和细胞学）时，小于2mm的病变诊断为ADH，范围更大的病变诊断为低级别DCIS[8]（图3.24）。最近，世界卫生组织（WHO）工作组对这些诊断策略并没有倾向性推荐。而且，接受将3~4mm作为诊断ADH的分界值。

应当注意，实际工作中判读一些范围很小的低级别病变时，这些量化的诊断阈值有助于避免对范围很小或模棱两可的病变过度治疗[9]。WHO工作组建议采取保守的诊断策略，特别是鉴别诊断包括ADH和局灶性低级别DCIS的CNB标本。这种情形可归类为ADH或"非典型导管内增生性病变"，足以促使手术切除。最终诊断应根据后续的手术切除标本病理来判定。如果手术标本中没有更严重病变，其处理方式类似ADH[11]。

对于交界性特征的小灶病变，我们在实际工作中一般不会诊断为明确的DCIS（图3.24，3.25），而是称为"重度非典型导管内增生性病变，与低级别

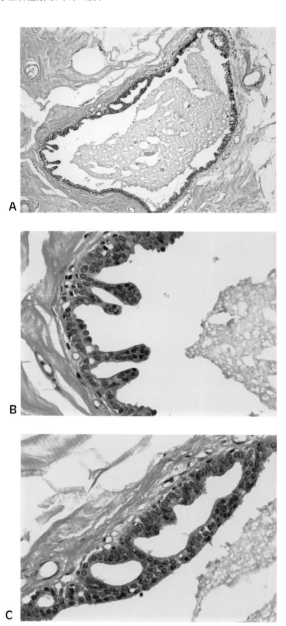

图3.23 ADH。A. 该导管含有一些球茎状的微乳头和僵硬的拱桥结构。高倍镜下可见微乳头（B）和拱桥（C）中细胞形态单一，拱桥中的细胞核较圆，分布均匀

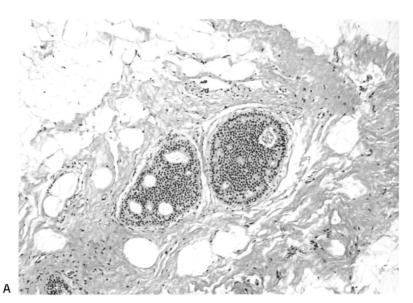

A

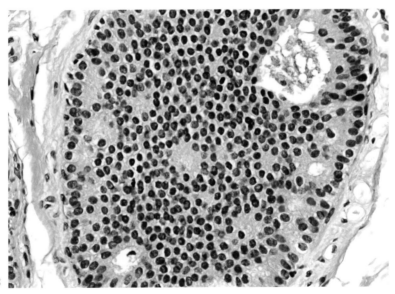

B

图3.24　ADH抑或低级别DCIS？低倍（A）和高倍（B）镜下，上皮呈筛状增生，细胞单一，核小而一致。病变局限于两个导管腔并且范围小于2mm。所以，既可诊断为低级别DCIS（佩奇标准[7]），也可诊断为ADH（哈瓦索利和诺里斯标准[8]）。在目前的实际工作中，大多数病理医师都不会将如此局灶的低级别病变诊断为DCIS

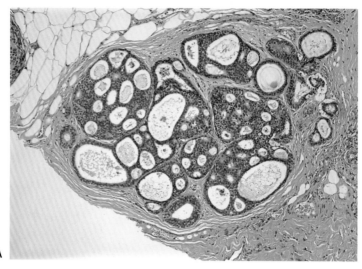

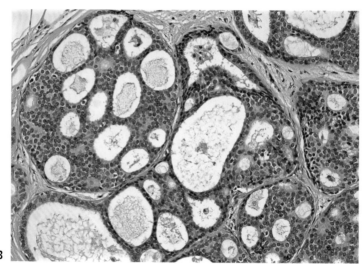

图3.25 一个TDLU内的重度非典型导管内增生性病变。低倍
（A）和中倍（B）镜下，病变的定性特征接近低级别DCIS，但病
变的范围局限（详见正文）

DCIS交界"。如果此类病变位于或邻近切除活检的边缘，我们建议扩大切除，
以排除DCIS可能性。对于CNB标本，这样诊断可以提示临床采取手术切除，
避免后续切除标本中无更严重病变的情况下就将患者贴上DCIS标签。

　　必须强调，病变大小或范围的标准仅用于区分ADH和低级别DCIS；

对于中级别或高级别DCIS，即使位于一个管腔内也应诊断为DCIS。

ADH的主要特征概括于表3.2。

表3.2　ADH的主要特征

细胞学特征

• 非典型细胞群类似于低级别DCIS（细胞小而一致，核一般圆形、分布均匀，细胞边界清楚）

结构特征

• 非典型细胞群形成厚度一致的僵硬细胞桥或拱形结构、棒状微乳头结构、腔缘细胞有极性的筛状结构以及实性结构

大小/范围

• 累及一个或多个管腔的部分区域；少于2个管腔被完全累及或范围小于2mm（详见正文）

3.2.1 免疫表型和遗传学

ADH的组成细胞通常显示一致强阳性ER表达和低增殖指数[10]，不表达高分子量CK（CK5/6）[12]（图3.26）。

遗传学研究发现了ADH有数种重现性改变，包括16q、17p丢失和1q获得[5,6]，这些遗传学异常与低级别DCIS相似，提示二者是前驱–产物关系（见下文）。

3.2.2 临床过程与预后

ADH患者的患癌风险增加3~5倍[13-20]。一些研究指出双侧乳腺患癌概率几乎相等[13,14]，新近研究提示同侧乳腺患癌概率为对侧乳腺的2倍[15]。早期研究表明，有乳腺癌家族史的ADH患者，其患癌风险增加2倍以上[16]，但多数新近研究并没有发现家族史对ADH患者的患癌风险有明确的叠加效应[17,18]。

对ADH患者最常用的处理方法为密切随访/主动监测[19]。也可用他莫昔芬、雷洛昔芬和依西美坦进行化学预防，以降低ADH进展为乳腺癌的风险[19]。迄今尚无生物学标记物能够可重复地识别哪些ADH患者更容易进展为浸润性乳腺癌。然而，最近研究发现某些组织学特征可能影响

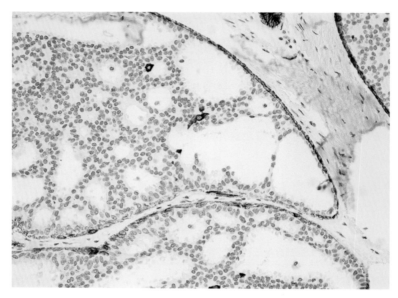

图3.26　ADH，CK5/6免疫染色。组成ADH的肿瘤细胞呈CK5/6阴性（周围肌上皮细胞呈CK5/6阳性）

ADH患者的患癌风险。这些研究中，ADH病灶数目较多与患癌风险较高相关[20]，而病变周围小叶复旧较完全与患癌风险较低相关[21-23]。

一般认为CNB发现ADH是手术切除的指征。即使使用较大口径穿刺针和真空辅助装置并将影像学钙化灶全部清除，仍有高达10%~15%的CNB诊断为ADH的患者在随后手术切除标本中发现更严重病变（DCIS最常见，有时是浸润癌）[24-26]。一个研究热点是从CNB诊断为ADH的患者中识别出哪些患者能安全地避免手术，但目前的研究结果没有可重复性[25-30]。

3.3 导管原位癌

DCIS是一组异质性病变，其临床表现、组织学特征、生物学标记物、遗传学改变以及生物学行为各有不同。它们的共同特征是肿瘤性上皮细胞局限于乳腺导管–小叶系统内，未突破基底膜。DCIS可累及导管和（或）可辨认的小叶。大多数病例中，DCIS累及的乳腺组织呈单中心、节段性分布，真正的多中心病变少见[31]。

3.3.1 临床表现

在目前的临床实践中，DCIS在乳腺影像学检查中最常见表现为微小钙化。然而，多达30%DCIS病变也可呈现其他影像学表现，如伴或不伴微小钙化的软组织致密影或结构扭曲区域[32]。少数情况下，DCIS表现为可触及包块、病理性乳头溢液、乳头佩吉特病，或为其他病变而切除的乳腺组织内的偶然镜下发现。

3.3.2 大体病理学

大多数DCIS病变是由于乳腺影像学检查发现微小钙化而检出，肉眼观察未见异常。可触及DCIS以及一些影像学检查发现的DCIS呈质硬、褐色肿块，切面可有索状的糊状物流出，触摸或挤压标本时很容易从受累导管中挤出。

3.3.3 组织病理学

3.3.3.1 分类

目前尚无普遍接受的DCIS分类系统[33,34]。按传统，根据病变的结构特征或生长方式将DCIS主要分为5类：粉刺型、筛状型、微乳头型、乳头型和实体型（图3.27）。尽管尚无国际公认标准，但目前主要根据核级别和（或）坏死可以将DCIS分为3级[34]（图3.28）。

1997年举办的一次共识会议，建议在DCIS病理诊断报告中常规描述一些特征[35]，包括核级别（低、中或高级别）、有无坏死（粉刺样或点状）、细胞极性和结构类型。我们在临床实践中主要根据核级别对DCIS分类，同时也注明结构类型、是否存在粉刺样坏死，以及美国病理医师协会（CAP）建议报告的其他特征[36,37]。

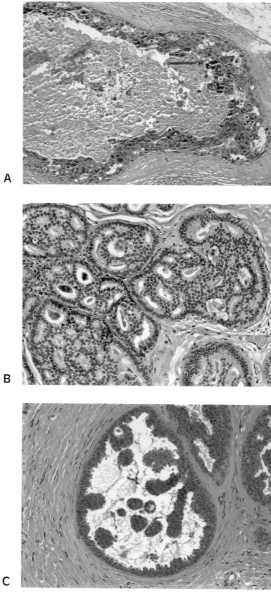

图3.27（1） DCIS的结构分型。粉刺型（A）、
筛状型（B）、微乳头型（C）、乳头型（D）和
实体型（E）。粉刺型本来是一种DCIS类型，但
目前在临床实践中将粉刺型用于描述出现中央坏
死，而不考虑其背景结构类型

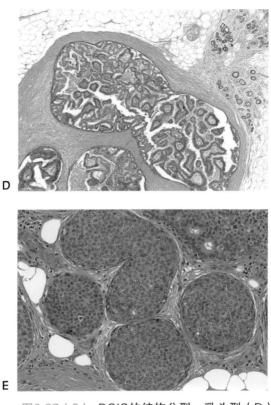

图3.27（2）　DCIS的结构分型。乳头型（D）和实体型（E）

3.3.3.2 低级别导管原位癌

低级别DCIS的特征是细胞小，细胞膜清楚，细胞大小、形状及分布一致。核小，染色质均匀分布，核仁不明显。核质比轻度增加。核分裂象罕见（图3.28A）。生长方式可为筛状、微乳头状，实性结构，而乳头状、拱形和桥状结构均少见（图3.29）。筛状结构的特征是形成细胞围绕腔隙排列，腔隙通常呈圆形、僵硬、凿孔状。腔隙周围围绕的肿瘤细胞具有极性（图3.27B，3.29A）。在微乳头状结构中，肿瘤细胞呈簇状突入导管–小叶单位的管腔内，但缺乏真乳头所特有的纤维血管轴心。微乳头状结构常呈棒状、细胞大小一致、分布均匀（图3.27C，3.29B）。在实体型DCIS中，受累的导管–小叶内充满实性片状、黏附性细胞，形成微腺泡或菊形团样结构，

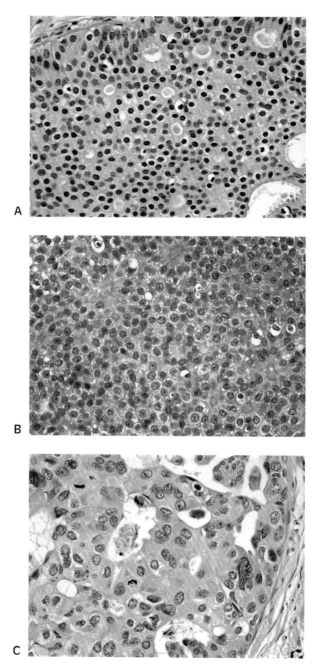

图3.28　DCIS的核级别。低级别核（A）、中级别核（B）和高级别核（C）

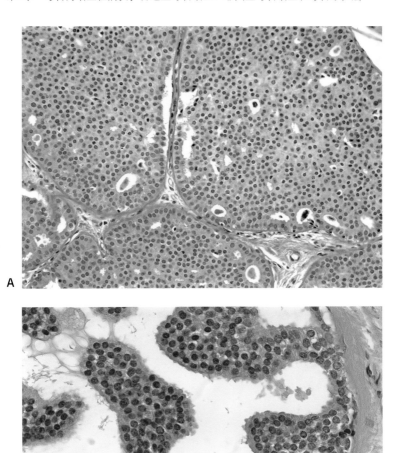

图3.29　低级别DCIS，筛状（A）和微乳头状（B）结构。两个病例中，核小而一致

其周围细胞具有极性（图3.30）。受累导管周围的细胞也可有明显的极性。拱形和桥状结构的细胞厚度一致且轮廓僵硬，细胞分布均匀。低级别DCIS通常无坏死，但少数病例可见坏死，甚至呈中央粉刺样坏死（图3.31）。常

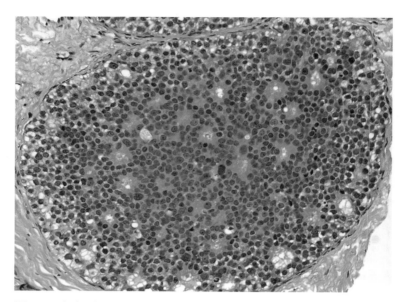

图3.30　低级别DCIS，实体型。可见大量微腺泡或菊形团样结构，特征为小腺腔周围的细胞具有极性

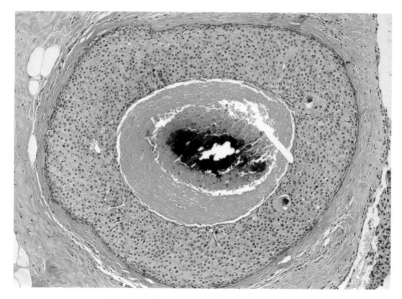

图3.31　低级别DCIS，伴粉刺样坏死

见钙化，呈圆形和同心圆状（沙砾体样），位于腔内分泌物中（图3.32）。乳腺影像学检查可发现这些钙化，钙化的影像学特点与良性病变相重叠[31]。低级别DCIS的主要特征概述于表3.3。

表3.3 低级别DCIS的主要特征

细胞学特征

- 细胞形态单一，呈圆形
- 核质比轻度增加
- 核分布均匀，或分布非常规整
- 核呈圆形，核仁不明显
- 核深染或不深染

结构特征

- 筛状、微乳头状或实性结构最常见
- 拱形和桥状结构，细胞厚度一致
- 腔隙周围的细胞具有极性
- 粉刺样坏死罕见

3.3.3.3 高级别导管原位癌

高级别DCIS细胞大，具有核多形性，核染色质空泡状或粗糙，核仁明显。偶尔，核多形性非常明显。核分裂象常见，可见非典型核分裂（图3.28C）。导管中央常见粉刺样坏死，但这并不是诊断高级别DCIS的必要条件（图3.27A，3.33）。有时坏死特别严重，以至于受累管腔周围仅有一层或数层细胞，形成一种"贴壁"型结构（图3.34）。偶见恶性肿瘤细胞呈实性充满整个管腔，癌巢中央无坏死（图3.35）。另外，肿瘤细胞可排列成真性筛状或微乳头状结构，细胞无明显的极性（图3.36）。然而更为常见的是形成假筛状或假微乳头状结构，这些结构的形成是肿瘤细胞发生凋亡或坏死后，坏死的肿瘤细胞从管壁上脱落所致。导管中央坏死物内常见无定形钙化，乳腺影像学检查这些钙化呈线性、分支状或靶环状[31]（图3.37）。受累管腔周围间质中常见成纤维细胞增生伴胶原沉积（促结缔组织增生）、慢性炎症细胞浸润和血管增生（血管形成）（图3.38）。促结缔组织增生可能非常显著，以至于触诊可发现异常。小叶也常受累（图3.39）。乳头佩吉特病几乎总是与高级别DCIS相关（见第15章）。

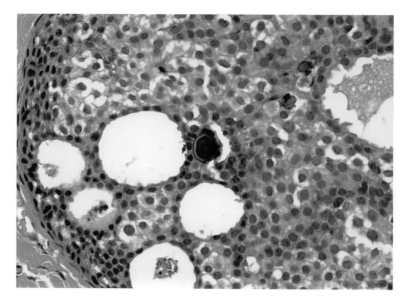

图3.32 低级别DCIS中的沙砾体样钙化

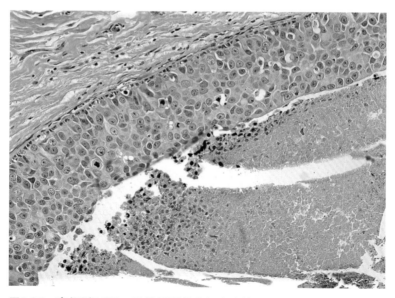

图3.33 高级别DCIS。腺腔周围的大细胞实性增生，伴多形性核。有中央粉刺样坏死

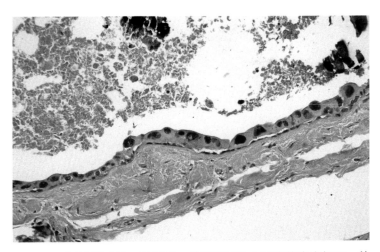

图3.34 高级别DCIS，贴壁型。此管腔显示大面积的中央坏死，管腔周围围绕着单层高度异型细胞

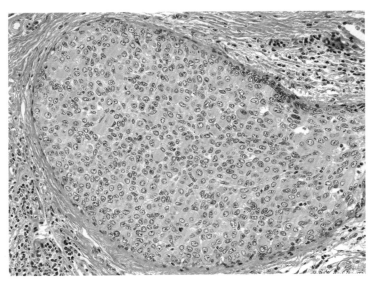

图3.35 高级别DCIS，实体型

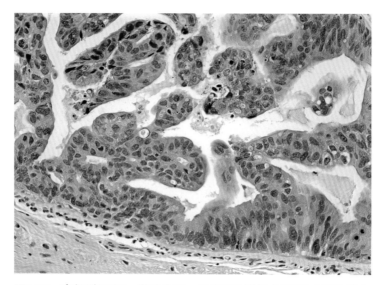

图3.36　高级别DCIS，微乳头型。核多形性明显（与图3.29B比较）

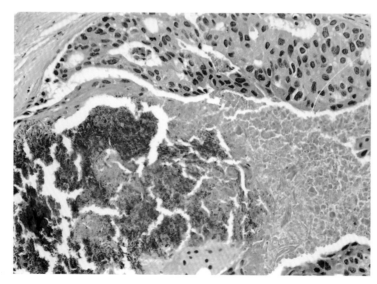

图3.37　高级别DCIS，坏死碎屑内无定形钙化

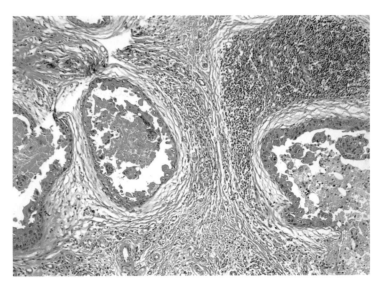

图3.38　高级别DCIS，周围间质明显促结缔组织增生反应和慢性炎症细胞浸润

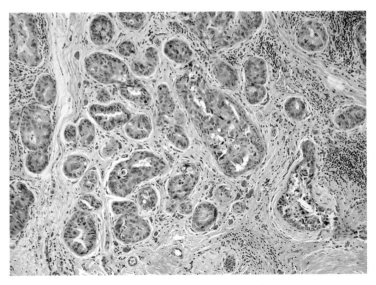

图3.39　高级别DCIS累及小叶腺泡

3.3.3.4 中级别导管原位癌

当肿瘤细胞不符合上文所述的低或高级别DCIS的细胞学标准时，宜诊断为中级别DCIS。中级别DCIS细胞在细胞核大小、形状及分布上呈轻至中度差异，可见核染色质粗块，核仁明显或不明显（图3.28B）。生长方式包括实性、筛状、微乳头状或乳头状结构，有时肿瘤细胞形成拱形和桥状结构。细胞外腔隙周围和微乳头内的细胞排列极性不如低级别DCIS明显（图3.40）。管腔内可见坏死，部分病例为粉刺样坏死（图3.41）。坏死物内可有同心圆状钙化或无定形钙化[20]。有些中级别DCIS的生长方式类似UDH，细胞分布不规则并呈流水样排列（图3.42）。

注意，部分DCIS显示异质性核级别，最常见的情况是低核级别和中核级别的组合（图3.43）[38]。

3.3.4 特殊类型导管原位癌

有几种DCIS具有独有的特征，不能仅根据核级别分类。

3.3.4.1 大汗腺型导管原位癌

大汗腺型DCIS的特征是肿瘤细胞含有丰富的嗜酸性细胞质[39]。生长方式可为实性、筛状或微乳头状，可见坏死（点状或粉刺样），受累管腔内可见钙化。细胞核可呈低、中或高级别，常有一个或多个明显的核仁（图3.44）。

高级别大汗腺型DCIS因细胞异型性显著和常见粉刺样坏死而容易诊断。在谱系的另一端，低级别大汗腺型DCIS与非典型大汗腺增生甚或大汗腺化生可能难以区分，因为它们的细胞核特征相似，如圆形核和单个明显核仁。根据我们的经验，与良性大汗腺细胞相比，如果大汗腺型导管内增生性病变中大汗腺细胞核仅有轻度异常，那么，只有出现一个或多个明确的DCIS结构特征，才能诊断为DCIS。有些学者建议借助病变大小进行区分[39]，但是正如非大汗腺型导管内增生性病变一样，用于区分二者的病变大小的分界值尚未统一。

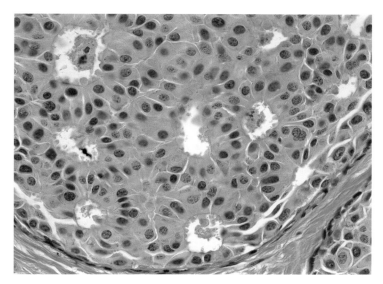

图3.40 中级别DCIS，筛状型。核大小和形状有轻度差异，染色质也有些变化。腔隙周围细胞的极性虽然存在，但不如低级别DCIS明显

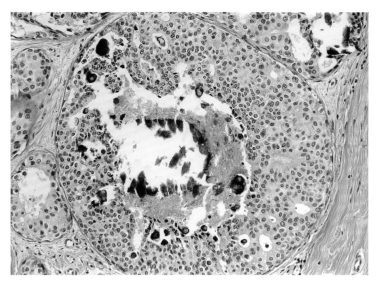

图3.41 中级别DCIS伴粉刺样坏死和钙化

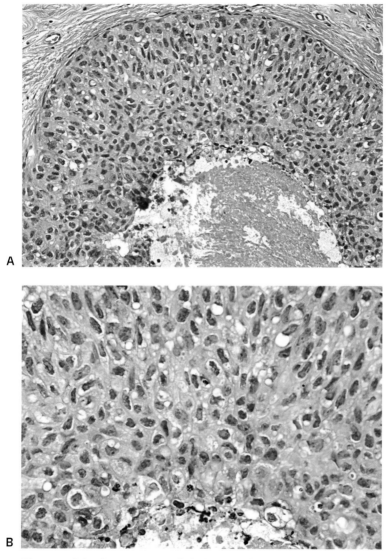

图3.42　中级别DCIS。A. 细胞杂乱排列，类似UDH。可见一处中央坏死。B. 高倍镜下，示中度核异型，为中级别DCIS的特征

　　大汗腺型DCIS可累及小叶或硬化性腺病部位，在组织学上很像浸润癌。肌上皮细胞免疫染色有助于鉴别。大汗腺型DCIS伴硬化性腺病与非典型大汗腺腺病的区分较为困难甚至不可能区分，特别是仅有轻或中度细胞异型性病例。

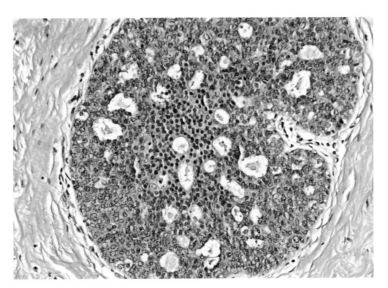

图3.43 DCIS中既有低核级别（靠近图中央）又有中核级别细胞（大多数细胞）

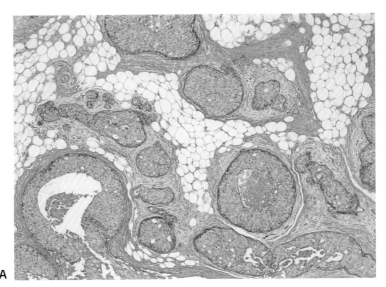

图3.44（1） 大汗腺型DCIS。A. 低倍镜下，示导管扩张并充满实性增生的上皮细胞，部分管腔内可见坏死

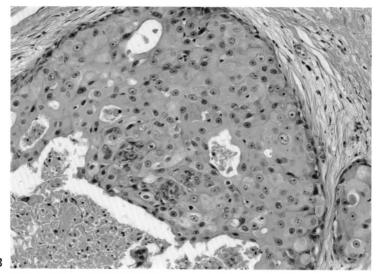

B

图3.44（2） 大汗腺型DCIS。B. 细胞质丰富、嗜酸性，核中度多形性，核仁明显

3.3.4.2 囊性高分泌性导管原位癌

这是一种少见的DCIS变异型，大体特征为多个囊腔，囊内含有黏稠的液体[40-42]，镜检病变为多个囊腔，内含均质的、类似于甲状腺胶质的嗜酸性物质。囊壁内衬非典型上皮细胞，微乳头状结构最常见，贴壁型、筛状型或实性结构也可见到（图3.45）。一项包括10个病例的研究中，5例呈中级别核，另5例呈高级别核[42]。除了可以诊断囊性高分泌性DCIS的区域之外，部分病例显示囊腔衬覆上皮的形态学变化形成一个连续的谱系，包括良性核特征的平坦上皮（囊性高分泌性改变），细胞形态学温和的复层上皮（囊性高分泌性增生），有细胞异型性的复层或微乳头状上皮但细胞异型性程度不够DCIS（非典型囊性高分泌性增生）。黏液染色，上皮细胞内局灶阳性而囊内容物多为阴性。囊性高分泌性DCIS容易漏诊，在检查中遇到貌似良性的囊肿时应想到该病变的可能。囊性高分泌性病变的部分病例（包括囊性高分泌性DCIS）发生于妊娠样改变的背景中，其变化谱系包括无细胞异型性的妊娠样改变到非典型妊娠样改变再到囊性高分泌性DCIS[43,44]。

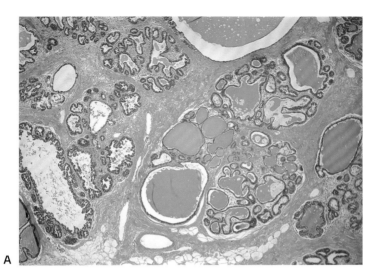

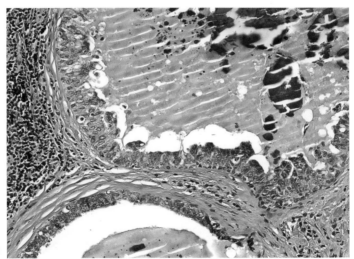

图3.45 囊性高分泌性DCIS。A. 低倍镜下，可见囊腔内含有嗜酸性胶样物质。B. 囊腔被覆非典型上皮细胞，形成少量上皮簇和流产型微乳头

3.3.4.3 其他少见类型

DCIS的组成细胞偶尔可呈鳞状细胞（图3.46）、透明细胞（图3.47）、印戒细胞、黏液样细胞（图3.48）或梭形细胞特征。值得注意的是，梭形

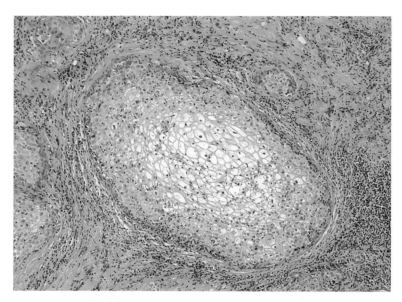

图3.46 DCIS伴鳞状细胞特征。导管内增生性病变全部由异型性程度不等的鳞状细胞组成，部分细胞可见糖原空泡

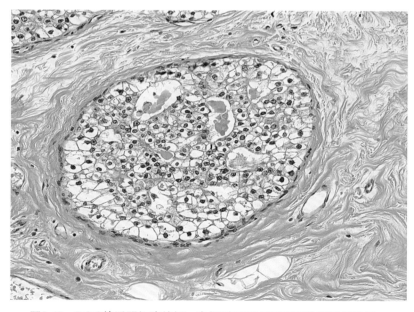

图3.47 DCIS伴透明细胞特征。中级别DCIS显示明显的透明细胞质

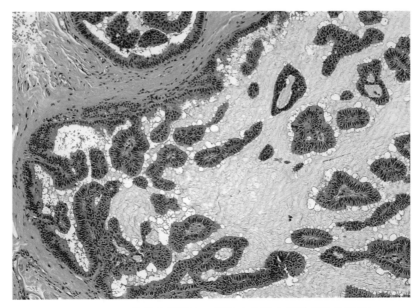

图3.48　DCIS伴黏液样特征。管腔内充满丰富的细胞外黏液

细胞DCIS常有内分泌分化的证据，可通过嗜铬素和突触素免疫组化进行证实（图3.49）[45-47]。更少见的DCIS可出现小细胞或腺样囊性分化（图3.50）。

3.3.5 生物学标记物和遗传学

低级别DCIS弥漫性强阳性表达ER和PR（图3.51），具有低增殖指数，无人类表皮生长因子受体2（HER2）蛋白过表达或基因扩增。相反，高级别DCIS中ER和PR可为阳性或阴性，具有高增殖指数，常有HER2蛋白过表达和基因扩增（图3.52）。p53基因突变和蛋白过表达常见于高级别DCIS。不出所料，中级别DCIS中这些生物学标记物的表达具有异质性[5,6,10,33,48]。低级别、中级别和大多数高级别DCIS不表达高分子量CK（CK5/6），但少数高级别DCIS可含有CK5/6阳性细胞[12,49]。

目前，唯一具有临床重要意义的生物学标记物是ER。他莫昔芬可明显降低ER阳性DCIS患者的局部复发风险[50]，因此，ER的检测应作为这些病变常规病理学评估指标之一。

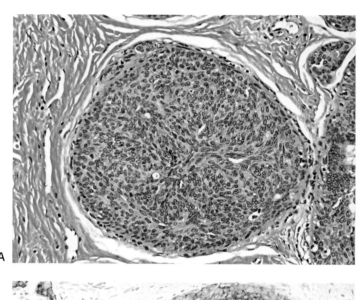

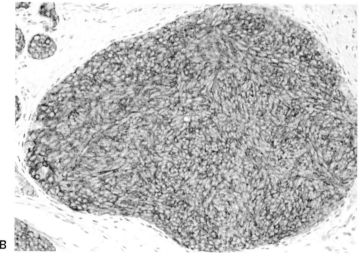

图3.49　DCIS伴梭形细胞特征。A. 肿瘤细胞呈梭形，核拉长，充满管腔。细胞呈流水样排列，类似UDH。B. 突触素免疫染色呈胞质阳性，为梭形细胞DCIS的常见特征

　　最近的分子研究表明，低级别DCIS和高级别DCIS在遗传学上是两种不同的疾病。低级别DCIS特征性地表现为染色体16q、17p缺失和1q获得，而高级别DCIS则显示更多的基因组不稳定，染色体11q、14q、8p和13q缺失以及17q、8q和5p获得等变化[5,6,51,52]。另外，通过基因表达谱研究识

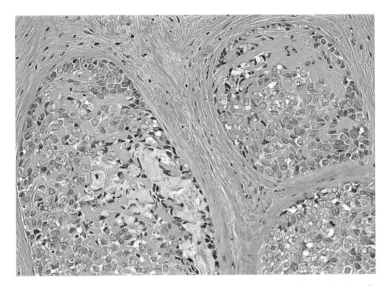

图3.50　DCIS伴腺样囊性分化。肿瘤细胞周围和细胞之间出现无定形嗜酸性物及黏液样物

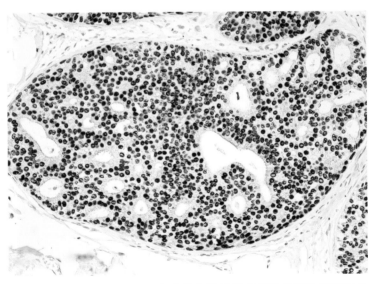

图3.51　低级别DCIS，ER免疫染色显示肿瘤细胞的细胞核强阳性表达

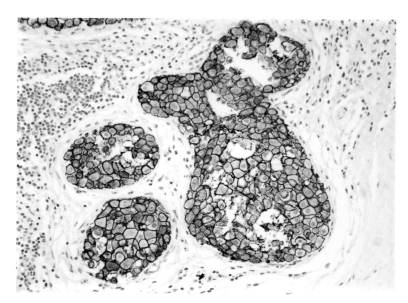

图3.52　高级别DCIS中HER2免疫染色。肿瘤细胞的细胞膜呈强阳性，表明HER2蛋白过表达

别的浸润性乳腺癌的主要分子学亚型（管腔A型、管腔B型、HER2过表达型和基底样型），通过使用基因表达谱和替代性免疫组化生物学标记物[ER、PR、HER2、CK5/6和表皮生长因子受体（EGFR）]，同样可以将DCIS分为以上几种主要的分子亚型[38,53-56]。然而，DCIS中各种分子亚型所占比例不同于浸润性乳腺癌[53]。

3.3.6 临床过程和预后

DCIS并不是浸润性乳腺癌必需的前驱病变，人们对其自然病程的认识并不透彻。有文献报道，14%~60%的女性低级别DCIS可进展为浸润性乳腺癌，她们至多只进行过一次诊断性活检。而女性高级别DCIS以后发生浸润癌的风险知之甚少，因为多数患者采取了某种干预治疗[33,48]。

DCIS的治疗目的是完全去除病变，防止局部复发，尤其是防止进展为浸润癌。可选的治疗方案包括乳房切除术和保乳治疗（即局部切除加放疗或单纯局部切除）。虽然乳房切除术的治愈率接近100%，但对许多患者来说属于过度治疗，尤其是那些通过乳腺影像学检查发现的小灶病变。目前临床实践中，乳房切除术通常适用于病变广泛的DCIS，而大多数局限性病变可采用保乳治疗。局部切除加放疗大约可使局部复发的风险减少50%，局部切除加放疗再加他莫昔芬治疗能进一步减少局部复发风险[57]。然而部分低级别DCIS患者采用单纯局部切除就能获得足够治疗[58-62]。为了防止DCIS过度诊断和过度治疗[63]，正在进行一项临床试验，以确定所选择的低级别DCIS患者在真空辅助CNB诊断后仅密切随访（主动监测）是否安全[64]。

接受保乳治疗的DCIS患者存在乳房内复发的风险。大约50%复发病例是DCIS，另50%是浸润癌。最常报道的局部复发相关因素列于表3.4。手术切缘情况无疑是最重要因素。将患者的年龄、DCIS级别、病变大小和切缘至DCIS的距离合并为一个预后指数［南加州大学–范奈斯（Van Nuys）预后指数，USC–VNPI］，可以预测保乳治疗后局部复发的可能性并指导治疗[65]。尽管USC–VNPI列举的所有因素对选择DCIS患者合适治疗方案都是重要考虑因素，但各个因素的相对重要性和相互关系尚未充分认识[66]。最近一项研究将10项临床和病理学特征整合成一张图表，对DCIS患者进行风险分层[67]。已有数个研究验证了该图表在其他人群中的应用[68-71]。

表3.4　DCIS保乳治疗后局部复发的相关因素

- 年龄小（<45岁）
- 高级别核
- 粉刺样坏死
- 病灶大
- 累及手术切缘

识别出哪些生物学标记物可能有助于确定DCIS患者的局部复发和进展为浸润性乳腺癌的风险，数年来一直是研究热点，但至今仍未发现单个或联合的生物学标记物可常规用于临床[72]。一种基于RT-PCR的12基因检测可用于DCIS患者局部复发风险的分层。这项技术主要通过检测增殖相关基因形成"DCIS评分"，从而识别低、中和高风险人群[73,74]。

DCIS患者理论上没有淋巴结受累或远处转移的风险，但少数诊断为DCIS的患者出现了腋窝淋巴结转移或远处转移，究其原因可能是实际上存在浸润癌，但未被取材或未能在显微镜下识别。采用CK免疫染色可证实10%~15%的DCIS患者前哨淋巴结内存在肿瘤细胞[59,75,76]。然而，最近两项临床试验结果表明，前哨淋巴结内存在少量肿瘤细胞并无临床意义[77,78]。

3.4 鉴别诊断

运用前文列举的诊断标准通常可以对UDH、ADH和DCIS做出明确诊断，但仍有一些问题值得专门讨论。

3.4.1 普通型导管增生与非典型导管增生

对于疑难病例，最有助于区分UDH与ADH的特征是ADH可见类似于低级别DCIS的单一细胞群，并出现规则的圆形凿孔状腔隙，腔隙周围细胞具有极性，或出现厚度一致的僵硬的桥状和拱形结构。ADH细胞形态单一，均匀分布。对于模棱两可的病例，倾向诊断为UDH。疑难病例做CK5/6和ER免疫组化可能有价值。细胞群呈CK5/6阴性和ER强阳性则支持ADH，而CK5/6镶嵌状表达和ER表达不一则更倾向UDH[3,12]。

3.4.2 普通型导管增生与导管原位癌

UDH与低/高级别DCIS的鉴别，多数病例并不困难。出现坏死应想到DCIS可能。但是，如果导管内增生细胞具有UDH的细胞学和组织结构特征，那么出现坏死并不能除外UDH的诊断。比较常见的问题是UDH和中级别DCIS的鉴别，这是由于有些中级别DCIS的细胞学和（或）结构特征与UDH有重叠（尤其是细胞分布不规则和流水样排列）（图3.42）。CK5/6和ER免疫染色可能有帮助，UDH中CK5/6呈镶嵌状表达和ER表达不一致，而中级别DCIS细胞呈一致的CK5/6阴性并且ER一般呈弥漫阳性。部分高级别DCIS细胞虽然表达CK5/6，但其核异型性和多形性有助于与UDH相鉴别[12,49]。

3.4.3 非典型导管增生与导管原位癌

ADH与少数低级别DCIS的鉴别是导管内增生性病变中最具争议的问题。即使是用标准化的组织学指标，也无法使用单个或组合的定性特征将二者明确区分，并且生物学标记物没有鉴别价值。正如前文所述，鉴别二者的主要特征是非典型细胞群的病变大小或范围，但关于病变大小尚无统一标准[9,13,14]。ADH和低级别DCIS的鉴别困难导致有些人质疑区分ADH与小灶低级别DCIS到底有无意义。然而，对于ADH和形态典型的低级别DCIS，大量文献报道二者具有重要的临床差异，并已制定标准的处理指南（表3.5）。因此，应尽可能将ADH和低级别DCIS区分开来。

表3.5 ADH和低级别DCIS的重要的临床差异

	ADH	低级别DCIS
乳腺癌风险的程度	较低（3~5倍）	较高（8~10倍）
哪侧有乳腺癌风险	任一侧，但同侧是对侧的2倍	同侧乳腺（同一部位）
处理	随访±化学预防	完整局部切除

3.4.4 导管原位癌与其他类型导管内增生性病变

胶原小球病可能误诊为筛状型DCIS[79]。疑难病例做肌上皮细胞免疫染色有助于鉴别，它可突出显示胶原小球病周围的肌上皮细胞，而筛状型DCIS腔隙周围为有极性的上皮细胞。小叶原位癌（LCIS）累及胶原小球病时，因LCIS细胞产生细胞形态单一的印象，因而更难与DCIS区分[80]。此时联合检测E-cadherin、p120和β-catenin加上肌上皮标记物免疫染色有助于鉴别[81]（见第5章）。

男性乳腺发育症样增生可能误诊为微乳头型DCIS，因为都有特征性微乳头形成。然而男性乳腺发育症样增生中的微乳头呈锥形，细胞和核呈不规则分布。与此相反，微乳头型DCIS的微乳头多呈棒状，细胞和核呈均匀分布。

3.4.5 导管原位癌与小叶原位癌

　　大多数DCIS与LCIS容易区分，但有些病例因以下原因而导致诊断困难。①DCIS和LCIS累及导管–小叶系统的方式有重叠（如LCIS可累及导管，反之DCIS也可累及小叶）；②某些DCIS病变可具有与LCIS重叠的形态学特征（如细胞小、细胞核一致、细胞质内空泡、形成实性结构）；③某些LCIS病变可具有与DCIS重叠的形态学特征（如核多形性、粉刺样坏死、大汗腺特征、假筛状结构）。此外，DCIS和LCIS的诊断并不相互排斥，这两种病变可共存于同一乳腺、同一TDLU甚至同一管腔内（图3.53）。细胞黏附性差和细胞质内空泡支持LCIS，而黏附性生长、无细胞质内空泡、病变管腔外围细胞有极性和微腺泡形成支持DCIS。疑难病例做E-cadherin、p120和β-catenin免疫染色可能有价值：LCIS通常呈E-cadherin和β-catenin阴性并且p120细胞质阳性，而DCIS通常呈E-cadherin、p120和β-catenin细胞膜强阳性[81]，相关内容详见第5章。

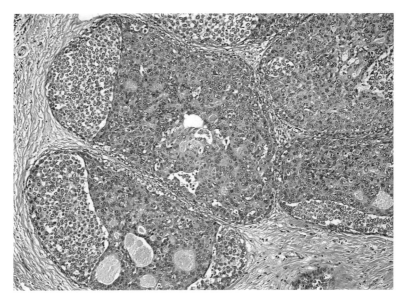

图3.53　DCIS和LCIS累及同一管腔

3.4.6 导管原位癌与浸润癌

某些浸润癌（特别是浸润性筛状癌和腺样囊性癌）的生长方式与DCIS类似。而且，有些浸润癌在间质内形成边界清楚的病变或圆形细胞巢，可能貌似DCIS。相反，DCIS累及小叶、特别是累及硬化性腺病时，其结构很像浸润癌。在这些病例的鉴别中，肌上皮标记物免疫染色非常有价值，若肿瘤细胞巢周边肌上皮层存在支持DCIS，若缺乏则支持浸润癌[4,82-84]。

3.4.7 导管原位癌与淋巴管血管侵犯

淋巴管血管内浸润癌细胞可形成充满管腔的边界清楚的细胞巢，貌似DCIS，如果细胞巢内存在粉刺样坏死则更难诊断。虽然识别衬覆于腔隙中的内皮细胞有助于鉴别淋巴管血管侵犯和DCIS，但内皮细胞的识别本身就比较困难。根据我们的经验，确定细胞巢是淋巴管血管侵犯而不是DCIS，以下两种组织学特征特别有用：一是在病变区域内可见未受累的良性导管；二是低倍镜下细胞巢的分布呈淋巴管样腔隙的分布特征（如位于导管周围，并伴有其他脉管结构）。D2-40免疫染色用于此类鉴别时要特别小心，因为肌上皮细胞和淋巴管内皮细胞都表达D2-40，所以可能将DCIS误诊为淋巴管内浸润癌[85]。

（李 青 译）

参考文献

1. Schnitt S, Ellis I, van de Vijver MJ, et al. Intraductal proliferative lesions: introduction and overview. In: Lakhani S, Ellis IO, Schnitt SJ, et al, eds. *WHO Classification of Tumours of the Breast*. Lyon, France: IARC Press; 2012:82–83.

2. Dyrstad SW, Yan Y, Fowler AM, et al. Breast cancer risk associated with benign breast disease: systematic review and meta-analysis. *Breast Cancer Res Treat*. 2015;149(3):569–575.

3. Abdel-Fatah TM, Powe DG, Hodi Z, et al. Morphologic and molecular evolutionary pathways of low

nuclear grade invasive breast cancers and their putative precursor lesions: further evidence to support the concept of low nuclear grade breast neoplasia family. *Am J Surg Pathol*. 2008;32(4):513–523.

4. Lerwill MF. Current practical applications of diagnostic immunohistochemistry in breast pathology. *Am J Surg Pathol*. 2004;28(8):1076–1091.

5. Bombonati A, Sgroi DC. The molecular pathology of breast cancer progression. *J Pathol*. 2011;223(2):307–317.

6. Lopez-Garcia MA, Geyer FC, Lacroix-Triki M, et al. Breast cancer precursors revisited: molecular features and progression pathways. *Histopathology*. 2010;57(2):171–192.

7. Page DL, Dupont WD, Rogers LW, et al. Atypical hyperplastic lesions of the female breast: a long-term follow-up study. *Cancer*. 1985;55(11):2698–2708.

8. Tavassoli FA, Norris HJ. A comparison of the results of long-term follow-up for atypical intraductal hyperplasia and intraductal hyperplasia of the breast. *Cancer*. 1990;65(3):518–529.

9. Simpson J, Schnitt S, Visscher D, et al. Atypical ductal hyperplasia. In: Lakhani S, Ellis IO, Schnitt SJ, et al, eds. *WHO Classification of Tumours of the Breast*. Lyon, France: IARC Press; 2012: 88–89.

10. Krishnamurthy S, Sneige N. Molecular and biologic markers of premalignant lesions of human breast. *Adv Anat Pathol*. 2002;9(3):185–197.

11. Vandenbussche CJ, Khouri N, Sbaity E, et al. Borderline atypical ductal hyperplasia/ low-grade ductal carcinoma in situ on breast needle core biopsy should be managed conservatively. *Am J Surg Pathol*. 2013;37(6):913–923.

12. Otterbach F, Bankfalvi A, Bergner S, et al. Cytokeratin 5/6 immunohistochemistry assists the differential diagnosis of atypical proliferations of the breast. *Histopathology*. 2000;37(3):232–240.

13. Fitzgibbons PL, Henson DE, Hutter RV. Benign breast changes and the risk for subsequent breast cancer: an update of the 1985 consensus statement. Cancer Committee of the College of American Pathologists. *Arch Pathol Lab Med*. 1998;122(12):1053–1055.

14. Schnitt SJ. Benign breast disease and breast cancer risk: morphology and beyond. *Am J Surg Pathol*. 2003;27(6):836–841.

15. Hartmann LC, Radisky DC, Frost MH, et al. Understanding the premalignant potential of atypical hyperplasia through its natural history: a longitudinal cohort study. *Cancer Prev Res (Phila)*. 2014;7(2):211–217.

16. Dupont WD, Page DL. Risk factors for breast cancer in women with proliferative breast disease. *N Engl J Med*. 1985;312(3):146–151.

17. Collins LC, Baer HJ, Tamimi RM, et al. The influence of family history on breast cancer risk in women with biopsy-confirmed benign breast disease: results from the Nurses' Health Study. *Cancer*. 2006;107(6):1240–1247.

18. Hartmann LC, Sellers TA, Frost MH, et al. Benign breast disease and the risk of breast cancer. *N Engl J Med*. 2005;353(3):229–237.

19. Morrow M, Schnitt SJ, Norton L. Current management of lesions associated with an increased risk of

breast cancer. *Nat Rev Clin Oncol.* 2015;12(4):227–238.

20. Degnim AC, Dupont WD, Radisky DC, et al. Extent of atypical hyperplasia stratifies breast cancer risk in two independent cohorts of women. *Cancer.* 2016;122(19):2971–2978.

21. Vierkant RA, Hartmann LC, Pankratz VS, et al. Lobular involution: localized phenomenon or field effect? *Breast Cancer Res Treat.* 2009;117(1):193–196.

22. Baer HJ, Collins LC, Connolly JL, et al. Lobule type and subsequent breast cancer risk: results from the Nurses' Health Studies. *Cancer.* 2009;115(7):1404–1411.

23. Hartmann LC, Degnim AC, Santen RJ, et al. Atypical hyperplasia of the breast—risk assessment and management options. *N Engl J Med.* 2015;372(1):78–89.

24. Reynolds HE. Core needle biopsy of challenging benign breast conditions: a comprehensive literature review. *Am J Roentgenol.* 2000;174(5):1245–1250.

25. Kohr JR, Eby PR, Allison KH, et al. Risk of upgrade of atypical ductal hyperplasia after stereotactic breast biopsy: effects of number of foci and complete removal of calcifications. *Radiology.* 2010;255(3):723–730.

26. Calhoun B, Collins L. Recommendations for excision following core needle biopsy of the breast: a contemporary evaluation of the literature. *Histopathology.* 2016;68(1):138–151.

27. Ely KA, Carter BA, Jensen RA, et al. Core biopsy of the breast with atypical ductal hyperplasia: a probabilistic approach to reporting. *Am J Surg Pathol.* 2001;25(8):1017–1021.

28. Sneige N, Lim SC, Whitman GJ, et al. Atypical ductal hyperplasia diagnosis by directional vacuum-assisted stereotactic biopsy of breast microcalcifications: considerations for surgical excision. *Am J Clin Pathol.* 2003;119(2):248–253.

29. Wagoner MJ, Laronga C, Acs G. Extent and histologic pattern of atypical ductal hyperplasia present on core needle biopsy specimens of the breast can predict ductal carcinoma in situ in subsequent excision. *Am J Clin Pathol.* 2009;131(1):112–121.

30. Allison KH, Eby PR, Kohr J, et al. Atypical ductal hyperplasia on vacuum-assisted breast biopsy: suspicion for ductal carcinoma in situ can stratify patients at high risk for upgrade. *Hum Pathol.* 2011;42(1):41–50.

31. Holland R, Hendriks JH. Microcalcifications associated with ductal carcinoma in situ: mammographic-pathologic correlation. *Semin Diagn Pathol.* 1994;11(3):181–192.

32. Stomper PC, Margolin FR. Ductal carcinoma in situ: the mammographer's perspective. *Am J Roentgenol.* 1994;162(3):585–591.

33. Leonard GD, Swain SM. Ductal carcinoma in situ, complexities and challenges. *J Natl Cancer Inst.* 2004;96(12):906–920.

34. Schnitt S, Allred C, Britton P, et al. Ductal carcinoma in situ. In: Lakhani SR, Ellis IO, Schnitt SJ, et al, eds. *WHO Classification of Tumours of the Breast.* Lyon, France: IARC Press; 2012:90–94.

35. The Consensus Conference Committee. Consensus conference on the classification of ductal carcinoma in situ. *Cancer.* 1997;80(9):1798–1802.

36. Lester SC, Connolly JL, Amin MB. College of American Pathologists protocol for the reporting of

ductal carcinoma in situ. *Arch Pathol Lab Med.* 2009;133(1):13–14.

37. Lester SC, Bose S, Chen YY, et al. Protocol for the examination of specimens from patients with ductal carcinoma in situ of the breast. *Arch Pathol Lab Med.* 2009;133(1):15–25.

38. Allred DC, Wu Y, Mao S, et al. Ductal carcinoma in situ and the emergence of diversity during breast cancer evolution. *Clin Cancer Res.* 2008;14(2):370–378.

39. O'Malley FP, Bane AL. The spectrum of apocrine lesions of the breast. *Adv Anat Pathol.* 2004;11(1):1–9.

40. Rosen PP, Scott M. Cystic hypersecretory duct carcinoma of the breast. *Am J Surg Pathol.* 1984;8(1):31–41.

41. Guerry P, Erlandson RA, Rosen PP. Cystic hypersecretory hyperplasia and cystic hypersecretory duct carcinoma of the breast. Pathology, therapy, and follow-up of 39 patients. *Cancer.* 1988;61(8):1611–1620.

42. D'Alfonso TM, Ginter PS, Liu YF, et al. Cystic hypersecretory (in situ) carcinoma of the breast: a clinicopathologic and immunohistochemical characterization of 10 cases with clinical follow-up. *Am J Surg Pathol.* 2014;38(1):45–53.

43. Shin SJ, Rosen PP. Pregnancy-like (pseudolactational) hyperplasia: a primary diagnosis in mammographically detected lesions of the breast and its relationship to cystic hypersecretory hyperplasia. *Am J Surg Pathol.* 2000;24(12):1670–1674.

44. Shin SJ, Rosen PP. Carcinoma arising from preexisting pregnancy-like and cystic hypersecretory hyperplasia lesions of the breast: a clinicopathologic study of 9 patients. *Am J Surg Pathol.* 2004;28(6):789–793.

45. Tsang WY, Chan JK. Endocrine ductal carcinoma in situ (E-DCIS) of the breast: a form of low-grade DCIS with distinctive clinicopathologic and biologic characteristics. *Am J Surg Pathol.* 1996;20(8):921–943.

46. Farshid G, Moinfar F, Meredith DJ, et al. Spindle cell ductal carcinoma in situ. An unusual variant of ductal intra-epithelial neoplasia that simulates ductal hyperplasia or a myoepithelial proliferation. *Virchows Arch.* 2001;439(1):70–77.

47. Kawasaki T, Nakamura S, Sakamoto G, et al. Neuroendocrine ductal carcinoma in situ (NE-DCIS) of the breast—comparative clinicopathological study of 20 NE-DCIS cases and 274 non-NE-DCIS cases. *Histopathology.* 2008;53(3):288–298.

48. Burstein HJ, Polyak K, Wong JS, et al. Ductal carcinoma in situ of the breast. *N Engl J Med.* 2004;350(14):1430–1441.

49. Bryan BB, Schnitt SJ, Collins LC. Ductal carcinoma in situ with basal-like phenotype: a possible precursor to invasive basal-like breast cancer. *Mod Pathol.* 2006;19(5):617–621.

50. Allred DC, Bryant J, Land S, et al. Estrogen receptor expression as a predictive marker of the effectiveness of tamoxifen in the treatment of DCIS: findings from NSABP protocol B-24. *Breast Cancer Res Treat.* 2002;76(suppl 1):S36.

51. Simpson PT, Reis-Filho JS, Gale T, et al. Molecular evolution of breast cancer. *J Pathol.*

2005;205(2):248–254.

52. Pang JM, Gorringe KL, Wong SQ, et al. Appraisal of the technologies and review of the genomic landscape of ductal carcinoma in situ of the breast. *Breast Cancer Res*. 2015;17:80.

53. Tamimi RM, Baer HJ, Marotti J, et al. Comparison of molecular phenotypes of ductal carcinoma in situ and invasive breast cancer. *Breast Cancer Res*. 2008;10(4):R67.

54. Vincent-Salomon A, Lucchesi C, Gruel N, et al. Integrated genomic and transcriptomic analysis of ductal carcinoma in situ of the breast. *Clin Cancer Res*. 2008;14(7):1956–1965.

55. Muggerud AA, Hallett M, Johnsen H, et al. Molecular diversity in ductal carcinoma in situ (DCIS) and early invasive breast cancer. *Mol Oncol*. 2010;4(4):357–368.

56. Williams KE, Barnes NL, Cramer A, et al. Molecular phenotypes of DCIS predict overall and invasive recurrence. *Ann Oncol*. 2015;26(5):1019–1025.

57. Wapnir IL, Dignam JJ, Fisher B, et al. Long-term outcomes of invasive ipsilateral breast tumor recurrences after lumpectomy in NSABP B-17 and B-24 randomized clinical trials for DCIS. *J Natl Cancer Inst*. 2011;103(6):478–488.

58. Hughes L, Page D, Gray R, et al; for the Eastern Cooperative Oncology Group (ECOG). Five year results for Intergroup Study E5194: local excision alone (without radiation treatment) for selected patients with Ductal Carcinoma In Situ (DCIS). *Breast Cancer Res Treat*. 2006;100(suppl 1):S15.

59. O'Sullivan MJ, Morrow M. Ductal carcinoma in situ—current management. *Surg Clin North Am*. 2007;87(2):333–351, viii.

60. Solin LJ. The impact of adding radiation treatment after breast conservation surgery for ductal carcinoma in situ of the breast. *J Natl Cancer Inst Monogr*. 2010;2010(41):187–192.

61. McCormick B, Winter K, Hudis C, et al. RTOG 9804: a prospective randomized trial for good-risk ductal carcinoma in situ comparing radiotherapy with observation. *J Clin Oncol*. 2015;33(7):709–715.

62. Solin LJ, Gray R, Hughes LL, et al. Surgical excision without radiation for ductal carcinoma in situ of the breast: 12-year results from the ECOG-ACRIN E5194 study. *J Clin Oncol*. 2015;33(33):3938–3944.

63. Morrow M, Katz SJ. Addressing overtreatment in DCIS: what should physicians do now? *J Natl Cancer Inst*. 2015;107(12):djv290.

64. Fallowfield L, Francis A, Catt S, et al. Time for a low-risk DCIS trial: harnessing public and patient involvement. *Lancet Oncol*. 2012;13(12):1183–1185.

65. Silverstein MJ. The University of Southern California/Van Nuys prognostic index for ductal carcinoma in situ of the breast. *Am J Surg*. 2003;186(4):337–343.

66. Schnitt SJ. Local outcomes in ductal carcinoma in situ based on patient and tumor characteristics. *J Natl Cancer Inst Monogr*. 2010;2010(41):158–161.

67. Rudloff U, Jacks LM, Goldberg JI, et al. Nomogram for predicting the risk of local recurrence after breast-conserving surgery for ductal carcinoma in situ. *J Clin Oncol*. 2010;28(23):3762–3769.

68. Yi M, Meric-Bernstam F, Kuerer HM, et al. Evaluation of a breast cancer nomogram for predicting risk of ipsilateral breast tumor recurrences in patients with ductal carcinoma in situ after local excision. *J Clin Oncol*. 2012;30(6):600–607.

69. Sweldens C, Peeters S, van Limbergen E, et al. Local relapse after breast-conserving therapy for ductal carcinoma in situ: a European single-center experience and external validation of the Memorial Sloan-Kettering Cancer Center DCIS nomogram. *Cancer J*. 2014;20(1):1–7.

70. Wang F, Li H, Tan PH, et al. Validation of a nomogram in the prediction of local recurrence risks after conserving surgery for asian women with ductal carcinoma in situ of the breast. *Clin Oncol (R Coll Radiol)*. 2014;26(11):684–691.

71. Collins LC, Achacoso N, Haque R, et al. Risk prediction for local breast cancer recurrence among women with DCIS treated in a community practice: a nested, case-control study. *Ann Surg Oncol*. 2015;22(suppl 3):S502–S508.

72. Benson JR, Wishart GC. Predictors of recurrence for ductal carcinoma in situ after breast-conserving surgery. *Lancet Oncol*. 2013;14(9):e348–e357.

73. Solin LJ, Gray R, Baeher FL, et al. A quantitative multigene RT-PCR assay for predicting recurrence risk after surgical excision alone without irradiation for ductal carcinoma in situ (DCIS): a prospective validation study of the DCIS score from ECOG E5194. *Cancer Res*. 2011;71(24, suppl 1):108S.

74. Rakovitch E, Nofech-Mozes S, Hanna W, et al. A population-based validation study of the DCIS score predicting recurrence risk in individuals treated by breast-conserving surgery alone. *Breast Cancer Res Treat*. 2015;152(2):389–398.

75. van Deurzen CH, Hobbelink MG, van Hillegersberg R, et al. Is there an indication for sentinel node biopsy in patients with ductal carcinoma in situ of the breast? A review. *Eur J Cancer*. 2007;43(6):993–1001.

76. Shapiro-Wright HM, Julian TB. Sentinel lymph node biopsy and management of the axilla in ductal carcinoma in situ. *J Natl Cancer Inst Monogr*. 2010;2010(41):145–149.

77. Weaver DL, Ashikaga T, Krag DN, et al. Effect of occult metastases on survival in node-negative breast cancer. *N Engl J Med*. 2011;364(5):412–421.

78. Mittendorf EA, Hunt KK. Clinical practice implementation of findings from the American College of Surgeons Oncology Group Z0010 and Z0011 trials. *Breast Dis*. 2011;22(2):115–117.

79. Resetkova E, Albarracin C, Sneige N. Collagenous spherulosis of breast: morphologic study of 59 cases and review of the literature. *Am J Surg Pathol*. 2006;30(1):20–27.

80. Sgroi D, Koerner FC. Involvement of collagenous spherulosis by lobular carcinoma in situ: potential confusion with cribriform ductal carcinoma in situ. *Am J Surg Pathol*. 1995;19(12):1366–1370.

81. Dabbs DJ, Bhargava R, Chivukula M. Lobular versus ductal breast neoplasms: the diagnostic utility of p120 catenin. *Am J Surg Pathol*. 2007;31(3):427–437.

82. Yaziji H, Gown AM, Sneige N. Detection of stromal invasion in breast cancer: the myoepithelial markers. *Adv Anat Pathol*. 2000;7(2):100–109.

83. Bhargava R, Dabbs DJ. Use of immunohistochemistry in diagnosis of breast epithelial lesions. *Adv*

Anat Pathol. 2007;14(2):93–107.

84. Yeh IT, Mies C. Application of immunohistochemistry to breast lesions. *Arch Pathol Lab Med.* 2008;132(3):349–358.

85. Rabban JT, Chen YY. D2-40 expression by breast myoepithelium: potential pitfalls in distinguishing intralymphatic carcinoma from in situ carcinoma. *Hum Pathol.* 2008;39(2):175–183.

第4章
柱状细胞病变和平坦上皮非典型增生

病理医师很早就认识到乳腺TDLU内衬覆柱状上皮细胞的病变，并给予其多种命名[1-4]。这类病变之所以成为当前研究的热点，是因为随着乳腺影像学发现微小钙化而进行活检的增多，这类病变的检出率也在不断增多。

4.1 分类和组织学特征

过去，柱状细胞病变的分类方法不一致。我们一般将其分为柱状细胞变、柱状细胞增生和平坦上皮非典型增生（FEA），这也是WHO采纳的命名法[2,5,6]。

柱状细胞变的组织学特征是TDLU增大、腺泡不同程度扩张、腺泡外形不规则（图4.1）。腺泡内衬单层或双层大小一致的柱状上皮细胞，细胞核卵圆形或细长，整齐垂直排列于基底膜，核染色质分布均匀，核仁不明显（图4.2），核分裂象罕见。上皮细胞的腺腔面常见胞质顶突或顶浆分泌，但一般并不明显。病变腺泡腔内常见絮状分泌物，也可出现腺腔内钙化。

柱状细胞增生具有柱状细胞变相似的组织学特征，即TDLU增大、腺泡不同程度扩张且外形不规则，这些腺泡内衬的柱状细胞除了细胞层次超过2层外，细胞学特征与柱状细胞变相似。核卵圆形至细长，绝大多数垂直排列于基底膜。这些增生灶中，核拥挤或重叠可造成核深染的印象。增生的柱状细胞可形成小丘状、簇状或流产型微乳头状（图4.3）。常见显著的胞质顶突和多量管腔内絮状分泌物，部分细胞呈靴钉样（图4.4）。柱状细胞增生的管腔内常有钙化，部分病例可有沙砾体形成。

目前归入柱状细胞变和柱状细胞增生的病变曾有许多其他名称，包括A型非典型小叶、小叶柱状细胞变、柱状化生、盲管腺病、小叶单位增大伴柱状细胞变、小叶增生性扩张、小叶单位增生扩大以及柱状改变伴明

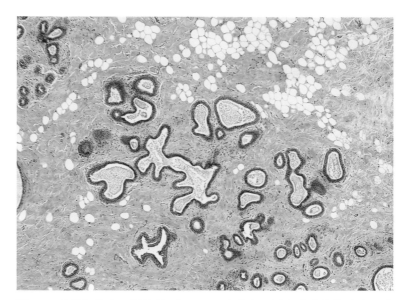

图4.1　柱状细胞变。低倍镜下，TDLU中含有不同程度扩张的腺泡，腺泡轮廓不规则，腺腔含有分泌物

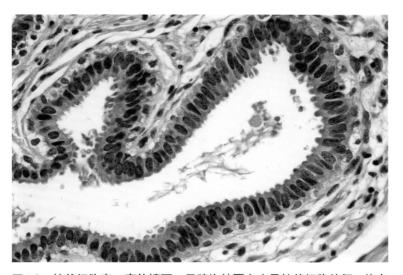

图4.2　柱状细胞变。高倍镜下，示腺泡被覆上皮呈柱状细胞特征。许多细胞有胞质顶突或顶浆分泌，细胞核细长，呈卵圆形，整齐地垂直排列于基底膜，呈栅栏样

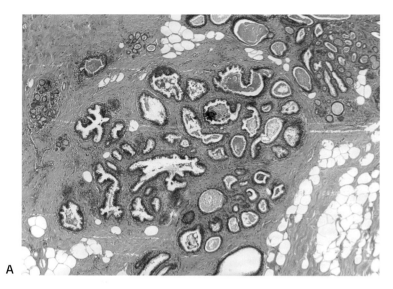

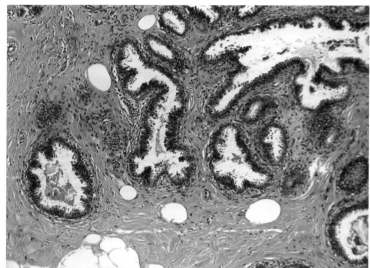

图4.3（1） 柱状细胞增生。A. 低倍镜下，示TDLU增大，腺泡不同程度扩张，多数腺泡轮廓不规则，许多腺腔内可见明显的絮状分泌物和钙化。B. 中倍镜下，示复层柱状细胞，多数细胞有明显的胞质顶突

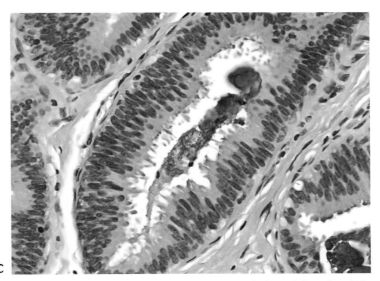

C

图4.3（2）　柱状细胞增生。C. 高倍镜下，示柱状细胞复层化，核拥挤重叠。细胞核卵圆形，整齐垂直排列于基底膜

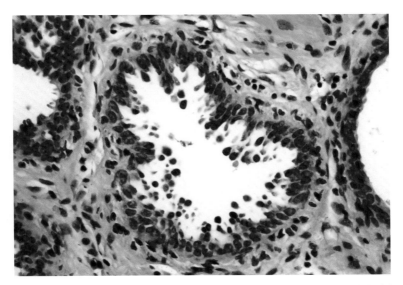

图4.4　在这例柱状细胞增生中，仅有轻度细胞增生，但较多细胞呈靴钉样

显胞质顶突和顶浆分泌但无异型性等[7]。

FEA由扩张的TDLU组成，原有上皮细胞被一至数层立方形到柱状上皮细胞替代，上皮细胞呈低级别或单形性细胞异型性[6]。病变TDLU内腺泡不同程度扩大、变圆。FEA的细胞异型性特征是相对单一的圆形到卵圆形核，类似低级别DCIS。这些细胞核不再规则地垂直于基底膜，且核质比增加（图4.5，4.6）。核质比增加导致低倍镜下受累TDLU较正常TDLU更加嗜碱性，部分病例可见细胞和细胞核复层化。核染色质分布均匀或轻度边集，核仁明显或不明显，可有核分裂象，但少见。某些病例可见非常明显的胞质顶突或细胞质空泡，细胞学形态类似小管癌中的细胞。少数FEA的细胞核仍然呈卵圆形并垂直于基底膜排列（图4.7）。然而，与柱状细胞变和柱状细胞增生中相对细长、温和的细胞核相比，FEA中细胞核染色质呈粗块状和边集，核仁明显或不明显，核质比显著增加。

FEA的上皮细胞可形成小丘、簇状，或短的流产型微乳头，但不应出现复杂的组织结构，后者包括充分形成的棒状微乳头、僵硬细胞桥、棒状和拱

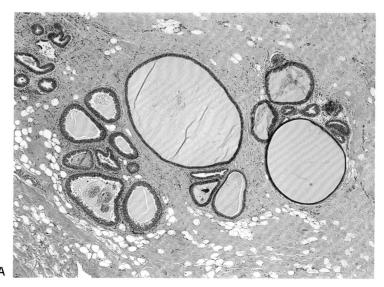

A

图4.5（1） FEA。A. 低倍镜下，TDLU增大，腺泡明显扩张，腺泡腔内可见分泌物和钙化。与柱状细胞变和柱状细胞增生相比，FEA中的腺泡轮廓更圆

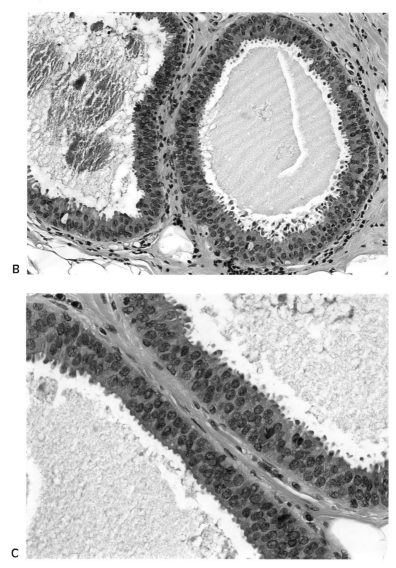

图4.5（2）　FEA。B. 中倍镜下，示被覆细胞有明显的胞质顶突，核圆形到卵圆形，形态相对一致。C. 高倍镜下，示FEA特有的低级别、单形性细胞异型性

形结构或筛状窗孔结构，微乳头和棒状结构内以及筛状窗孔周围细胞无极性。由此可见，"平坦"只是一个相对术语，仅仅表示缺乏上文所描述的那些复杂组织结构。FEA常有腔内钙化，部分病例还可有沙砾体形成（图4.8）。

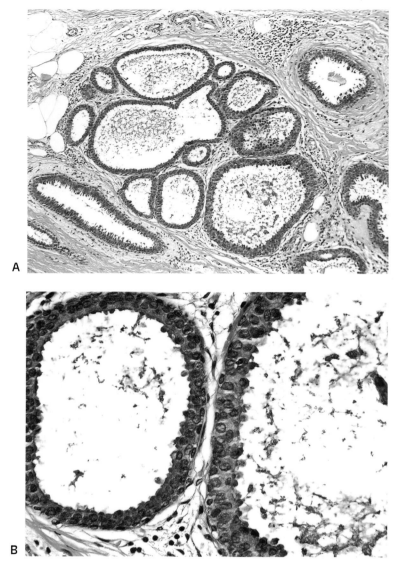

图4.6　FEA。A. 中倍镜下，示腺泡扩张，轮廓更圆。胞质顶突和腔内
絮状分泌物均很明显。B. 高倍镜下，示一至数层上皮细胞，有单形性
细胞异型性

然而，FEA伴随的影像学钙化没有特征性[8]。FEA病变周围间质内可见多少不
等的淋巴细胞浸润（图4.9）。目前包括在FEA中的一些病变以前曾有过各种
各样的其他名称，其中最令人关注的就是单形性"贴壁性癌"[9-11]。

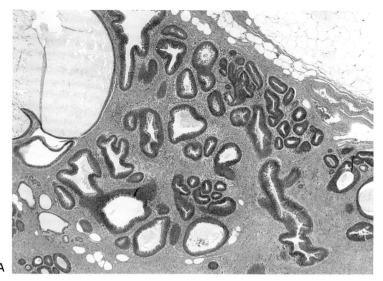

图4.7　FEA。A. 低倍镜下，示受累腺泡因核质比增加而呈嗜碱性。B. 本例柱状细胞核保持卵圆形。与柱状细胞变和柱状细胞增生相比，本例细胞核复层化更明显、核质比更高、核染色质更不规则并有明显或不明显的核仁

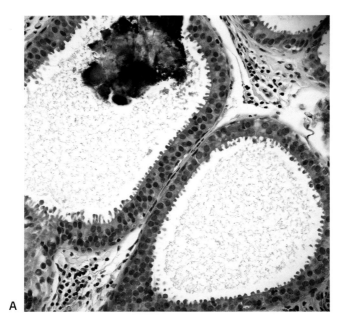

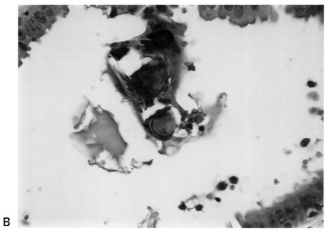

图4.8　FEA中的钙化通常呈不规则颗粒状（A），但也可以呈沙砾体样（B）

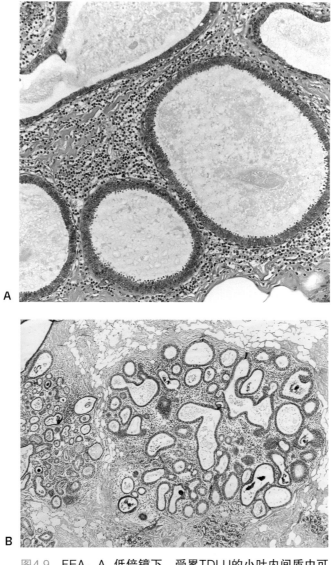

图4.9　FEA。A. 低倍镜下，受累TDLU的小叶内间质中可
见明显的淋巴细胞浸润。B. 较高倍镜下，示间质淋巴细胞
浸润和FEA特征性细胞学表现

　　柱状细胞变、柱状细胞增生和FEA可共存于同一乳腺甚至同一TDLU
内，因此，不要认为这些诊断是互相排斥的。这些病变的组织学特征概
括见表4.1。柱状细胞病变和FEA诊断流程图见图4.10。

表4.1 柱状细胞变、柱状细胞增生和FEA的组织学特征

	柱状细胞变	柱状细胞增生	FEA
生长方式	TDLU增大伴腺泡不同程度扩张；腺泡外形不规则	TDLU增大伴腺泡不同程度扩张；腺泡外形不规则	TDLU增大伴腺泡不同程度扩张；腺泡变圆；受累TDLU偏嗜碱性；小叶内间质可有淋巴细胞浸润
结构	一到两层柱状细胞	细胞复层，超过两层柱状细胞，有时形成簇状或小丘；无复杂结构	一到数层立方到柱状细胞，有时形成簇状或小丘；无复杂组织结构
细胞学	柱状细胞，一致的卵圆形到细长核，垂直于基底膜；核仁缺乏或不明显	柱状细胞，一致的卵圆形到细长核，垂直于基底膜；核仁缺乏或不明显；可有靴钉样细胞	立方到柱状细胞，单形性细胞异型性；可类似于小管癌细胞
胞质顶突	常有，但通常不明显	常有，可非常明显	常有，可非常明显
管腔内分泌物	可见，但通常不明显	可见和明显	可见和明显
钙化	可见	常有，可为沙砾体样	常有，可为沙砾体样

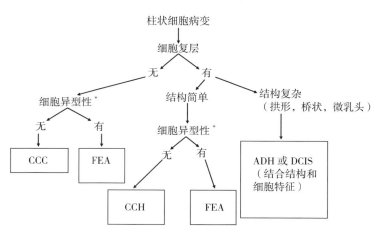

图4.10 柱状细胞病变和FEA诊断流程图。CCC—柱状细胞变；CCH—柱状细胞增生；FEA—平坦上皮非典型增生；ADH—非典型导管增生；DCIS—导管原位癌；*单形性细胞异型性

4.2 免疫表型和遗传学

柱状细胞变、柱状细胞增生及FEA中的细胞均表达低分子量CK，如CK8、18和19[11-13]（图4.11）。相反，大多数或全部细胞不表达高分子量CK，如34βE12和CK5/6[11,12,14,15]（图4.12）。因此，高分子量CK表达缺失不能作为柱状细胞病变是否伴有非典型性的客观标记[16-18]。

柱状细胞病变和FEA的大多数细胞核通常弥漫强阳性表达ER[13,19-24]（图4.13）和PR[12,13,24]，这些细胞也呈bcl-2细胞质强阳性[20]（图4.14）。柱状细胞病变和FEA中Ki67增殖指数低（图4.15）[20]，但与正常TDLU中的细胞相比，其增殖指数较高而凋亡指数较低[24]。

分子学研究提示FEA是一种克隆性病变，与低级别DCIS和小管癌具有共同的遗传学改变，特别是染色体16q的缺失[13,25-30]。另外，柱状细胞病变检测到乳腺癌相关基因（如CCND1和ESR1）启动子超甲基化和拷贝数获得以及CDH1缺失，表明这些病变在乳腺癌发生中发挥作用[13,31-33]。

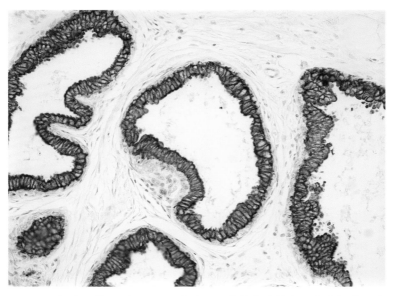

图4.11 低分子量CK（CAM5.2）在FEA中的免疫染色。上皮细胞呈弥漫性细胞质阳性

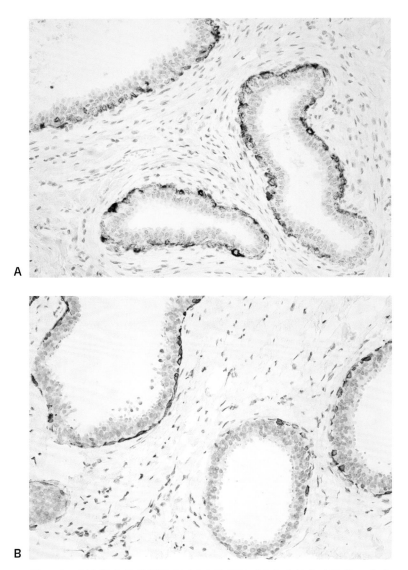

图4.12 CK5/6在柱状细胞变（A）和FEA（B）中的免疫染色。上皮细胞不表达CK5/6，而周围的肌上皮细胞呈不同程度的CK5/6阳性

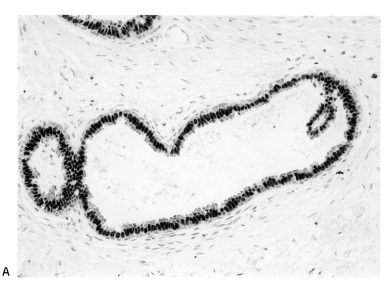

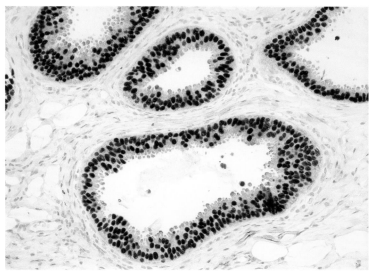

图4.13　ER在柱状细胞变（A）和FEA（B）中的表达。ER呈细胞核弥漫强阳性是这些病变的特征

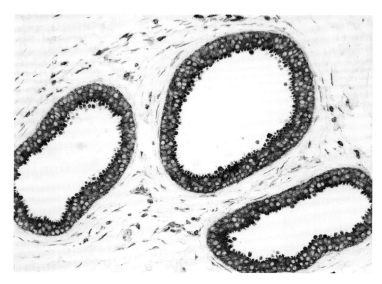

图4.14 FEA呈bcl-2细胞质阳性

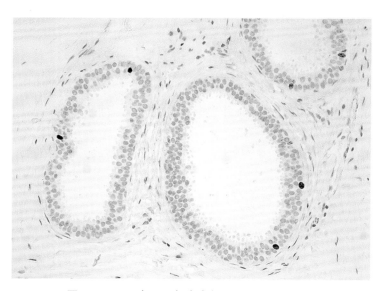

图4.15 FEA中Ki67免疫染色显示少数细胞阳性

4.3 临床过程和预后

FEA通常与典型的ADH（图4.16）、低级别DCIS（图4.17）和小管癌（图4.18）共存，其细胞学特征和免疫表型也与上述病变相似[9-11,34]。许多学者也发现，柱状细胞病变/FEA和小叶肿瘤（LCIS和非典型小叶增生）之间存在联系[26,35-39]（图4.19），即FEA、小管癌和LCIS的表现形成三联征[26,36,40,41]（图4.20）。基于以往研究基础，联合近来遗传学资料，有理由认为至少一些柱状细胞病变，特别是FEA是肿瘤性增生，它们较好地代表了低级别DCIS的前驱病变或最早的形态学表现，也可能是浸润癌特别是小管癌的前驱病变[27,28,41]。尽管从生物学角度认识这类病变具有重大意义，但其临床意义仅能通过随访来证实。

几项随访研究表明，柱状细胞病变患者发生乳腺癌的风险轻微增加（约1.5倍）[42,43]，然而，这一风险的增加并非独立存在，可能与并存的增生性病变（如UDH）也有一定关联[43]。

少数FEA患者（均为回顾性病例）的随访研究证实，FEA复发和进展为浸润性乳腺癌的发生率均极低，即使是那些只做过一次诊断性活检的患者也是如此[9,44-46]。最近一项基于人群的研究提示，如果没有并存的增生性病变（可伴或不伴非典型增生），FEA并非独立的乳腺癌风险因素[47]。综合考虑上述研究，可以认为尽管FEA在形态学、免疫表型和遗传学上与低级别DCIS和小管癌相似，但当FEA作为独立的病变存在时，其进展为浸润癌的风险很低。事实上，基于现有数据，FEA的乳腺癌风险似乎明显低于非典型增生（ADH和非典型小叶增生）。因此，WHO工作组指出：尽管名称中含有"非典型"一词，但就患癌风险评估和临床处理而言，FEA不能等同于ADH或非典型小叶增生[6]。为了更好地理解FEA的乳腺癌风险程度，尚需进一步的临床随访研究。

4.4 鉴别诊断

柱状细胞变、柱状细胞增生及FEA的共同特征是TDLU增大，腺泡扩张，腺泡腔内含有多少不等的分泌物，因此，所有这些病变在低倍镜下

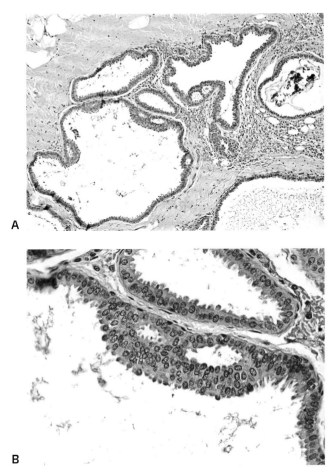

A

B

图4.16（1） FEA和ADH。A. 大部分管腔被覆一层扁平
上皮，符合FEA的特征。然而，两处管腔显示少量伴有窗
孔的僵硬拱形结构，这些区域的复杂结构虽然范围有限但
足以诊断为ADH。B. 高倍镜下，示拱形结构的细胞学特
征与FEA相同

易误诊为微小囊肿（图4.5~4.7，4.9）。高倍镜下可见扩张的腺泡内衬覆
柱状上皮细胞，而微小囊肿被覆的上皮则为扁平、立方形或大汗腺型上
皮细胞。另外，高倍镜下观察FEA的细胞具有单形性细胞异型性和圆形细
胞核[48]，此特征有助于将FEA与柱状细胞变/增生和微小囊肿相区分[25,48]。

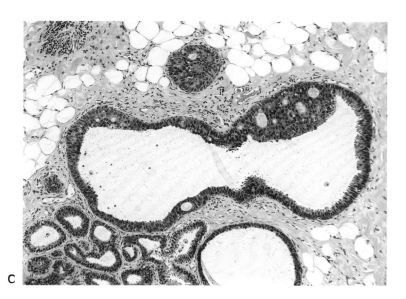

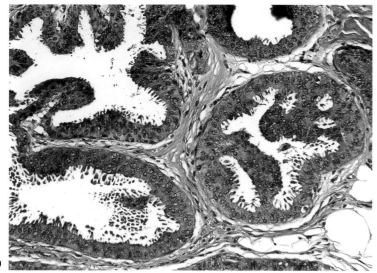

图4.16（2）　FEA和ADH。C. 另一视野，底部的管腔示FEA，中间的管腔内存在局灶性筛状增生。虽然筛状增生的细胞学特征与FEA相同，但因管腔内出现复杂结构而诊断为ADH。D. 这一TDLU的部分管腔显示FEA的特征，一个管腔内存在僵硬细胞桥和簇状结构，其组成细胞具有FEA特征。然而，由于这一管腔内出现较复杂结构，宜诊断为ADH

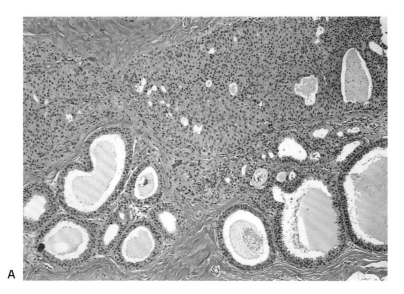

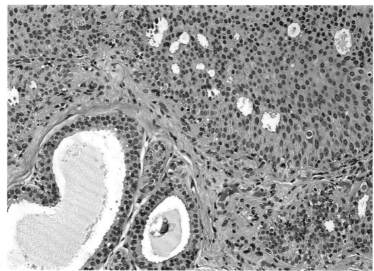

图4.17　FEA和低级别DCIS。A. 图中部分管腔（视野下方）具有FEA特征，其他管腔的细胞特征与其相似但形成实性和筛状结构，因此符合低级别DCIS。B. 高倍镜下，示FEA和低级别DCIS的组成细胞具有相似的细胞学特征

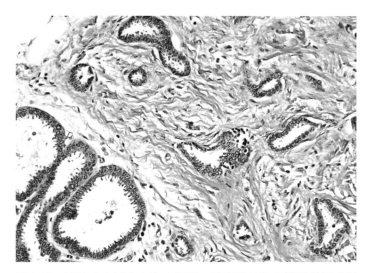

图4.18 FEA（左下方）和小管癌。注意FEA和小管癌的组成细胞具有相似的细胞学特征

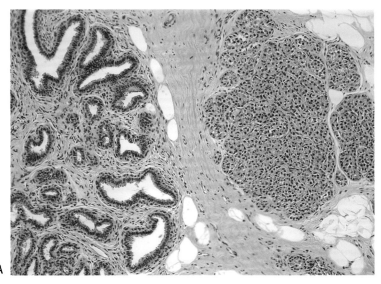

A

图4.19（1） 柱状细胞变、FEA和小叶原位癌。A. 柱状细胞变（左）和小叶原位癌（右）位于相邻TDLU中

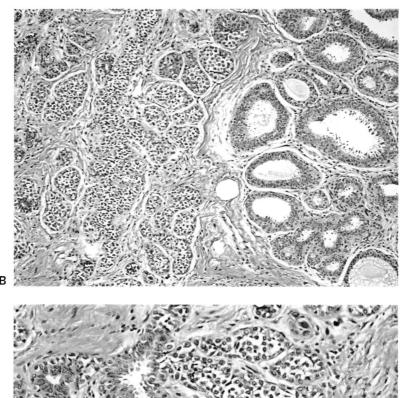

B

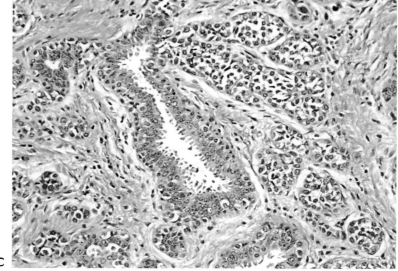

C

图4.19（2） 柱状细胞变、FEA和小叶原位癌。B. FEA（右）和小叶原位癌（左）位于相邻TDLU中。C. FEA和小叶原位癌累及同一个TDLU

区分柱状细胞变、柱状细胞增生和FEA的组织学特征见表4.1。然而，我们认为柱状细胞变/柱状细胞增生与FEA之间的区分比柱状细胞变与柱状

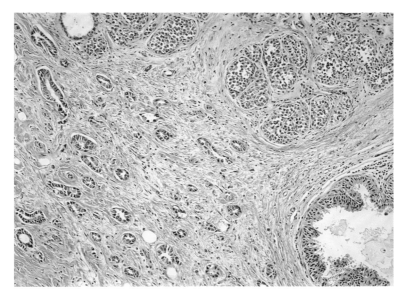

图4.20　FEA、小管癌和小叶原位癌形成三联征

细胞增生之间的区分更加重要。

　　柱状细胞变、柱状细胞增生和FEA还须与良性大汗腺病变相鉴别。尽管柱状细胞病变、FEA和大汗腺病变的组成细胞均具有胞质顶突，但大汗腺病变的细胞质更丰富，颗粒状嗜酸性特征也更明显。另外，大汗腺病变的细胞核更圆、核仁更明显。还有，部分柱状细胞病变和FEA中可见靴钉样细胞和超乎寻常的胞质顶突，而大汗腺病变则不然。最后，柱状细胞病变和FEA特征性地强阳性表达ER和bcl-2，而大汗腺上皮细胞不表达这两种蛋白[20]。

　　当柱状细胞病变增生明显时，鉴别诊断还应考虑UDH、ADH和DCIS。柱状细胞增生可从小丘到广基簇状区域，易与UDH混淆。虽然明显的柱状细胞特征和笔杆形的细胞核支持诊断柱状细胞增生而不是UDH，但其鉴别不太重要。

　　一些由柱状细胞组成的病变可显示较复杂的结构特征，如形成完好的微乳头、僵硬的细胞桥、棒状和拱形结构或穿凿状窗孔，在微乳头和棒状结构内或窗孔周围的细胞至少有部分极性。有人建议将这样的病变归类为柱状细胞增生伴中度或重度异型性[49]，或柱状细胞增生伴结构异型性，或柱状细胞增生伴结构和细胞异型性[13]。然而，我们认为最谨慎的方法是将兼有细胞异型性和结构复杂性的柱状细胞病变归类为ADH或DCIS，后两者的区分取决于细胞和结构异常的严重程度和范围[50]。伴低级别核异型性的柱状细胞病变，如果不能同时符合ADH和DCIS所应有的细胞学和组织结构标准，那么，根据定义，应该诊断FEA[1]。

罕见情况下，平坦上皮病变伴中级别核异型性，但缺乏足以诊断DCIS的复杂结构特征。这种病变最好应该如何归类，目前尚无共识，也无自然史研究。从实用角度，我们将这种病变归类为FEA，但加上备注说明其核异型程度超出了常见的FEA。

最后，有些高级别DCIS可呈平坦（"贴壁式"）生长方式，非常类似FEA，但FEA中没有此类病变的显著核多形性，因此不符合FEA[6]。出现高级别核特征应诊断为高级别DCIS，即使病变仅由单层细胞组成也是如此[44]（图4.21）。仅见单层高级别核细胞而缺乏其他结构特征的高级别DCIS罕见。

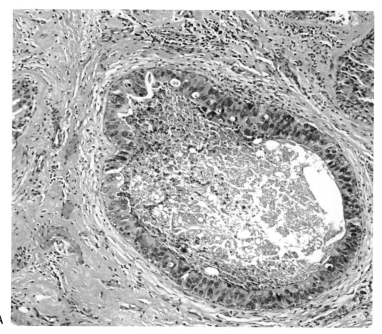

A

图4.21（1） 高级别DCIS，平坦（"贴壁式"）生长方式。A. 中倍镜下显示扩张的管腔，衬覆平坦型上皮。即使中倍镜下观察，核异型程度也很显著，比FEA更严重。另外，管腔内含坏死碎屑而不是絮状分泌物

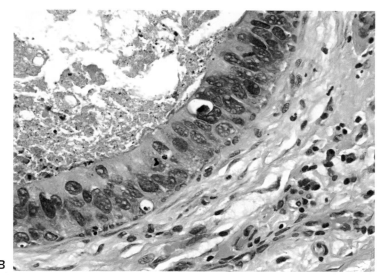

B

图4.21（2）　高级别DCIS，平坦（"贴壁式"）生长方式。B. 高倍镜下更易观察到显著的核异型性，并有管腔内坏死。尽管呈平坦生长方式，但根据其核多形性程度和管腔内坏死应归为高级别DCIS而不是FEA

4.5 病理分类和处理建议

对于活检提示为柱状细胞变和FEA的患者，恰当的病理分类和临床处理应随着这些病变信息的积累而不断更新。

4.5.1 粗针穿刺活检

根据有限的资料，在CNB标本中遇到柱状细胞变或柱状细胞增生时，不需要进一步病理学处理也不需要手术切除。以往的回顾性研究结果表明，高达40%CNB中的FEA在随后的切除标本中发现更严重病变[51-59]。然而，最近研究发现，在影像学–病理相关性较好的病例中，如果FEA是最严重病变，则升级为更严重病变的概率很低。因此，CNB诊断FEA后常规进行手术切除的必要性备受质疑[60-72]。WHO工作组建议，对于此类病例，应结合影像学–病理相关性来决定是否需要手术切除[6]。既然不倾向常规切除，对于CNB标本中仅有FEA的病例，就要检查更多层面，以确保标本中没有更严重病变。

4.5.2 手术切除活组织检查

虽然尚无资料表明切除活检标本中存在柱状细胞变或柱状细胞增生时需要进一步的病理评估或其他治疗，但是，当切除活检标本中有FEA存在时，含有病变的蜡块必须多层面切片，并且将剩余乳腺组织全部取材做病理学检查，仔细寻找是否存在ADH、DCIS、小叶肿瘤和（或）浸润癌（特别是小管癌），以便更好地制定临床处理策略。

关于切除活检标本中的FEA，还有几个问题。当FEA背景上增生性病变符合ADH或DCIS的诊断标准时，最谨慎的临床处理方法等同于其他情形下发现的ADH或DCIS。然而，关于FEA合并DCIS，尤其是当FEA区域的细胞学特征几乎与DCIS区域完全相同时，还有两个问题需要注意。其一，在判断DCIS大小和范围时是否应该考虑FEA的存在。其二，手术切缘存在FEA是否可认为切缘"阳性"而需要扩大清除范围。鉴于现有的临床随访资料提示FEA局部复发和进展为浸润癌的风险很低，目前我们在判断并存的DCIS病变大小或评价手术切缘状况时不考虑FEA病灶，以避免过度治疗。

（白瑞珍　译）

参考文献

1. Nasser SM. Columnar cell lesions: current classification and controversies. *Semin Diagn Pathol.* 2004;21(1):18–24.

2. Schnitt SJ, Collins LC. Columnar cell lesions and flat epithelial atypia of the breast. *Semin Breast Dis.* 2005;8:100–111.

3. Feeley L, Quinn CM. Columnar cell lesions of the breast. *Histopathology.* 2008;52(1):11–19.

4. Pinder SE, Reis-Filho JS. Non-operative breast pathology: columnar cell lesions. *J Clin Pathol.* 2007;60(12):1307–1312.

5. Hanby A, Ellis IO, Schnitt SJ. Columnar cell change and hyperplasia. In: Lakhani SR, Schnitt SJ, Tan

PH, et al, eds. *WHO Classification of Tumors of the Breast*. Lyon, France: IARC Press; 2012:86–87.

6. Schnitt S, Collins LC, Lakhani SR, et al. Flat epithelial atypia. In: Lakhani SR, Ellis IO, Schnitt SJ, et al, eds. *WHO Classification of Tumours of the Breast*. Lyon, France: IARC Press; 2012:87.

7. Schnitt SJ, Vincent-Salomon A. Columnar cell lesions of the breast. *Adv Anat Pathol*. 2003;10(3):113–124.

8. Solorzano S, Mesurolle B, Omeroglu A, et al. Flat epithelial atypia of the breast: pathological-radiological correlation. *AJR Am J Roentgenol*. 2011;197(3):740–746.

9. Schnitt SJ. Clinging carcinoma: an American perspective. *Semin Diagn Pathol*. 2010;27(1):31–36.

10. Moinfar F. Flat ductal intraepithelial neoplasia of the breast: evolution of Azzopardi's "clinging" concept. *Semin Diagn Pathol*. 2010;27(1):37–48.

11. Lerwill MF. Flat epithelial atypia of the breast. *Arch Pathol Lab Med*. 2008;132(4):615–621.

12. Oyama T, Maluf H, Koerner F. Atypical cystic lobules: an early stage in the formation of low-grade ductal carcinoma in situ. *Virchows Arch*. 1999;435(4):413–421.

13. Simpson PT, Gale T, Reis-Filho JS, et al. Columnar cell lesions of the breast: the missing link in breast cancer progression? A morphological and molecular analysis. *Am J Surg Pathol*. 2005;29(6):734–746.

14. Tsuchiya S. Atypical ductal hyperplasia, atypical lobular hyperplasia, and interpretation of a new borderline lesion. *Jpn J Cancer Clin*. 1998;44:548–555.

15. Wellings SR, Jensen HM, Marcum RG. An atlas of subgross pathology of the human breast with special reference to possible precancerous lesions. *J Natl Cancer Inst*. 1975;55(2):231–273.

16. Otterbach F, Bankfalvi A, Bergner S, et al. Cytokeratin 5/6 immunohistochemistry assists the differential diagnosis of atypical proliferations of the breast. *Histopathology*. 2000;37(3):232–240.

17. Carlo V, Fraser J, Pliss N, et al. Can absence of high molecular weight cytokeratin expression be used as a marker of atypia in columnar cell lesions of the breast? *Mod Pathol*. 2003;16:24A.

18. Moinfar F, Man YG, Lininger RA, et al. Use of keratin 35betaE12 as an adjunct in the diagnosis of mammary intraepithelial neoplasia-ductal type—benign and malignant intraductal proliferations. *Am J Surg Pathol*. 1999;23(9):1048–1058.

19. Oyama T, Iijima K, Takei H, et al. Atypical cystic lobule of the breast: an early stage of low-grade ductal carcinoma in-situ. *Breast Cancer*. 2000;7(4):326–331.

20. Fraser J, Raza S, Chorny K, et al. Immunophenotype of columnar alteration with prominent apical snouts and secretions (CAPSS). *Lab Invest*. 2000;80:21A.

21. Allred DC, Mohsin SK, Fuqua SA. Histological and biological evolution of human premalignant breast disease. *Endocr Relat Cancer*. 2001;8(1):47–61.

22. Dabbs DJ, Kessinger RL, McManus K, et al. Biology of columnar cell lesions in core biopsies of the breat. *Mod Pathol*. 2003;16:26A.

23. Tremblay G, Deschenes J, Alpert L, et al. Overexpression of estrogen receptors in columnar cell change and in unfolding breast lobules. *Breast J*. 2005;11(5):326–332.

24. Lee S, Mohsin SK, Mao S, et al. Hormones, receptors, and growth in hyperplastic enlarged lobular

units: early potential precursors of breast cancer. *Breast Cancer Res*. 2006;8(1):R6.

25. Moinfar F, Man YG, Bratthauer GL, et al. Genetic abnormalities in mammary ductal intraepithelial neoplasia-flat type ("clinging ductal carcinoma in situ"): a simulator of normal mammary epithelium. *Cancer*. 2000;88(9):2072–2081.

26. Abdel-Fatah TM, Powe DG, Hodi Z, et al. High frequency of coexistence of columnar cell lesions, lobular neoplasia, and low grade ductal carcinoma in situ with invasive tubular carcinoma and invasive lobular carcinoma. *Am J Surg Pathol*. 2007;31(3):417–426.

27. Bombonati A, Sgroi DC. The molecular pathology of breast cancer progression. *J Pathol*. 2011;223(2):307–317.

28. Lopez-Garcia MA, Geyer FC, Lacroix-Triki M, et al. Breast cancer precursors revisited: molecular features and progression pathways. *Histopathology*. 2010;57(2):171–192.

29. Aulmann S, Elsawaf Z, Penzel R, et al. Invasive tubular carcinoma of the breast frequently is clonally related to flat epithelial atypia and low-grade ductal carcinoma in situ. *Am J Surg Pathol*. 2009;33(11):1646–1653.

30. Go EM, Tsang JY, Ni YB, et al. Relationship between columnar cell changes and low-grade carcinoma in situ of the breast—a cytogenetic study. *Hum Pathol*. 2012;43(11):1924–1931.

31. Verschuur-Maes AH, Moelans CB, de Bruin PC, et al. Analysis of gene copy number alterations by multiplex ligation-dependent probe amplification in columnar cell lesions of the breast. *Cell Oncol*. 2014;37(2):147–154.

32. Verschuur-Maes AH, de Bruin PC, van Diest PJ. Epigenetic progression of columnar cell lesions of the breast to invasive breast cancer. *Breast Cancer Res Treat*. 2012;136(3):705–715.

33. Dabbs DJ, Carter G, Fudge M, et al. Molecular alterations in columnar cell lesions of the breast. *Mod Pathol*. 2006;19(3):344–349.

34. Collins LC, Achacoso NA, Nekhlyudov L, et al. Clinical and pathologic features of ductal carcinoma in situ associated with the presence of flat epithelial atypia: an analysis of 543 patients. *Mod Pathol*. 2007;20(11):1149–1155.

35. Rosen PP. Columnar cell hyperplasia is associated with lobular carcinoma in situ and tubular carcinoma. *Am J Surg Pathol*. 1999;23(12):1561.

36. Sahoo S, Recant WM. Triad of columnar cell alteration, lobular carcinoma in situ, and tubular carcinoma of the breast. *Breast J*. 2005;11(2):140–142.

37. Brogi E, Oyama T, Koerner FC. Atypical cystic lobules in patients with lobular neoplasia. *Int J Surg Pathol*. 2001;9(3):201–206.

38. Leibl S, Regitnig P, Moinfar F. Flat epithelial atypia (DIN 1a, atypical columnar change): an underdiagnosed entity very frequently coexisting with lobular neoplasia. *Histopathology*. 2007;50(7):859–865.

39. Carley AM, Chivukula M, Carter GJ, et al. Frequency and clinical significance of simultaneous association of lobular neoplasia and columnar cell alterations in breast tissue specimens. *Am J Clin Pathol*. 2008;130(2):254–258.

40. Brandt SM, Young GQ, Hoda SA. The "rosen triad": tubular carcinoma, lobular carcinoma in situ, and columnar cell lesions. *Adv Anat Pathol.* 2008;15(3):140–146.

41. Romano AM, Wages N, Smolkin M, et al. Tubular carcinoma of the breast: institutional and SEER database analysis supporting a unique classification. *Breast Dis.* 2015;35(2):103–111.

42. Boulos FI, Dupont WD, Simpson JF, et al. Histologic associations and long-term cancer risk in columnar cell lesions of the breast: a retrospective cohort and a nested case-control study. *Cancer.* 2008;113(9):2415–2421.

43. Aroner SA, Collins LC, Schnitt SJ, et al. Columnar cell lesions and subsequent breast cancer risk: a nested case-control study. *Breast Cancer Res.* 2010;12(4):R61.

44. Eusebi V, Feudale E, Foschini MP, et al. Long-term follow-up of in situ carcinoma of the breast. *Semin Diagn Pathol.* 1994;11(3):223–235.

45. Bijker N, Peterse JL, Duchateau L, et al. Risk factors for recurrence and metastasis after breast-conserving therapy for ductal carcinoma-in-situ: analysis of European Organization for Research and Treatment of Cancer Trial 10853. *J Clin Oncol.* 2001;19(8): 2263–2271.

46. de Mascarel I, MacGrogan G, Picot V, et al. Results of a long term follow-up study of 115 patients with flat epithelial atypia. *Lab Invest.* 2006;86(suppl 1):25A.

47. Said SM, Visscher DW, Nassar A, et al. Flat epithelial atypia and risk of breast cancer: a Mayo cohort study. *Cancer.* 2015;121(10):1548–1555.

48. Yamashita Y, Ichihara S, Moritani S, et al. Does flat epithelial atypia have rounder nuclei than columnar cell change/hyperplasia? A morphometric approach to columnar cell lesions of the breast. *Virchows Arch.* 2016;468(6):663–673.

49. Rosen PP. *Rosen's Breast Pathology.* Philadelphia, PA: Wolters-Kluwer; 2009.

50. Page DL, Rogers LW. Combined histologic and cytologic criteria for the diagnosis of mammary atypical ductal hyperplasia. *Hum Pathol.* 1992;23(10):1095–1097.

51. Senetta R, Campanino PP, Mariscotti G, et al. Columnar cell lesions associated with breast calcifications on vacuum-assisted core biopsies: clinical, radiographic, and histological correlations. *Mod Pathol.* 2009;22(6):762–769.

52. Guerra-Wallace MM, Christensen WN, White RL Jr. A retrospective study of columnar alteration with prominent apical snouts and secretions and the association with cancer. *Am J Surg.* 2004;188(4):395–398.

53. Kunju LP, Kleer CG. Significance of flat epithelial atypia on mammotome core needle biopsy: should it be excised? *Hum Pathol.* 2007;38(1):35–41.

54. Chivukula M, Bhargava R, Tseng G, et al. Clinicopathologic implications of "flat epithelial atypia" in core needle biopsy specimens of the breast. *Am J Clin Pathol.* 2009;131(6):802–808.

55. Noske A, Pahl S, Fallenberg E, et al. Flat epithelial atypia is a common subtype of B3 breast lesions and is associated with noninvasive cancer but not with invasive cancer in final excision histology. *Hum Pathol.* 2010;41(4):522–527.

56. Martel M, Barron-Rodriguez P, Tolgay Ocal I, et al. Flat DIN 1 (flat epithelial atypia) on core needle

biopsy: 63 cases identified retrospectively among 1,751 core biopsies performed over an 8-year period (1992-1999). *Virchows Arch.* 2007;451(5):883–891.

57. Piubello Q, Parisi A, Eccher A, et al. Flat epithelial atypia on core needle biopsy: which is the right management? *Am J Surg Pathol.* 2009;33(7):1078–1084.

58. Lee TY, Macintosh RF, Rayson D, et al. Flat epithelial atypia on breast needle core biopsy: a retrospective study with clinical-pathological correlation. *Breast J.* 2010;16(4):377–383.

59. Ingegnoli A, d'Aloia C, Frattaruolo A, et al. Flat epithelial atypia and atypical ductal hyperplasia: carcinoma underestimation rate. *Breast J.* 2009;16(1):55–59.

60. Lavoue V, Roger CM, Poilblanc M, et al. Pure flat epithelial atypia (DIN 1a) on core needle biopsy: study of 60 biopsies with follow-up surgical excision. *Breast Cancer Res Treat.* 2011;125(1):121–126.

61. Bianchi S, Bendinelli B, Castellano I, et al. Morphological parameters of flat epithelial atypia (FEA) in stereotactic vacuum-assisted needle core biopsies do not predict the presence of malignancy on subsequent surgical excision. *Virchows Arch.* 2012;461(4):405–417.

62. Peres A, Barranger E, Becette V, et al. Rates of upgrade to malignancy for 271 cases of flat epithelial atypia (FEA) diagnosed by breast core biopsy. *Breast Cancer Res Treat.* 2012;133(2):659–666.

63. Uzoaru I, Morgan BR, Liu ZG, et al. Flat epithelial atypia with and without atypical ductal hyperplasia: to re-excise or not: results of a 5-year prospective study. *Virchows Arch.* 2012;461(4):419–423.

64. Becker AK, Gordon PB, Harrison DA, et al. Flat ductal intraepithelial neoplasia 1A diagnosed at stereotactic core needle biopsy: is excisional biopsy indicated? *AJR Am J Roentgenol.* 2013;200(3):682–688.

65. Ceugnart L, Doualliez V, Chauvet MP, et al. Pure flat epithelial atypia: is there a place for routine surgery? *Diagn Interv Imaging.* 2013;94(9):861–869.

66. Villa A, Chiesa F, Massa T, et al. Flat epithelial atypia: comparison between 9-gauge and 11-gauge devices. *Clin Breast Cancer.* 2013;13(6):450–454.

67. Dialani V, Venkataraman S, Frieling G, et al. Does isolated flat epithelial atypia on vacuum-assisted breast core biopsy require surgical excision? *Breast J.* 2014;20(6):606–614.

68. Prowler VL, Joh JE, Acs G, et al. Surgical excision of pure flat epithelial atypia identified on core needle breast biopsy. *Breast.* 2014;23(4):352–356.

69. Calhoun BC, Sobel A, White RL, et al. Management of flat epithelial atypia on breast core biopsy may be individualized based on correlation with imaging studies. *Mod Pathol.* 2015;28(5):670–676.

70. Yu CC, Ueng SH, Cheung YC, et al. Predictors of underestimation of malignancy after image-guided core needle biopsy diagnosis of flat epithelial atypia or atypical ductal hyperplasia. *Breast J.* 2015;21(3):224–232.

71. Calhoun B, Collins L. Recommendations for excision following core needle biopsy of the breast: a contemporary evaluation of the literature. *Histopathology.* 2016;68(1):138–151.

72. Berry JS, Trappey AF, Vreeland TJ, et al. Analysis of clinical and pathologic factors of pure, flat epithelial atypia on core needle biopsy to aid in the decision of excision or observation. *J Cancer.* 2016;7(1):1–6.

第5章

小叶原位癌和非典型小叶增生

小叶原位癌（LCIS）和非典型小叶增生（ALH）是两种相关的病变，最常见的共同特征是TDLU内小而松散的肿瘤性上皮细胞增生，区别仅仅在于肿瘤细胞累及TDLU的程度。传统上这些病变被认为是双侧乳腺癌风险增加的标志，然而，最近研究表明至少部分病例直接是乳腺癌前驱病变[1,2]。

有些学者提议把LCIS和ALH合称为小叶肿瘤[3]，据说其优点是把"癌"字从原位病变的诊断中剔除，并且不需要对它们进行形态学区分，因为它们的区分具有一定程度的主观性。然而这种提议的主要缺点是把不同患癌风险的病变合并成一类[1,2]。因此，继续将ALH和LCIS区分开仍有临床意义[4]。

5.1 小叶原位癌

LCIS较少见。在开展乳腺影像学筛查之前，在良性病变的乳腺活检标本中，LCIS的检出率为0.5%~3.6%。LCIS较多见于因乳腺影像学微小钙化而行乳腺活检的标本，但组织学上钙化最常见于LCIS附近的正常乳腺组织[5]。LCIS的发病年龄较宽，但以年轻女性最多见。以往报道，诊断时患者平均年龄介于44~46岁，80%~90%为绝经前女性[5]。最近一项研究包括1000名LCIS女性，中位年龄50岁（范围27~83岁），60%为绝经前女性[6]。60%~80%的病例可有同侧乳腺多中心性病变。双侧发生者占25%~30%[5]。

5.1.1 临床表现

在开展乳腺影像学筛查之前，LCIS几乎总是在因其他异常而切除的乳腺组织中被偶然发现。因乳腺影像学微小钙化而活检发现的LCIS，多数也是偶然被发现。但是在少数LCIS病例，乳腺影像学检查发现的微小钙化与LCIS本身有关[7,8]。

5.1.2 大体检查

未发现可用于识别LCIS的大体异常。

5.1.3 组织病理学

经典型LCIS累及TDLU时，腺泡充满实性增生的小细胞而膨胀。细胞核小而一致、圆形至卵圆形、染色质较均匀、核仁不明显或缺乏、核分裂象少见（图5.1）。一个小叶中至少50%腺泡充满这种肿瘤细胞并膨胀，才能诊断为LCIS；如低于这种程度则诊断为ALH（详见下文）。小叶膨胀的评价存在一定的主观性，尚无明确标准。一种实用方法就是比较受累腺泡与未受累腺泡的管径，但后者管径在部分病例可有很大差异。LCIS细胞通常松散黏附。有些病例在受累腺泡中可见残存腔隙，但围绕这些细胞外腔隙的LCIS细胞没有极性。此型LCIS由小细胞组成，核小而一致，被哈根森等称为A型细胞[3]。然而哈根森等[3]指出某些LCIS细胞可有较丰富的细胞质，细胞及细胞核的大小和形状略有差异，并有核仁，称为B型细胞[1]（图5.2）。某些病例中，A型和B型细胞共存于一个管腔内（图5.3）。不论细胞大小或核大小如何，LCIS的细胞质通常淡染至轻度嗜酸性。几乎所有LCIS病例中至少有部分细胞含有细胞质内空泡，空泡内可有嗜酸性小球（图5.4）。这些空泡可能很不明显，需用黏液染色来证实。在谱系的另一端，空泡可能很大以致形成印戒样细胞（图5.5）。LCIS细胞膜通常不表达黏附分子E-cadherin[9-12]（见下文）。

大约3/4的LCIS病例中，肿瘤细胞除累及腺泡，还累及终末导管和（或）小叶外导管[4]。这些导管中的肿瘤细胞可呈实性，但佩吉特样生长（即LCIS细胞在导管基底膜和原有导管上皮细胞之间潜行）更常见（图5.6）。被LCIS累及后，有些导管外形不规则，向外出芽，形成"三叶草"

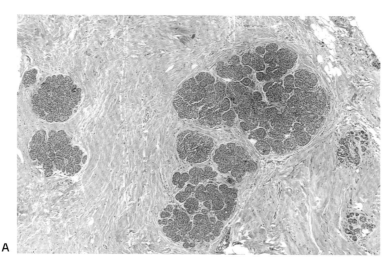

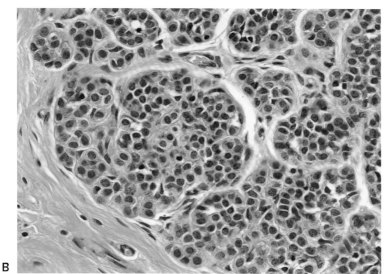

图5.1 LCIS。A. 低倍镜下，示几个TDLU内腺泡膨胀，充满小而一致的细胞群。B. 细胞松散黏附，核小而一致，染色质均匀，核仁不明显。这是A型LCIS细胞

结构[4]（图5.7）。有些学者认为只要有导管受累就足以诊断LCIS，但当小叶中未见到LCIS的诊断性特征时，其他学者仍然做出ALH累及导管的诊断，我们采用后一种方式[13]。

LCIS累及腺泡和导管时，其外层肌上皮细胞虽然保留，但可能变薄。

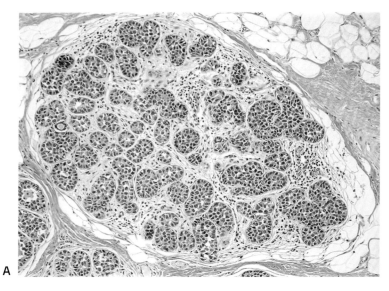

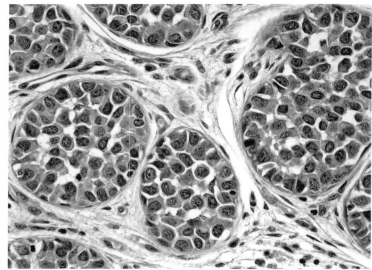

图5.2 LCIS。A. 小叶腺泡内充满相对一致的、实性增生的细胞。B. 这些细胞黏附不佳，核轻度不规则，偶有明显核仁。这是B型LCIS细胞

有些病例，在受累的管腔内散在肌上皮细胞，与肿瘤性上皮细胞相混杂[14]。

除了累及小叶腺泡和导管，LCIS还可累及多种病变，包括UDH、DCIS、纤维腺瘤、导管内乳头状瘤、柱状细胞病变/FEA、良性硬化性病

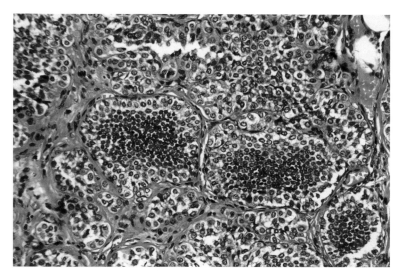

图5.3　LCIS的两型细胞相混合。腺泡中央为较小的A型细胞，外周为较大的B型细胞

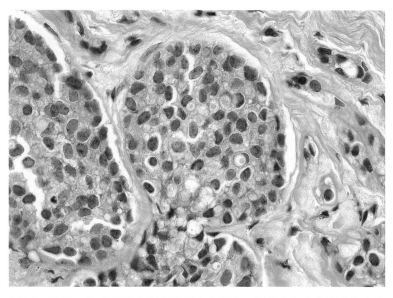

图5.4　LCIS。许多细胞含有细胞质内小空泡，部分空泡含有嗜酸性小球

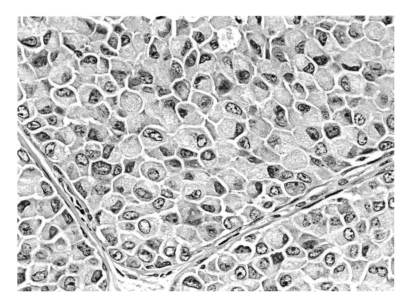

图5.5 LCIS。此例肿瘤细胞呈印戒细胞形态，有充满黏液的细胞质内大空泡，将细胞核挤向细胞边缘

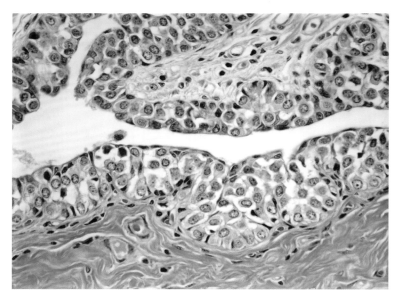

图5.6 LCIS，佩吉特样累及导管。小叶原位癌细胞出现于导管基底膜与残存的薄层原有导管上皮细胞之间

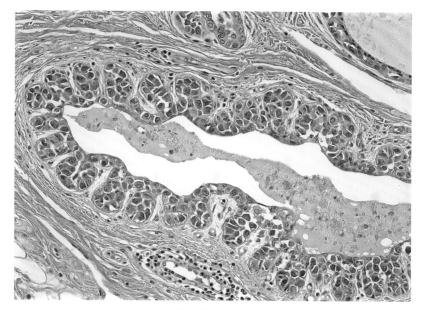

图5.7 LCIS累及导管，形成"三叶草"结构

变（如硬化性腺病、放射状瘢痕和复杂性硬化性病变）以及胶原小球病（图5.8）。LCIS累及这些病变时可呈实性和（或）佩吉特样，形成复杂形态，可导致诊断困难（见"5.1.6鉴别诊断"）。

　　有些LCIS病例中，细胞学和（或）结构特征不同于上文描述的经典型LCIS。例如，部分病例中细胞呈透明细胞改变（图5.9）或大汗腺改变[15]（图5.10）。还有些病例的肿瘤细胞呈肌样形态，核深染、偏位，细胞质嗜酸性，类似横纹肌母细胞的特征（图5.11）。LCIS也可有多种结构变异，有些病例呈马赛克样生长方式，细胞有黏附性，边界清楚（而不是常见的松散黏附方式）（图5.12）。还有些病例，虽然由经典型LCIS细胞（A型或B型）组成，但腺泡明显膨胀，可见粉刺样坏死（图5.13）[11,12,16,17]。这些病变有时被称为旺炽性LCIS；有粉刺样坏死存在时，称为LCIS伴坏死。LCIS累及胶原小球病可形成假筛状结构，貌似筛状型DCIS[16,18]。

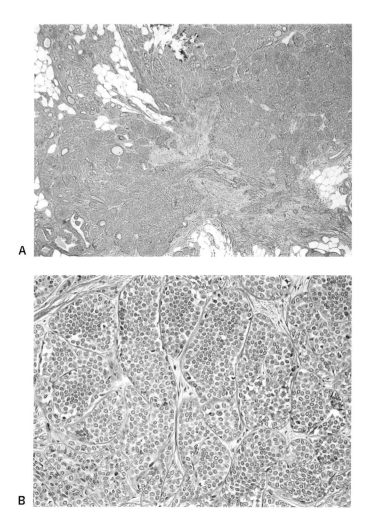

图5.8 LCIS累及放射状瘢痕。A. 低倍镜下，可辨认放射状瘢痕中央的纤维弹性组织病灶，周围呈放射状分布的导管-小叶结构显示实性上皮增生。B. 高倍镜下，增生细胞具有LCIS的细胞学特征

多形性小叶原位癌

多形性LCIS的特征是细胞大于经典型LCIS，并有核多形性，核大小至少相差2~3倍，核膜不规则，核仁明显或不明显[4,9,11,12,16,19-21]（图5.14）。核大小和核轮廓的差异超过B型细胞。有些多形性LCIS的细胞质丰富、嗜

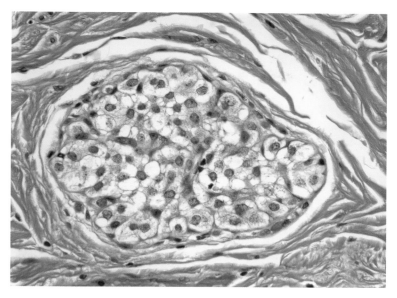

图5.9 LCIS伴透明细胞改变

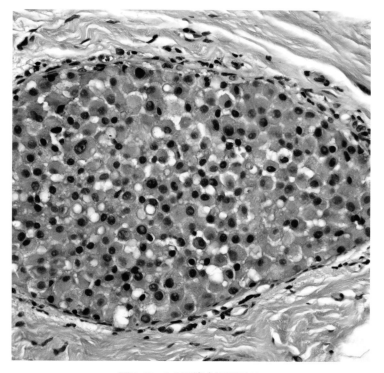

图5.10 LCIS伴大汗腺改变

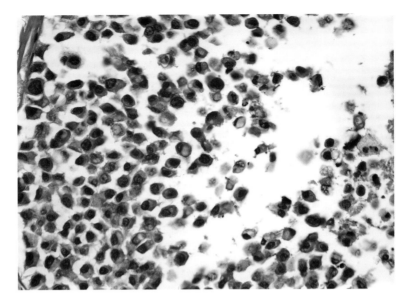

图5.11 LCIS。伴肌样细胞，肌样细胞类似横纹肌母细胞

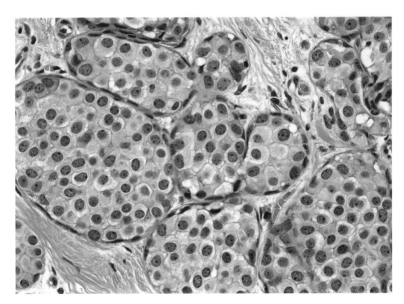

图5.12 LCIS。伴黏附性、马赛克样细胞生长，细胞边界清楚

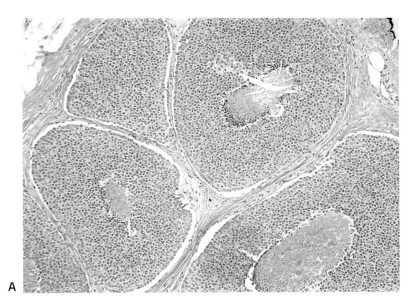

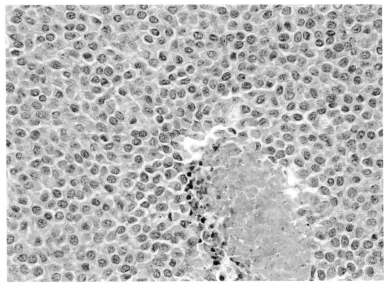

图5.13（1）　LCIS伴粉刺样坏死。A. 几个导管含有实性增生细胞伴中央粉刺样坏死。B. 高倍镜下，肿瘤细胞显示经典型小叶原位癌的细胞学特征

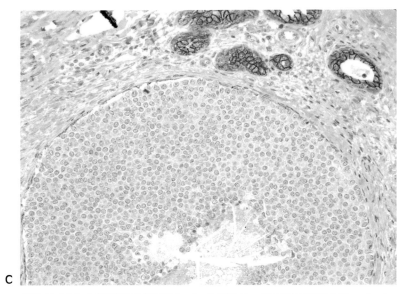

C

图5.13（2） LCIS伴粉刺样坏死。C. 免疫染色，肿瘤细胞不表达E-cadherin，支持小叶表型

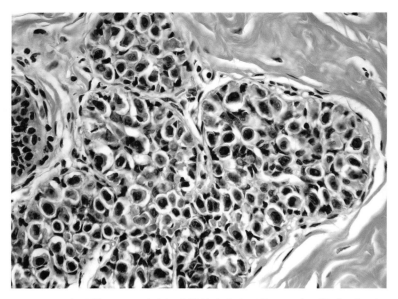

图5.14 多形性LCIS。肿瘤细胞核的大小和形状不一致，核膜不规则

酸性，呈大汗腺特征（图5.15）。可见核分裂象，甚至可出现很多。在受累管腔内可见中央粉刺样坏死，坏死碎屑可继发钙化（图5.16）。然而粉刺样坏死并不是诊断多形性LCIS的必要条件。核多形性、核分裂象和坏死的组合特征令人考虑高级别DCIS的可能性（见"5.1.6 鉴别诊断"）。与经典型LCIS一样，多形性LCIS细胞膜不表达E-cadherin[9,16,20-22]。

5.1.4 免疫表型和遗传学

经典型LCIS细胞的增殖指数低，ER常呈弥漫强阳性，HER2过表达或基因扩增罕见，*p53*基因突变也罕见[4,9]。虽然多形性LCIS细胞通常也呈ER阳性，但有些病例ER表达弱于经典型LCIS，还有些病例可见ER阴性（特别伴显著大汗腺特征者）但AR阳性。另外，多形性LCIS常有中到高度的增殖指数，可有HER2蛋白过表达（图5.17）和基因扩增，可显示p53蛋白过表达而提示*p53*基因突变[20,23]。

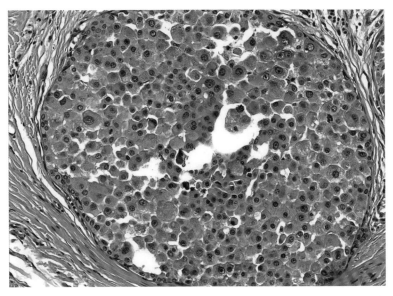

图5.15　多形性LCIS。本例细胞有大汗腺特征，细胞质丰富、呈嗜酸性

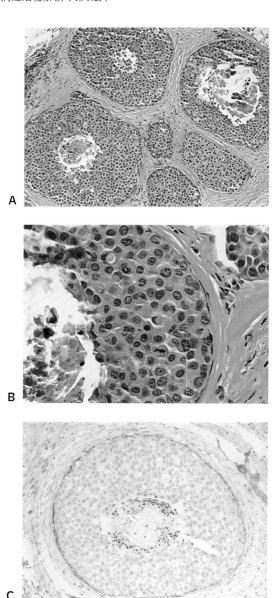

图5.16 多形性LCIS。A. 部分导管显示粉刺
样坏死和钙化。B. 高倍镜下，核多形性和核分
裂象明显。虽然组织学特征令人担心为高级别
DCIS，但细胞黏附松散和部分细胞出现细胞
质内空泡是确诊的线索。C. 肿瘤细胞不表达
E-cadherin，符合小叶表型

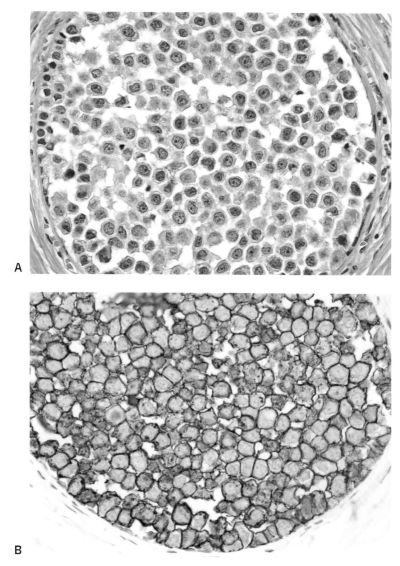

图5.17　多形性LCIS。HE染色（A）和对应的HER2免疫染色（B），后者显示HER2蛋白强阳性（3+）

　　正如前文所述，LCIS（包括经典型和多形性型）细胞最大特征是细胞黏附分子E-cadherin的表达缺失（图5.18）。另外还可见到E-cadherin-catenin细胞黏附复合体中其他分子的异常表达缺失，包括p120呈胞质分布

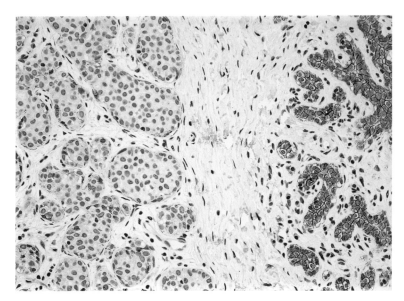

图5.18　LCIS不表达E-cadherin。LCIS细胞（左侧）呈E-cadherin阴性，而正常TDLU（右侧）的上皮细胞膜呈E-cadherin强阳性

而不是膜分布，以及细胞膜的β-catenin表达缺失。这可能是这些病变特征性细胞黏附不佳的分子基础。正如浸润性小叶癌一样，导致E-cadherin表达缺失的分子机制包括染色体16q22.1的杂合性缺失、E-cadherin基因（*CDH1*）位点伴有其他事件，如E-cadherin基因突变或因启动子甲基化导致E-cadherin基因表达沉默等[9,10,21,24-26]。这些变化共同导致双等位基因沉默并导致蛋白表达缺失。然而，正如下文中将要讨论的，并不是所有的LCIS病例的E-cadherin免疫表达完全缺失。

　　应用比较基因组杂交（CGH）和基于阵列的CGH研究显示，16q缺失和1p获得是经典型LCIS的特征。多形性LCIS和所谓的旺炽性LCIS也显示16q缺失和1p获得，但有些病例较经典型LCIS显示更加复杂的基因组改变，特征性表现为更多的染色体缺失和获得并且基因扩增更常见，表明这些病变是遗传学上更晚期的病变[23,27]。另外，伴大汗腺特征的多形性LCIS相较非大汗腺特征的LCIS显示更多基因组变化[23]。值得注意的是，16q的缺失也常见于FEA、ADH、低级别DCIS和低级别浸润性乳腺癌，提示LCIS与低级别导管肿瘤之间存在遗传学相关性[9,10,12]。二代测序的研究数据较少，提示LCIS最常见的体细胞突变为*CDH1*和*PIK3CA*[26]。

5.1.5 临床病程和预后

长期随访研究显示，LCIS进展为乳腺癌的风险是女性对照人群的7~10倍。某一LCIS的女性进展为乳腺癌的绝对风险每年为1%~2%，持续25年以上。对"小叶肿瘤"患者的部分研究表明，乳腺癌风险低于这个数字，但这些研究包括LCIS和ALH病例。虽然有些研究显示在最初的5~10年LCIS患者发生同侧乳腺癌风险高于对侧，但大多数长期随访（＞15年）研究表明LCIS患者发生乳腺癌风险在两侧乳腺大致相当[4,6,28]。

根据组织学和细胞学特征把LCIS分成3级（小叶上皮内肿瘤1、2和3级）[29]。尽管这种分级系统强调LCIS异质性，但这种分级系统还需要临床随访研究的验证。

尚未发现哪些临床和组织学特征可用于识别极可能进展为浸润性乳腺癌的LCIS患者。据报道，有阳性家族史的40岁以下女性、受累管腔的极度膨胀、A型和B型细胞混合、10个以上管腔受累、较高比例的切片中发现LCIS以及局灶E-cadherin表达等，都与乳腺癌高风险有关[5,6,30]。然而这些特征与进展为浸润性乳腺癌的相关性不强或重复性不够，因而没有临床应用价值。最近研究表明，根据可能与肿瘤进展相关的基因表达谱和鉴定的候选基因，可将LCIS分为两组[31]。这些基因表达谱是否具有预测乳腺癌风险的临床价值，仍然需要进一步明确。

长期以来认为LCIS只是代表乳腺癌风险的一般性升高，而不是直接的癌前病变。支持LCIS作为一种风险因素的证据包括乳腺癌风险的双侧性，以及大多数研究表明，在LCIS女性患者以后发生的乳腺癌中，大多数为非特殊型浸润性导管癌。然而，与普通人群相比，患者以后发生的乳腺癌中，浸润性小叶癌占有优势（占乳腺癌的23%~75%）。另外，同时发生的LCIS与浸润性小叶癌常有相同的遗传学改变并有克隆性相关，表明它们是前驱–产物的关系[26,32,33]。这些资料表明，至少部分LCIS代表着直接的乳腺癌前驱病变[9,10,26,32,33]。然而目前还不能确定哪些LCIS更可能是风险因素，哪些更可能是癌前病变。因此，LCIS患者最谨慎的处理方法仍然是主动监测，用或不用化学预防（选择性ER调节剂如他莫昔芬或雷洛昔芬或芳香酶抑制剂依西美坦）。经典型LCIS病例，无须评估或报告镜下手术切缘情况。

变异型LCIS（如多形性LCIS或LCIS伴粉刺样坏死）缺少长期随访研究，导致对其自然病史认识不足，因而治疗上还存在许多问题[4,11,12,16,34–38]。无对照的资料表明，多形性LCIS比经典型LCIS更常见同时发生浸润癌。这可能与这些病变有"侵袭性"细胞学特征、核分裂象多及可有*HER2*和（或）*p53*基因异常有关，因此，有人建议对这类患者采取与DCIS相似的治疗方法，而不是经典型LCIS的处理方法，至少也要切除病变直至切缘阴性。然而，其他学者质疑对多形性LCIS采取较激进治疗的必要性，包括阴性切缘的必要性[4,38,39]。尽管这些病变的最佳治疗方法还不确定，我们认为评估和报告这些变异型LCIS镜下手术切缘的情况是有价值的，因为有些临床医师会考虑切缘状态从而决定是否采取进一步治疗[39]。

CNB诊断的LCIS患者的临床处理，多年来一直争议不休。以往报道，CNB诊断为LCIS的患者，随后手术切除标本中更严重病变（升级为DCIS或浸润癌）的检出率差异很大，为0~50%[40]。然而，许多研究中患者病例数少，缺少影像学–病理相关信息，都是回顾性研究，所以要考虑到对哪些患者进行手术治疗可能存在选择偏倚的可能。最近研究（包括2项回顾性研究）显示CNB诊断与影像学一致的LCIS（和ALH），很少升级为DCIS或浸润癌。这些研究中共有335例，仅发现6例（1.8%）升级，包括5例升级为DCIS和1例升级为浸润癌[41–45]。这些结果提示，CNB诊断与影像学一致的LCIS和ALH患者，用观察随访来代替手术切除似乎是合理的选择。相反，CNB诊断的多形性LCIS患者需要进行手术切除，因为手术切除标本诊断升级为更严重病变的概率为7%~46%[38,41,44,46]。对伴坏死的LCIS在CNB诊断后切除标本升级的概率没有专门研究，常规手术切除可能是最谨慎的方法。

LCIS的主要特征总结于表5.1。

表5.1 LCIS的主要特征

经典型LCIS的临床特征

- 年龄范围广泛，较常见于绝经前妇女
- 常因其他异常而行乳腺活检时偶然发现；伴有粉刺样坏死的罕见病例影像学可有微小钙化
- 60%~80%的病例为多中心性；25%~30%的病例为双侧
- 发生乳腺癌风险增加7~10倍（绝对风险为1%~2%每年）

病理学特征

经典型LCIS

- 小叶腺泡充满实性增生的小细胞而膨胀，细胞松散黏附，核小而温和
- 可呈实性或佩吉特样累及导管
- 粉刺样坏死罕见
- E-cadherin失表达具有特征性，但有些病例可有异常的E-cadherin表达（见正文）

多形性LCIS

- 核多形性，核大小相差2~3倍，核膜不规则，核仁明显或不明显
- 可有粉刺样坏死
- 细胞可显示明显的大汗腺特征
- 可能与高级别DCIS难以区分
- E-cadherin失表达具有特征性，但有些病例可有异常的E-cadherin表达（见正文）

5.1.6 鉴别诊断

大多数LCIS根据上文描述的诊断标准，仅凭形态学就能诊断，但有数种情形会导致诊断困难。

5.1.6.1 小叶原位癌与人工假象导致的失黏附性

有些病例由于组织固定不佳，造成正常导管小叶或良性病变（如纤维腺瘤或UDH）内衬覆的上皮细胞出现黏附不佳的人工假象（图5.19）。这种现象可导致过诊为LCIS（或ALH）。仔细观察LCIS的细胞学特征（如细胞质内空泡和佩吉特样受累）有助于鉴别诊断。

5.1.6.2 小叶原位癌与良性细胞

几种类型良性细胞可误诊为LCIS细胞。围绕正常小叶腺泡或导管的肌上皮细胞可呈现出上皮样形态，伴丰富的淡染到透明细胞质和明显的圆形细胞核，这种形态类似LCIS佩吉特样受累。但是这些细胞无细胞质

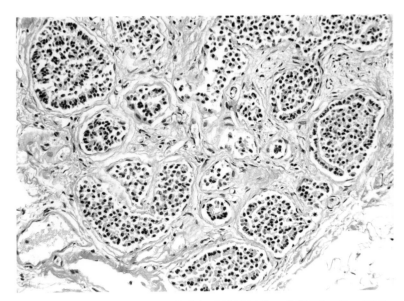

图5.19 固定不佳的TDLU。上皮细胞黏附不佳，类似于LCIS。然而，未见LCIS的细胞学特征

内空泡，亦无LCIS细胞的黏附不佳。与此相似，上皮内组织细胞偶尔可误诊为佩吉特样受累的LCIS细胞。细胞核小、泡沫状至颗粒状细胞质以及缺乏细胞质内空泡，可将其与LCIS细胞区分（图5.20）。对于疑难病例，分别做肌上皮细胞（如calponin、SMMHC和p63）和组织细胞（如CD68）标记的免疫染色，对解决这两种诊断难题可能是必要的。

5.1.6.3 经典型小叶原位癌与多形性小叶原位癌

某些经典型LCIS由B型细胞组成，可能与多形性LCIS难以区分。与A型细胞相比，尽管B型细胞核较大并有差异，但核大小和形状的变异相对轻微，核大小相差不到2~3倍（或更大），也不像多形性LCIS那样核膜不规则。WHO工作组建议，对于不明确的病例，应归为经典型LCIS伴B型细胞，而不是多形性LCIS[4]。

5.1.6.4 小叶原位癌与非典型小叶增生

正如上文所述，LCIS和ALH的组成细胞具有相同细胞学特征，主要根

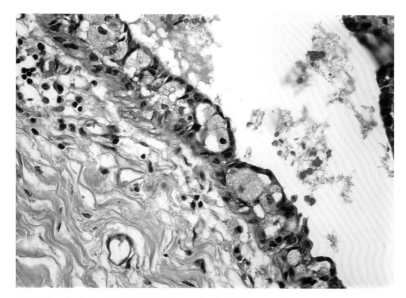

图5.20　上皮内组织细胞类似LCIS佩吉特样累及导管。丰富的泡沫状细胞质和小的细胞核是正确诊断的线索

据TDLU的受累程度来区分。如果一个小叶内不足50%的腺泡被肿瘤细胞充满和膨胀，或者如果所有腺泡被累及但并不膨胀，此时应诊断为ALH。但是具有多形性LCIS特征性细胞的病例属于特殊情形，不适合于该原则。对于这样的病例，即使缺乏腺泡充满和膨胀也诊断为多形性LCIS，因为多形性ALH未被认可。

5.1.6.5 小叶原位癌与浸润癌

LCIS与浸润癌的区分通常不难。然而，LCIS累及先前存在的硬化性病变，如硬化性腺病、放射状瘢痕或复杂性硬化性病变（图5.8），可造成诊断困难。这种鉴别诊断问题见第7章。

5.1.6.6 小叶原位癌与导管原位癌

LCIS和DCIS通常不难区分，但几种原因可造成鉴别诊断困难（见第3章）。其中一部分病例可以通过仔细观察HE切片做出诊断，但有些病例需要免疫染色协助诊断。许多标记物有助于二者的鉴别诊断，其中使用最广泛的是E-cadherin[21,25,47–49]。正如前文所述，E-cadherin表达缺失是LCIS的一个特征。相反，不论组织结构或细胞核分级如何，DCIS细胞特征性地显示E-cadherin呈细胞膜弥漫强阳性着色。不幸的是，并非所有LCIS细胞E-cadherin表达完全缺失。LCIS表达E-cadherin属于异常表达，可呈如下表现：①环周显色，与正常上皮相比，呈不同程度减弱的膜染色；②碎片状、串珠状、斑片状或不完整的膜染色；③胞质染色，或弥漫或核周高尔基区点状染色[25]（图5.21）。部分病例能观察到E-cadherin呈环周膜强阳性染色，类似于DCIS。因此，E-cadherin失表达支持LCIS的诊断，但存在E-cadherin表达并不能排除LCIS的诊断。在某一具体病例中，E-cadherin失表达的范围和模式与E-cadherin失活的分子机制有关。

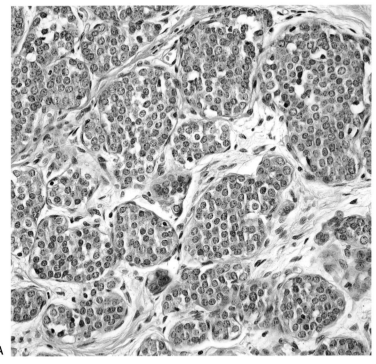

A

图5.21（1） LCIS伴E-cadherin异常表达。A. HE染色显示LCIS的典型组织学特征

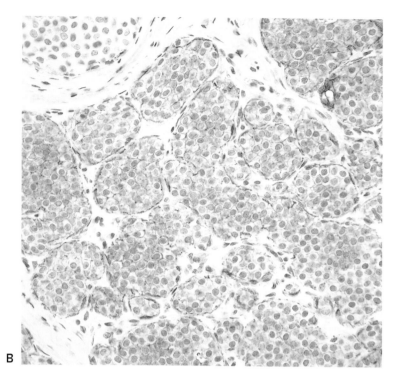

B

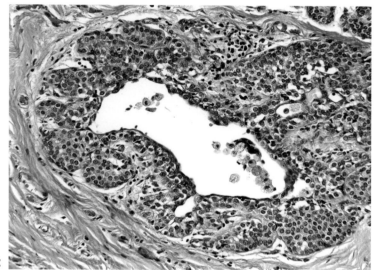

C

图5.21（2） LCIS伴E-cadherin异常表达。B. E-cadherin免疫染色
显示肿瘤细胞呈不同程度的膜染色，其程度从环周显色至碎片状和串
珠状。C. 这例显示LCIS累及导管

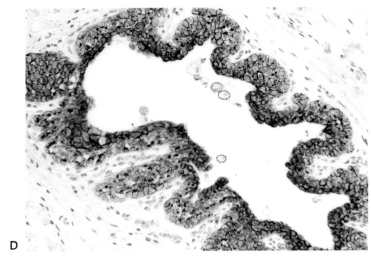

图5.21（3） LCIS伴E-cadherin异常表达。D. E-cadherin免疫染色显示肿瘤细胞不同程度的膜染色和核周点状细胞质染色

对于难以判断E-cadherin阳性原位癌是DCIS还是LCIS伴E-cadherin异常表达的病例，针对cadherin-catenin复合体其他成分的免疫染色可能有帮助[25]。LCIS通常显示p120呈细胞质染色而β-catenin呈细胞膜失表达；相反，DCIS显示p120和β-catenin均细胞膜表达。因此，使用p120和β-catenin免疫染色作为E-cadherin免疫染色的补充，有助于鉴别LCIS伴E-cadherin异常表达和DCIS（表5.2；图5.22）。

表5.2　LCIS和DCIS对E-cadherin、p120和β-catenin的预期表达模式

抗体	LCIS	DCIS
E-cadherin	膜染色缺失[a]	膜染色
p120	胞质染色	膜染色
β-catenin	膜染色缺失	膜染色

注：[a]少数LCIS可见E-cadherin异常表达（见正文）。

另外，有些LCIS病例中混杂着表达E-cadherin的良性细胞，包括肌上皮细胞、残留的正常导管上皮细胞和导管内增生性病变的细胞（如UDH）（图5.23）。不要将这些表达E-cadherin的良性细胞误认为异常表达E-cadherin的LCIS细胞。

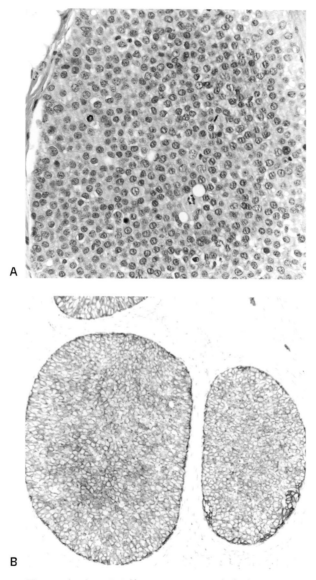

图5.22（1）　LCIS伴E-cadherin异常表达。A. 这例实性原位癌显示中级别核和数个核分裂象。细胞显示轻微失黏附性并含有少量胞质内空泡。HE染色切片上，鉴别诊断包括DCIS和LCIS。B. E-cadherin免疫染色显示肿瘤细胞呈不同程度的胞质和膜染色

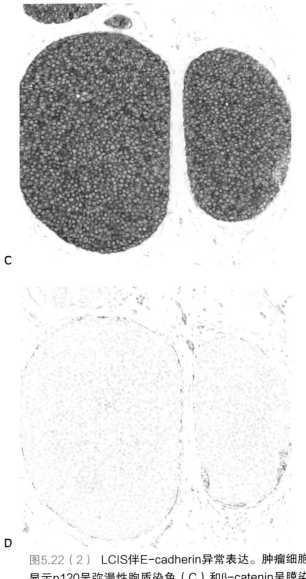

图5.22（2） LCIS伴E-cadherin异常表达。肿瘤细胞
显示p120呈弥漫性胞质染色（C）和β-catenin呈膜染
色缺失（D），支持小叶表型

　　需要强调的是，极少数病例即使经过仔细的组织学观察和使用这些
辅助免疫染色，仍然不能明确地区分LCIS或DCIS。对于这些病例，诊断
为"原位癌伴导管和小叶特征"或"原位癌伴不确定特征"可能是最谨

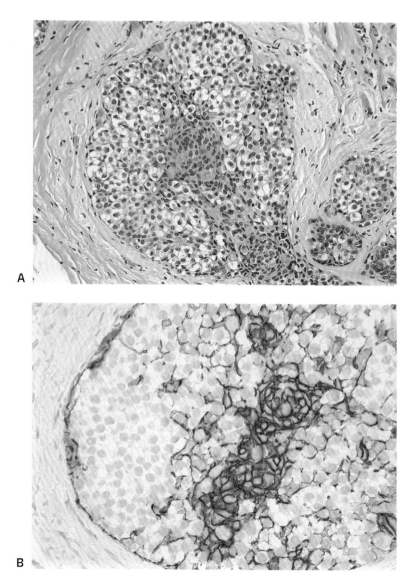

图5.23　同一导管中的LCIS和UDH。A. 增生细胞的外围淡染细胞是LCIS细胞，中央是UDH细胞。B. E-cadherin免疫染色示部分增生细胞膜呈强阳性。然而，E-cadherin仅表达于UDH细胞和肌上皮细胞的细胞质突起，不表达于LCIS细胞

慎的做法。如何更好处理这些模棱两可的原位病变（如更像LCIS或更像DCIS），是一个尚未解决的难题。

下面对几种难以区分LCIS与DCIS的情形进行具体说明。

（1）LCIS与小细胞实性DCIS。实性生长的低级别DCIS累及可辨别的小叶时，与LCIS的鉴别可能非常困难。表5.3总结了最有助于鉴别的组织学标准（图5.24）。然而，没有一个特征是完全特异的；即使应用这些标准，仍有部分病变无法明确分类。对于这样的病例，应用上文所述的E-cadherin等标记物进行免疫染色，有助于正确诊断。

表5.3　小细胞实性DCIS累及TDLU与LCIS的鉴别标准

特征	小叶原位癌	DCIS
黏附性丧失	是	否
细胞质内空泡	常见	少见
佩吉特样导管受累	常见	少见
微腺泡	无	有
周边细胞极性	无	有

（2）多形性LCIS与高级别DCIS。两者区分也非常困难，特别是多形性LCIS显示粉刺样坏死和明显大汗腺分化而致细胞增大时（图5.23）。倾向于多形性LCIS诊断的特征是细胞黏附不佳、细胞质内空泡和相邻TDLU存在经典型LCIS。对于疑难病例，应用上文所述的E-cadherin等标记物进行免疫染色，有助于正确诊断。

（3）LCIS伴粉刺样坏死与DCIS伴粉刺样坏死。有些由经典型A型或B型细胞组成的LCIS在受累管腔内可有粉刺样坏死，因此类似于DCIS（图5.11）。通过辨认LCIS的特征性细胞学改变（特别是细胞黏附不佳和细胞质内空泡）可做出正确诊断。同样，对于有疑问的病例，应用上文所述的E-cadherin等标记物进行免疫染色，有助于正确诊断。

（4）LCIS累及胶原小球病与筛状型DCIS。LCIS累及胶原小球病的形态学可能类似低级别DCIS伴筛状结构（图5.25）[18]。二者组织学特征均为核大小一致的小细胞和凿孔状圆形腔隙组成。支持LCIS累及胶原小球病的表现是腔隙内含有嗜酸性基底膜样物质或黏液样物质，以及存在肌上

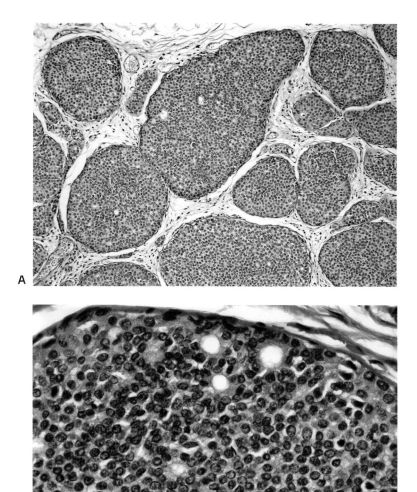

图5.24 实体型低级别DCIS累及小叶。A. 低倍镜下，腺泡膨胀，充满小而一致细胞群，其鉴别诊断包括LCIS和DCIS。B. 高倍镜下，可辨认出微腺泡，支持DCIS的诊断

皮细胞而不是有极性的腔缘细胞。疑难病例应用E-cadherin和（或）肌上皮标记物免疫染色有助于区分。在LCIS累及胶原小球病中，单形性肿瘤细胞呈E-cadherin阴性。凿孔状腔隙周围的细胞是肌上皮细胞，表达肌上皮

细胞标记物（如calponin、SMMHC和p63等）。相反，筛状型DCIS的肿瘤细胞呈E-cadherin阳性，增生病灶内无肌上皮细胞。然而需要强调的是，胶原小球病的肌上皮细胞也表达E-cadherin，注意不要将这些细胞误认为是E-cadherin阳性肿瘤性上皮细胞。

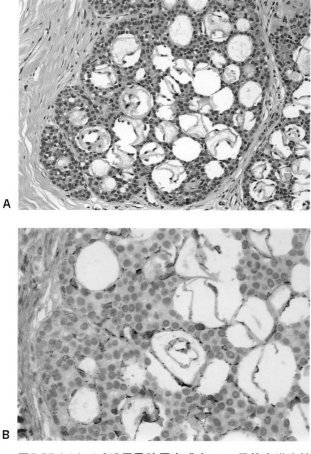

图5.25（1） LCIS累及胶原小球病。A. 导管内增生性病变，由小而一致的细胞和凿孔状圆形腔隙组成，类似于筛状型DCIS。然而，腔隙内存在嗜酸性基底膜样物质和黏液样物，符合胶原小球病。B. 免疫染色，示单形性LCIS上皮细胞不表达E-cadherin，腔隙周围的肌上皮细胞呈局灶阳性

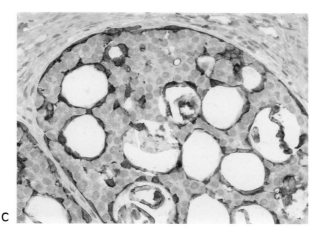

图5.25（2） LCIS累及胶原小球病。C. 免疫染色，calponin突出显示腔隙周围的肌上皮细胞；LCIS细胞阴性

（5）佩吉特样LCIS与佩吉特样DCIS。LCIS呈佩吉特样累及导管是LCIS的常见特征之一。然而DCIS也可以佩吉特样累及导管，从而造成鉴别困难（图5.26）。细胞黏附不佳和细胞质内空泡倾向LCIS，而细胞有黏

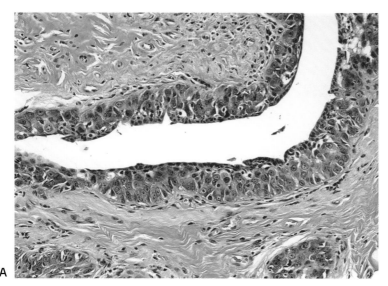

图5.26（1） DCIS佩吉特样累及导管。A. 这种结构类似于LCIS佩吉特样累及导管

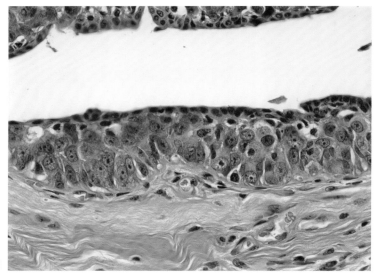

图5.26（2） DCIS佩吉特样累及导管。B. 高倍镜下，细胞显示中度核多形性和黏附性（与图5.6和5.7比较）

附性和中–高级别核异型性倾向DCIS。应用上文所述的E-cadherin等标记物进行免疫染色，有助于正确诊断。

5.2 非典型小叶增生

5.2.1 临床表现

ALH通常总是在因其他病变切除标本的镜下检查时偶然发现。与触及肿块而行活检者相比，ALH更多见于因乳腺影像学发现微小钙化而活检者。然而，像LCIS一样，ALH偶见于这些活检病例，组织学上看到的钙化多源于邻近的正常组织。

5.2.2 大体检查

ALH大体上无法辨认。

5.2.3 组织学检查

ALH组织学特征是TDLU内出现小而黏附不佳的上皮细胞增生。这些细胞的细胞学特征、免疫表型及遗传学改变与LCIS完全一样。然而TDLU受累程度不太广泛。病变并未累及一个小叶的所有腺泡，并且受累腺泡的膨胀和扩张程度均不如LCIS。实际上，在有些腺泡，ALH细胞较少，没有充满或阻塞管腔（图5.27~5.29）。

ALH和LCIS之间没有截然分界，其区别标准在不同学者之间也表达成一致。我们采用佩奇等[50]提出的标准：一个小叶内至少50%腺泡被特征性肿瘤细胞充满和膨胀，诊断为LCIS；如低于这个程度就诊断为ALH，包括那些虽累及所有腺泡但不膨胀的病例。正如LCIS，ALH细胞也可以累及导管。如果小叶内病变不足以诊断LCIS，此时导管内的肿瘤细胞可认为是ALH累及导管[13]。

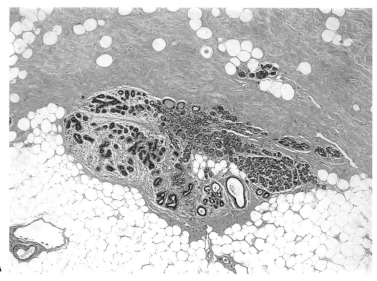

图5.27（1）　ALH。A. TDLU的部分腺泡含有增生细胞，受累腺泡仅轻度膨胀

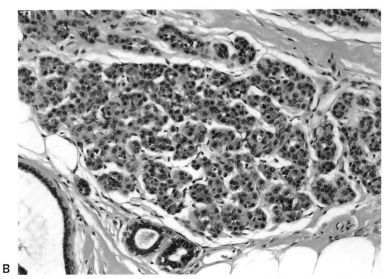

B

图5.27（2） ALH。B. 高倍镜下，示腺泡内单形性小细胞，细胞学特征与LCIS细胞相同

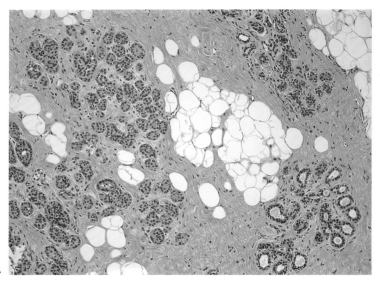

A

图5.28（1） ALH。A. 左侧的TDLU的腺泡内含有小细胞增生，但这些腺泡的管径类似于邻近未受累小叶的腺泡

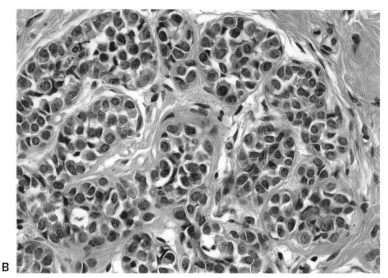

B

图5.28（2）　ALH。B. 细胞松散黏附，核小而一致，与LCIS细胞相同

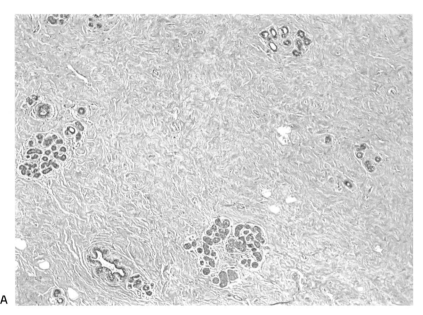

A

图5.29（1）　ALH。A. ALH的微小病灶，取自一例绝经女性萎缩的乳腺组织，低倍镜下检查易忽略这个累及单个TDLU的病变（视野下方）

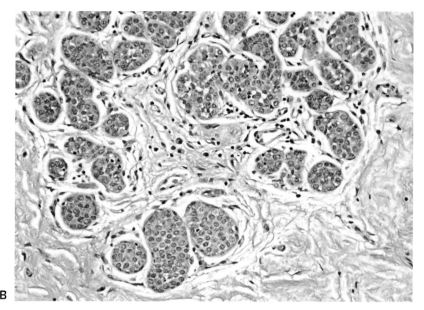

图5.29（2） ALH。B. 高倍镜下，ALH的特征明显可见

5.2.4 临床过程及预后

应用严格的组织学标准区分ALH和LCIS后，临床随访研究发现，ALH以后发生乳腺癌风险低于LCIS。佩奇等[51]最初报道，与那些没有增生性病变的女性相比，伴有ALH的女性发生乳腺癌风险增加6倍。与先前的研究报道相比，这个研究小组最近报道ALH女性发生乳腺癌相对风险较低（风险增加3倍）[52]。来自护士健康研究和梅奥诊所的资料显示，ALH女性以后发生乳腺癌的相对风险是5.5，这与佩奇等最初报道风险相似，但高于他们最新的报道资料[53,54]。ALH单独累及导管的风险低于ALH同时累及小叶和导管的风险[13]。ALH女性发生的乳腺癌约60%位于同侧乳腺[52-54]。

正如LCIS，CNB诊断为ALH的患者，已有更恰当的处理方法。最近研究显示，如果这些患者具有较好的影像学–病理相关性，那么手术切除标本中病变升级的概率很低，明显低于以往研究。因此，目前的临床实践中，CNB诊断的ALH患者如果符合影像学特征，则采取观察随访，而不是手术切除[24]。

5.2.5 鉴别诊断

最常见的鉴别诊断难题是ALH与LCIS，区分二者的诊断标准已在上文中讨论。ALH的其他鉴别诊断也与上文讨论的LCIS一样，特别是ALH与人工假象造成的细胞黏附不佳以及良性硬化性腺病中的ALH与浸润癌的鉴别诊断。

需要注意的是，"小叶增生"这个病变实体还没有得到广泛认可。这个术语曾被用于描述UDH累及小叶，或小叶腺泡数量增多（这种病变称为腺病更为准确）。因此，"小叶增生"在临床实践或外科病理学报告中不应使用。

（赵有财　译）

参考文献

1. King TA, Reis-Filho JS. Lobular neoplasia. *Surg Oncol Clin N Am.* 2014;23(3):487–503.

2. Morrow M, Schnitt SJ, Norton L. Current management of lesions associated with an increased risk of breast cancer. *Nat Rev Clin Oncol.* 2015;12(4):227–238.

3. Haagensen CD, Lane N, Lattes R, et al. Lobular neoplasia (so-called lobular carcinoma in situ) of the breast. *Cancer.* 1978;42(2):737–769.

4. Lakhani SR, Schnitt S, O'Malley F, et al. Lobular neoplasia. In: Lakhani SR, Ellis IO, Schnitt SJ, et al, eds. *WHO Classification of Tumours of the Breast.* Lyon, France: IARC Press; 2012:78–80.

5. Schnitt SJ, Morrow M. Lobular carcinoma in situ: current concepts and controversies. *Semin Diagn Pathol.* 1999;16(3):209–223.

6. King TA, Pilewskie M, Muhsen S, et al. Lobular carcinoma in situ: a 29-year longitudinal experience evaluating clinicopathologic features and breast cancer risk. *J Clin Oncol.* 2015;33(33):3945–3952.

7. Menon S, Porter GJ, Evans AJ, et al. The significance of lobular neoplasia on needle core biopsy of the breast. *Virchows Arch.* 2008;452(5):473–479.

8. Georgian-Smith D, Lawton TJ. Calcifications of lobular carcinoma in situ of the breast: radiologic-pathologic correlation. *AJR Am J Roentgenol.* 2001;176(5):1255–1259.

9. Fulford LG, Reis-Filho JS, Lakhani SR. Lobular in situ neoplasia. *Current Diag Pathol.* 2004;10:183–192.

10. Lerwill MF. The evolution of lobular neoplasia. *Adv Anat Pathol.* 2006;13(4):157–165.

11. Murray M, Brogi E. Lobular carcinoma in situ, classical type and unusual variants. In: Collins LC,

eds. *Current Concepts in Breast Pathology*. Philadelphia, PA: WB Saunders; 2009:273–299.

12. Rakha EA, Ellis IO. Lobular breast carcinoma and its variants. *Semin Diagn Pathol*. 2010;27(1):49–61.

13. Page DL, Dupont WD, Rogers LW. Ductal involvement by cells of atypical lobular hyperplasia in the breast: a long-term follow-up study of cancer risk. *Hum Pathol*. 1988;19(2):201–207.

14. Wang Y, Jindal S, Martel M, et al. Myoepithelial cells in lobular carcinoma in situ: distribution and immunophenotype. *Hum Pathol*. 2016;55:126–134.

15. Eusebi V, Betts C, Haagensen DE Jr, et al. Apocrine differentiation in lobular carcinoma of the breast: a morphologic, immunologic, and ultrastructural study. *Hum Pathol*. 1984;15(2):134–140.

16. Jacobs TW. Recently recognized variants of lobular carcinoma in situ (LCIS) with an emphasis on management of LCIS on core needle biopsy. *Pathol Case Rev*. 2003;8:211–219.

17. Fadare O, Dadmanesh F, Alvarado-Cabrero I, et al. Lobular intraepithelial neoplasia (lobular carcinoma in situ) with comedo-type necrosis: a clinicopathologic study of 18 cases. *Am J Surg Pathol*. 2006;30(11):1445–1453.

18. Sgroi D, Koerner FC. Involvement of collagenous spherulosis by lobular carcinoma in situ: potential confusion with cribriform ductal carcinoma in situ. *Am J Surg Pathol*. 1995;19(12):1366–1370.

19. Frost AR, Tsangaris TN, Silverberg SG. Pleomorphic lobular carcinoma in situ. *Pathol Case Rev*. 1996;1:27.

20. Sneige N, Wang J, Baker BA, et al. Clinical, histopathologic, and biologic features of pleomorphic lobular (ductal-lobular) carcinoma in situ of the breast: a report of 24 cases. *Mod Pathol*. 2002;15(10):1044–1050.

21. Dabbs DJ, Schnitt SJ, Geyer FC, et al. Lobular neoplasia of the breast revisited with emphasis on the role of E-cadherin immunohistochemistry. *Am J Surg Pathol*. 2013;37(7):e1–e11.

22. Chen Y, Fitzgibbons P, Jacobs T, et al. Pleomorphic apocrine lobular carcinoma in situ (PALCIS): phenotypic and genetic study of a distinct variant of lobular carcinoma in situ (LCIS). *Lab Invest*. 2005;85(suppl 1):29A.

23. Chen YY, Hwang ES, Roy R, et al. Genetic and phenotypic characteristics of pleomorphic lobular carcinoma in situ of the breast. *Am J Surg Pathol*. 2009;33(11):1683–1694.

24. Mastracci TL, Tjan S, Bane AL, et al. E-cadherin alterations in atypical lobular hyperplasia and lobular carcinoma in situ of the breast. *Mod Pathol*. 2005;18(6):741–751.

25. Canas-Marques R, Schnitt SJ. E-cadherin immunohistochemistry in breast pathology: uses and pitfalls. *Histopathology*. 2016;68(1):57–69.

26. Sakr RA, Schizas M, Carniello JV, et al. Targeted capture massively parallel sequencing analysis of LCIS and invasive lobular cancer: repertoire of somatic genetic alterations and clonal relationships. *Mol Oncol*. 2016;10(2):360–370.

27. Shin SJ, Lal A, De Vries S, et al. Florid lobular carcinoma in situ: molecular profiling and comparison to classic lobular carcinoma in situ and pleomorphic lobular carcinoma in situ. *Hum Pathol*. 2013;44(10):1998–2009.

28. Chuba PJ, Hamre MR, Yap J, et al. Bilateral risk for subsequent breast cancer after lobular carcinoma-in-situ: analysis of surveillance, epidemiology, and end results data. *J Clin Oncol*. 2005;23(24):5534–5541.

29. Bratthauer GL, Tavassoli FA. Lobular intraepithelial neoplasia: previously unexplored aspects assessed in 775 cases and their clinical implications. *Virchows Arch*. 2002;440(2):134–138.

30. Goldstein NS, Bassi D, Watts JC, et al. E-cadherin reactivity of 95 noninvasive ductal and lobular lesions of the breast: implications for the interpretation of problematic lesions. *Am J Clin Pathol*. 2001;115(4):534–542.

31. Andrade VP, Morrogh M, Qin LX, et al. Gene expression profiling of lobular carcinoma in situ reveals candidate precursor genes for invasion. *Mol Oncol*. 2015;9(4):772–782.

32. Hwang ES, Nyante SJ, Yi Chen Y, et al. Clonality of lobular carcinoma in situ and synchronous invasive lobular carcinoma. *Cancer*. 2004;100(12):2562–2572.

33. Begg CB, Ostrovnaya I, Carniello JV, et al. Clonal relationships between lobular carcinoma in situ and other breast malignancies. *Breast Cancer Res*. 2016;18(1):66.

34. Jorns J, Sabel MS, Pang JC. Lobular neoplasia: morphology and management. *Arch Pathol Lab Med*. 2014;138(10):1344–1349.

35. Masannat YA, Bains SK, Pinder SE, et al. Challenges in the management of pleomorphic lobular carcinoma in situ of the breast. *Breast*. 2013;22(2):194–196.

36. Murray L, Reintgen M, Akman K, et al. Pleomorphic lobular carcinoma in situ: treatment options for a new pathologic entity. *Clin Breast Cancer*. 2012;12(1):76–79.

37. Khoury T, Karabakhtsian RG, Mattson D, et al. Pleomorphic lobular carcinoma in situ of the breast: clinicopathological review of 47 cases. *Histopathology*. 2014;64(7):981–993.

38. Flanagan MR, Rendi MH, Calhoun KE, et al. Pleomorphic lobular carcinoma in situ: radiologic-pathologic features and clinical management. *Ann Surg Oncol*. 2015;22(13):4263–4269.

39. Blair SL, Emerson DK, Kulkarni S, et al. Breast surgeon's survey: no consensus for surgical treatment of pleomorphic lobular carcinoma in situ. *Breast J*. 2013;19(1):116–118.

40. Cangiarella J, Guth A, Axelrod D, et al. Is surgical excision necessary for the management of atypical lobular hyperplasia and lobular carcinoma in situ diagnosed on core needle biopsy? A report of 38 cases and review of the literature. *Arch Pathol Lab Med*. 2008;132(6):979–983.

41. Hwang H, Barke LD, Mendelson EB, et al. Atypical lobular hyperplasia and classic lobular carcinoma in situ in core biopsy specimens: routine excision is not necessary. *Mod Pathol*. 2008;21(10):1208–1216.

42. Rendi MH, Dintzis SM, Lehman CD, et al. Lobular in-situ neoplasia on breast core needle biopsy: imaging indication and pathologic extent can identify which patients require excisional biopsy. *Ann Surg Oncol*. 2012;19(3):914–921.

43. Murray MP, Luedtke C, Liberman L, et al. Classic lobular carcinoma in situ and atypical lobular hyperplasia at percutaneous breast core biopsy: outcomes of prospective excision. *Cancer*. 2013;119(5):1073–1079.

44. Atkins KA, Cohen MA, Nicholson B, et al. Atypical lobular hyperplasia and lobular carcinoma in situ at core breast biopsy: use of careful radiologic-pathologic correlation to recommend excision or observation. *Radiology*. 2013;269(2):340–347.

45. Nakhlis F, Gilmore L, Gelman R, et al. Incidence of adjacent synchronous invasive carcinoma and/or ductal carcinoma in-situ in patients with lobular neoplasia on core biopsy: results from a prospective multi-institutional registry (TBCRC 020). *Ann Surg Oncol*. 2016;23(3):722–728.

46. Niell B, Specht M, Gerade B, et al. Is excisional biopsy required after a breast core biopsy yields lobular neoplasia? *AJR Am J Roentgenol*. 2012;199(4):929–935.

47. Maluf HM. Differential diagnosis of solid carcinoma in situ. *Semin Diagn Pathol*. 2004;21(1):25–31.

48. Jacobs TW, Pliss N, Kouria G, et al. Carcinomas in situ of the breast with indeterminate features: role of E-cadherin staining in categorization. *Am J Surg Pathol*. 2001;25(2):229–236.

49. Acs G, Lawton TJ, Rebbeck TR, et al. Differential expression of E-cadherin in lobular and ductal neoplasms of the breast and its biologic and diagnostic implications. *Am J Clin Pathol*. 2001;115(1):85–98.

50. Page DL, Kidd TE Jr, Dupont WD, et al. Lobular neoplasia of the breast: higher risk for subsequent invasive cancer predicted by more extensive disease. *Hum Pathol*. 1991;22(12):1232–1239.

51. Page DL, Dupont WD, Rogers LW, et al. Atypical hyperplastic lesions of the female breast: a long-term follow-up study. *Cancer*. 1985;55(11):2698–2708.

52. Page DL, Schuyler PA, Dupont WD, et al. Atypical lobular hyperplasia as a unilateral predictor of breast cancer risk: a retrospective cohort study. *Lancet*. 2003;361(9352):125–129.

53. Collins LC, Baer HJ, Tamimi RM, et al. Magnitude and laterality of breast cancer risk according to histologic type of atypical hyperplasia: results from the Nurses' Health Study. *Cancer*. 2007;109(2):180–187.

54. Hartmann LC, Radisky DC, Frost MH, et al. Understanding the premalignant potential of atypical hyperplasia through its natural history: a longitudinal cohort study. *Cancer Prev Res (Phila)*. 2014;7(2):211–217.

第6章
纤维上皮性病变

乳腺的部分病变由间质和上皮共同组成，表现为孤立性肿块。这类双相性病变包括纤维腺瘤和叶状肿瘤。另有几种乳腺病变表现为界限清楚的结节，组织学特征可能类似纤维腺瘤，包括几种"腺瘤"和乳腺错构瘤。

6.1 纤维腺瘤

纤维腺瘤是女性乳腺最常见的良性肿瘤。该肿瘤最常见于年轻女性，特别是30岁以下人群，但也可见于任何年龄。纤维腺瘤多为孤立、可触及、质硬、活动性的肿块，直径常小于3cm。少数情况下，纤维腺瘤可多发，可同时或不同时发生，可为单侧也可为双侧。另外，不可触及的纤维腺瘤可表现为影像学检出的肿块和（或）微小钙化。

纤维腺瘤容易手术剥离，大体表现为质硬的、界限清楚的卵圆形结节，表面光滑、圆凸状、切面灰褐色、膨出、分叶状，常有肉眼可见的裂隙样腔隙（图6.1）。然而，大体表现变化较大，可从质软、黏液样到显著的纤维化、钙化。

组织学上，纤维腺瘤界限清楚，但无包膜，特征性表现为间质和腺体成分均增生。大多数纤维腺瘤的整个病变中腺体和间质成分的比例相对一致。该肿瘤有两种生长方式。管内型：腺体扭曲、拉长，被增生的间质挤压（图6.2）。管周型：间质围绕管腔开放的腺体（图6.3）。这两种生长方式常共同存在，没有临床意义。然而，纤维腺瘤伴明显管内型生长方式可误诊为良性叶状肿瘤或导管内乳头状瘤，特别是在CNB小标本中（图6.4）。

正如其他良性病变，纤维腺瘤中的腺体有内层管腔上皮和外层肌上皮细胞。管腔上皮可由单层立方到柱状上皮组成或显示各种改变，后者包括化生

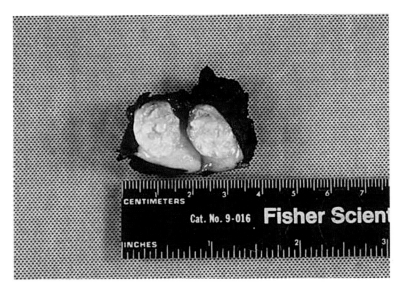

图6.1　纤维腺瘤，对剖。肿瘤界限清楚，切面膨出，裂隙明显

性改变（大汗腺化生最常见，鳞化少见）、囊性变或硬化性腺病。上皮还可发生增生性改变，包括UDH、ADH、ALH、小叶和DCIS[1,2]。大多数病例的原位癌局限于纤维腺瘤内（图6.5，6.6）。浸润癌也可累及纤维腺瘤，尽管癌可局限于纤维腺瘤内，但更常见的是邻近组织的癌扩展到纤维腺瘤内所致。

　　间质成分虽然在形态和细胞密度上有差异，但在一个具体病变内相对一致。最常见的是间质由胶原和梭形间质细胞混合组成，间质细胞核卵圆形或细长，形态温和。核分裂虽然罕见，但仍可见到，特别是在那些青春期和年轻女性的病例。有些纤维腺瘤可见明显黏液样间质改变（图6.7）。虽然有报道黏液样纤维腺瘤（以及黏液瘤）可发生于卡尼（Carney）综合征患者，但大多数伴明显黏液变的纤维腺瘤患者无这种综合征[3]。另有一些病例，特别是老年女性，间质可透明变性和显示钙化（图6.8）。可见局灶或弥漫性间质细胞丰富，当间质细胞明显丰富时应诊断为"富细胞性纤维腺瘤"（图6.9）。然而，对于间质细胞丰富到什么程度才诊断为富细胞性纤维腺瘤，还没有一致意见。正如下文讨论，这种类型纤维腺瘤必须与叶状肿瘤区分。纤维腺瘤间质中有罕见的多核巨细胞（图6.10）[4-6]，在低倍镜下即可非常醒目，虽然形态学奇异，但仍为良性，未见核分裂象。这些细

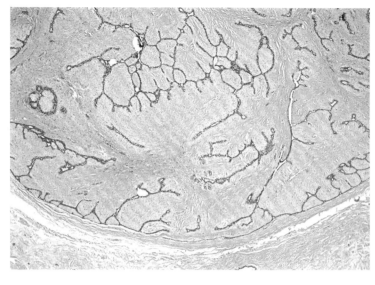

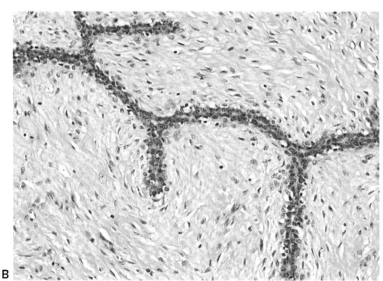

图6.2 纤维腺瘤，管内型。A. 病变边界清楚，腺体被间质挤压变形。
B. 高倍镜下，示良性腺上皮

胞与其他方面正常的乳腺间质中偶尔见到的多核巨细胞是相同的（另见图
1.12）。纤维腺瘤间质可含有脂肪组织或假血管瘤样间质增生的区域。罕见情
况下可见到异源性间质成分如平滑肌、软骨和骨组织（图6.11）。

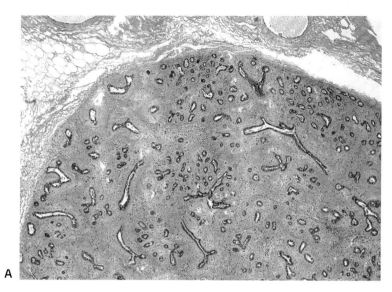

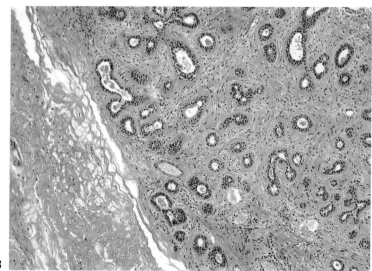

图6.3 纤维腺瘤，管周型。A. 该例病变中，间质围绕管腔开放的腺体。B. 较高倍镜下，示肿瘤与周围组织界限清楚，但缺乏真正包膜

纤维腺瘤可发生梗死，多见于妊娠和泌乳期。

纤维腺瘤的间质细胞可表达ER-β，但不表达ER-α[7]，而上皮细胞常显示不同程度的ER-α表达。间质细胞ER-β表达水平与年轻和间质细胞

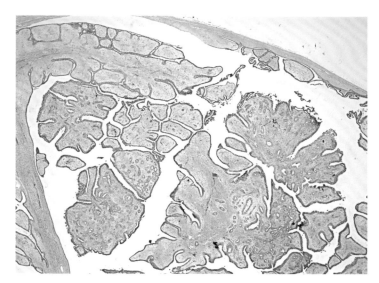

图6.4　纤维腺瘤伴显著叶状结构。此例显著的管内型结构可能会使该病变被误认为良性叶状肿瘤或导管内乳头状瘤

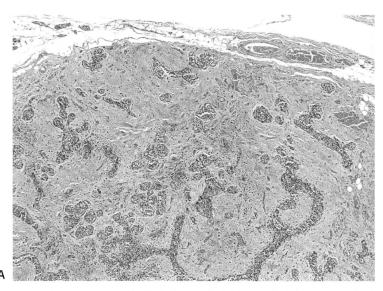

A

图6.5（1）　LCIS累及纤维腺瘤。A. 低倍镜下，该病变的几乎所有腺体均有细胞增生

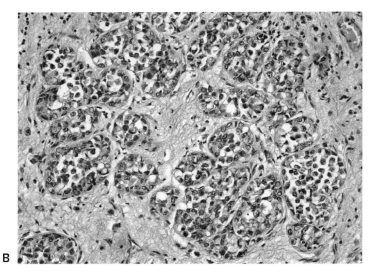

B

图6.5（2） LCIS累及纤维腺瘤。B. 高倍镜下，示小叶原位癌特征性黏附不佳、一致的细胞群

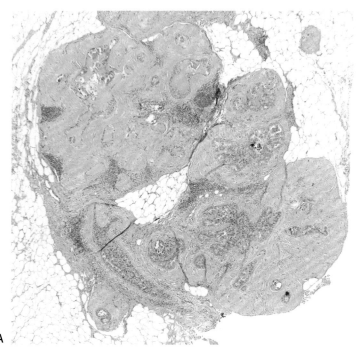

A

图6.6（1） DCIS累及纤维腺瘤。A. 低倍镜下，纤维腺瘤的导管充满增生的上皮细胞伴坏死和钙化

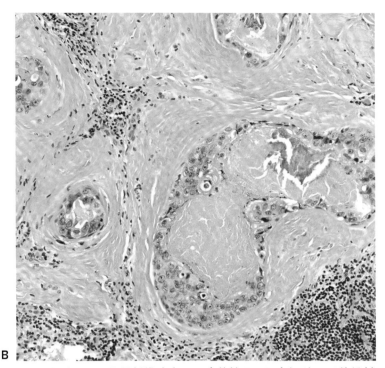

B

图6.6（2） DCIS累及纤维腺瘤。B. 高倍镜下，示高级别DCIS伴粉刺样坏死和钙化

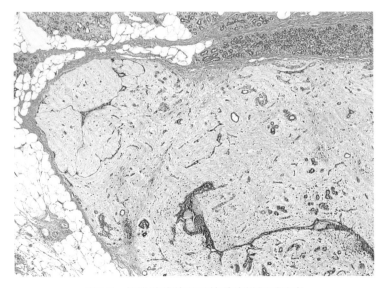

图6.7 纤维腺瘤伴明显的黏液样间质改变

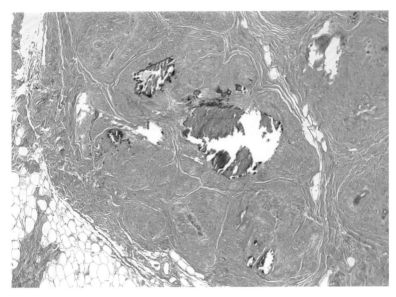

图6.8　纤维腺瘤伴间质透明变性和钙化

丰富有关[7]。PR在上皮和间质中均可表达。间质细胞也表达CD34。

纤维腺瘤是良性病变。尽管传统上采用局部切除，但在CNB明确诊断后仅仅观察也是一种合理的选择。临床随访研究显示患有纤维腺瘤女性以后进展为乳腺癌风险轻度增高，这种风险相当于那些不伴有非典型的其他增生性病变（相对风险为1.5~2.0）[8,9]。值得强调的是，纤维腺瘤内的非典型增生，与其他方面正常的乳腺组织内的非典型增生相比，似乎不伴随着相同的患癌风险增高[10]。

纤维腺瘤的主要特征总结于表6.1。

表6.1　纤维腺瘤的主要特征

- 最常见于年轻女性，但也可见于任何年龄
- 大体表现为界限清楚、光滑、圆凸形实性结节；切面分叶状，有裂隙
- 显微镜下，间质和上皮的增生程度较均衡，呈管内型和（或）管周型
- 上皮可显示UDH或大汗腺化生；罕见非典型增生和原位癌
- 间质可有黏液样变性或透明变性，伴或不伴钙化

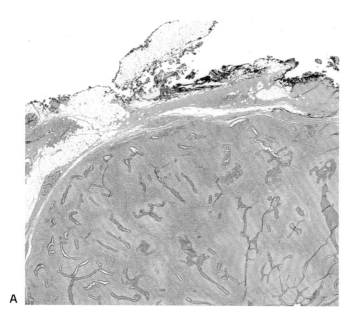

A

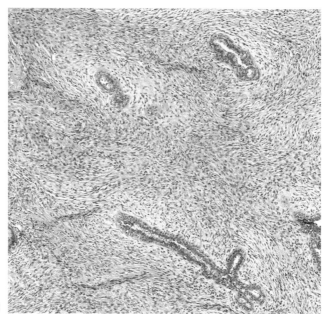

B

图6.9　富细胞性纤维腺瘤。A. 该病变的间质细胞丰富程度明显高于典型的纤维腺瘤，但缺乏叶状肿瘤的裂隙样腔隙、叶状突起和导管周围间质细胞聚集（与图6.3A比较）。B. 高倍镜下，示间质细胞密度增加，无细胞异型性或间质细胞核分裂象

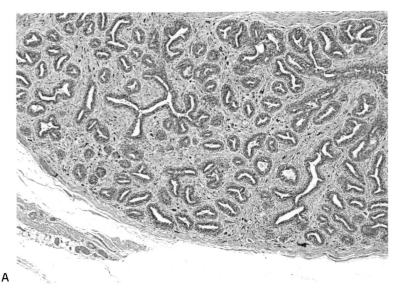

A

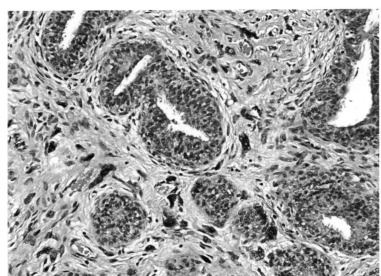

B

图6.10　纤维腺瘤伴间质巨细胞。A. 低倍镜下，该例纤维腺瘤的间质中明显可见核大而深染的细胞。B. 高倍镜下，示间质多核巨细胞

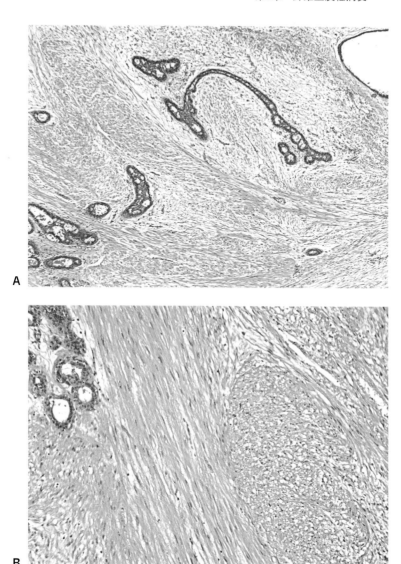

图6.11（1）　纤维腺瘤伴间质平滑肌分化。A. 纤维腺瘤的间质显示明显的平滑肌束。B. 高倍镜下，示基质平滑肌束

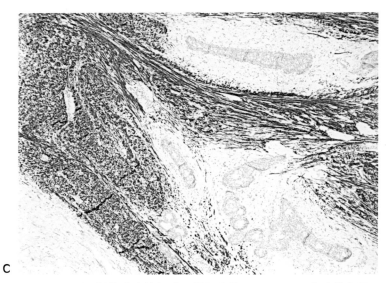

C

图6.11（2） 纤维腺瘤伴间质平滑肌分化。C. desmin免疫染色显示间质平滑肌细胞

6.2 纤维腺瘤亚型

6.2.1 复杂型纤维腺瘤

含有直径大于3mm的囊肿、硬化性腺病、上皮钙化或乳头状大汗腺改变的纤维腺瘤称为"复杂型纤维腺瘤"[8]（图6.12）。在一项临床随访研究中，复杂型纤维腺瘤以后进展为乳腺癌的风险（相对风险约为3.0）高于不伴有这些改变的纤维腺瘤[8]。然而，最近研究提示，与乳腺良性病变的其他分类和小叶复旧相比，这些病变并不具有更高的乳腺癌风险[9]。

6.2.2 幼年性纤维腺瘤

发生于年轻女性和青春期女性的大多数纤维腺瘤都有前面描述的典型纤维腺瘤的组织学形态，但部分病例显示间质细胞密度中度升高，存在小的叶状突起和渗透性边缘。幼年性纤维腺瘤这个术语常用于描述主要发生于青春期女性的纤维腺瘤，组织学上间质细胞密度和上皮增生程度高于普通性纤维

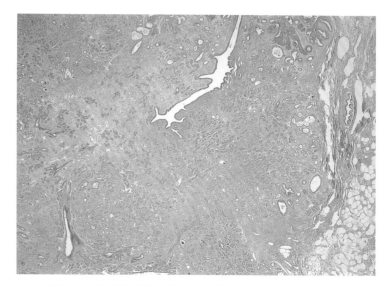

图6.12　复杂型纤维腺瘤。该病变内可见几处硬化性腺病

腺瘤（图6.13）。幼年性纤维腺瘤可生长迅速并且体积巨大，甚至导致乳房明显变形[12]。一些学者应用"巨大纤维腺瘤"这个名词来描述这种巨大幼年性纤维腺瘤。而其他学者使用"巨大纤维腺瘤"来描述体积巨大的典型纤维腺瘤。

6.2.3 纤维腺瘤样改变（纤维腺瘤样增生）

纤维腺瘤样改变或纤维腺瘤样增生用于描述乳腺组织学改变类似于纤维腺瘤，但没有孤立性肿块形成（图6.14）。

6.3 腺瘤

乳腺许多病变均被认为代表着"腺瘤"。有些（如管状腺瘤）可能是纤维腺瘤的亚型，而其他则与纤维腺瘤无关或彼此不相关。

6.3.1 管状腺瘤

管状腺瘤是一种界限清楚的病变，具有一些与纤维腺瘤相同的特征[13]。

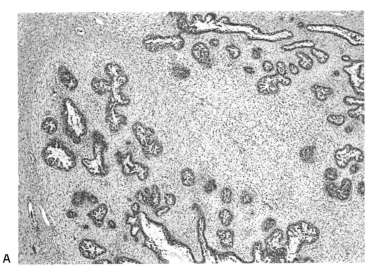

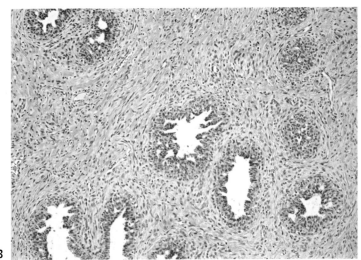

图6.13　幼年性纤维腺瘤。A. 该肿瘤取自一例14岁女孩，低倍镜下肿瘤具有管周型生长结构，间质细胞密度增加。B. 高倍镜下可见间质富于细胞和上皮增生

这种相对少见的病变通常发生于年轻女性。管状腺瘤是否应作为一个独立的疾病实体，或仅仅是纤维腺瘤中以上皮成分为主的一个亚型，尚存争议。大体上，管状腺瘤与纤维腺瘤一样，界限清楚，但管状腺瘤质地较软，切面呈棕褐色。组织学上，管状腺瘤的最主要特征是紧密排列的圆形到卵圆

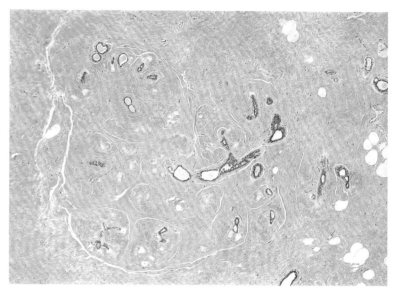

图6.14 纤维腺瘤样改变。组织学改变类似于纤维腺瘤，但该病变缺乏纤维腺瘤明确的界限，病变一侧似乎与周围的乳腺组织融合

形腺体或小管，其间穿插少量纤维间质（图6.15）。小管被覆双层细胞，但肌上皮细胞常不明显。间质可见淋巴细胞浸润。

6.3.2 泌乳性腺瘤（结节性泌乳性增生）

该病变为界限相对清楚的乳腺肿块，仅见于妊娠期和产后期的女性。尽管具有这些特征的一些病变为纤维腺瘤，并有腺体分泌的特征（图6.16），但大多数似乎是伴泌乳改变的增生性小叶的融合[13,14]（图6.17）。因此，该病变最好应视为结节性泌乳性增生病灶，而不是真正的腺瘤。泌乳性腺瘤可发生局灶性或完全梗死。

6.3.3 大汗腺腺瘤

大汗腺腺瘤由导管或腺体结节性聚集形成，伴明显乳头状大汗腺改变和大汗腺囊肿[15]。

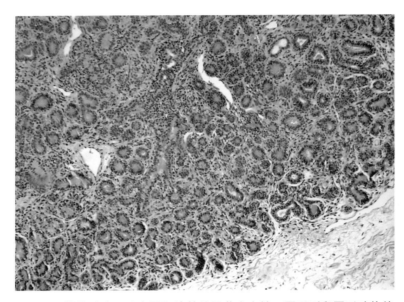

图6.15　管状腺瘤。这个界限清楚的结节由良性、圆形到卵圆形腺体伴少量纤维性间质组成

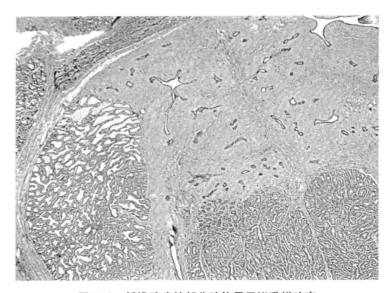

图6.16　纤维腺瘤的部分腺体显示泌乳样改变

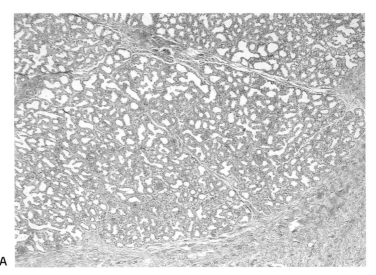

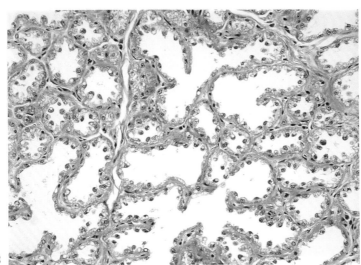

图6.17 泌乳性腺瘤（结节性泌乳性增生）。A. 病变界限清楚，由增生性小叶聚集而成，有泌乳改变。B. 高倍镜下，示泌乳性乳腺组织的特征

6.3.4 其他类型的腺瘤

导管腺瘤和多形性腺瘤似乎代表导管内乳头状瘤的亚型，将在第8章中介绍。

6.4 乳腺错构瘤

乳腺错构瘤这一术语用于描述由乳腺导管、小叶、胶原间质和脂肪组织组成的病变。这些病变也可称为纤维腺脂肪瘤和腺脂肪瘤。尽管乳腺错构瘤可有临床表现并且类似于纤维腺瘤，但在乳腺影像学检查中因病变显示为界限清楚的致密影、周围具有透亮空晕而更容易诊断[16,17]。该病变在手术时容易剜出，大体上表面光滑、界限清楚、常呈卵圆形或扁圆形肿块。切面的质地取决于不同组成成分的相对比例。当病变含有较多纤维间质时与正常乳腺组织难以区分，而病变内含有大量脂肪时则类似于脂肪瘤[18-20]。

组织学检查，乳腺错构瘤为界限清楚但无包膜的结节，由乳腺导管、小叶、纤维间质和脂肪组织以不同比例混合组成（图6.18）。在病变的一部分区域，这些成分随意排列，而在另一些区域，组织结构类似于正常乳腺组织。上皮可有大汗腺化生，也可见假血管瘤样间质增生[19]。有些错构瘤间质内含有平滑肌细胞，称为"肌样错构瘤"[21]。罕见情况下脂肪组织内可见软骨样小岛，称为"软骨脂肪瘤"[20]。

鉴于该病变组织学上类似于正常乳腺组织或伴非特异性良性改变的乳腺组织，在不知道临床和（或）乳腺影像学检查结果的情况下，很难甚至不可能做出乳腺错构瘤的诊断[16,19,21]。特别是在CNB标本不可能对该病进行明确诊断，但在适当的乳腺影像学检查结果的背景下，或许会想到这一诊断的可能性[22]。

6.5 叶状肿瘤

叶状肿瘤是少见的乳腺双相性病变，其发生率占所有乳腺原发性肿瘤的1%以下[23,24]。乳腺叶状肿瘤发病年龄比纤维腺瘤大，多见于中年或老年女性。叶状肿瘤患者常有肿块快速增大的病史，有时发生于先前长期存在肿块的部位。

叶状肿瘤往往比纤维腺瘤大（平均4~5cm）[23,24]，但有些纤维腺瘤可以相当大；相反，一些叶状肿瘤却较小。较大叶状肿瘤临床上表现为质硬的、可触及肿块，较小者乳腺影像学检查中表现为界限清楚的或分叶

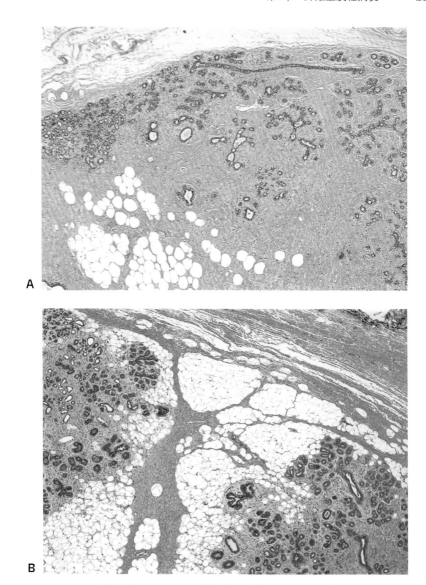

图6.18 乳腺错构瘤。A. 这例肿瘤界限清楚，主要由纤维间质、乳腺导管和小叶组成，脂肪组织稀少。B. 该错构瘤特征为脂肪组织丰富

状的致密影。尽管恶性叶状肿瘤一般大于良性，但肿瘤大小与组织学恶性之间没有一致关系。

大体检查，叶状肿瘤界限清楚，可为多结节状。切面膨隆，褐色至

灰色，可呈旋涡状外观（图6.19）。可见裂隙、囊腔或菜花样外观，特别是肿瘤体积较大者更多见。也可有局灶性坏死和出血，它们存在常提示恶性。

组织学检查，叶状肿瘤特征性表现为间质高度富于细胞和明显的管内型生长结构。由内层上皮和外层肌上皮细胞层被覆的裂隙样腔隙和导管被富细胞性间质围绕，间质细胞在裂隙和导管周围密度更高。被覆的上皮和肌上皮的富细胞性间质突入囊腔内形成叶样结构（图6.20，6.21）。间质可见假血管瘤样间质增生区，罕见多核间质巨细胞[6]。上皮可有多种改变，常见不同程度的UDH。叶状肿瘤中鳞状化生比纤维腺瘤常见（图6.22），但大汗腺化生较少见。罕见上皮成分发生DCIS或LCIS，更为罕见的是发生浸润癌。

叶状肿瘤通常分为良性、交界性和恶性，分类指标包括肿瘤边缘情况、间质细胞丰富程度、间质细胞异型性、间质细胞核分裂活性、间质过度生长［定义为在至少一个低倍（4倍物镜）视野下仅见到间质而无伴

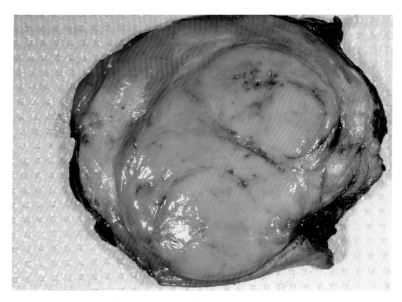

图6.19（1） 叶状肿瘤，切面。肿瘤界限清楚，最大径9cm，由褐色肉样组织组成，伴局灶出血，病变下方可见黄色区域。组织学检查，黄色区域是恶性叶状肿瘤伴局灶脂肪肉瘤

随的上皮成分〕和恶性异源性成分[23-27]。WHO工作组采纳的叶状肿瘤分类标准概括于表6.2[23,24]。

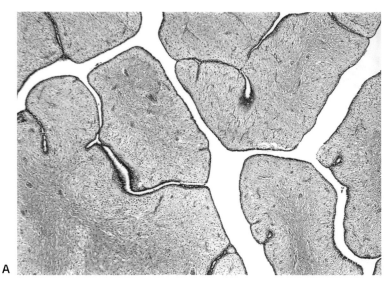

A

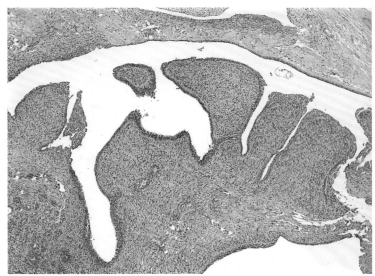

B

图6.20（1） 叶状肿瘤。A. 被覆上皮的间质轻度富于细胞，形成叶状突起，是这一良性叶状肿瘤的特征。B. 恶性叶状肿瘤，叶状突起出现于囊腔内，间质细胞比图A的良性叶状肿瘤更加丰富

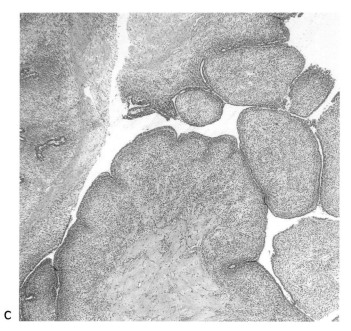

C

图6.20（2） 叶状肿瘤。C. 交界性叶状肿瘤，显示叶状突起，
上皮相邻的间质细胞密度明显增高

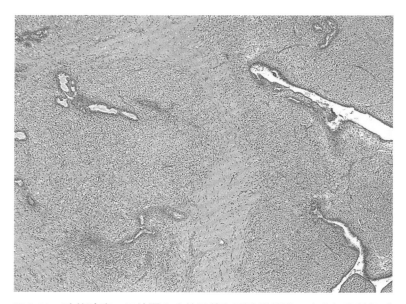

图6.21 叶状肿瘤。示被覆上皮的导管和裂隙样腔隙，由富细胞性间质
围绕，在导管和裂隙周围，间质细胞密度最高

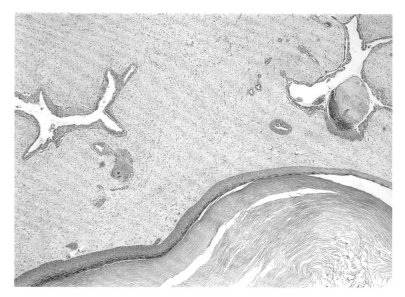

图6.22 叶状肿瘤伴导管上皮鳞状化生

表6.2 区分良性、交界性和恶性叶状肿瘤的WHO标准

	良性	交界性	恶性[a]
肿瘤边界	边界清楚	边界清楚，可局灶浸润	浸润性
间质细胞密度	常轻度富于细胞，分布不均匀或弥漫	常中度富于细胞，分布不均匀或弥漫	常高度富于细胞且弥漫
间质细胞异型性	无到轻度	轻到中度	重度
核分裂活性	通常少见（<5/10HPF）	通常常见（5~9/10HPF）	通常多见（≥10/10HPF）
间质过度生长	无	无或非常局灶	常见
恶性异源性成分	无	无	可有
占叶状肿瘤的相对比例	60%~75%	15%~20%	10%~20%

注：[a]虽然这些特征常组合出现，但并不总是同时存在，即使未见其他恶性组织学特征，存在恶性异源性成分足以诊断恶性叶状肿瘤。

良性叶状肿瘤的一般特征为边界清楚、间质细胞数量轻度增多、间质细胞轻度或无异型性以及间质细胞核分裂象少。整个病变中间质细胞密度相对一致，但导管和裂隙周围常见局灶性间质细胞密度增加（图6.23）。无间质过度生长。可有良性异源性间质成分如脂肪、骨、软骨和骨骼肌等。良性叶状肿瘤与富细胞性纤维腺瘤的鉴别比较困难。对于有问题的病例，出现长的、分支状、裂隙样、衬覆上皮的腔隙伴其周围围绕的间质细胞密集，腺体和间质分布不均匀，囊腔内多量叶状突起和间质细胞核分裂，支持叶状肿瘤的诊断。然而，对于某些病例，很难明确区分这两种疾病。对于组织学不明确的病例，WHO工作组推荐诊断为富细胞性纤维腺瘤[23]。对于这种组织学不确定的病例，部分学者提议使用"良性纤维上皮性肿瘤"这个术语，加上备注说明诊断困难的原因。然而，WHO工作组强调这个术语应当少用，因为它不是新的诊断分类[23, 24]。

恶性叶状肿瘤呈浸润性边界，间质细胞高度丰富，中-重度细胞多形性以及明显的核分裂活性（≥10/10HPF）（图6.24）。常见灶性间质过度

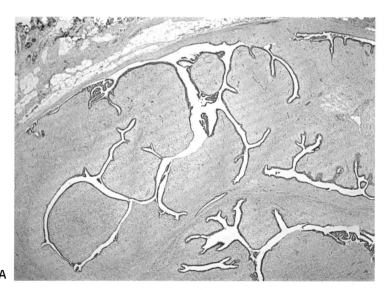

A

图6.23（1） 良性叶状肿瘤。A. 肿瘤边界清楚

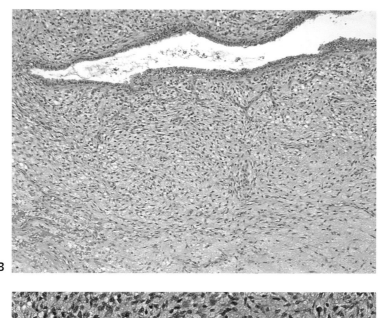

B

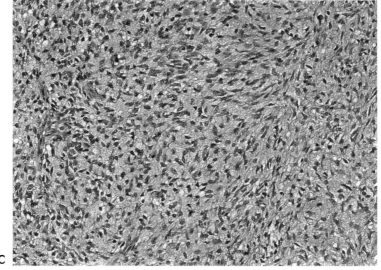

C

图6.23（2） 良性叶状肿瘤。B. 间质轻度富于细胞伴导管周围细胞密度增高。C. 间质细胞核相对一致

生长（图6.25，6.26）。类似纤维肉瘤的间质改变最常见，但也可见到脂肪肉瘤、骨肉瘤、软骨肉瘤和横纹肌肉瘤等异源性分化（图6.27）。恶性叶状肿瘤必须与肉瘤样癌和乳腺原发性肉瘤鉴别。存在良性上皮成分有助于诊断叶状肿瘤，部分病例需要广泛取材以查找上皮成分。应当注意，

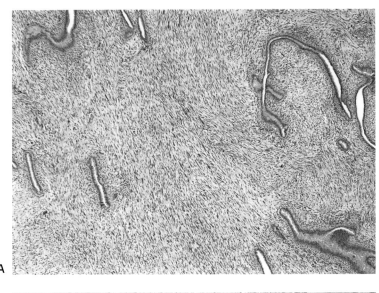

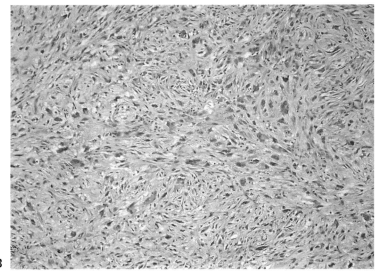

图6.24 恶性叶状肿瘤。A. 间质高度富于细胞。B. 间质细胞呈显著的核多形性

乳腺的肉瘤样病变更可能是恶性叶状肿瘤而不是原发性乳腺肉瘤或来自其他部位的转移性肉瘤。正如第11章讨论的，必要时做CK和p63免疫染色，有助于将恶性梭形细胞病变诊断为梭形细胞癌。然而，某些叶状肿

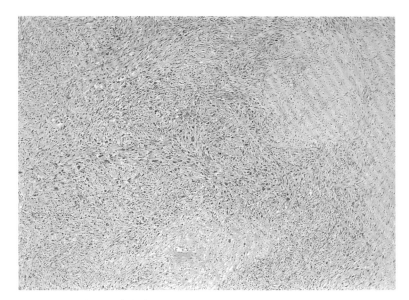

图6.25 恶性叶状肿瘤伴间质过度生长。这一低倍视野（4倍物镜）仅含有间质细胞，未见上皮成分

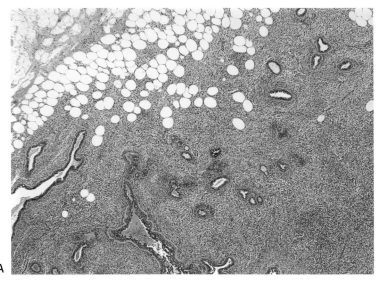

图6.26（1） 恶性叶状肿瘤，浸润性边界。A. 间质细胞和腺体不规则地延伸入周围的脂肪组织

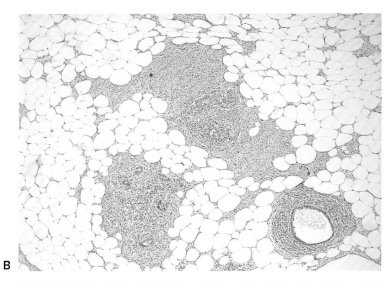

图6.26（2） 恶性叶状肿瘤，浸润性边界。B. 小巢间质和腺体出现于主要病变以外的脂肪组织内

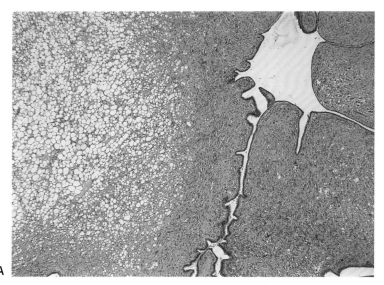

图6.27（1） 恶性叶状肿瘤伴脂肪肉瘤。A. 左侧可见局灶性脂肪肉瘤分化

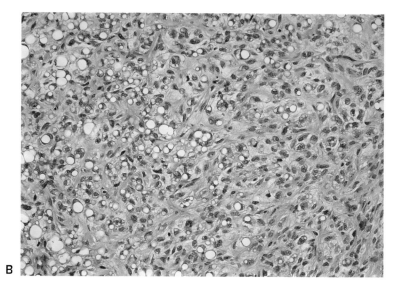

图6.27（2）　恶性叶状肿瘤伴脂肪肉瘤。B. 高倍镜下，示成脂肪细胞

瘤（特别是恶性叶状肿瘤）的梭形细胞可能显示CK、p63以及p63的同分异构体p40灶性染色，形成潜在的诊断陷阱[28,29]。这种病例针对梭形细胞做CD34免疫染色可能有助于区分梭形细胞癌（CD34阴性）和叶状肿瘤（CD34阳性）[30]。

　　交界性叶状肿瘤表现为间质中度富于细胞（图6.28）。值得注意的是，细胞密度常不一致，部分区域的细胞密度不超过纤维腺瘤（图6.29）。间质细胞轻–中度异型性，核分裂象常见（图6.30）。肿瘤边界清楚，但通常至少有局灶性浸润（图6.31）。间质过度生长不存在或非常局限。

　　需要指出的是，用于评估叶状肿瘤分类的部分指标是主观的，不同学者对这些指标所采用的准确定义以及区分良性、交界性和恶性病变的核分裂象分界值也不一致。并且，这些指标在叶状肿瘤分类中的权重也并不明确，最新版WHO分类采用相同的权重。另一问题是不少叶状肿瘤呈现一个分类以上的特征，或呈现肿瘤内异质性，这种病例的分类特别困难和主观。我们认为良性与交界性叶状肿瘤的区分不如交界性与恶性叶状肿瘤的区分那么重要。单用任何一项特征都不能很一致地区分恶性与交界性叶状肿瘤，一个实用方法是只有当肿瘤呈现所有的恶性指标时才

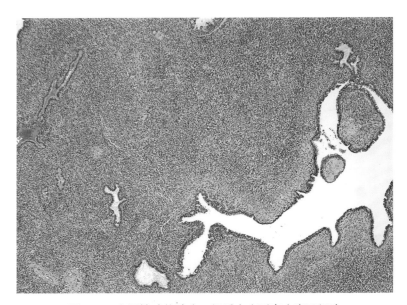

图6.28　交界性叶状肿瘤。间质中度到高度富于细胞

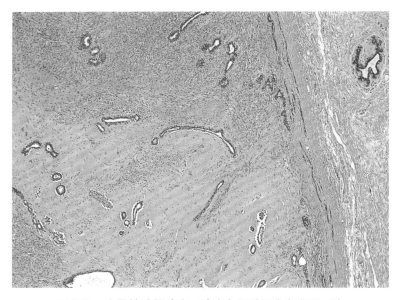

图6.29　交界性叶状肿瘤。肿瘤内间质细胞密度不一致

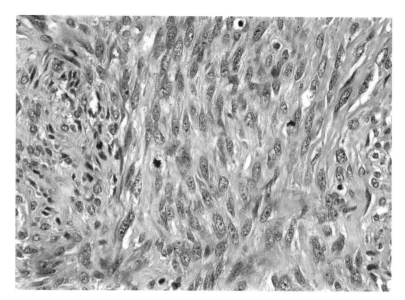

图6.30 交界性叶状肿瘤。高倍镜下，间质细胞示中度异型性和一个间质细胞核分裂象

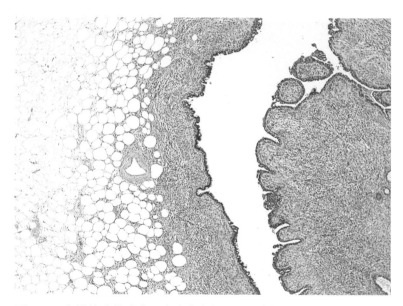

图6.31 交界性叶状肿瘤。该肿瘤大部分边界清楚；然而，这个区域的间质不规则地浸润周围脂肪组织

将其归类为恶性，而并非所有的恶性指标都出现时才归类为交界性[24]。然而应当指出，即使没有恶性叶状肿瘤的其他特征，出现恶性异源性成分（如脂肪肉瘤、软骨肉瘤或骨肉瘤）即可诊断为恶性叶状肿瘤，但有些学者认为交界性病变可以允许有限的脂肪肉瘤成分存在[23,24]。

临床处理

叶状肿瘤患者的临床结局难以预测。临床最关心的问题是局部复发，良性、交界性或恶性叶状肿瘤均可发生，因此，将病变完全切除是首要的治疗目标。在一篇大宗文献综述中，良性、交界性和恶性叶状肿瘤局部复发的风险分别为21%、46%和65%，而局部广泛性切除的复发风险降低（分别为8%、29%和36%）[31]。然而，一些学者认为，病变复发主要取决于切除的范围，而不是肿瘤的组织学类型[32]。其他学者发现，对于良性或交界性叶状肿瘤，阳性切缘和阴性切缘的复发率没有显著差异，因此，提议对这组患者首次切除后采取保守的临床处理，进行临床随访和及时切除复发病变[33]。令人担心的是，对监测、流行病学和结果（SEER）数据的研究发现，越来越多叶状肿瘤患者接受放疗和淋巴结切除，然而尚无证据表明这些治疗策略是有效的[34]。一个研究小组最近使用一种基于网络工具的图算法，结合组织学特征（间质细胞异型性、核分裂象计数、间质细胞过生长）和手术切缘状况预测叶状肿瘤患者的临床结局（http://mobile.sgh.com.sg/ptrra/）[35]。这种图算法用于一组独立人群获得成功[36]。然而，这两项研究都是亚洲人群，他们是叶状肿瘤的高发人群并且复发风险较高。目前还不清楚这种图算法是否适用于其他人群。

复发的肿瘤可含有间质和上皮成分，但比较常见的是间质成分增加为主，并且复发肿瘤的异型性比原发肿瘤更明显。

叶状肿瘤远处转移少见。即使是组织学恶性叶状肿瘤，转移的发生率只有20%~25%[26,32]。大多数转移性肿瘤具有明显的肉瘤样特征和间质过度生长。存在恶性异源性成分似乎是预后特别差的指征[37]。转移常见于胸壁复发后，一般仅由间质组成，通常为血源性转移。最常见的转移部位是肺和骨，腋窝淋巴结转移罕见。

生物学标记物和遗传学

目前在临床实践中还没有任何一种生物学标记物具有足够的预后价值。增殖标记物（如Ki67）及其他标记物（包括p53、CD117、EGFR和VEGF）的表达与叶状肿瘤组织学分类有关（恶性表达最高，良性表达最低），但都不是临床结局的独立预后因素[23,26,38-40]。纤维上皮性病变检测到*MED12*突变，叶状肿瘤的检出率稍高于纤维腺瘤（分别为62.5%和59%）[41]。另外，恶性叶状肿瘤显示更加复杂的遗传学变化，并且最近基于微阵列的比较基因组杂交研究显示涉及*CDKN2A*等位基因的间质性9p21缺失[42,43]。

6.6 导管周围间质病变

这是一类罕见的低级别双相性肿瘤[1]，特征为梭形间质细胞在良性上皮成分周围增生[44]。一般认为本病与叶状肿瘤有关，但无叶状结构。导管周围间质肉瘤最常见于围绝经期和绝经后妇女，通常表现为乳腺肿块。组织学表现，肿瘤呈多结节状，间质细胞围绕导管和小叶呈袖套样增生，形成管周型生长结构（图6.32）。间质成分可发生黏液变性[45]，常见间质细胞浸润周围脂肪组织，间质成分可见细胞异型性和核分裂象（≥3/10HPF）。据报道，少数病例观察到局部复发，因此，建议手术切除并保证切缘阴性[44]。具有上述组织结构特征但无细胞学异型性、核分裂象小于3/10HPF的病变称为导管周围间质增生[44]。

6.7 粗针穿刺活检中的纤维上皮性病变

CNB中的纤维腺瘤通常很容易诊断，特别是组织标本中见到病变的边

1　本病在WHO 2012中称为"导管周围间质肿瘤，低级别（9020/3）"，归入纤维上皮性肿瘤这一大类，但未单独列出，亦未详述，仅在叶状肿瘤的鉴别诊断中简短提及：导管周围间质肿瘤（也有学者称为导管周围间质"肉瘤"，但"肿瘤"这个中性术语更常用）在组织学上与叶状肿瘤有重叠，主要区别是无叶状突起。这种肿瘤界限不清，在扩张的导管周围可见局限性梭形细胞增生。导管周围间质肿瘤进展为典型叶状肿瘤者已有报道，提示其可能属于叶状肿瘤疾病谱系的一部分（译者注）。

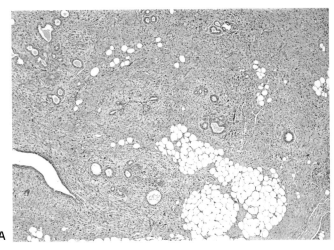

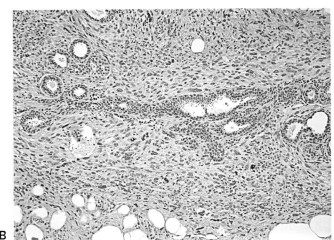

图6.32 导管周围间质肉瘤。A. 间质细胞围绕导管和小叶增生，并伸入邻近的脂肪组织。B. 高倍镜下，示间质成分的细胞学异型性和核分裂象

界时（图6.33A）。经CNB诊断的典型纤维腺瘤，如果影像学检查结果与之相符，仅临床观察即可。

CNB标本中含有富细胞性间质的纤维上皮性病变，特别是管内型结构者，此时在富细胞性纤维腺瘤与良性叶状肿瘤之间难以区分。对于这样的病变，如果不能明确诊断，可谨慎地报告为"纤维上皮性病变伴间质

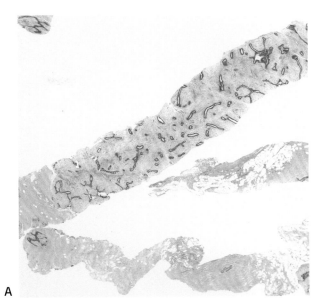

A

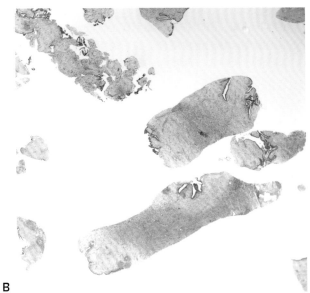

B

图6.33（1）　乳腺CNB标本中的纤维上皮性病变。A. 纤
维腺瘤。该CNB标本可见纤维腺瘤的典型特征，包括肿瘤
边界。B. 叶状肿瘤。该CNB标本显示组织破碎、间质细
胞密度增加、分布不均，组织碎片中上皮出现在边缘。在
CNB标本中综合考虑这些现象应怀疑叶状肿瘤的可能性

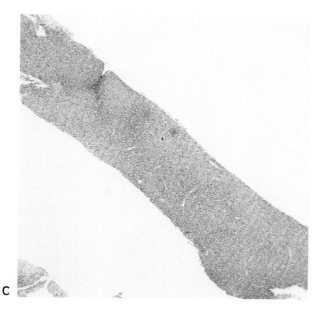

图6.33（2） 乳腺CNB标本中的纤维上皮性病变。C. 恶性叶状肿瘤。该CNB标本显示无上皮成分的非典型梭形细胞病变，缺乏上皮成分。随后的手术切除标本为明显的恶性叶状肿瘤，有大片间质过生长

细胞密度增加"，并建议切除以进一步明确病变性质[46-51]。除了间质细胞密度增加，CNB组织中如出现标本破碎、边界不规则、间质细胞异型性、明显的间质细胞核分裂和组织碎片的边缘可见上皮衬覆等特征，应引起警惕并建议手术切除病变（图6.33B）[48,52,53]。最后，CNB标本中见到非典型或恶性梭形细胞病变，即使未见良性上皮成分，也应当考虑到叶状肿瘤的可能性（图6.33C）。

（王　海　田智丹　译）

参考文献

1. Diaz NM, Palmer JO, McDivitt RW. Carcinoma arising within fibroadenomas of the breast: a clinicopathologic study of 105 patients. *Am J Clin Pathol*. 1991;95(5):614–622.

2. Yoshida Y, Takaoka M, Fukumoto M. Carcinoma arising in fibroadenoma: case report and review of the world literature. *J Surg Oncol.* 1985;29(2):132–140.

3. Carney JA, Toorkey BC. Myxoid fibroadenoma and allied conditions (myxomatosis) of the breast: a heritable disorder with special associations including cardiac and cutaneous myxomas. *Am J Surg Pathol.* 1991;15(8):713–721.

4. Berean K, Tron VA, Churg A, et al. Mammary fibroadenoma with multinucleated stromal giant cells. *Am J Surg Pathol.* 1986;10(11):823–827.

5. Huo L, Gilcrease MZ. Fibroepithelial lesions of the breast with pleomorphic stromal giant cells: a clinicopathologic study of 4 cases and review of the literature. *Ann Diagn Pathol.* 2009;13(4):226–232.

6. Powell CM, Cranor ML, Rosen PP. Multinucleated stromal giant cells in mammary fibroepithelial neoplasms: a study of 11 patients. *Arch Pathol Lab Med.* 1994;118(9):912–916.

7. Sapino A, Bosco M, Cassoni P, et al. Estrogen receptor-beta is expressed in stromal cells of fibroadenoma and phyllodes tumors of the breast. *Mod Pathol.* 2006;19(4):599–606.

8. Dupont WD, Page DL, Parl FF, et al. Long-term risk of breast cancer in women with fibroadenoma. *N Engl J Med.* 1994;331(1):10–15.

9. Nassar A, Visscher DW, Degnim AC, et al. Complex fibroadenoma and breast cancer risk: a Mayo Clinic Benign Breast Disease Cohort Study. *Breast Cancer Res Treat.* 2015;153(2):397–405.

10. Carter BA, Page DL, Schuyler P, et al. No elevation in long-term breast carcinoma risk for women with fibroadenomas that contain atypical hyperplasia. *Cancer.* 2001;92(1):30–36.

11. Tay TK, Chang KT, Thike AA, et al. Paediatric fibroepithelial lesions revisited: pathological insights. *J Clin Pathol.* 2015;68(8):633–641.

12. Pike AM, Oberman HA. Juvenile (cellular) adenofibromas: a clinicopathologic study. *Am J Surg Pathol.* 1985;9(10):730–736.

13. Hertel BF, Zaloudek C, Kempson RL. Breast adenomas. *Cancer.* 1976;37(6):2891–2905.

14. O'Hara MF, Page DL. Adenomas of the breast and ectopic breast under lactational influences. *Hum Pathol.* 1985;16(7):707–712.

15. Baddoura FK, Judd RL. Apocrine adenoma of the breast: report of a case with investigation of lectin binding patterns in apocrine breast lesions. *Mod Pathol.* 1990;3(3):373–376.

16. Daya D, Trus T, D'Souza TJ, et al. Hamartoma of the breast, an underrecognized breast lesion: a clinicopathologic and radiographic study of 25 cases. *Am J Clin Pathol.* 1995;103(6):685–689.

17. Linell F, Ostberg G, Soderstrom J, et al. Breast hamartomas: an important entity in mammary pathology. *Virchows Arch A Pathol Anat Histol.* 1979;383(3):253–264.

18. Charpin C, Mathoulin MP, Andrac L, et al. Reappraisal of breast hamartomas: a morphological study of 41 cases. *Pathol Res Pract.* 1994;190(4):362–371.

19. Fisher CJ, Hanby AM, Robinson L, et al. Mammary hamartoma—a review of 35 cases. *Histopathology.* 1992;20(2):99–106.

20. Oberman HA. Hamartomas and hamartoma variants of the breast. *Semin Diagn Pathol.*

1989;6(2):135–145.

21. Daroca PJ Jr, Reed RJ, Love GL, et al. Myoid hamartomas of the breast. *Hum Pathol*. 1985;16(3):212–219.

22. Tse GM, Law BK, Ma TK, et al. Hamartoma of the breast: a clinicopathological review. *J Clin Pathol*. 2002;55(12):951–954.

23. Tan PH, Tse G, Lee A, et al. Fibroepithelial tumours. In: Lakhani SR, Ellis IO, Schnitt SJ, et al, eds. *WHO Classification of Tumours of the Breast*. Lyon, France: IARC Press; 2012:142–147.

24. Tan BY, Acs G, Apple SK, et al. Phyllodes tumours of the breast: a consensus review. *Histopathology*. 2016;68(1):5–21.

25. Grimes MM. Cystosarcoma phyllodes of the breast: histologic features, flow cytometric analysis, and clinical correlations. *Mod Pathol*. 1992;5(3):232–239.

26. Tse GMK, Tan PH. Recent advances in the pathology of fibroepithelial tumours of the breast. *Current Diag Pathol*. 2005;11:426–434.

27. Ward RM, Evans HL. Cystosarcoma phyllodes: a clinicopathologic study of 26 cases. *Cancer*. 1986;58(10):2282–2289.

28. Chia Y, Thike AA, Cheok PY, et al. Stromal keratin expression in phyllodes tumours of the breast: a comparison with other spindle cell breast lesions. *J Clin Pathol*. 2012;65(4):339–347.

29. Cimino-Mathews A, Sharma R, Illei PB, et al. A subset of malignant phyllodes tumors express p63 and p40: a diagnostic pitfall in breast core needle biopsies. *Am J Surg Pathol*. 2014;38(12):1689–1696.

30. Varma S, Shin SJ. An algorithmic approach to spindle cell lesions of the breast. *Adv Anat Pathol*. 2013;20(2):95–109.

31. Barth RJ Jr. Histologic features predict local recurrence after breast conserving therapy of phyllodes tumors. *Breast Cancer Res Treat*. 1999;57(3):291–295.

32. Moffat CJ, Pinder SE, Dixon AR, et al. Phyllodes tumours of the breast: a clinicopathological review of thirty-two cases. *Histopathology*. 1995;27(3):205–218.

33. Cowan ML, Argani P, Cimino-Mathews A. Benign and low-grade fibroepithelial neoplasms of the breast have low recurrence rate after positive surgical margins. *Mod Pathol*. 2016;29(3):259–265.

34. Adesoye T, Neuman HB, Wilke LG, et al. Current trends in the management of phyllodes tumors of the breast. *Ann Surg Oncol*. 2016;23(10):3199–3205.

35. Tan PH, Thike AA, Tan WJ, et al. Predicting clinical behaviour of breast phyllodes tumours: a nomogram based on histological criteria and surgical margins. *J Clin Pathol*. 2012;65(1):69–76.

36. Nishimura R, Tan PH, Thike AA, et al. Utility of the Singapore nomogram for predicting recurrence-free survival in Japanese women with breast phyllodes tumours. *J Clin Pathol*. 2014;67(8):748–750.

37. Murad TM, Hines JR, Beal J, et al. Histopathological and clinical correlations of cystosarcoma phyllodes. *Arch Pathol Lab Med*. 1988;112(7):752–756.

38. Esposito NN, Mohan D, Brufsky A, et al. Phyllodes tumor: a clinicopathologic and im-munohistochemical study of 30 cases. *Arch Pathol Lab Med*. 2006;130(10):1516–1521.

39. Tan PH, Jayabaskar T, Yip G, et al. p53 and c-kit (CD117) protein expression as prognostic indicators in breast phyllodes tumors: a tissue microarray study. *Mod Pathol.* 2005;18(12):1527–1534.

40. Noronha Y, Raza A, Hutchins B, et al. CD34, CD117, and Ki-67 Expression in phyllodes tumor of the breast: an immunohistochemical study of 33 cases. *Int J Surg Pathol.* 2011;19(2):152–158.

41. Ng CC, Tan J, Ong CK, et al. MED12 is frequently mutated in breast phyllodes tumours: a study of 112 cases. *J Clin Pathol.* 2015;68(9):685–691.

42. Jones AM, Mitter R, Springall R, et al. A comprehensive genetic profile of phyllodes tumours of the breast detects important mutations, intra-tumoral genetic heterogeneity and new genetic changes on recurrence. *J Pathol.* 2008;214(5):533–544.

43. Tan WJ, Lai JC, Thike AA, et al. Novel genetic aberrations in breast phyllodes tumours: comparison between prognostically distinct groups. *Breast Cancer Res Treat.* 2014;145(3):635–645.

44. Burga AM, Tavassoli FA. Periductal stromal tumor: a rare lesion with low-grade sarcomatous behavior. *Am J Surg Pathol.* 2003;27(3):343–348.

45. Tomas D, Jankovic D, Marusic Z, et al. Low-grade periductal stromal sarcoma of the breast with myxoid features: immunohistochemistry. *Pathol Int.* 2009;59(8):588–591.

46. Dershaw DD, Morris EA, Liberman L, et al. Nondiagnostic stereotaxic core breast biopsy: results of rebiopsy. *Radiology.* 1996;198(2):323–325.

47. Ioffe OB, Berg WA, Silverberg SG, et al. Mammographic-histopathologic correlation of large-core needle biopsies of the breast. *Mod Pathol.* 1998;11(8):721–727.

48. Jacobs TW, Chen YY, Guinee DG Jr, et al. Fibroepithelial lesions with cellular stroma on breast core needle biopsy: are there predictors of outcome on surgical excision? *Am J Clin Pathol.* 2005;124(3):342–354.

49. Komenaka IK, El-Tamer M, Pile-Spellman E, et al. Core needle biopsy as a diagnostic tool to differentiate phyllodes tumor from fibroadenoma. *Arch Surg.* 2003;138(9):987–990.

50. Meyer JE, Smith DN, Lester SC, et al. Large-needle core biopsy: nonmalignant breast abnormalities evaluated with surgical excision or repeat core biopsy. *Radiology.* 1998;206(3):717–720.

51. Resetkova E, Khazai L, Albarracin CT, et al. Clinical and radiologic data and core needle biopsy findings should dictate management of cellular fibroepithelial tumors of the breast. *Breast J.* 2010;16(6):573–580.

52. Jara-Lazaro AR, Akhilesh M, Thike AA, et al. Predictors of phyllodes tumours on core biopsy specimens of fibroepithelial neoplasms. *Histopathology.* 2010;57(2):220–232.

53. Morgan JM, Douglas-Jones AG, Gupta SK. Analysis of histological features in needle core biopsy of breast useful in preoperative distinction between fibroadenoma and phyllodes tumour. *Histopathology.* 2010;56(4):489–500.

第7章
腺病和硬化性病变

"腺病"这一术语是指一组良性乳腺病变,其共同特点是乳腺腺体数量呈病理性增加。部分腺病的特征表现为小叶腺泡数量的增加而无小叶结构扭曲("单纯性腺病")。另一些腺病伴有间质增生而使腺体挤压变形(如硬化性腺病)。此外,还有一些腺病的特征为腺体随意的、浸润性增生,而不见或少见腺体扭曲(如微腺型腺病、腺管型腺病、分泌型腺病)。

"硬化性腺病"用于描述一组增生性乳腺病变,其中良性腺体被纤维和纤维弹性结缔组织卷入并扭曲。这组病变包括放射状瘢痕和复杂性硬化性病变。

认识腺病和硬化性病变的不同结构的重要性,以及将它们放在这一章中集中讨论的原因,在于它们可误诊为浸润癌,尤其是低级别癌,如小管癌和低级别浸润性导管癌。

7.1 硬化性腺病

硬化性腺病是腺病的最常见类型,该病变发生于TDLU,病变特征为腺体和小管的小叶中心性增生伴间质增生,导致腺体不同程度的挤压和扭曲(图7.1)。最近一项研究包括13000例以上良性乳腺活检,硬化性腺病占27.8%[1]。

硬化性腺病通常是一种偶然的镜下发现,但在某些病例可表现为乳腺影像学异常(微小钙化最常见)。少见情况下,该病变可表现为乳腺影像学致密影或可触及异常。

硬化性腺病可单发或多发。病变中增生的腺体和小管由良性的、通常

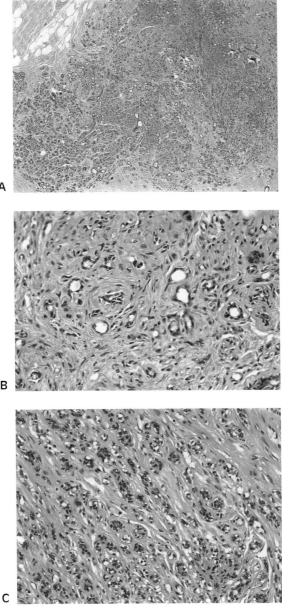

图7.1 硬化性腺病。A. 低倍镜下，示病变界限相对清楚，呈小叶中心性增生。B. 高倍镜下，病变的一个区域显示几个管腔开放的腺体，衬覆上皮变薄，肌上皮层难以识别。C. 病变另一个区域显示纤维间质中受挤压的腺体

扁平的上皮细胞组成，周围有一层肌上皮细胞。腺腔内可有分泌物。上皮细胞缺乏细胞异型性；然而，当合并大汗腺化生时，可能出现令人担心的图像（见下文）[2-3]。肌上皮细胞在一些病例中显著，但另一些病例HE切片中难以识别。尽管在常规切片中不明显，腺体周围的肌上皮细胞层可通过肌上皮免疫标记物如calponin、SMMHC、p63等免疫染色得以证实（图7.2）。

腺体挤压和扭曲在病变中央区域最明显，管腔可以完全闭塞，导致腺体在纤维间质中呈实性条索样、旋涡状排列。常见钙化并且与腺体有关（图7.3）。神经周围侵犯虽然少见，但这种特征已有较多文献记载，不应视为恶性指征[4]（图7.4）。硬化性腺病的诊断关键是低倍镜下病变局限和小叶中心性结构，该特征有助于区分浸润癌（图7.1A）。然而，罕见情况下，浸润癌形成相对局限的病灶，低倍镜下类似于硬化性腺病中的小叶中心结构（图7.5）。

结节性腺病和腺病瘤的名称应用于描述旺炽性硬化性腺病，乳腺影像学检查为肿块或可触及病变。病变大体检查有时可见圆形、粉红色、颗粒状区域。显微镜下，结节性腺病由典型硬化性腺病病灶聚集或融合而成（图7.6）。

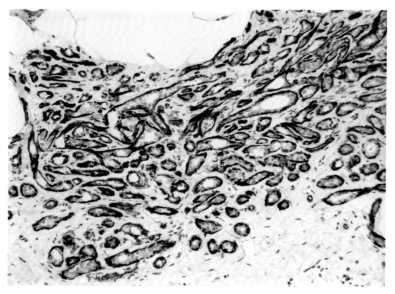

图7.2　硬化性腺病。SMMHC免疫染色突出显示腺体周围的肌上皮细胞

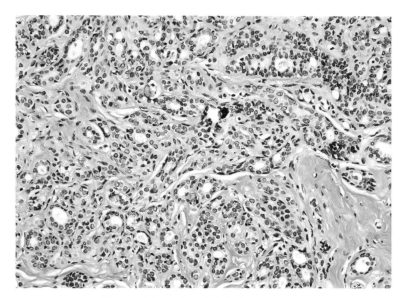

图7.3 此例硬化性腺病中出现几处钙化

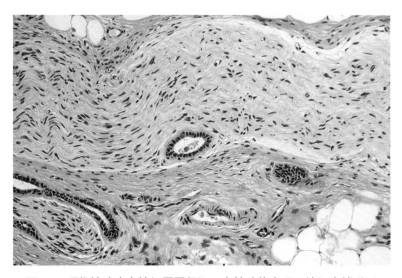

图7.4 硬化性腺病中神经周围侵犯。良性腺体出现于神经末梢附近

硬化性腺病中的腺上皮可有不同形式的增生性改变，包括非典型增生和原位癌（导管型或小叶型）（图7.7，7.8）。原位癌累及硬化性腺病时，可表现为纤维间质内肿瘤性上皮细胞呈小巢状、腺样或条索状，与浸润

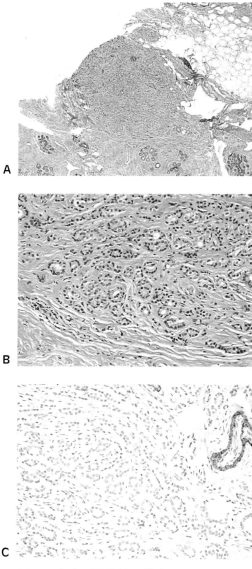

图7.5 低级别浸润性导管癌貌似硬化性腺病。A. 低倍镜下，浸润癌相对局限的病灶类似于硬化性腺病中的小叶中心性结构。B. 高倍镜下，圆形腺体伴上皮细胞轻度异型，没有明确的肌上皮细胞。C. SMMHC免疫染色，显示腺体周围肌上皮细胞缺失，支持浸润癌的诊断（血管平滑肌细胞表达SMMHC）

癌的鉴别可能极其困难，需借助肌上皮标记物的免疫染色来确定原位病变的本质（图7.7，7.8）。然而，即使当被原位癌累及时，硬化性腺病小叶中心性结构仍然保留。再次强调，在低倍镜下观察最容易识别结构特征，认识到这一点对于正确诊断很重要。

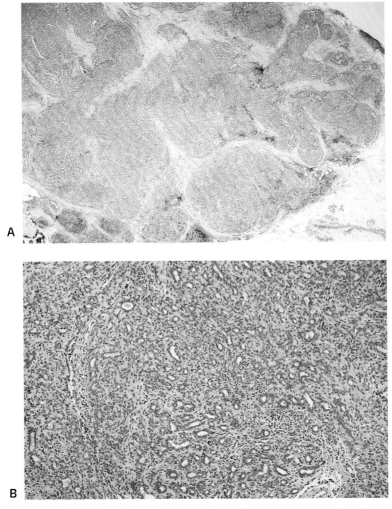

图7.6 结节性腺病。A. 低倍镜下，示硬化性腺病由数个病灶聚集而成，局灶区域融合。结节状结构明显。B. 高倍镜下，示间质中不同程度受挤压的腺体，为硬化性腺病的典型表现

临床随访研究表明，硬化性腺病患者以后发生乳腺癌风险可增加1.5~2倍，这一危险度类似于其他无非典型增生的增生性病变，如普通型导管增生[1,5]。然而，增生性病变不管有或无非典型增生，出现硬化性腺病都不影响其乳腺癌风险[1]。CNB标本中出现的硬化性腺病不需要手术切除。

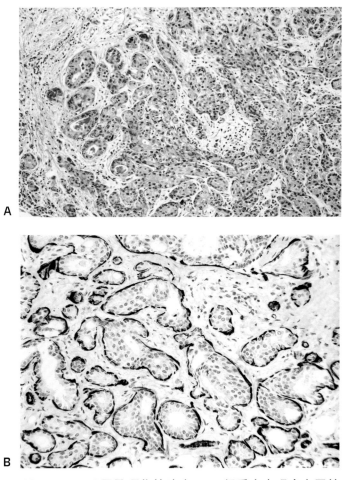

图7.7　DCIS累及硬化性腺病。A. 间质中出现含有恶性细胞的小腺体和细胞巢，形态学表现令人担心为浸润癌。B. SMMHC免疫染色，突出显示腺体周围的肌上皮细胞，证实了该病变的本质是原位癌

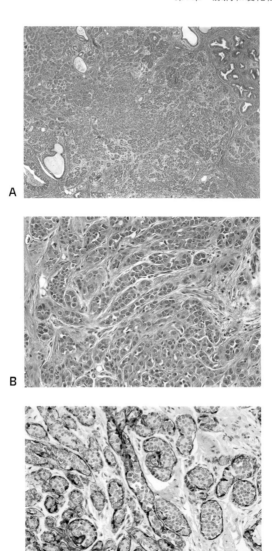

图7.8　LCIS累及硬化性腺病。A. 低倍镜下，大部分腺管充满增生细胞，管腔闭塞。B. 高倍镜下，纤维间质内受挤压的细胞条索和细胞巢，细胞形态单一，具有小叶肿瘤的形态特征，这种结构令人担心为浸润癌。C. SMMHC免疫染色，显示肌上皮细胞围绕细胞条索和细胞巢，证实该病变的本质是原位癌

硬化性腺病的主要特征概括于表7.1。

表7.1 硬化性腺病的主要特征

- 小腺体和小导管呈小叶中心性（有边界）增生，在纤维间质中不同程度地挤压变形
- 腺体和小导管周围有肌上皮细胞层
- 常伴随钙化
- 上皮通常呈立方或扁平状，但可见大汗腺化生（大汗腺腺病）或非典型大汗腺改变（非典型大汗腺腺病）
- 可被原位癌（导管型或小叶型）累及，形态学类似浸润癌

7.2 大汗腺腺病和非典型大汗腺腺病

多种乳腺良性病变的上皮显示大汗腺细胞学特征，统称为"大汗腺腺病"[6,7]。我们及其他学者将该术语限定于那些具有硬化性腺病的结构特征并且上皮显示大汗腺化生（特征包括细胞体积增大、细胞质呈丰富的嗜酸性颗粒状、核大而圆、核仁明显）的病变[3]（图7.9）。除非认识到这种病变的大汗腺本质，否则核增大和核仁明显可能造成细胞异型性的错误印象。

当大汗腺细胞核的大小至少相差3倍并且核仁增大时，才能称为"非典型大汗腺腺病"[3]（图7.10）。然而，它与大汗腺型DCIS累及硬化性腺病的区分不明确，特别是在标本其他区域存在大汗腺型DCIS的病例[3,7]。对于不确定病例，诊断"非典型大汗腺腺病"或"非典型大汗腺增生累及硬化性腺病"较为合适。如果该病变位于或接近手术标本的切缘，谨慎的做法是再次手术切除以排除邻近区域存在大汗腺型DCIS的可能性。

当硬化性腺病中出现大汗腺上皮时，细胞核增大、核仁明显，加上腺体扭曲，这些特征结合在一起很像浸润癌；非典型大汗腺腺病尤其如此。这些病例需要做肌上皮细胞标记物免疫染色协助诊断。

大汗腺腺病和非典型大汗腺腺病以后发生乳腺癌的风险尚不明确。一项研究发现，47例非典型大汗腺腺病患者在平均随访35个月后，均没有进展为乳腺癌[2]。相反，在另外2项均为37例患者的研究中，平均随访时间分别为9年和14年，分别有3例和4例发生乳腺癌[3,8]。

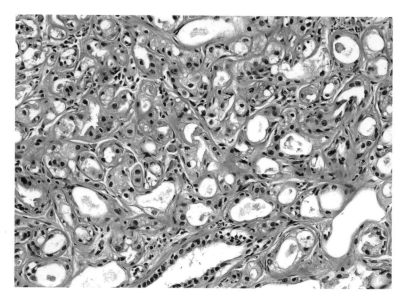

图7.9 大汗腺腺病。本例硬化性腺病中，上皮细胞具有大汗腺化生的特征：嗜酸性颗粒状细胞质和一致的圆形细胞核

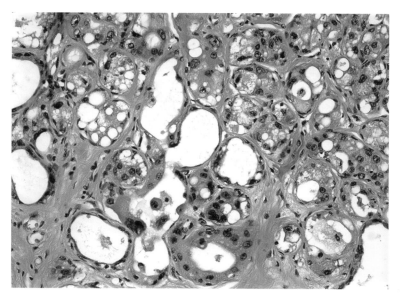

图7.10 非典型大汗腺腺病。上皮细胞具有典型大汗腺化生的嗜酸性细胞质，但细胞核有多形性，核仁明显且增大

对于CNB标本中大汗腺腺病和非典型大汗腺腺病的恰当处理，数据非常有限。在最近的一项研究中，7例CNB发现最严重病变为纯的大汗腺腺病或非典型大汗腺腺病，随后的手术切除标本中均未发现DCIS或浸润癌[9]。CNB发现的大汗腺腺病适合采取临床随访，但目前对于CNB发现的非典型大汗腺腺病，最谨慎的方法是手术切除。

7.3 微腺型腺病

微腺型腺病（MGA）是腺病的一种少见类型，其组织学特征为乳腺间质和脂肪组织内相对一致的小腺体呈浸润性、非小叶中心性增生[10-13]（图7.11）。该病变主要表现为可触及肿块，但也可表现为影像学检查中乳腺的致密影或显微镜下偶然发现。

MGA的腺体为规则的圆形，不成角，不被间质挤压变形，被覆单层腺上皮（图7.11）。腺体周围有基底膜（电镜、Ⅳ型胶原和层黏连蛋白免疫染色可证实），但无外层的肌上皮细胞层（图7.12）。腺腔内常见嗜酸性、PAS染色阳性、抗淀粉酶的分泌物（图7.13），也可见钙盐沉积。上皮细胞立方形或扁平状，无胞质顶突，细胞质透亮至嗜双色性，核圆形，核仁不明显。免疫染色，MGA的特征是强阳性表达S-100蛋白（图7.14）和组织蛋白酶D（cathepsin D），而不表达EMA、ER（图7.15）和PR[14-16]。

尽管呈浸润性生长并缺乏肌上皮细胞，一般仍然认为MGA是良性病变[10-13]。但是，已有文献描述过该病变的非典型类型（非典型MGA）以及与浸润癌的相关性，提出MGA可能是一种非必然的前驱病变（见下文）。在非典型MGA中，腺体结构更加复杂，腺体之间互相连接、形成"腺腔桥"，以及有微小筛孔的细胞巢[14-16]。上皮细胞开始复层化并阻塞腺腔，常有细胞异型性。腺腔内分泌物消失（图7.16）。乳腺癌可与MGA并存或起源于MGA[11,14-19]，通常由非典型MGA和（或）DCIS进展而来。浸润癌倾向于保留原有MGA的部分特征，如腺泡状生长方式和透明细胞质，也保留其免疫表型（S-100蛋白和组织蛋白酶D阳性，ER和PR阴性）[14]。据报道，与MGA相关的少见乳腺癌组织学类型包括腺样囊性癌以及伴有基底样、分泌性、鳞状细胞样、软骨样或软骨黏液样特征的癌[20-22]（图7.17）。

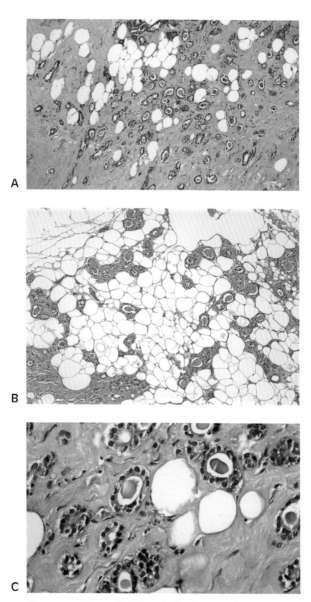

图7.11　MGA。小腺体无规律地浸润于纤维（A）和脂肪间质（B）中。许多腺腔内有明显的嗜酸性分泌物。C. 高倍镜下，示腺体由单层立方上皮细胞构成，细胞质嗜双色性，核小而规则，周围无肌上皮细胞围绕

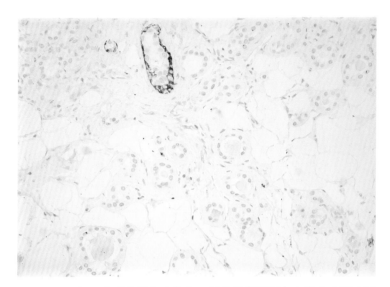

图7.12　MGA，SMMHC免疫染色。正常导管周围存在肌上皮层（图片上方），而MGA的腺体周围无肌上皮细胞

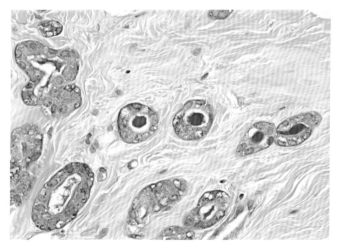

图7.13　MGA，PAS染色示腺腔内分泌物阳性

　　最近分子学研究资料证实，在共存的MGA、非典型MGA和浸润性乳腺癌中具有克隆相关性，特征表现为相同的*TP53*突变和相似的拷贝数变化，进一步支持至少一部分MGA可能是浸润性乳腺癌（特别是基底样癌

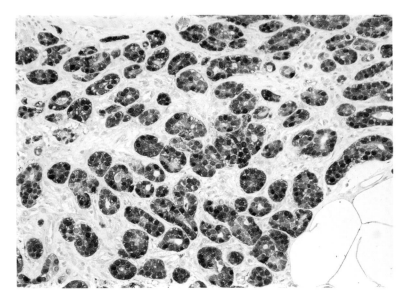

图7.14　MGA，S-100蛋白免疫染色示腺体呈强阳性

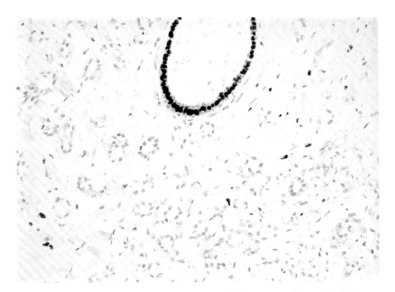

图7.15　MGA的ER免疫染色。正常导管的上皮细胞强阳性表达ER（图片上方），MGA不表达ER

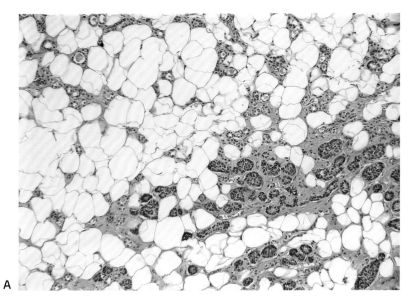

A

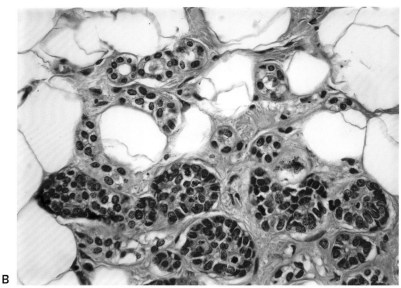

B

图7.16　非典型MGA。A. 低倍镜下，示典型的MGA区域（上方和左侧）和非典型MGA，后者腺体内细胞增生使大多数腺腔闭塞。B. 高倍镜下，非典型细胞充满腺体。图像上方也有几个典型MGA的腺体

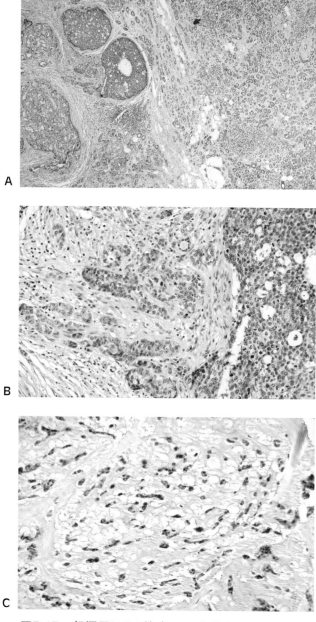

图7.17 起源于MGA的癌。A. 低倍镜下，图像右侧为典型MGA区域。图像左侧可见DCIS病灶和浸润癌。B. 较高倍镜下，示DCIS病灶及其相邻的浸润癌。C. 同一肿瘤的另一区域显示软骨黏液样基质中的肿瘤细胞

或三阴型癌）的非必然的前驱病变[18,19,23,24]。

　　MGA的鉴别诊断包括小管癌、腺泡细胞癌及其他类型腺病[25]。MGA与小管癌的鉴别要点见表7.2。腺泡细胞癌极为罕见，其特征是具有微腺样结构，肿瘤细胞含有嗜酸性、嗜碱性或透明的细胞质。部分细胞含有嗜酸性胞质颗粒。与MGA相似，腺泡细胞癌的腺体可含有腺腔内嗜酸性分泌物。另一个潜在陷阱是MGA和腺泡细胞癌均呈S-100阳性和ER阴性[25]。有报道腺泡细胞癌起源于并存的MGA，使得鉴别诊断更加复杂[26,27]。

　　MGA与硬化性腺病相区别的主要特征包括浸润性生长方式、腺体的非挤压特征以及MGA腺体周围缺乏肌上皮层。分泌型腺病（见下文）许多组织学特征与MGA相似，但其浸润性腺体周围保留肌上皮细胞层[28]。腺肌上皮腺病（有人认为它是腺肌上皮瘤的管状亚型）显示腺体呈杂乱的间质内浸润，这与MGA的生长方式相同。但与MGA相比，腺肌上皮腺病的腺体周围存在肌上皮细胞层（见第8章）[29]。萎缩的乳腺组织中，小叶腺泡散在分布于脂肪组织之间，也可能导致貌似MGA的生长方式。

表7.2　MGA和小管癌的鉴别要点

	MGA	小管癌
腺体分布	随机分布	杂乱辐射
腺体形状	圆形	成角，一端尖细
胞质顶突	无	有
腺腔内分泌物	有	无
围绕腺体的基底膜	有	无
间质促结缔组织反应	无	有
伴发DCIS	无	有
S-100蛋白	阳性	阴性
ER/PR	阴性	阳性

CNB发现的MGA需要手术切除，以排除并存的癌。MGA和非典型MGA的临床处理是完整切除病变直至切缘阴性并密切随访。一些病例中，病变范围广泛，难以实现切缘阴性。

7.4 小管型腺病

小管型腺病是一种少见的良性病变，可能会被误诊为癌，尤其是小管癌[30]。该病变缺乏硬化性腺病相对清楚的边界，低倍镜下仅呈现模糊的小叶中心性形态。小管型腺病由拉长和分支状小管随意增生组成，小管有上皮和肌上皮层（图7.18）。横切面上腺体呈圆形。常见腔内分泌物和微小钙化。DCIS可累及小管型腺病，此时腺体随意分布加上细胞异型性，特别容易误诊为浸润癌[31]。对这样的病例，用免疫组化检测肌上皮细胞有帮助。小管型腺病一旦确诊无须进一步治疗。

7.5 分泌型腺病

分泌型腺病用于描述结构上与MGA相似的一种病变[28]。其特征是低倍镜下小导管和腺体呈浸润性生长，腺腔内含有与MGA类似的分泌物。然而，与MGA不同，分泌型腺病小管周围可见肌上皮细胞（图7.19）。

7.6 硬化性病变：放射状瘢痕和复杂性硬化性病变

多种乳腺病变的特征为良性腺体和小管被纤维和纤维弹性结缔组织卷入并扭曲，常伴发腺病、上皮增生和囊腔形成。放射状瘢痕、放射状硬化性病变、硬化性乳头状增生和复杂性硬化性病变等术语均被用于描述这类组织学复杂的图像。我们保留放射状瘢痕的名称，用于定义那些具有分区特征的硬化性病变：存在一个中心硬化病灶（中央区），导管和小叶由此向周围呈放射状分布（周围区）；将上述分区特征不明显的硬化性病变归入复杂性硬化性病变。

放射状瘢痕可见于因其他异常而切除的乳腺组织，也可较大以致乳

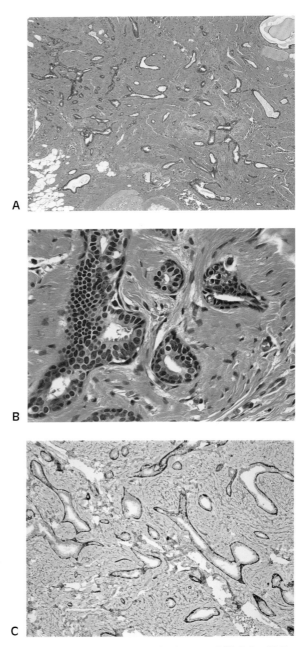

图7.18　小管型腺病。A. 低倍镜下，示小管增生，拉长、分支状随意排列。B. 高倍镜下，示腺管周围的肌上皮细胞。C. SMMHC免疫染色，小管周围的肌上皮细胞阳性

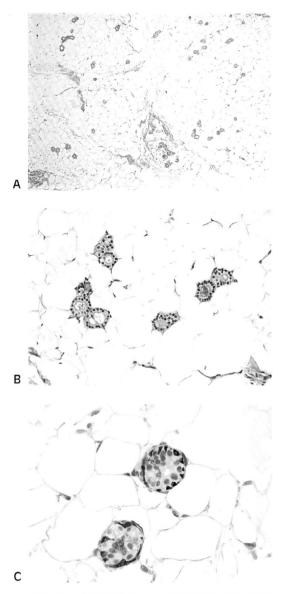

图7.19 分泌型腺病。A. 低倍镜下，示小腺体呈无规律的、非小叶中心性增生。B. 高倍镜下，示圆形到椭圆形腺体，腺腔内含嗜酸性分泌物，与微腺型腺病的特征相似。C. SMMHC免疫染色突出显示腺体周围的肌上皮细胞,该特征可与MGA鉴别

腺影像学检查能够发现。影像学检查，典型的放射状瘢痕为毛刺状肿块，可能类似乳腺癌[32,33]。

放射状瘢痕常为多发性，可双侧发生。当病变较大时，表现为质硬、瓷白色，呈不规则星芒状外观，肉眼观察难以与癌鉴别。显微镜下，放射状瘢痕显示中心区域间质硬化和纤维弹性结缔组织增生，其中含有陷入的、不同程度扭曲的腺体和上皮细胞巢，形态学表现类似浸润癌。硬化区域通常细胞稀少并透明变性[34-36]。腺体和上皮巢周围存在肌上皮细胞层，但在常规切片中可能难以识别，需要借助免疫染色来发现。然而，根据我们的经验，即使借助免疫染色，肌上皮细胞通常仅在部分腺体周围可以辨认，或者某些肌上皮细胞标记物表达减弱甚或不表达[37]。在中央硬化区域的周围（周围区），围绕着放射状排列的导管和小叶，它们可呈不同程度的腺病、上皮增生、乳头状瘤和囊肿改变（图7.20）。可见大汗腺化生，病变内常见钙化。

复杂性硬化性病变也具有分区特征，硬化区由间质纤维化和纤维弹性组织增生组成，含有被卷入和扭曲的腺体，伴随小叶和导管的其他改变，如腺病、增生、乳头状瘤、囊肿以及大汗腺化生。然而，该病变通常更大，且无放射状瘢痕中明显的放射状结构（图7.21）。复杂性硬化性病变的组织学特征与硬化性乳头状瘤有很大程度的重叠（见第8章）；事实上很多复杂性硬化性病变可能代表着硬化性乳头状瘤的晚期阶段，其中的乳头状结构因扭曲变形而难以辨认。

放射状瘢痕和复杂性硬化性病变的硬化区域中，腺上皮可能仅由单层细胞构成，细胞形态良性，或呈增生性改变，包括UDH、ADH、ALH、DCIS或LCIS（图7.22）。正如硬化性腺病，当放射状瘢痕和复杂性硬化性病变被原位癌累及时，导致纤维化间质中出现肿瘤性上皮细胞的图像，与浸润癌的鉴别极其困难，需借助肌上皮细胞标记物免疫染色才能明确病变的性质。然而，正如放射状瘢痕一样，复杂性硬化性病变的腺体周围肌上皮细胞可显示一种或多种肌上皮标记物表达减弱或缺乏[37]。尽管致密的、少细胞的、纤维化或纤维弹性间质与一些浸润性乳腺癌有关，但出现这种间质特征总要考虑到良性硬化性病变的可能性，这也是正确诊断的有用线索。

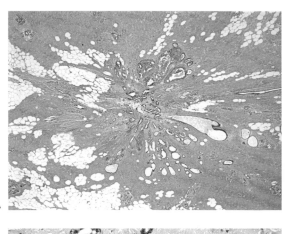

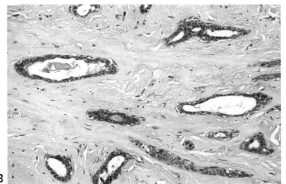

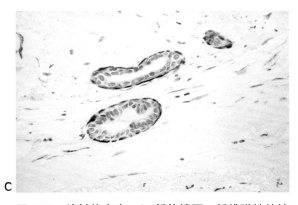

图7.20 放射状瘢痕。A. 低倍镜下，纤维弹性结缔组织间质形成病变的中心区域，内含陷入的腺体，周围导管放射状排列伴UDH和囊性变。B. 高倍镜下，示病变中心陷入的腺体。部分腺体周围肌上皮层明显，SMMHC免疫染色更容易识别肌上皮层（C）

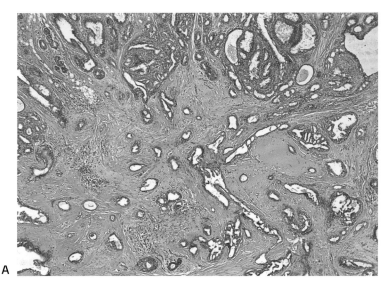

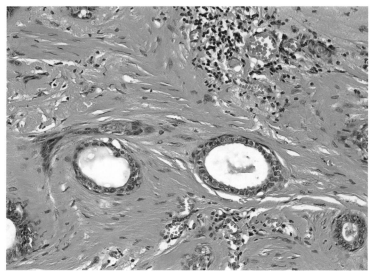

图7.21　复杂性硬化性病变。A. 低倍镜下，示纤维弹性结缔组织间质中的大量腺体。周围导管显示不同程度的上皮增生和囊性变。该病变的分区特征不如放射状瘢痕那样明显（图7.20）。B. 高倍镜下，示硬化性区域的腺体周围可见肌上皮细胞层

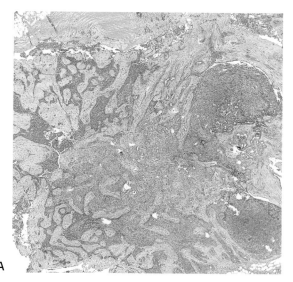

A

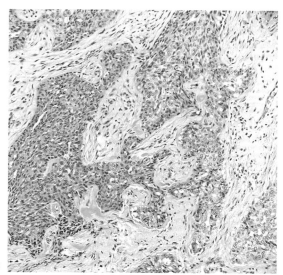

B

图7.22（1） 复杂性硬化性病变伴旺炽性普通型导管增生。A. 低倍镜下，示形状不规则的上皮细胞巢位于纤维性间质中，令人担心浸润癌。B. 较高倍镜下，示细胞巢的不规则轮廓

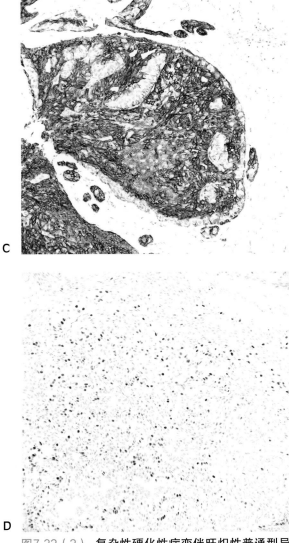

C

D

图7.22（2） 复杂性硬化性病变伴旺炽性普通型导
管增生。C. CK5/6免疫组化显示大多数细胞呈强阳
性，为UDH特征。D. ER免疫组化显示细胞核呈不
同程度的染色，为UDH特征

　　低级别腺鳞癌和低级别纤维瘤病样化生性癌可能偶尔起源于并存的
复杂性硬化性病变[38,39]（见第10章和第11章）。这些病例中，肿瘤性成分
不规则地浸润，超出复杂性硬化性病变的边缘并伸入邻近乳腺实质和脂

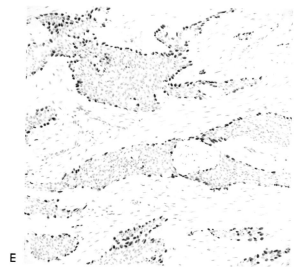

图7.22（3） 复杂性硬化性病变伴旺炽性普通型导管增生。E. p63免疫组化显示细胞巢周围存在肌上皮细胞

肪组织中。这些肿瘤性病变需要与反应性病变相区分，后者较常见于复杂性硬化性病变。例如，埋陷于复杂性硬化性病变中的腺体成分可能偶尔呈现鳞样表现或明显的鳞状化生，这些病灶可能令人怀疑低级别腺鳞癌。然而，这些反应性鳞样/鳞化病灶通常局限于硬化性病变之中，不会延伸到其边缘之外并伸入邻近组织。另外，复杂性硬化性病变的间质内梭形细胞可能具有与低级别纤维瘤病样化生性癌相重叠的特征。同样，梭形细胞不会超出硬化性病变的边缘并进入邻近组织，倾向良性。疑难病例可借助免疫组化进行鉴别。绝大多数良性硬化性病变的梭形细胞不表达CK和p63，而低级别纤维瘤病样化生性癌的梭形细胞表达CK和（或）p63[40]。

　　放射状瘢痕的临床意义长期以来争论不休。然而，癌和非典型增生的发生率增加似乎与病灶范围较大的放射状瘢痕有关，尤其是50岁以上的女性[41]。此外，一项临床随访研究提示，不伴有其他良性组织学改变的放射状瘢痕以后进展为乳腺癌的风险增加了2倍[42]，而其他研究未发现放射状瘢痕是独立的乳腺癌风险预测因素[43]。在另外的两项研究中发现，放射状瘢痕相关的乳腺癌风险的增加主要见于50岁以上女性，且这种增加主要归因于伴发的乳腺增生性疾病类型[44,45]。放射状瘢痕相关的乳腺癌风险增加似乎在活检诊断后的最初10年比较明显[45]。

若不伴发非典型增生或原位癌，切除活检标本中诊断为放射状瘢痕和复杂性硬化性病变的患者，无须进一步治疗。对于CNB标本中诊断的放射状瘢痕，处理尚有争议。有关CNB诊断为放射状瘢痕后手术切除标本中发现更严重病变的频率的研究，因患者数量少和可能的选择偏倚而受到限制。传统认为，CNB诊断为放射状瘢痕是手术切除指征，特别是乳腺影像学检查发现异常而不是显微镜下偶然发现的病例[46-52]。然而，最近研究提示，与影像学相符的、无非典型增生的放射状瘢痕采取观察随访可能是合理的选择[53-56]。

放射状瘢痕和复杂性硬化性病变的主要特征见表7.3。

表7.3　放射状瘢痕/复杂性硬化性病变的主要特征

乳腺影像学检查、肉眼观察及显微镜检查均可能类似浸润癌

放射状瘢痕

- 中央区为纤维弹性结缔组织间质，伴陷入的腺体
- 腺体有肌上皮细胞围绕
- 周围的导管/小叶由中央向周围呈放射状排列，显示不同程度的腺病、增生、乳头状瘤和囊肿

复杂性硬化性病变

- 纤维化或纤维弹性结缔组织间质含有陷入的腺体
- 腺体有肌上皮细胞层围绕
- 导管/小叶出现不同程度的腺病、增生、乳头状瘤和囊肿
- 通常较大，缺乏放射状瘢痕中典型的分区结构

（邓云特　胡志勇　译）

参考文献

1. Visscher DW, Nassar A, Degnim AC, et al. Sclerosing adenosis and risk of breast cancer. *Breast Cancer Res Treat*. 2014;144(1):205–212.

2. Carter DJ, Rosen PP. Atypical apocrine metaplasia in sclerosing lesions of the breast: a study of 51 patients. *Mod Pathol*. 1991;4(1):1–5.

3. Seidman JD, Ashton M, Lefkowitz M. Atypical apocrine adenosis of the breast: a clinicopathologic study of 37 patients with 8.7-year follow-up. *Cancer*. 1996;77(12):2529–2537.

4. Taylor HB, Norris HJ. Epithelial invasion of nerves in benign diseases of the breast. *Cancer*. 1967;20(12):2245–2249.

5. Jensen RA, Page DL, Dupont WD, et al. Invasive breast cancer risk in women with sclerosing adenosis. *Cancer*. 1989;64(10):1977–1983.

6. Eusebi V, Damiani S, Losi L, et al. Apocrine differentiation in breast epithelium. *Adv Anat Pathol*. 1997;4:139.

7. O'Malley FP. Non-invasive apocrine lesions of the breast. *Current Diag Pathol*. 2004;10:211–219.

8. Fuehrer N, Hartmann L, Degnim A, et al. Atypical apocrine adenosis of the breast: long- term follow-up in 37 patients. *Arch Pathol Lab Med*. 2012;136(2):179–182.

9. Calhoun BC, Booth CN. Atypical apocrine adenosis diagnosed on breast core biopsy: implications for management. *Hum Pathol*. 2014;45(10):2130–2135.

10. Clement PB, Azzopardi JG. Microglandular adenosis of the breast—a lesion simulating tubular carcinoma. *Histopathology*. 1983;7(2):169–180.

11. Millis RR. Microglandular adenosis of the breast. *Adv Anat Pathol*. 1995;2:10.

12. Rosen PP. Microglandular adenosis: a benign lesion simulating invasive mammary carcinoma. *Am J Surg Pathol*. 1983;7(2):137–144.

13. Tavassoli FA, Norris HJ. Microglandular adenosis of the breast: a clinicopathologic study of 11 cases with ultrastructural observations. *Am J Surg Pathol*. 1983;7(8):731–737.

14. James BA, Cranor ML, Rosen PP. Carcinoma of the breast arising in microglandular adenosis. *Am J Clin Pathol*. 1993;100(5):507–513.

15. Koenig C, Dadmanesh F, Bratthauer GL, et al. Carcinoma arising in microglandular adenosis: an immunohistochemical analysis of 20 intraepithelial and invasive neoplasms. *Int J Surg Pathol*. 2000;8(4):303–315.

16. Khalifeh IM, Albarracin C, Diaz LK, et al. Clinical, histopathologic, and immunohistochemical features of microglandular adenosis and transition into in situ and invasive carcinoma. *Am J Surg Pathol*. 2008;32(4):544–552.

17. Lin L, Pathmanathan N. Microglandular adenosis with transition to breast carcinoma: a series of three cases. *Pathology*. 2011;43(5):498–503.

18. Geyer FC, Kushner YB, Lambros MB, et al. Microglandular adenosis or microglandular adenoma? A molecular genetic analysis of a case associated with atypia and invasive carcinoma. *Histopathology*. 2009;55(6):732–743.

19. Shin SJ, Simpson PT, Da Silva L, et al. Molecular evidence for progression of microglandular adenosis (MGA) to invasive carcinoma. *Am J Surg Pathol*. 2009;33(4):496–504.

20. Acs G, Simpson JF, Bleiweiss IJ, et al. Microglandular adenosis with transition into adenoid cystic carcinoma of the breast. *Am J Surg Pathol*. 2003;27(8):1052–1060.

21. Harmon M, Fuller B, Cooper K. Carcinoma arising in microglandular adenosis of the breast. *Int J Surg Pathol*. 2001;9(4):344.

22. Salarieh A, Sneige N. Breast carcinoma arising in microglandular adenosis: a review of the literature.

Arch Pathol Lab Med. 2007;131(9):1397–1399.

23. Guerini-Rocco E, Piscuoglio S, Ng CK, et al. Microglandular adenosis associated with triple-negative breast cancer is a neoplastic lesion of triple-negative phenotype harbouring TP53 somatic mutations. *J Pathol.* 2016;238(5):677–688.

24. Wen YH, Weigelt B, Reis-Filho JS. Microglandular adenosis: a non-obligate precursor of triple-negative breast cancer? *Histol Histopathol.* 2013;28(9):1099–1108.

25. Conlon N, Sadri N, Corben AD, et al. Acinic cell carcinoma of breast: morphologic and immunohistochemical review of a rare breast cancer subtype. *Hum Pathol.* 2016;51:16–24.

26. Kahn R, Holtveg H, Nissen F, et al. Are acinic cell carcinoma and microglandular carcinoma of the breast related lesions? *Histopathology.* 2003;42(2):195–196.

27. Falleti J, Coletti G, Rispoli E, et al. Acinic cell carcinoma of the breast arising in microglandular adenosis. *Case Rep Pathol.* 2013;2013:736048.

28. Tavassoli FA. *Pathology of the Breast.* 2nd ed. Stamford, CT: Appleton & Lange; 1999.

29. Ali RH, Hayes MM. Combined epithelial-myoepithelial lesions of the breast. *Surg Pathol Clin.* 2012;5(3):661–699.

30. Oberman HA. Breast lesions confused with carcinoma. In: McDivitt R, Oberman H, Ozello L, eds. *The Breast.* Baltimore, MD: Williams and Wilkins; 1984:1–3.

31. Lee KC, Chan JK, Gwi E. Tubular adenosis of the breast: a distinctive benign lesion mimicking invasive carcinoma. *Am J Surg Pathol.* 1996;20(1):46–54.

32. Adler DD, Helvie MA, Oberman HA, et al. Radial sclerosing lesion of the breast: mammographic features. *Radiology.* 1990;176(3):737–740.

33. Frouge C, Tristant H, Guinebretiere JM, et al. Mammographic lesions suggestive of radial scars: microscopic findings in 40 cases. *Radiology.* 1995;195(3):623–625.

34. Anderson TJ, Battersby S. Radial scars of benign and malignant breasts: comparative features and significance. *J Pathol.* 1985;147(1):23–32.

35. Nielsen M, Christensen L, Andersen J. Radial scars in women with breast cancer. *Cancer.* 1987;59(5):1019–1025.

36. Wellings SR, Alpers CE. Subgross pathologic features and incidence of radial scars in the breast. *Hum Pathol.* 1984;15(5):475–479.

37. Hilson JB, Schnitt SJ, Collins LC. Phenotypic alterations in myoepithelial cells associated with benign sclerosing lesions of the breast. *Am J Surg Pathol.* 2010;34(6):896–900.

38. Van Hoeven KH, Drudis T, Cranor ML, et al. Low-grade adenosquamous carcinoma of the breast: a clinocopathologic study of 32 cases with ultrastructural analysis. *Am J Surg Pathol.* 1993;17(3):248–258.

39. Gobbi H, Simpson JF, Jensen RA, et al. Metaplastic spindle cell breast tumors arising within papillomas, complex sclerosing lesions, and nipple adenomas. *Mod Pathol.* 2003;16(9):893–901.

40. Oh EY, Collins LC. Keratin expression patterns in stromal cells of benign sclerosing lesions of the breast: a potential diagnostic pitfall. *Arch Pathol Lab Med.* 2015;139(9): 1143–1148.

41. Sloane JP, Mayers MM. Carcinoma and atypical hyperplasia in radial scars and complex sclerosing lesions: importance of lesion size and patient age. *Histopathology*. 1993;23(3):225–231.

42. Jacobs TW, Byrne C, Colditz G, et al. Radial scars in benign breast-biopsy specimens and the risk of breast cancer. *N Engl J Med*. 1999;340(6):430–436.

43. Berg JC, Visscher DW, Vierkant RA, et al. Breast cancer risk in women with radial scars in benign breast biopsies. *Breast Cancer Res Treat*. 2008;108(2):167–174.

44. Sanders ME, Schuyler PA, Simpson JF, et al. Interdependence of radial scar and proliferative disease with respect to invasive breast cancer risk in benign breast biopsies. *Mod Pathol*. 2002;15:50A.

45. Collins LC, Connolly JL, Schnitt SJ, et al. Radial scars and breast cancer risk: update from the Nurses' Health Study (NHS) and meta-analysis. *Mod Pathol*. 2011;24:34A.

46. Brenner RJ, Jackman RJ, Parker SH, et al. Percutaneous core needle biopsy of radial scars of the breast: when is excision necessary? *AJR Am J Roentgenol*. 2002;179(5): 1179–1184.

47. Douglas-Jones AG, Denson JL, Cox AC, et al. Radial scar lesions of the breast diagnosed by needle core biopsy: analysis of cases containing occult malignancy. *J Clin Pathol*. 2007;60(3):295–298.

48. Jackman RJ, Nowels KW, Rodriguez-Soto J, et al. Stereotactic, automated, large-core needle biopsy of nonpalpable breast lesions: false-negative and histologic underestimation rates after long-term follow-up. *Radiology*. 1999;210(3):799–805.

49. Lee CH, Philpotts LE, Horvath LJ, et al. Follow-up of breast lesions diagnosed as benign with stereotactic core-needle biopsy: frequency of mammographic change and false-negative rate. *Radiology*. 1999;212(1):189–194.

50. Osborn G, Wilton F, Stevens G, et al. A review of needle core biopsy diagnosed radial scars in the Welsh Breast Screening Programme. *Ann R Coll Surg Engl*. 2011;93(2):123–126.

51. Linda A, Zuiani C, Furlan A, et al. Radial scars without atypia diagnosed at imaging-guided needle biopsy: how often is associated malignancy found at subsequent surgical excision, and do mammography and sonography predict which lesions are malignant? *AJR Am J Roentgenol*. 2010;194(4):1146–1151.

52. Nassar A, Conners AL, Celik B, et al. Radial scar/complex sclerosing lesions: a clinicopathologic correlation study from a single institution. *Ann Diagn Pathol*. 2015;19(1):24–28.

53. Conlon N, D'Arcy C, Kaplan JB, et al. Radial scar at image-guided needle biopsy: is excision necessary? *Am J Surg Pathol*. 2015;39(6):779–785.

54. Kim EM, Hankins A, Cassity J, et al. Isolated radial scar diagnosis by core-needle biopsy: Is surgical excision necessary? *SpringerPlus*. 2016;5:398.

55. Li Z, Ranade A, Zhao C. Pathologic findings of follow-up surgical excision for radial scar on breast core needle biopsy. *Hum Pathol*. 2016;48:76–80.

56. Matrai C, D'Alfonso TM, Pharmer L, et al. Advocating nonsurgical management of patients with small, incidental radial scars at the time of needle core biopsy: a study of 77 cases. *Arch Pathol Lab Med*. 2015;139(9):1137–1142.

第8章

乳头状病变

乳腺乳头状病变包含一组异质性病变。这些病变具有共同的生长方式，特征为存在不同长度和厚度的指状突起或叶状结构，其中央为纤维血管轴心，表面被覆上皮细胞。尽管把某些乳腺病变归纳为"乳头状"结构很直观，但导管内乳头状瘤、乳头状瘤伴非典型增生（非典型乳头状瘤）、乳头状瘤伴DCIS、乳头状DCIS甚或浸润性乳头状癌都存在"乳头状"结构，它们之间的鉴别诊断或许是乳腺病理诊断比较困难的地方。

一些基本原则适用于乳头状病变的诊断。第一，判断肌上皮细胞是否存在及其分布情况，是正确诊断乳头状病变最有帮助的特征之一（表8.1），下文将详细讨论。有些病例需借助肌上皮细胞的免疫染色。第二，对于怀疑有导管内乳头状病变的手术切除标本，理想的方法是用精细手术剪刀沿病变导管纵向仔细剪开，直到暴露出整个肿瘤。外科医师在最接近乳头一侧的受累导管末端系一缝线将有助于乳头状病变的检出，不能随意切割手术切除的组织，这样会遗漏小灶病变。第三，如果大体检查怀疑乳头状病变，那就不应当做冷冻切片，因为在冷冻切片中良性、非典型或恶性乳头状病变的区分极其困难。此外，冷冻会造成组织扭曲和人工假象，可能会影响在常规切片中对该病变明确分类。

表8.1 乳头状病变中肌上皮细胞的分布

	乳头结构内肌上皮细胞	受累管腔周围肌上皮细胞
乳头状瘤	存在	存在
乳头状瘤伴非典型增生/DCIS	非典型区域缺失；残存的良性乳头状瘤存在	存在
乳头状DCIS	极少至缺失	存在
包被性乳头状癌	缺失	缺失
实性乳头状癌	缺失	可能存在或缺失

8.1 导管内乳头状瘤

导管内乳头状瘤是良性病变，可分为两类：①中央型乳头状瘤累及大导管，通常单发；②周围型乳头状瘤累及TDLU，通常多发（图8.1）。多发性周围型乳头状瘤有时称为乳头状瘤病。

中央型乳头状瘤起源于大的输乳管，好发于30~50岁的妇女。患者常表现为乳头溢液，溢液可呈血性；偶尔病变可长得很大而形成乳晕下可触及的肿块。周围型乳头状瘤发病年龄较轻，较少表现为乳头溢液和乳晕下肿块[1]，偶尔可见乳腺影像学异常（微小钙化或多个高密度影）。

中央型乳头状瘤通常直径小于1cm，但偶尔也可达4~5cm。大体检查呈黄褐色至粉红色、界限清楚的结节，位于扩张的导管或囊腔内。可见明显的乳头状结构，但更典型者表面呈圆凸状。肿瘤可有蒂连接于受累导管内壁，也可无蒂附着。周围型乳头状瘤大体检查通常难以辨认。

组织学上，乳头状瘤由树枝状分布的叶状结构组成，伴充分形成的纤维血管轴心（图8.1）。乳头状的"叶"被覆两层细胞，即内层的肌上皮细胞和外层的上皮细胞（图8.2）。肌上皮层明显或不明显，但总是存在。有疑问的病例，可使用actin、SMMHC、calponin、p63或其他肌上皮标记物免疫染色（图8.3）。肌上皮细胞也见于受累导管的周围（表8.1；图8.4）。良性乳头状瘤上皮可由一层或多层立方形至柱状细胞组成，可有不同程度的UDH。有时上皮增生非常明显，以致相邻乳头之间的上皮相互连接，使潜藏的乳头结构难以辨认（图8.5）。有些病例上皮增生的部分区域可能会出现ADH或DCIS改变（见下文）。常见大汗腺化生（图8.6），鳞状化生亦可见[2]。部分病例可见不同程度的肌上皮增生（图8.7）。增生的肌上皮细胞呈上皮样或梭形，可有丰富透亮的胞质。肌上皮细胞也可非常明显，以致肿瘤局部类似于腺肌上皮瘤（见下文）。导管内乳头状瘤上皮内有时可见到胶原小球病，不应误诊为ADH或DCIS区域（图8.8）（见下文）。

乳头和（或）导管周围壁可显示不同程度的间质纤维化，可含有陷入的腺体和（或）实性上皮细胞巢。偶尔，纤维化非常广泛而使其基本的乳头状结构扭曲或模糊不清，对这些病例使用硬化性乳头状瘤的名称较为合适。极少数病例，乳头状瘤与导管腺瘤（见下文）或复杂性硬化性病变的

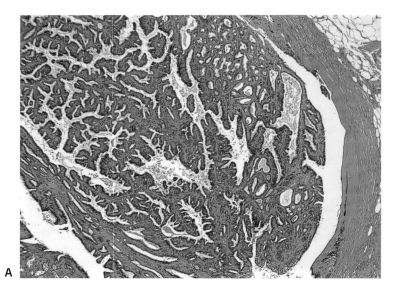

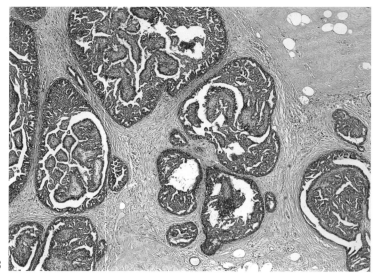

图8.1 导管内乳头状瘤。A. 孤立性中央型乳头状瘤。B. 多发性周围型乳头状瘤

特征相重叠。当纤维化间质中出现腺体或上皮巢时，很像浸润癌（图8.9）。然而，在伴有硬化的良性导管内乳头状瘤中，至少部分陷入的腺体和上皮巢周围存在肌上皮细胞，从而支持该病变为良性。另外，与浸润癌伴随的

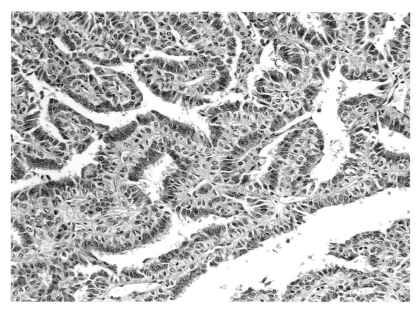

图8.2 导管内乳头状瘤。乳头结构的中央为纤维血管轴心，被覆内层的肌上皮细胞和外层的上皮细胞

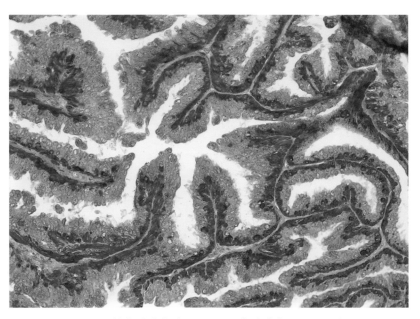

图8.3 导管内乳头状瘤。calponin免疫染色显示肌上皮层

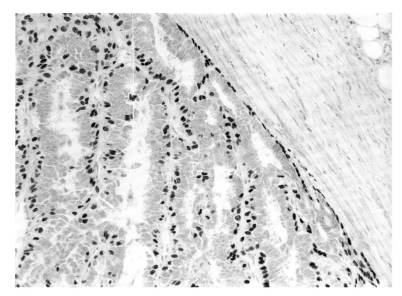

图8.4　导管内乳头状瘤。p63免疫染色显示乳头内及受累导管周围的肌上皮细胞

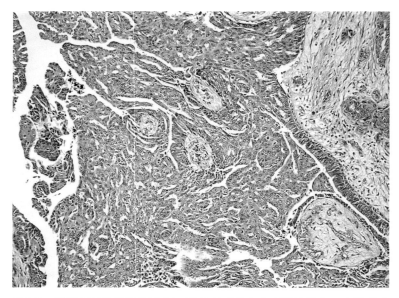

图8.5　导管内乳头状瘤伴UDH。乳头状瘤的上皮旺炽性增生，充满乳头间隙，增生的上皮具有UDH的组织结构和细胞学特征

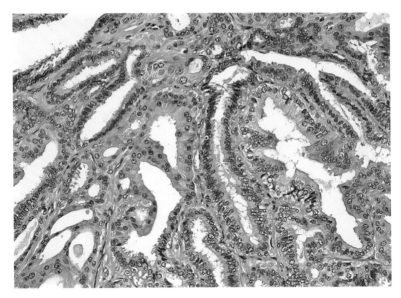

图8.6　导管内乳头状瘤中的大汗腺化生

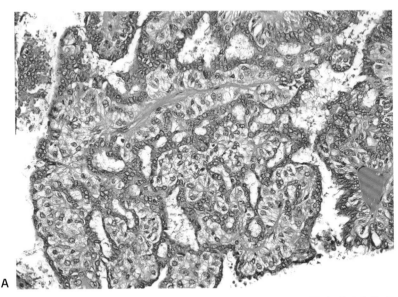

A

图8.7（1）　导管内乳头状瘤的肌上皮增生。A. 可见大量胞质透亮的肌
上皮细胞

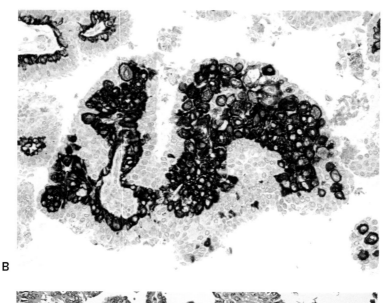

B

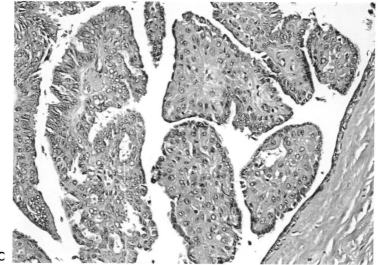

C

图8.7（2） 导管内乳头状瘤的肌上皮增生。B. SMMHC免疫染色显示肌上皮细胞。C. 此例，图像右侧的纤维血管轴心含有大量肌上皮细胞，胞质嗜酸性

间质相比，硬化性乳头状瘤内的间质透明变性和硬化更严重。

良性乳头状瘤可发生梗死，尤其是较大的中央型乳头状瘤；梗死可以是自发的，也可由创伤引起，如穿刺操作（FNA和CNB）。梗死常伴随病变周围的良性上皮的陷入，陷入的上皮可出现反应性细胞异型性或鳞

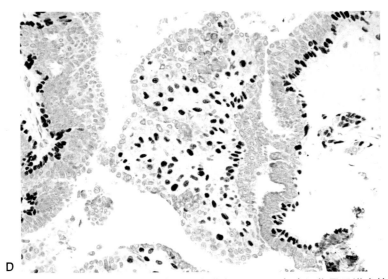

图8.7（3）　导管内乳头状瘤的肌上皮增生。D. p63免疫组化显示增生的肌上皮细胞核

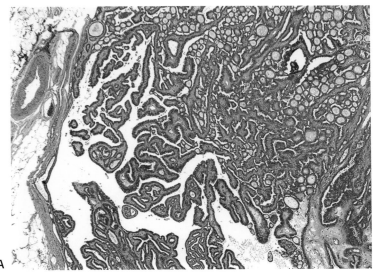

图8.8（1）　导管内乳头状瘤伴胶原小球病。A. 低倍镜下，示明显的胶原小球病（右上）

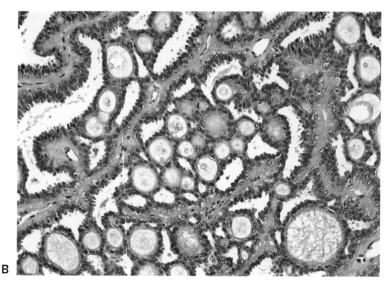

B

图8.8（2） 导管内乳头状瘤伴胶原小球病。B. 高倍镜下，示胶原小球的典型特征（见正文）

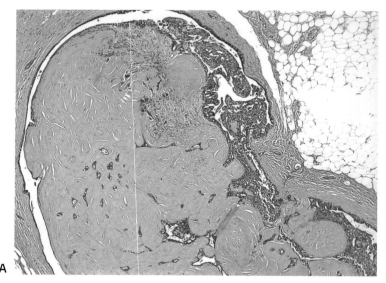

A

图8.9（1） 导管内乳头状瘤伴硬化（硬化性乳头状瘤）。A. 低倍镜下，示乳头状瘤的大部分区域被致密的胶原取代而掩盖了乳头状结构

化（图8.10）[3]。

　　周围型乳头状瘤的组织学特征与中央型乳头状瘤相似，但周围型乳头状瘤的上皮较孤立性中央型乳头状瘤更易出现灶性ADH和DCIS[4,5]。

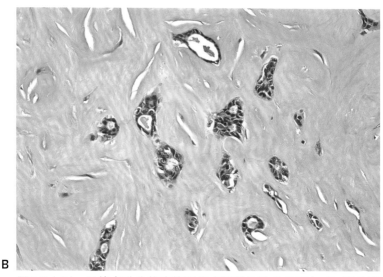

B

图8.9（2）　导管内乳头状瘤伴硬化（硬化性乳头状瘤）。B. 高倍镜下，示胶原内陷入的腺上皮

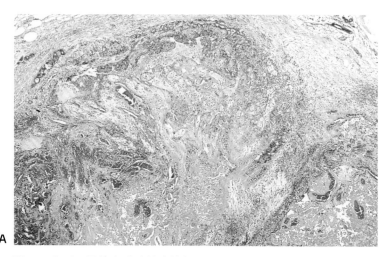

A

图8.10（1）　导管内乳头状瘤伴梗死。A. 低倍镜下，坏死和局部区域出血明显

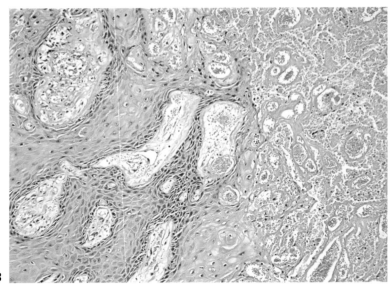

图8.10（2） 导管内乳头状瘤伴梗死。B. 高倍镜下，示病变周围坏死（图右侧）伴鳞状化生

导管内乳头状瘤是良性病变，手术切除是最佳治疗方案。孤立性导管内乳头状瘤以后发生乳腺癌的风险与其他不伴有非典型增生的病变相似（相对风险约为普通人群的2倍）。多发性乳头状瘤较孤立性中央型乳头状瘤似乎有较高的复发风险和患癌风险[1,5-7]。导管内乳头状瘤的主要特征见表8.2。

表8.2 导管内乳头状瘤的主要特征

临床表现

- 好发于30~50岁
- 可为中央型或周围型
- 中央型常表现为乳头溢液或乳晕下肿块

组织学特征

- 不同程度纤维化的纤维血管轴心，被覆上皮和肌上皮细胞
- 上皮由一至数层立方形到柱状细胞组成，可呈UDH、ADH（乳头状瘤伴ADH）或DCIS（乳头状瘤伴DCIS）
- 可见大汗腺化生和（或）鳞状化生，后者常与梗死有关

8.2 乳头状瘤伴非典型导管增生（非典型乳头状瘤）和乳头状瘤伴导管原位癌

一些乳头状瘤的部分区域内，增生上皮的结构和细胞学特征均达到ADH或DCIS的诊断标准（图8.11，8.12）。这些区域可不同程度地累及乳头状瘤，但病变局部仍保留良性乳头状瘤的特征。当有DCIS时，最常见为实性和（或）筛状结构、低或中等核级别，可见小灶坏死（图8.12）。值得注意的是，肌上皮细胞在ADH或DCIS区域内减少或缺失，但在残存的良性乳头状瘤区域和受累管腔的周围存在（表8.1；图8.13）。此外，非典型区域的上皮细胞不表达高分子量CK（如CK5/6），但ER通常呈弥漫强阳性（图8.14）[7]。事实上，在有疑问的病例，高分子量CK表达缺失伴ER弥漫表达，有助于乳头状瘤中ADH或DCIS与UDH的区分，乳头状瘤中UDH呈高分子量CK强阳性（常呈镶嵌模式）和ER强弱不等的斑片状阳性。

区分乳头状瘤伴ADH和乳头状瘤伴DCIS的标准不统一。有些标准根据乳头状瘤内非典型增生的大小或范围（即，几个毫米），其他标准则根据非典型增生在乳头状瘤中所占的比例[6,8]。WHO工作组推荐采用大小/范围而不是比例的标准来区分乳头状瘤伴非典型增生（非典型病灶小于3mm）和DCIS累及乳头状瘤（非典型病灶大于或等于3mm），尽管这个实用指南缺乏强力的证据支持，我们赞同采用这种方法[9]。注意，当乳头状瘤内的非典型程度为中等或高核级别，不论其范围如何，均应诊断为乳头状瘤伴DCIS。

乳头状瘤中出现非典型增生或DCIS的临床意义尚不明确。一些学者报道，其以后发生乳腺癌的风险相当高（7.5倍），主要在同侧乳腺[6]。而其他学者发现乳头状瘤伴非典型增生以后发生乳腺癌的风险类似于乳腺ADH（4~5倍），且双侧乳腺风险大致相同[1]。据报道患多发性乳头状瘤伴非典型增生的妇女发生乳腺癌的风险特别高（7倍）[1]。

以后发生乳腺癌或局部复发的风险似乎与乳头状瘤内非典型增生或DCIS的程度无关。事实上，最重要的因素是周围乳腺组织中有无非典型增生或DCIS，因为与乳头状瘤本身非典型增生的性质和程度相比，这个因素似乎与复发风险更密切[6,10]。

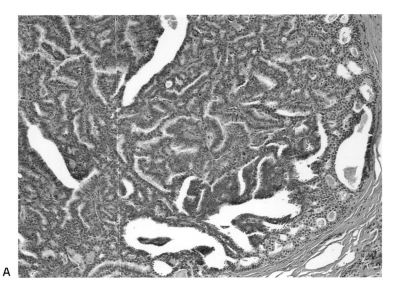

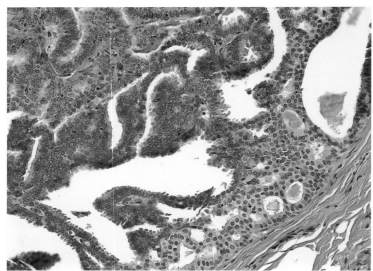

图8.11 乳头状瘤伴ADH。A. 低倍镜下，可见大部分病变为导管内乳头状瘤，不伴非典型特征，但在少数区域（图右下最明显）可见小灶单形性上皮细胞，伴筛状结构。B. 高倍镜下，示ADH的形态特征（右下）

　　如前所述，乳头状瘤伴非典型增生或乳头状瘤伴DCIS最好完整切除并密切随访，同时应仔细判断肿瘤周围乳腺组织内是否有ADH或DCIS，因为这是影响治疗决策的重要指标。

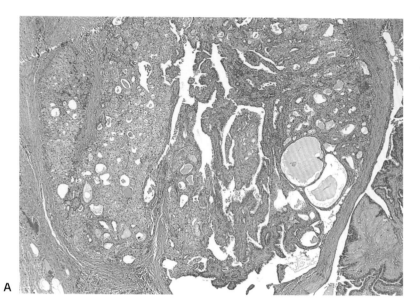

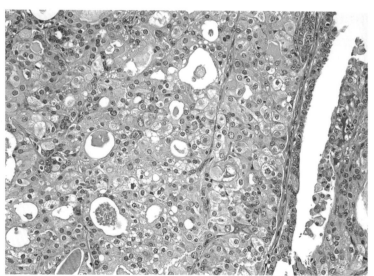

图8.12 乳头状瘤伴DCIS。A. 低倍镜下，乳头状瘤中大部分区域的增生上皮具有DCIS的结构和细胞学特征，呈实性和筛状结构（左侧）。B. 高倍镜下，示DCIS。此例为中等核级别

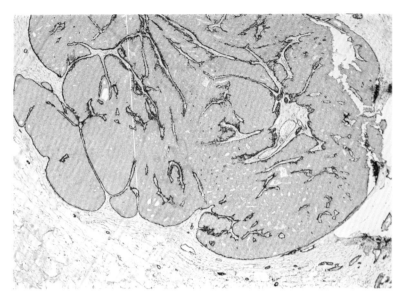

图8.13 乳头状瘤伴DCIS广泛累及。SMMHC免疫染色，示残留的良性乳头状瘤的纤维血管轴心及腺腔周围存在肌上皮细胞，而DCIS区域肌上皮细胞缺失

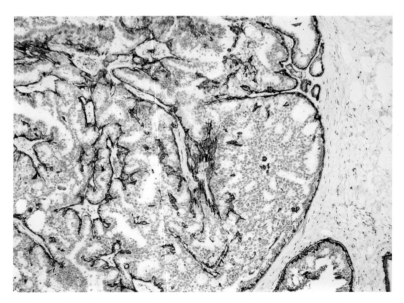

图8.14 乳头状瘤伴DCIS，CK5/6免疫染色。肿瘤性上皮细胞CK5/6阴性，CK5/6突出显示残留的肌上皮细胞

8.3 乳头状导管原位癌

如第3章所述，部分DCIS呈乳头状生长方式，其特征为纤维血管轴心被覆肿瘤上皮，我们认为这些病变与乳头状瘤伴DCIS有根本的区别，因为它们不存在残留的良性乳头状瘤的证据。乳头状DCIS与良性导管内乳头状瘤的鉴别要点见表8.3。尤其在乳头状DCIS中，其乳头较导管内乳头状瘤更纤细，纤维化更少见。此外，乳头状DCIS中的上皮通常由单一细胞群构成，细胞形态较一致（图8.15）。上皮可由一至数层柱状细胞组成，伴不同程度的细胞复层，或显示较明显一致的细胞增生，排列成实性、筛状或微乳头状结构。上皮的连续生长可部分或完全填满乳头间的空隙，以至于基本的乳头结构变得模糊不清（图8.16）。肿瘤上皮的细胞核多数为低或中等级别。一些学者描述并证实乳头状DCIS的乳头内存在肌上皮，但其数量较导管内乳头状瘤少[11,12]。我们认为乳头内存在肌上皮的"乳头状DCIS"极有可能是原有良性乳头状瘤被DCIS广泛侵犯而非新生的乳头状DCIS。然而，真正的乳头状DCIS病例可能会观察到乳头内有少量肌上皮细胞，推测它们可能来自周围导管壁，在肿瘤性乳头状结构形成时被牵拉至乳头结构内[13]。受累管腔周围存在一层肌上皮细胞，这种病例符合原位病变（表8.1；图8.17）。

表8.3　导管内乳头状瘤与乳头状DCIS的鉴别要点

	导管内乳头状瘤	乳头状DCIS
细胞类型	上皮和肌上皮细胞	仅有上皮细胞
细胞排列	杂乱	细胞一致，与纤维血管轴垂直；可呈实性、筛状或微乳头状结构
细胞核	正常染色质	染色质深染
乳头间质	显著；纤维化伴上皮陷入	纤细
大汗腺化生	可见	无
邻近导管增生	增生	DCIS

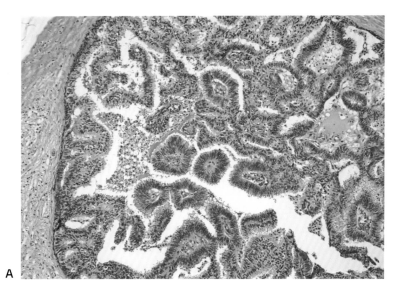

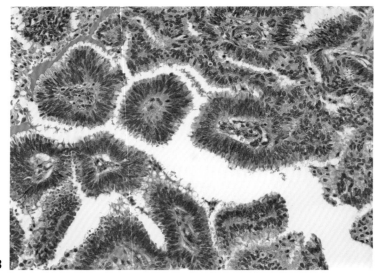

图8.15　乳头状DCIS。A. 中倍镜下，示纤细的纤维血管轴心。
B. 高倍镜下，示乳头被覆单一的复层柱状上皮细胞，未见肌上皮细胞

　　应当注意，尽管多数乳头状DCIS中肿瘤细胞形态单一，但有人描述
了乳头状DCIS存在两种形态细胞群的现象，其第二种细胞群的胞质丰富、
淡染，常位于基底部。这些细胞（球状细胞）不应被误认为肌上皮细胞，

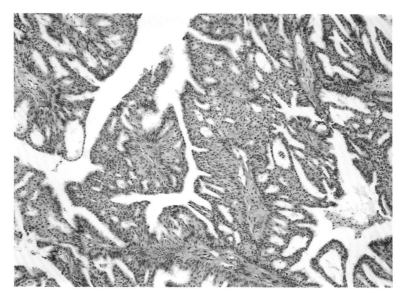

图8.16 乳头状DCIS。本例肿瘤上皮呈筛状增生，部分填满乳头间的空隙，残存明显的纤维血管轴心

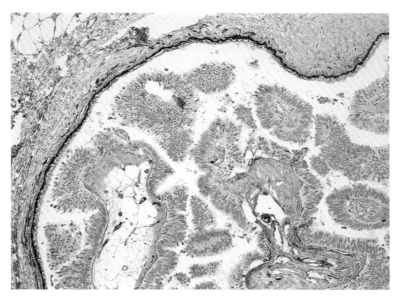

图8.17 乳头状DCIS。SMMHC免疫染色，乳头状增生区域无肌上皮细胞，而受累管腔周围存在肌上皮细胞

必要时使用免疫染色标记上皮细胞（如低分子量CK）和肌上皮细胞有助于鉴别（图8.18）。乳头状DCIS的主要特征见表8.4。

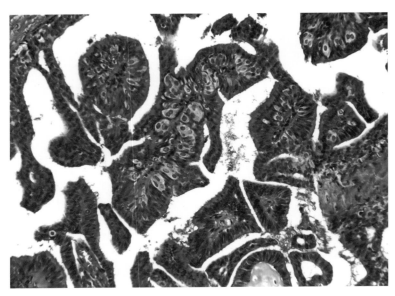

图8.18　乳头状DCIS伴两种形态细胞群。除了一种被覆于乳头的肿瘤性柱状细胞外，第二种细胞群具有明显的淡染胞质（球状细胞），主要位于基底部。尽管这种细胞貌似肌上皮细胞，但它们实际上是第二种肿瘤上皮细胞群

表8.4　乳头状DCIS的主要特征

- 纤细的纤维血管轴心，被覆形态单一的、通常复层的柱状上皮细胞，细胞核呈低或中等级别
- 乳头内无肌上皮细胞或仅有极少量肌上皮细胞，而受累管腔周围存在肌上皮细胞
- 上皮增生可呈筛状、实性和（或）微乳头状结构
- 部分病例可见两种形态的肿瘤细胞群

8.4 包被性乳头状癌

传统上，"囊内的"或"有囊的"乳头状癌视为一种变异型DCIS，现在称为包被性乳头状癌[14]，主要特征是纤维性囊壁包裹着界限清楚的乳头状癌结节。有些病变似乎位于囊性扩张的导管内。包被性乳头状癌多见于年长女性，临床常表现为乳晕下肿块和（或）伴有乳头溢液，或表现为影像学检查

发现的非触及肿块。包被性乳头状癌可单独发生，但较常见的是周围乳腺组织中含有局灶低或中等核级别的DCIS，后者常呈筛状或微乳头状结构[15,16]。

大体检查，包被性乳头状癌边界清楚，似乎位于囊腔内，呈质脆或圆凸的肿块。显微镜下，肿瘤由一个或偶尔几个乳头状癌结节组成，周围包绕一层厚的纤维被膜（图8.19）。乳头状增生性病变可表现为上文描述过的乳头状DCIS的任何特征。部分病例中，乳头结构占据绝对优势，乳头覆盖一层至数层柱状上皮细胞。偶见由柱状细胞和球状细胞组成两种形态的细胞群，就像乳头状DCIS所见。其他病例中，形态一致的上皮细胞可形成较广泛的增生区域，呈实性或筛状结构，可能掩盖乳头之间的空隙。肿瘤性上皮细胞核常为低或中级别。罕见情况下，包被性乳头状癌显示明显的大汗腺分化[17]（图8.20）。

在纤维被膜内发现陷入的肿瘤上皮细胞、腺体或实性细胞簇并不少见，这一现象易误诊为浸润癌。包被性乳头状癌的乳头内无肌上皮细胞。然而，与乳头状DCIS的管腔周围有肌上皮细胞相反，最近研究未能证实包被性乳头状癌的肿瘤结节周围有一层肌上皮细胞（图8.21）[16,18-20]

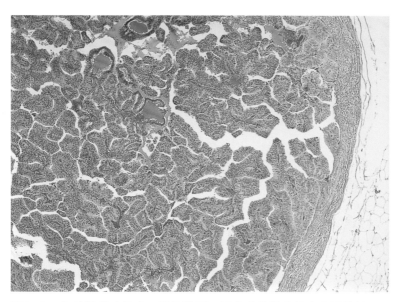

图8.19　**包被性乳头状癌。低倍镜下，示乳头状增生性病变围绕着一层纤维被膜。乳头被覆形态单一的细胞群，缺乏肌上皮细胞**

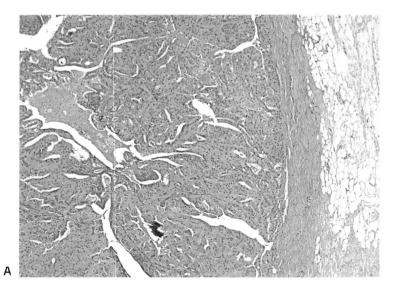

A

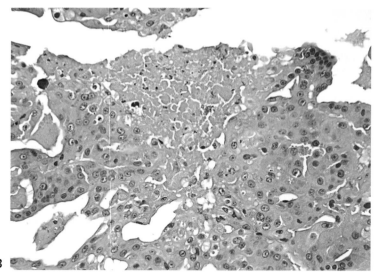

B

图8.20　包被性乳头状癌伴大汗腺分化（包被性大汗腺乳头状癌）。A. 低倍镜下，肿瘤边界清楚，围绕着一层纤维被膜。上皮细胞显示丰富的嗜酸性胞质，这是大汗腺分化的特征。B. 高倍镜下，示大汗腺细胞学和小灶坏死

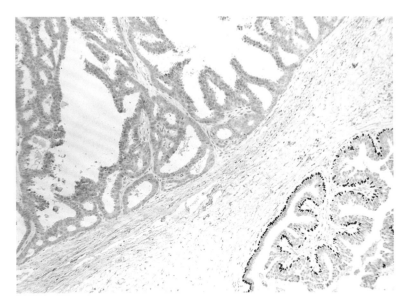

图8.21 包被性乳头状癌p63免疫染色。乳头内及病变周围均未见肌上皮细胞，相邻正常导管围绕着一层p63阳性肌上皮细胞

（表8.1）。这一发现提示，长期以来视为DCIS变异型的包被性乳头状癌，其中许多实际上可能是低级别浸润癌伴膨胀性生长的一种形式，或是原位癌向浸润癌进展谱系的某一阶段[16,18,20-22]。在无明确浸润癌证据的包被性乳头状癌中发现腋窝淋巴结转移更加支持上述观点[23]。不论这些病变本质上是原位癌还是浸润癌，临床结局研究证实，这些病变仅采用充分的局部治疗即可获得极佳预后[21,24-26]。因此，对这类患者采用类似于DCIS的处理方法是最为谨慎的，避免将这类病变分类为明显浸润性乳头状癌。

包被性乳头状癌可伴发明确的浸润癌（浸润性导管癌最常见）区域，浸润范围可从微小浸润癌至较大病灶（图8.22）。为了避免与陷入的上皮相混淆，浸润灶应表现为普通类型浸润癌并出现于包被性乳头状癌病变的纤维被膜之外才能判断为明确浸润。

鉴于对包被性乳头状癌的本质还存在争议，因而目前应该使用什么T分期尚无一致意见。当普通类型浸润癌与包被性乳头状癌同时出现时，我们认为仅把浸润癌的大小报告为肿瘤大小（用于肿瘤分期）是最为谨慎的。WHO工作组推荐，缺乏普通浸润癌区域的包被性乳头状癌应当按

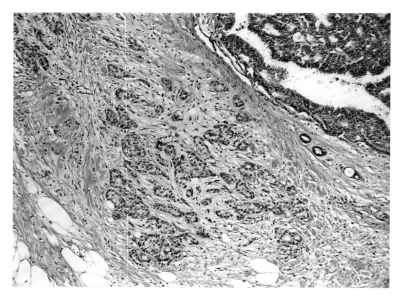

图8.22　包被性乳头状癌伴邻近局灶性浸润性导管癌

照原位病变（Tis）分期和处理。极少数包被性乳头状癌病例中，上皮细胞呈现高级别核和活跃的核分裂象[27]。这些肿瘤似乎比典型的包被性乳头状癌具有更强的侵袭性行为。因此，这些肿瘤的分期和处理应采取类似于普通类型浸润癌的以大小为标准，而不应分期为原位病变[27]。包被性乳头状癌的主要特征见表8.5。

表8.5　包被性乳头状癌的主要特征

临床表现
• 多见于老年人
• 临床表现为乳头溢液或乳晕下肿块
组织学特征
• 一个或多个乳头状癌结节，绕以厚纤维被膜
• 乳头纤细，被覆形态单一、常复层化的柱状上皮细胞群，低或中等核级别
• 可见乳头状、筛状或实性生长方式
• 乳头状癌结节内和周围均无肌上皮细胞
• 可能代表低级别浸润癌的膨胀性生长方式，而非原位癌
• 罕见显示高级别核异型性
• 周围组织内可见明显的浸润癌灶（常为浸润性导管癌）

8.5 实性乳头状癌

实性乳头状癌被认为是DCIS的变异型，常见于老年女性（61~80岁）。组织学上，肿瘤边界清楚，呈实性结节状，肿瘤细胞通常呈卵圆形或梭形，并可呈类似UDH的流水样排列[21,28,29]。没有明显的乳头结构，其潜藏的乳头结构表现为实性增生细胞群内的纤维血管轴心（图8.23）。细胞可具有内分泌特征，胞质嗜酸性颗粒状，核染色质细腻，CgA和Syn免疫反应阳性。常见细胞内和细胞外黏液分泌（图8.24），并可伴有局灶性浸润性黏液癌，亦可见到其他类型的浸润癌[29]。实性乳头状癌与UDH的鉴别特征包括：细胞形态一致，纤维血管轴心和窗孔的周围细胞有极性，黏液分泌，以及肿瘤细胞呈CK5/6阴性和ER弥漫强阳性[30]。

细胞增生组织内缺乏肌上皮细胞是该肿瘤的特征。也有报道，部分病例中肿瘤结节的周围缺乏肌上皮细胞，这就提示一种可能性：这些病例中至少一部分代表边界清楚的浸润癌巢，而不是DCIS的变异型（图8.25）[21,29]

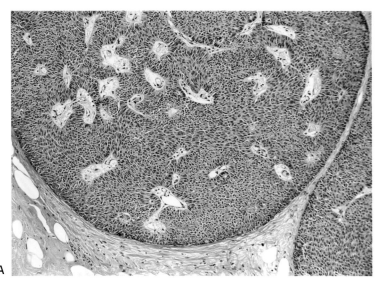

A

图8.23（1） 实性乳头状癌。A. 图中可见两个实性乳头状癌结节的一部分。结节由形态一致的卵圆形到梭形细胞构成，呈实性生长方式，纤维血管轴心明显。细胞增生的方式貌似UDH

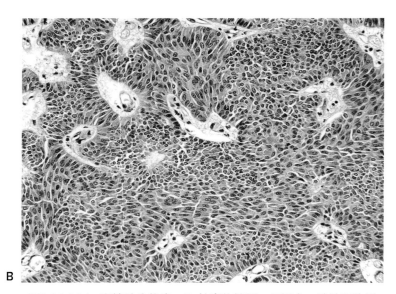

图8.23（2） 实性乳头状癌。B. 较高倍镜下，示形态一致的细胞群

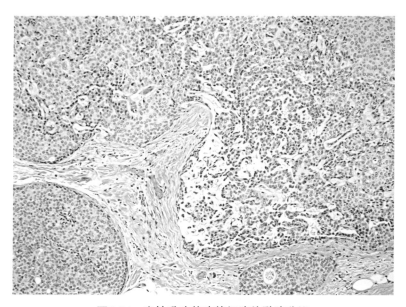

图8.24 实性乳头状癌伴细胞外黏液分泌

（表8.1）。肿瘤转移灶在形态上与实性乳头状癌相同，进一步表明某些实性乳头状癌可能是浸润癌而非原位癌[21,28,29,31]。

实际工作中，仅凭HE染色切片很难确定实性乳头状癌完全是原位癌、完全是浸润癌或原位癌与浸润癌的混合。这种情况下，应用肌上皮细胞免疫染色有助于解决难题。如果肿瘤细胞巢周围的肌上皮细胞层完整或部分存在，这种实性乳头状癌应当视为原位病变。在谱系的另一端，肿瘤细胞巢呈地图样、锯齿样不规则边界，同时细胞巢周围缺乏肌上皮细胞，有人认为这种表现提示浸润癌（图8.26）[32]。可惜的是，即使采用肌上皮细胞免疫染色，有些实性乳头状癌仍然难以精确分类。WHO工作组推荐，如果不确定是否有浸润，则应当按照原位病变进行分期和治疗。随访研究显示，不伴有普通型浸润癌的实性乳头状癌似乎为惰性的临床进程[21,28,29,31]。

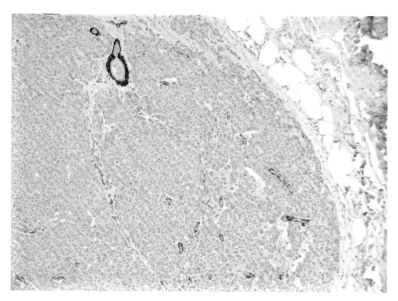

图8.25 实性乳头状癌。SMMHC免疫染色，实性乳头状癌结节内及结节周围缺乏肌上皮细胞。纤维血管壁的血管平滑肌细胞和血管周围细胞被突出显示

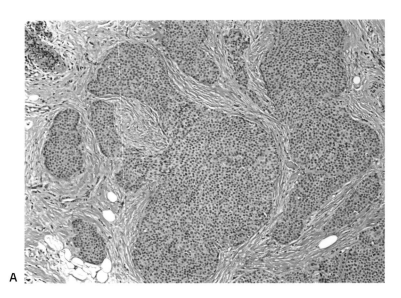

A

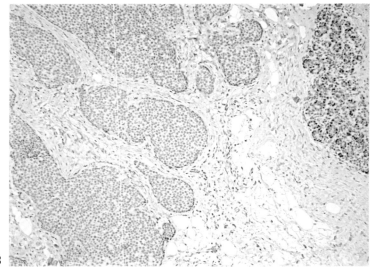

B

图8.26　实性乳头状癌。A. 肿瘤细胞巢边缘不规则，形成地图样、锯齿样，提示浸润癌。B. 本例另一区域p63免疫染色，证实肿瘤细胞巢周围肌上皮细胞缺失

8.6 实性乳头状癌伴极性反转

实性乳头状癌伴极性反转（SPCRP）是最近描述的一种乳头状肿瘤，具有高度特异性组织学表现[33]。这些罕见肿瘤主要发生于较年长女性（最近一项系列研究的中位年龄为64岁）[33]，特征表现为柱状上皮细胞形成有边界的结节，杂乱分布于乳腺间质和脂肪组织之中，无或仅有轻微促结缔组织反应。部分病例中，结节呈地图样、锯齿状模式。许多结节有纤维血管轴心，形成实性乳头状形态。部分结节中，纤维血管轴心含有泡沫状组织细胞。结节中的柱状细胞含有低至中级别核，可有核沟。部分结节呈现背靠背排列的双层上皮细胞，核位于细胞顶部而不是位于细胞基底部。这种表现让人形成细胞极性反转的印象，无疑是这种病变最具特异性的组织学特征。杂乱的间质浸润模式加上结节周围总是缺失肌上皮细胞层，支持这种病变为浸润性质（图8.27）。值得注意的是，肿瘤细胞显示低分子量CK和高分子量CK均为胞质强阳性，通常为三阴型（ER、PR和HER2阴性），但少数病例可有一些细胞表达ER和（或）PR。

类似于或等同于SPCRP的病变以往称为类似甲状腺乳头状癌高细胞亚

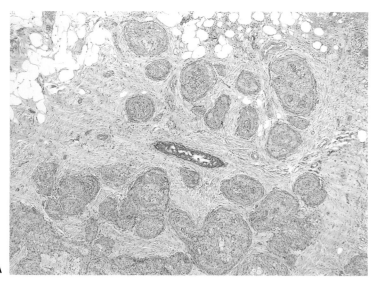

A

图8.27（1） SPCRP。A. 低倍镜下，肿瘤细胞形成圆形结节，杂乱分布于间质中，包围着一个良性导管，并浸润至邻近脂肪组织内。部分结节的中央可见明显的纤维血管轴心和泡沫状组织细胞

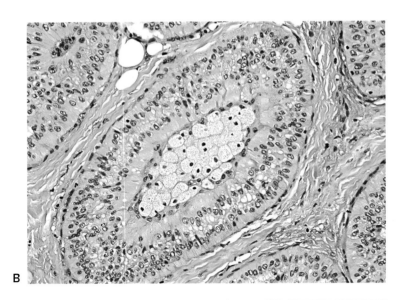

B

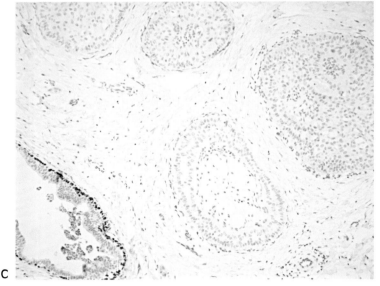

C

图8.27（2） SPCRP。B. 肿瘤结节由双层柱状上皮细胞组成，核位于细胞顶部而不是位于细胞基底部，形成细胞极性反转的印象。结节中央可见泡沫状组织细胞。C. p63免疫组化显示肿瘤结节周围无肌上皮细胞。图左下方正常导管的肌上皮细胞呈p63核阳性

型的乳腺肿瘤[34,35]。然而，鉴于这些肿瘤表达多种乳腺上皮标记物［GCDFP和乳腺球蛋白（mammaglobin）］，不表达甲状腺标记物（TG和TTF1），没有

甲状腺乳头状癌相关的分子学变化，最好将其归入乳腺乳头状癌的变异型。最近的分子学研究发现多数SPCRP含有*IDH2* R172热点突变，许多肿瘤含有影响*PIK3CA*或*PIK3R1*的重现性致病突变。根据功能性研究，可以推测这些热点突变是SPCRP的驱动因素并导致特征性极性反转表型[33]。

　　由于这种病变罕见，其自然史尚未明确。然而，来自少数病例的随访数据提示SPCRP表现为惰性临床过程。

8.7 浸润性乳头状癌

　　浸润性乳头状癌的浸润性细胞巢含有乳头结构，乳头的纤维血管轴心上被覆恶性上皮细胞（图8.28）。这些病变预后较好[36]，但非常罕见。实际上，乳腺浸润性乳头状癌如此少见，以致在考虑乳腺原发性乳头状癌之前，须排除转移癌的可能性，如卵巢癌[13]（图8.29）。乳头状DCIS、包被性乳头状癌或实性乳头状癌伴发普通类型的浸润癌（如浸润性导管癌或黏液癌）不应归为浸润性乳头状癌[29,37]。

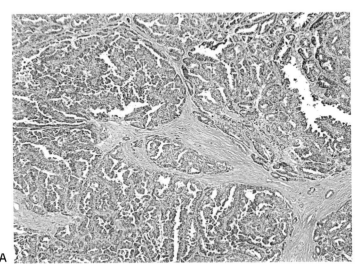

A

图8.28（1）　浸润性乳头状癌。A. 低倍镜下，肿瘤细胞排列成不规则细胞巢，许多细胞巢具有明显的乳头结构

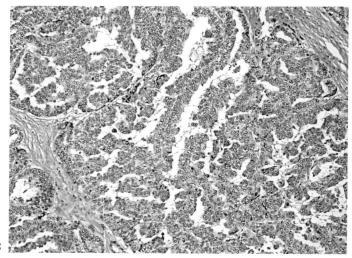

图8.28（2） 浸润性乳头状癌。B. 较高倍镜下，可见纤维血管轴心被覆异型肿瘤细胞

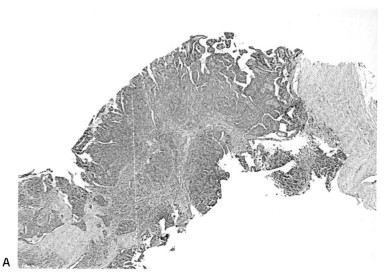

图8.29（1） 乳腺CNB，卵巢起源的乳头状癌。A. 低倍镜下，可见肿瘤具有明显的乳头状结构

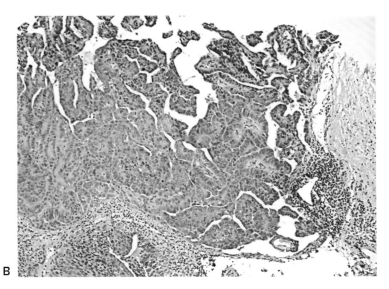

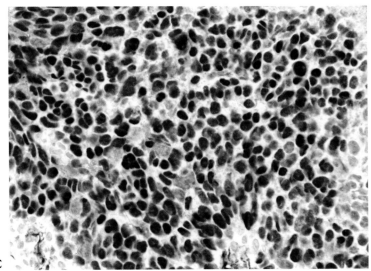

图8.29（2）　乳腺CNB，卵巢起源的乳头状癌。B. 较高倍镜下，乳头衬覆立方形至柱状上皮细胞，伴有细胞异型性。如果没有临床病史，很难与乳腺的非典型乳头状病变相区分。C. WT-1免疫组化显示肿瘤细胞核呈强阳性，支持转移性卵巢浆液性癌的诊断

8.8 粗针穿刺活检中的乳头状病变

　　CNB标本中发现的非典型乳头状病变或乳头状癌须手术切除。然而，CNB标本诊断的良性导管内乳头状瘤（图8.30）是否需要切除，是尚未解决的问题。据报道，CNB诊断为良性乳头状瘤的病例手术切除后升级，即发现更严重病变（ADH、DCIS或浸润癌）的发生率为0~25%[38-44]，最近一项34例的荟萃研究中平均升级率为7%[45]。上述大多数研究的样本量小，并且对手术切除的患者存在潜在的选择偏倚[46]。值得注意的是，上文提到的荟萃研究中，自2007年之后，CNB中良性乳头状瘤的升级率显著降低。这可能归因于穿刺操作的影像学定位更准确，使用了更大口径穿刺针使得病变取样更可靠，和（或）CNB标本中病变的病理学分类更准确[45]。

　　一些研究认为，CNB标本诊断为良性乳头状瘤的患者不需要手术切除，尤其是影像学检查与诊断一致的患者[41,43,44]。考虑到可获得资料的局限性[46,47]，我们目前建议，对于影像学发现异常的病变，CNB诊断为良性乳

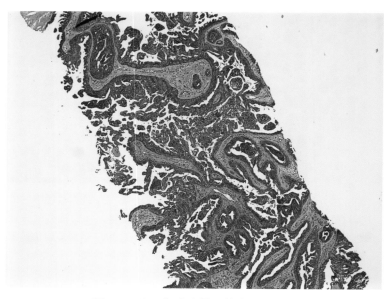

图8.30　CNB标本中的导管内乳头状瘤

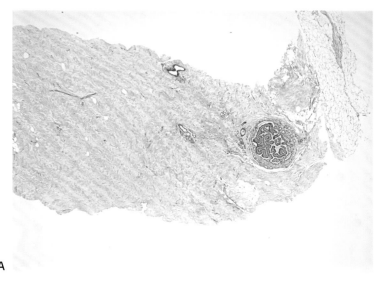

A

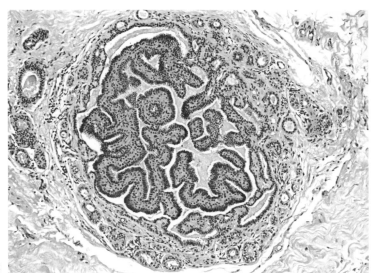

B

图8.31 CNB标本中的微小乳头状瘤。低倍（A）和较高倍（B）镜下，显示这个小的良性乳头状瘤完全包含在CNB标本内

头状瘤的患者最好与外科医师共同讨论处理方式（即手术切除或随访）[48]。相反，对于偶然发现的"微小乳头状瘤"，并且病变完全包含在CNB标本内，可能不需要手术切除（图8.31）[42,49,50]。

8.9 视为导管内乳头状瘤变异型的病变

8.9.1 导管腺瘤

导管腺瘤是在硬化性间质内由上皮细胞巢和腺体构成的边界清楚的结节，周围有致密的纤维包膜，后者可能是纤维化的导管壁（图8.32）。肌上皮细胞可明显或不明显地围绕上皮细胞。也可见大汗腺化生、囊腔形成、硬化性腺病和上皮增生。上皮被硬化性间质扭曲可导致假浸润模式（图8.33）。间质可显示黏液样变性，偶见软骨化生，因此，这些特征与多形性腺瘤的组织学特征相重叠（见下文）。一般认为导管腺瘤是导管内乳头状瘤高度硬化的变异型，其潜藏的乳头状结构完全消失。

8.9.2 多形性腺瘤

多形性腺瘤也称为良性混合瘤，发生于乳腺者罕见，形态学类似涎腺多形性腺瘤[51-57]。其特征是腺上皮与肌上皮混合，埋陷于黏液性或软骨黏液样间质中，间质内可见假性软骨、真性软骨和骨成分。上皮细胞排列成巢状、条索状或小管状，核形态温和。肌上皮细胞常呈多角形，围绕腺上皮排列或单个散在分布于间质基质中（图8.34）。该病变的细胞密度可有很大差异。在CNB标本中，上述特征的组合令人怀疑化生性癌的可能性，即使借助免疫组化方法也很难在CNB标本中排除这个诊断[56,57]。多形性腺瘤样区域可能与导管内乳头状瘤同时存在，支持该肿瘤为乳头状瘤变异型的观点（图8.35）。此外，如前所述，相似的区域可见于导管腺瘤中。

8.9.3 腺肌上皮瘤

腺肌上皮瘤通常为多结节、分叶状病变，由上皮和肌上皮共同构成（图8.36）[58,59]。肌上皮细胞组成该病变的主要成分，其形态可呈透明、多角形或梭形（图8.37，8.38）。部分病例中，肌上皮细胞呈嗜酸性胞质和明显的肌样表现，或因细胞核偏位而呈浆细胞样形态。病变中常

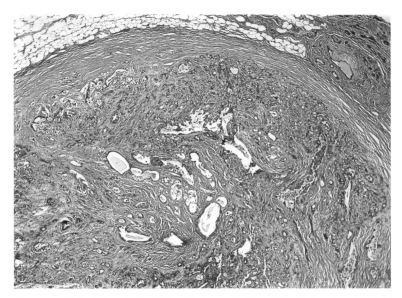

图8.32 导管腺瘤。低倍镜下，示病变呈边界清楚的结节，有环状的硬化性边缘。间质内含有上皮细胞巢和腺体

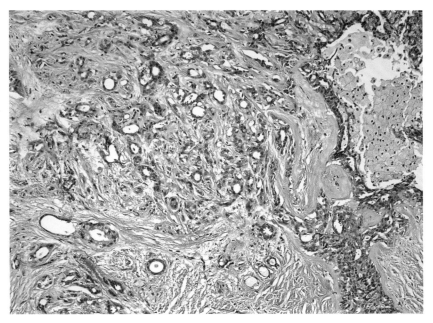

图8.33 导管腺瘤。高倍镜下，示导管腺瘤的中央，良性腺体位于致密的纤维化间质内

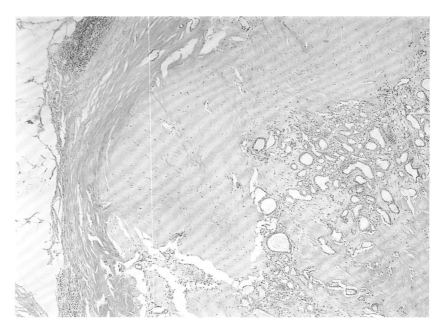

图8.34　多形性腺瘤。低倍镜下，肿瘤由边界清楚的结节组成，结节中的良性腺体位于不同程度纤维化和软骨黏液样间质内

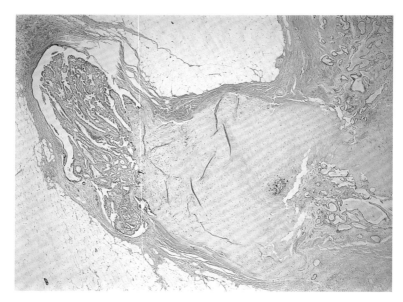

图8.35　多形性腺瘤（右）并发导管内乳头状瘤（左）

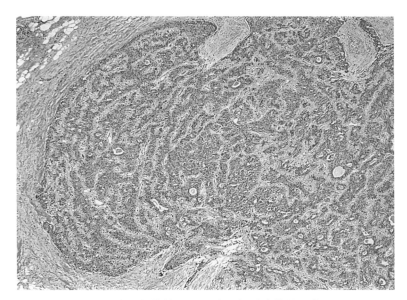

图8.36 腺肌上皮瘤。低倍镜下，示边界相对清楚的结节，其中有明显的上皮细胞形成腺体或细胞巢。上皮细胞之间的空隙由肌上皮细胞填充

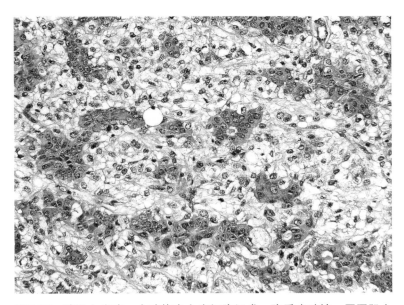

图8.37 腺肌上皮瘤。小腺体由上皮细胞组成，胞质嗜酸性，周围肌上皮细胞的胞质透明

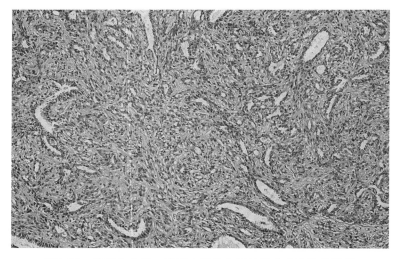

图8.38　腺肌上皮瘤。病变中腺体之间的肌上皮细胞为梭形

见显著的上皮增生和乳头状瘤病[60]。上皮成分可表现为大汗腺、鳞状或皮脂腺分化[61]，但至少在部分病例中，鳞状分化与肌上皮细胞有关，而与上皮细胞无关（图8.39）。其他病例中，肌上皮细胞成分可能非常明显，

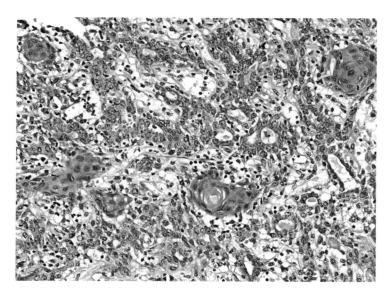

图8.39　腺肌上皮瘤伴局灶鳞状分化。此病变中鳞状细胞巢似乎与肌上皮细胞有关，而与上皮成分无关

以致于难以辨认上皮成分。哈瓦索利[62]描述了腺肌上皮瘤的3种变异型：①梭形细胞型，肌上皮细胞主要为梭形，病变内含有很少的被覆腺上皮的腔隙；②小管型，以圆形小管增生为特征，肌上皮增生的程度不一（图8.40）；③分叶型，由增生的实性肌上皮细胞巢组成，围绕被挤压的被覆上皮的腔隙。腺肌上皮瘤周围偶尔可见厚的纤维包膜，可见中央硬化区甚至坏死。

　　免疫染色可突出显示肌上皮细胞，如p63、calponin和SMMHC，有助于证实腺肌上皮瘤的诊断。然而，肌上皮标记物在这些病变中表达不一致，一个或多个肌上皮标记物可能表达减弱或缺失。并且，肌上皮细胞可表达高分子量CK和低分子量CK（管腔型CK）。综合上述表现，提示这些病变中肌上皮细胞和上皮细胞的免疫表型可能不同于其正常对应成分[58,59,63]。

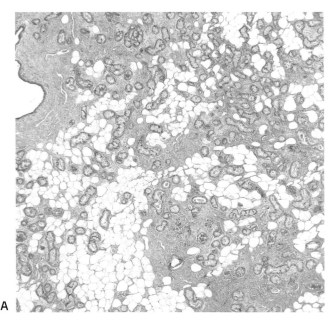

A

图8.40（1）　腺肌上皮瘤，小管型。A. 低倍镜下，完好的腺体杂乱增生，位于纤维间质和脂肪组织内。此病变呈微腺型腺病样生长方式

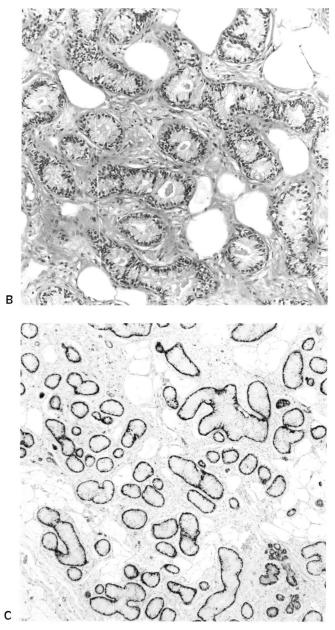

图8.40（2） 腺肌上皮瘤，小管型。B. 较高倍镜下，腺体
由柱状上皮细胞组成，此例呈透明至泡沫状胞质。部分腺体
含有腺腔内嗜酸性分泌物。围绕在腺体周围的肌上皮细胞难
以辨认。C. SMMHC免疫组化示腺体周围的肌上皮细胞

这些病变大多数似乎代表着导管内乳头状瘤的变异型。事实上，如前所述，腺肌上皮瘤样区域可见于导管内乳头状瘤，而腺肌上皮瘤也可有显著的乳头状上皮增生。部分腺肌上皮瘤似乎代表着腺病的局灶成分，其中肌上皮细胞成分特别明显（腺肌上皮腺病）。

腺肌上皮瘤为良性，其最佳处理方法是局部完整切除。切除不净可能导致病变复发，尤其是小管型[62]。罕见情况下，腺上皮成分、肌上皮成分或两种成分都可发生恶变。恶性成分通常表现为浸润性生长、显著细胞学异型性和大量核分裂象，并且，部分病例可能局灶坏死。有时可见局灶性浸润性导管癌或化生性癌。其他病例中，恶性成分表现为肌上皮表型或未分化表型。另一些病例可见局灶区域呈上皮和肌上皮混合表型的恶性病变。这种病变具有不同命名，包括恶性腺肌上皮瘤、上皮-肌上皮癌（两种成分均为恶性）和腺肌上皮瘤伴癌成分[61]。这些恶性病变可发生局部复发和远处转移[61,64,65]。在谱系的另一端，完全由良性肌上皮细胞组成的病变（肌上皮瘤）也有报道。

8.9.4 胶原小球病

在此讨论胶原小球病，是因其常见于导管内乳头状瘤内，但也可见于其他病变（如UDH、ADH、腺病、放射状瘢痕和复杂性硬化性病变）以及小叶和小导管内[66]。胶原小球病特征是腔隙内出现透明的、无细胞的嗜酸性小球，或纤丝状无定形物质，后者可呈嗜酸性或偏嗜碱性、黏液样外观（图8.8，8.41）[67]。这些腔隙内沉积物由基底膜成分（Ⅳ型胶原和层黏连蛋白）和基质构成。围绕腔隙和沉积物的肌上皮细胞通常被挤压、拉长或呈梭形。胶原小球病中可见微小钙化，因此，该病变可通过乳腺影像学检查检出[68]。

认识胶原小球病的重要性在于认清其良性本质，并将其与癌区分开，因为这些特征可与DCIS、腺样囊性癌或印戒细胞癌混淆。LCIS可累及胶原小球病部分区域，其形态类似于筛状型DCIS[69]（见第5章）。E-cadherin和（或）肌上皮标记物免疫染色有助于识别LCIS累及胶原小球病，并有助于与DCIS的鉴别。有时胶原小球病与腺样囊性癌难以鉴

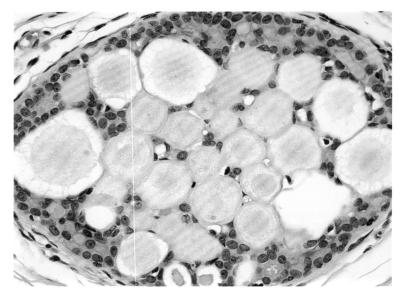

图8.41　胶原小球病累及小导管。腔隙内出现无定形嗜酸性小球和黏液样沉积物

别，尤其是小标本（如CNB）。有研究报道提出，对于这种难以鉴别的病例，可通过calponin、SMMHC和c-kit（CD117）等免疫标记物进行鉴别。根据该研究，胶原小球病的肌上皮细胞表达calponin和SMMHC，上皮细胞不表达c-kit（CD117）；与之相反，腺样囊性癌的肌上皮细胞不表达calponin和SMMHC，上皮细胞表达c-kit[70]。然而，采用这些免疫组化标记物进行鉴别的可靠性需要进一步证实。

（王巍伟　译）

参考文献

1. Lewis JT, Hartmann LC, Vierkant RA, et al. An analysis of breast cancer risk in women with single, multiple, and atypical papilloma. *Am J Surg Pathol*. 2006;30(6):665–672.

2. Oberman HA. Breast lesions confused with carcinoma. In: McDivitt R, Oberman H, Ozello L, eds. *The Breast*. Baltimore, MD: Williams and Wilkins; 1984:1–3.

3. Flint A, Oberman HA. Infarction and squamous metaplasia of intraductal papilloma: a benign breast

lesion that may simulate carcinoma. *Hum Pathol*. 1984;15(8):764–767.

4. Ali-Fehmi R, Carolin K, Wallis T, et al. Clinicopathologic analysis of breast lesions associated with multiple papillomas. *Hum Pathol*. 2003;34(3):234–239.

5. Ohuchi N, Abe R, Kasai M. Possible cancerous change of intraductal papillomas of the breast: a 3-D reconstruction study of 25 cases. *Cancer*. 1984;54(4):605–611.

6. Page DL, Salhany KE, Jensen RA, et al. Subsequent breast carcinoma risk after biopsy with atypia in a breast papilloma. *Cancer*. 1996;78(2):258–266.

7. Mulligan AM, O'Malley FP. Papillary lesions of the breast: a review. *Adv Anat Pathol*. 2007;14(2):108–119.

8. Ueng SH, Mezzetti T, Tavassoli FA. Papillary neoplasms of the breast: a review. *Arch Pathol Lab Med*. 2009;133(6):893–907.

9. O'Malley F, Visscher D, MacGrogan G, et al. Intraductal papilloma. In: Lakhani SR, Ellis IO, Schnitt SJ, et al, eds. *WHO Classification of Tumours of the Breast*. Lyon, France: IARC Press; 2012:100–102.

10. MacGrogan G, Tavassoli FA. Central atypical papillomas of the breast: a clinicopathological study of 119 cases. *Virchows Arch*. 2003;443(5):609–617.

11. Papotti M, Eusebi V, Gugliotta P, et al. Immunohistochemical analysis of benign and malignant papillary lesions of the breast. *Am J Surg Pathol*. 1983;7(5):451–461.

12. Raju UB, Lee MW, Zarbo RJ, et al. Papillary neoplasia of the breast: immunohistochemically defined myoepithelial cells in the diagnosis of benign and malignant papillary breast neoplasms. *Mod Pathol*. 1989;2(6):569–576.

13. Tan PH, Schnitt SJ, van de Vijver MJ, et al. Papillary and neuroendocrine breast lesions: the WHO stance. *Histopathology*. 2015;66(6):761–770.

14. Collins L, O'Malley F, Visscher D, et al. Encapsulated papillary carcinoma. In: Lakhani SR, Ellis IO, Schnitt SJ, et al, eds. *WHO Classification of Tumours of the Breast*. Lyon, France: IARC Press; 2012.

15. Carter D, Orr SL, Merino MJ. Intracystic papillary carcinoma of the breast: after mastectomy, radiotherapy or excisional biopsy alone. *Cancer*. 1983;52(1):14–19.

16. Collins LC, Carlo VP, Hwang H, et al. Intracystic papillary carcinomas of the breast: a reevaluation using a panel of myoepithelial cell markers. *Am J Surg Pathol*. 2006;30(8):1002–1007.

17. Seal M, Wilson C, Naus GJ, et al. Encapsulated apocrine papillary carcinoma of the breast–a tumour of uncertain malignant potential: report of five cases. *Virchows Arch*. 2009;455(6):477–483.

18. Wynveen CA, Nehhozina T, Akram M, et al. Intracystic papillary carcinoma of the breast: an in situ or invasive tumor? Results of immunohistochemical analysis and clinical follow-up. *Am J Surg Pathol*. 2011;35(1):1–14.

19. Esposito NN, Dabbs DJ, Bhargava R. Are encapsulated papillary carcinomas of the breast in situ or invasive? A basement membrane study of 27 cases. *Am J Clin Pathol*. 2009;131(2):228–242.

20. Hill CB, Yeh IT. Myoepithelial cell staining patterns of papillary breast lesions: from intraductal papillomas to invasive papillary carcinomas. *Am J Clin Pathol*. 2005;123(1):36–44.

21. Rakha EA, Gandhi N, Climent F, et al. Encapsulated papillary carcinoma of the breast: an invasive tumor with excellent prognosis. *Am J Surg Pathol*. 2011;35(8):1093–1103.

22. Rakha EA, Tun M, Junainah E, et al. Encapsulated papillary carcinoma of the breast: a study of invasion associated markers. *J Clin Pathol*. 2012;65(8):710–714.

23. Mulligan AM, O'Malley FP. Metastatic potential of encapsulated (intracystic) papillary carcinoma of the breast: a report of 2 cases with axillary lymph node micrometastases. *Int J Surg Pathol*. 2007;15(2):143–147.

24. Harris KP, Faliakou EC, Exon DJ, et al. Treatment and outcome of intracystic papillary carcinoma of the breast. *Br J Surg*. 1999;86(10):1274.

25. Leal C, Costa I, Fonseca D, et al. Intracystic (encysted) papillary carcinoma of the breast: a clinical, pathological, and immunohistochemical study. *Hum Pathol*. 1998;29(10):1097–1104.

26. Lefkowitz M, Lefkowitz W, Wargotz ES. Intraductal (intracystic) papillary carcinoma of the breast and its variants: a clinicopathological study of 77 cases. *Hum Pathol*. 1994;25(8):802–809.

27. Rakha EA, Varga Z, Elsheik S, et al. High-grade encapsulated papillary carcinoma of the breast: an under-recognized entity. *Histopathology*. 2015;66(5):740–746.

28. Maluf HM, Koerner FC. Solid papillary carcinoma of the breast: a form of intraductal carcinoma with endocrine differentiation frequently associated with mucinous carcinoma. *Am J Surg Pathol*. 1995;19(11):1237–1244.

29. Nassar H, Qureshi H, Volkanadsay N, et al. Clinicopathologic analysis of solid papillary carcinoma of the breast and associated invasive carcinomas. *Am J Surg Pathol*. 2006;30(4):501–507.

30. Rabban JT, Koerner FC, Lerwill MF. Solid papillary ductal carcinoma in situ versus usual ductal hyperplasia in the breast: a potentially difficult distinction resolved by cytokeratin 5/6. *Hum Pathol*. 2006;37(7):787–793.

31. Guo S, Wang Y, Rohr J, et al. Solid papillary carcinoma of the breast: a special entity needs to be distinguished from conventional invasive carcinoma avoiding over-treatment. *Breast*. 2016;26:67–72.

32. Visscher D, Colllins L, O'Malley F, et al. Solid papillary carcinoma. In: Lakhani SR, Ellis IO, Schnitt SJ, et al, eds. *WHO Classification of Tumors of the Breast*. Lyon, France: IARC Press; 2012:108–109.

33. Chiang S, Weigelt, B, Huei-Chi W, et al. IDH2 mutations define a unique subtype of breast cancer with altered nuclear polarity. *Cancer Res*. 2016;76:1–12.

34. Eusebi V, Damiani S, Ellis IO, et al. Breast tumor resembling the tall cell variant of papillary thyroid carcinoma: report of 5 cases. *Am J Surg Pathol*. 2003;27(8):1114–1118.

35. Tosi AL, Ragazzi M, Asioli S, et al. Breast tumor resembling the tall cell variant of papillary thyroid carcinoma: report of 4 cases with evidence of malignant potential. *Int J Surg Pathol*. 2007;15(1):14–19.

36. Fisher ER, Palekar AS, Redmond C, et al. Pathologic findings from the National Surgical Adjuvant Breast Project (protocol no. 4). Part VI: invasive papillary cancer. *Am J Clin Pathol*. 1980;73(3):313–322.

37. Tse G, Moriya T, Niu Y. Invasive papillary carcinoma. In: Lakhani SR, Ellis IO, Schnitt SJ, et al, eds.

WHO Classification of Tumours of the Breast. Lyon, France: IARC Press; 2012:64.

38. Rizzo M, Linebarger J, Lowe MC, et al. Management of papillary breast lesions diagnosed on core-needle biopsy: clinical pathologic and radiologic analysis of 276 cases with surgical follow-up. *J Am Coll Surg*. 2012;214(3):280–287.

39. Mercado CL, Hamele-Bena D, Oken SM, et al. Papillary lesions of the breast at percutaneous core-needle biopsy. *Radiology*. 2006;238(3):801–808.

40. Liberman L, Bracero N, Vuolo MA, et al. Percutaneous large-core biopsy of papillary breast lesions. *Am J Roentgenol*. 1999;172(2):331–337.

41. Renshaw AA, Derhagopian RP, Tizol-Blanco DM, et al. Papillomas and atypical papillomas in breast core needle biopsy specimens: risk of carcinoma in subsequent excision. *Am J Clin Pathol*. 2004;122(2):217–221.

42. Weisman PS, Sutton BJ, Siziopikou KP, et al. Non-mass-associated intraductal papillomas: is excision necessary? *Hum Pathol*. 2014;45(3):583–588.

43. Swapp RE, Glazebrook KN, Jones KN, et al. Management of benign intraductal solitary papilloma diagnosed on core needle biopsy. *Ann Surg Oncol*. 2013;20(6):1900–1905.

44. Pareja F, Corben A, Brennan S, et al. Breast intraductal papillomas without atypia in radiologic-pathologic concordant core-needle biopsies: rate of upgrade to carcinoma at excision. *Cancer*. 2016;122(18):2819–2827.

45. Wen X, Cheng W. Nonmalignant breast papillary lesions at core-needle biopsy: a metaanalysis of underestimation and influencing factors. *Ann Surg Oncol*. 2013;20(1):94–101.

46. Calhoun BC, Collins LC. Recommendations for excision following core needle biopsy of the breast: a contemporary evaluation of the literature. *Histopathology*. 2016;68(1): 138–151.

47. Glenn ME, Throckmorton AD, Thomison JB III, et al. Papillomas of the breast 15mm or smaller: 4-year experience in a community-based dedicated breast imaging clinic. *Ann Surg Oncol*. 2015;22(4):1133–1139.

48. Yamaguchi R, Tanaka M, Tse GM, et al. Management of breast papillary lesions diagnosed in ultrasound-guided vacuum-assisted and core needle biopsies. *Histopathology*. 2015;66(4):565–576.

49. Lee KA, Zuley ML, Chivukula M, et al. Risk of malignancy when microscopic radial scars and microscopic papillomas are found at percutaneous biopsy. *Am J Roentgenol*. 2012;198(2):W141–W145.

50. Jaffer S, Bleiweiss IJ, Nagi C. Incidental intraductal papillomas (<2mm) of the breast diagnosed on needle core biopsy do not need to be excised. *Breast J*. 2013;133(12):1961–1964.

51. Chen KT. Pleomorphic adenoma of the breast. *Am J Clin Pathol*. 1990;93(6):792–794.

52. Diaz NM, McDivitt RW, Wick MR. Pleomorphic adenoma of the breast: a clinicopathologic and immunohistochemical study of 10 cases. *Hum Pathol*. 1991;22(12):1206–1214.

53. Moran CA, Suster S, Carter D. Benign mixed tumors (pleomorphic adenomas) of the breast. *Am J Surg Pathol*. 1990;14(10):913–921.

54. Reid-Nicholson M, Bleiweiss I, Pace B, et al. Pleomorphic adenoma of the breast: a case report and

distinction from mucinous carcinoma. *Arch Pathol Lab Med*. 2003;127(4):474–477.

55. Sato K, Ueda Y, Shimasaki M, et al. Pleomorphic adenoma (benign mixed tumor) of the breast: a case report and review of the literature. *Pathol Res Pract*. 2005;201(4):333–339.

56. Rakha EA, Aleskandarany MA, Samaka RM, et al. Pleomorphic adenoma-like tumour of the breast. *Histopathology*. 2016;68(3):405–410.

57. Rakha EA, Badve S, Eusebi V, et al. Breast lesions of uncertain malignant nature and limited metastatic potential: proposals to improve their recognition and clinical management. *Histopathology*. 2016;68(1):45–56.

58. Ali RH, Hayes MM. Combined epithelial-myoepithelial lesions of the breast. *Surg Pathol Clin*. 2012;5(3):661–699.

59. Hayes MM. Adenomyoepithelioma of the breast: a review stressing its propensity for malignant transformation. *J Clin Pathol*. 2011;64(6):477–484.

60. Rosen PP. Adenomyoepithelioma of the breast. *Hum Pathol*. 1987;18(12):1232–1237.

61. Lakhani SR, Hayes M, Eusebi V. Adenomyoepithelioma and adenomyoepithelioma with carcinoma. In: Lakhani SR, Ellis IO, Schnitt SJ, et al, eds. *WHO Classification of Tumours of the Breast*. Lyon, France: WHO; 2012:122–123.

62. Tavassoli FA. Myoepithelial lesions of the breast: myoepitheliosis, adenomyoepithelioma, and myoepithelial carcinoma. *Am J Surg Pathol*. 1991;15(6):554–568.

63. Moritani S, Ichihara S, Yatabe Y, et al. Immunohistochemical expression of myoepithelial markers in adenomyoepithelioma of the breast: a unique paradoxical staining pattern of high-molecular weight cytokeratins. *Virchows Arch*. 2015;466(2):191–198.

64. Nadelman CM, Leslie KO, Fishbein MC. "Benign," metastasizing adenomyoepithelioma of the breast: a report of 2 cases. *Arch Pathol Lab Med*. 2006;130(9):1349–1353.

65. Trojani M, Guiu M, Trouette H, et al. Malignant adenomyoepithelioma of the breast: an immunohistochemical, cytophotometric, and ultrastructural study of a case with lung metastases. *Am J Clin Pathol*. 1992;98(6):598–602.

66. Clement PB, Young RH, Azzopardi JG. Collagenous spherulosis of the breast. *Am J Surg Pathol*. 1987;11(6):411–417.

67. Mooney EE, Kayani N, Tavassoli FA. Spherulosis of the breast: a spectrum of municous and collagenous lesions. *Arch Pathol Lab Med*. 1999;123(7):626–630.

68. Resetkova E, Albarracin C, Sneige N. Collagenous spherulosis of breast: morphologic study of 59 cases and review of the literature. *Am J Surg Pathol*. 2006;30(1):20–27.

69. Sgroi D, Koerner FC. Involvement of collagenous spherulosis by lobular carcinoma in situ: potential confusion with cribriform ductal carcinoma in situ. *Am J Surg Pathol*. 1995;19(12):1366–1370.

70. Rabban JT, Swain RS, Zaloudek CJ, et al. Immunophenotypic overlap between adenoid cystic carcinoma and collagenous spherulosis of the breast: potential diagnostic pitfalls using myoepithelial markers. *Mod Pathol*. 2006;19(10):1351–1357.

第9章
微小浸润癌

微小浸润癌的特征是癌细胞突破导管-小叶系统的基底膜浸润到周围邻近组织，但浸润灶最大径小于或等于1mm，符合这个定义的病变分期为T1mi[1]。当有多个微小浸润灶时，病理医师应该努力确定病灶的数量和大小，包括最大病灶，但不能将所有病灶相加作为肿瘤大小写进病理报告中，也不能作为病理学分期的依据[1]。

9.1 临床表现

临床和影像学上，具有微小浸润癌的DCIS与同样大小和级别的纯粹DCIS无法区分。

9.2 大体检查

根据定义，微小浸润癌在大体检查时无法识别，通常在显微镜检查含有DCIS的标本时检测到。

9.3 组织病理学

微小浸润癌的病灶常见于病变范围较大的高级别DCIS，但也可见于任何级别的DCIS或LCIS[2-4]。罕见情况下，灶性微小浸润癌可无原位癌并存。当发现导管周围促结缔组织增生性间质反应、导管周围淋巴细胞浸润和高级别DCIS累及小叶时，应高度怀疑微小浸润癌。然而，这些特征常见于不伴有微小浸润癌的高级别DCIS，因此不能仅依靠这些特征诊断微小浸润癌。

伴DCIS的微小浸润癌灶，其细胞学特征与DCIS自身的细胞具有相同特点，浸润灶可表现为单个细胞、小簇实性细胞或形成腺体。美国癌症联合会（AJCC）定义了微小浸润癌的上限（即1mm），但其下限或最低标准尚无广泛共识。佩奇（Page）和安德森（Anderson）[5]认为"小叶单位外或紧邻导管周围有一个以上细胞聚集"可诊断为微小浸润癌。费舍尔（Fisher）[6]认为可疑浸润灶应当形成"可识别的某种浸润癌类型"。埃尔斯顿（Elston）和埃利斯（Ellis）[7]指出"仅当明确的浸润灶位于特化小叶间质外才能诊断微小浸润癌"。而 西尔弗（Silver）和哈瓦索利（Tavassoli）[8]提出的定义限制较小：微小浸润的任何肿瘤细胞，单个或成簇出现于导管周围间质内。

我们认为最谨慎的诊断方法是，任何肿瘤细胞（单个或小巢）位于间质内，这些细胞所在的间质明显出现于原有的导管-小叶结构或良性硬化性病变之外，即使这些间质紧邻导管和小叶也诊断为微小浸润癌（图9.1～9.7）。虽然微小浸润癌细胞的核级别容易评估，但由于这些病灶的范围有限，常常难以准确评价组合的组织学分级。

只有出现确凿无疑的组织学改变时，才能诊断微小浸润癌。这在CNB标本中特别重要，因为CNB标本诊断微小浸润癌是前哨淋巴结活检或腋窝淋巴结其他形式检查的指征，而病变局限的、单纯性DCIS不需要检查腋窝淋巴结。

微小浸润癌的主要特征见表9.1。

表9.1　微小浸润癌的主要特征

- 最常见于病变体积大、高级别DCIS
- 肿瘤细胞或细胞巢出现于间质内，但这些间质明显不属于原有导管-小叶结构或良性硬化性病变，最大病灶≤1mm
- 易误诊为微小浸润癌的DCIS结构包括
  - 累及小叶
  - 受累导管的分支
  - 受累导管或腺泡因纤维化而扭曲
  - DCIS累及良性硬化性病变，如硬化性腺病、放射状瘢痕和复杂性硬化性病变
  - 挤压假象
  - 烧灼影响
  - 标本处理或先前穿刺操作造成的DCIS细胞进入周围间质或脂肪组织内（人工假象造成的上皮移位）
- 免疫染色标记肌上皮细胞有助于区分假性与真性微小浸润癌

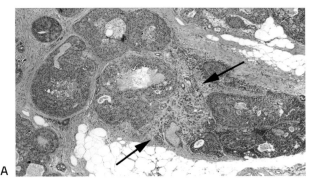

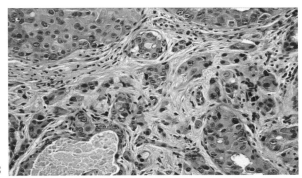

图9.1 微小浸润癌。A. 低倍镜下，多数导管为高级别DCIS，其中一些导管周围单个核炎症细胞浸润。另外有一个区域显示明显的促结缔组织反应性间质内出现小巢肿瘤细胞（箭头）。B. 高倍镜下，这些不规则肿瘤细胞巢周围缺乏肌上皮细胞层，符合间质浸润。综合考虑这些细胞巢的浸润方式和病变范围小（＜1mm），诊断为微小浸润癌

9.4 生物学标记物

所有微小浸润癌都应检测ER、PR和HER2的免疫染色。最近一项研究包括41例，其中，61%的微小浸润癌灶呈ER阳性，49%呈HER2阳性[9]。重要的是，重新切片检测这些生物学标记物时，切片上可能不再出现微小浸润癌病灶。如出现这种情况，应当报告DCIS免疫组化结果，并作为微小浸润癌灶检测结果的替代物，因为伴发的原位癌的表达结果几乎总能反映微小浸润癌灶的表达[9]（图9.8）。

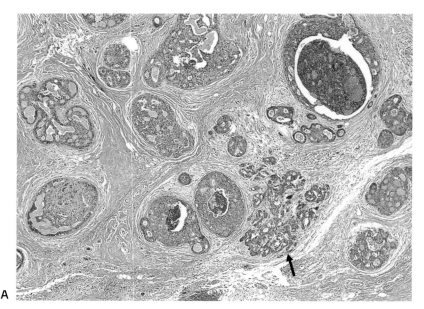

A

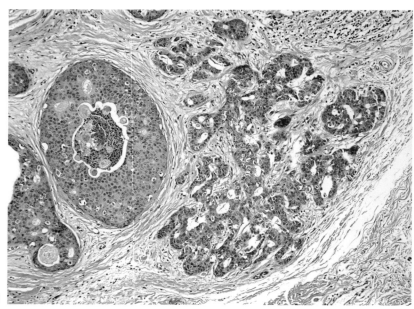

B

图9.2 微小浸润癌。A. 低倍镜下，示间质内融合腺体，形成不规则、非小叶中心性聚集，范围小于1mm（箭头所示），并有DCIS区域。B. 高倍镜下，示微小浸润癌灶

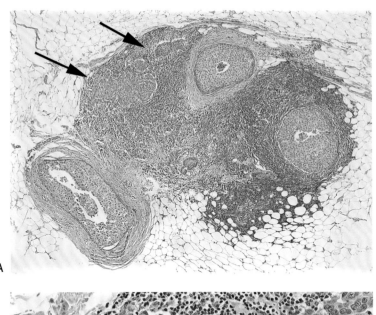

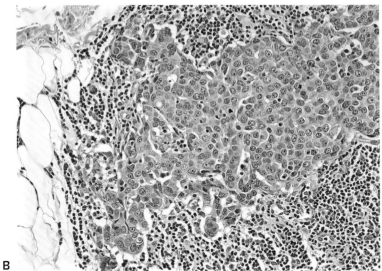

图9.3 微小浸润癌。A. 低倍镜下，示高级别DCIS伴明显的间质单个核炎症细胞浸润，即使在这个放大倍数，炎性浸润中也能见到轮廓不规则的肿瘤细胞巢（箭头所示）。B. 高倍镜下，显示其中一个细胞巢的浸润本质

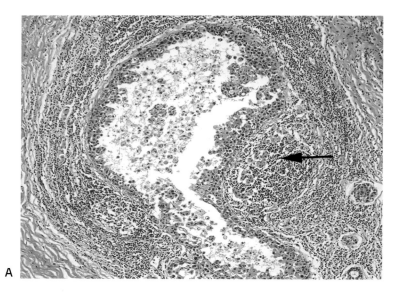

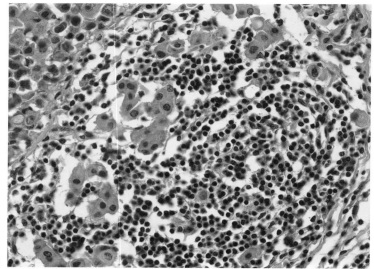

图9.4 微小浸润癌。A. DCIS病灶周围可见密集的淋巴细胞浸润。导管右侧，一些肿瘤细胞呈单个和小巢状与淋巴细胞混杂（箭头所示）。B. 高倍镜下，淋巴细胞丰富的间质内的肿瘤细胞

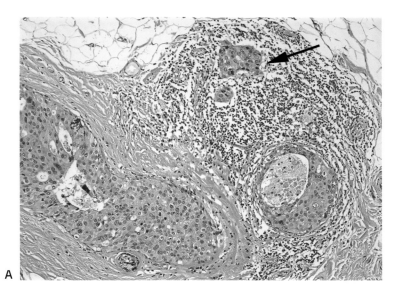

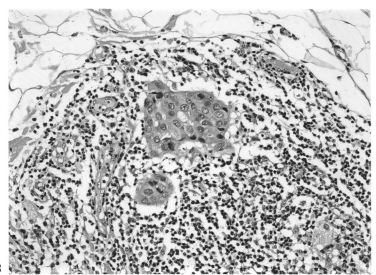

图9.5 微小浸润癌。A. 此例微小浸润癌的特征为少量不规则的肿瘤细胞，成簇出现于邻近DCIS病灶（箭头所示）的间质内。B. 高倍镜下，示微小浸润癌灶

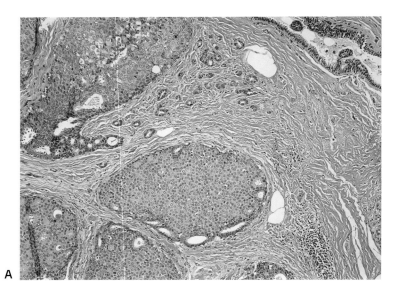

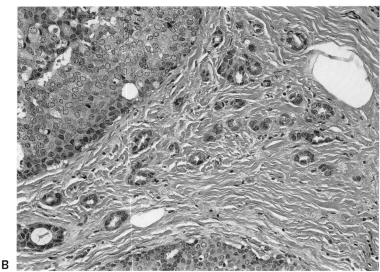

图9.6 微小浸润癌伴非高级别DCIS。低倍（A）和高倍（B）镜下可见微小浸润癌灶由浸润性导管癌（1级）组成

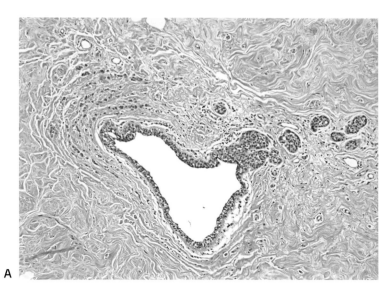

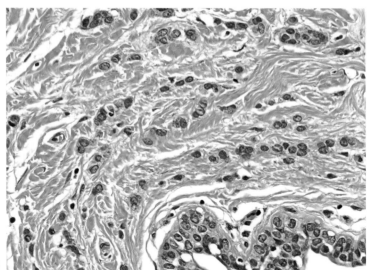

图9.7　微小浸润性小叶癌。A. 低倍镜下，一个微小浸润性小叶癌病灶出现在导管左上方。非典型小叶增生累及这个导管。B. 高倍镜下，示间质内肿瘤细胞，无间质促结缔组织增生

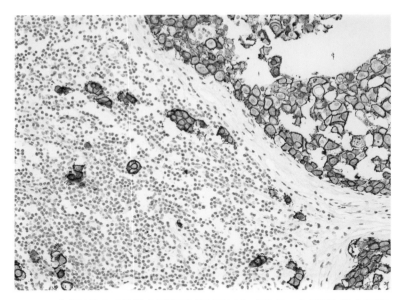

图9.8　高级别DCIS伴微小浸润癌的HER2免疫染色。DCIS和微小浸润癌灶均显示HER2蛋白过表达（强阳性，3+）

9.5 临床过程和预后

过去微小浸润癌有多种定义，其中有些定义目前认为是明显的浸润癌，因此，很难对微小浸润癌患者的临床预后和腋窝淋巴结累及的情况得出可靠结论。

文献中诊断微小浸润癌后腋窝淋巴结累及的比例为0~28%[4,10]。然而，最近一项荟萃分析包括24项研究和1000例患者，前哨淋巴结中出现宏转移、微转移和孤立性肿瘤细胞的阳性率分别为3.2%、4.0%和2.9%[11]。并且，部分单中心研究未发现DCIS伴微转移的患者比纯DCIS患者具有更高的前哨淋巴结累及率[12]。值得注意的是，累及前哨淋巴结的可能性似乎与微小浸润癌灶的数量无关[13]。

一些较早的研究则发现微小浸润癌的临床结局介于单纯DCIS和明显浸润癌之间[14,15]。然而，采用较严格的微小浸润癌定义，最近研究发现微小浸润癌患者与DCIS患者的局部复发风险、无病生存和总体生存都是相似的[12,16,17]。

总之，现有证据表明，如果应用目前AJCC有关微小浸润癌的定义

（即浸润灶不超过1mm），则其腋窝淋巴结累及率很低（＜5%），并且，DCIS伴微小浸润癌的患者与纯DCIS患者相比，其局部复发率、远期复发率和生存率是相似的。这可能反映了伴或不伴微小浸润癌的DCIS具有相似的自然史，但相似的临床结果也可能至少存在以下两种原因而导致错误分类：部分归类为纯DCIS的病例其实存在未检出或未识别的微小浸润癌灶（甚至是明显浸润），部分归类为微小浸润癌的病例其实是错误分类为微小浸润癌的DCIS（见鉴别诊断部分）。鉴于上述因素，目前的主流观点是，对于伴或不伴微小浸润癌的大范围DCIS，处理原则应当相同。是应当对这种病例常规进行前哨淋巴结活检，还是仅选择其中一部分病例进行前哨淋巴结活检，仍然是悬而未决的问题[11,12,18]。

9.6 鉴别诊断

由于DCIS的多种形态可被误认为微小浸润癌，因此，在DCIS为主的病变中可能难以识别微小浸润癌。这些相近似的病变包括：①DCIS累及小叶（小叶癌化）（图9.9）；②病变导管的分支（图9.10）；③受累导管或腺泡因纤维化而扭曲（图9.11）；④炎症导致病变导管或腺泡结构不

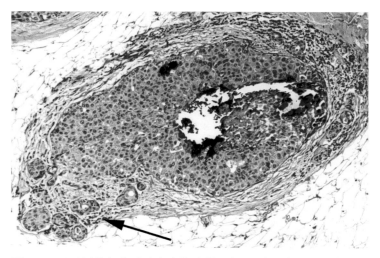

图9.9　DCIS延伸入小叶腺泡（箭头所示）。这种形态是原位癌累及小叶，不要误诊为微小浸润癌

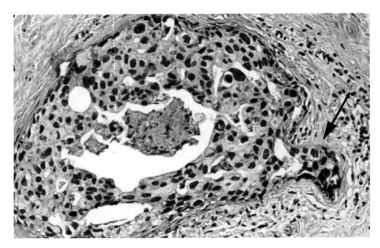

图9.10　导管分支部位的DCIS。导管右侧小的舌状肿瘤细胞（箭头）代表导管分支，不要误诊为微小浸润癌

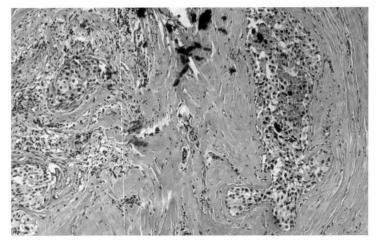

图9.11　DCIS因间质纤维化而扭曲。导管轮廓不规则，不要误诊为微小浸润癌

清；⑤挤压假象；⑥烧灼影响；⑦标本处理或先前穿刺操作造成的DCIS细胞进入周围间质或脂肪组织内，即人工假象造成的上皮移位（图9.12）；⑧DCIS累及良性硬化性病变，如放射状瘢痕、复杂性硬化性腺病和硬化性腺病（图9.13）[19]。

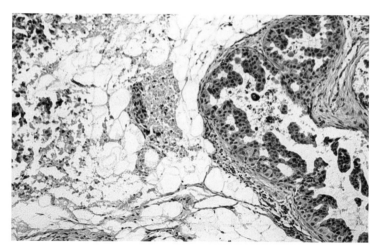

图9.12 邻近DCIS的脂肪组织内移位的肿瘤细胞和坏死碎片。这些细胞无间质反应，很可能是组织处理引起的移位

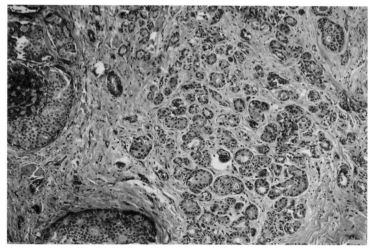

A

图9.13（1） DCIS累及硬化性腺病。A. 邻近DCIS的促结缔组织反应性间质内出现多量由肿瘤细胞组成的实性细胞小巢和腺体，疑似微小浸润癌

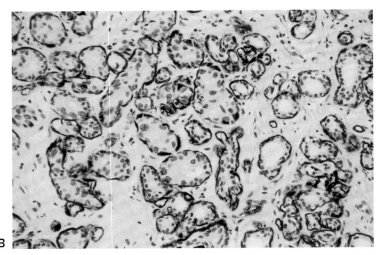

图9.13（2） DCIS累及硬化性腺病。B. SMMHC免疫染色证实细胞巢和腺体周围存在肌上皮细胞，支持该病变的原位本质

对于有问题的病例，多层面HE染色切片可能有助于确定病变性质。许多病例应用免疫染色标记肿瘤周围肌上皮，观察肌上皮层是否存在，对区分真正的微小浸润癌或其疑似病变非常有价值，并能提高微小浸润癌的诊断一致性[20]。小叶癌化、导管分支、导管扭曲和累及腺病的DCIS都可以通过鉴定病变导管周围肌上皮细胞的存在而与真正的微小浸润癌相区分。相反，微小浸润癌灶肿瘤细胞巢周围缺乏肌上皮细胞层。可以使用多种肌上皮细胞标记物（图9.13）[20-25]，但是不同肌上皮细胞标记物的敏感性和特异性均不相同，建议使用一组标记物[26]。我们最常使用的肌上皮细胞标记物为calponin、SMMHC和p63。免疫组化双标记CK和肌上皮（如p63），在这种情况下非常有帮助，因为它们能突出显示微小浸润癌灶的上皮细胞，可避免仅根据阴性结果（肌上皮细胞标记物染色缺乏）而做出微小浸润癌的诊断（图9.14）。

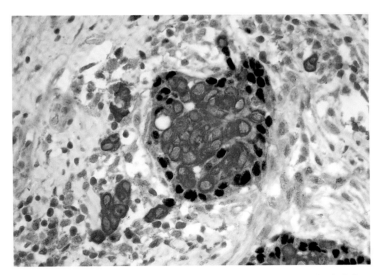

图9.14 CK（胞质呈红色）和p63（细胞核呈棕色）双重免疫染色。DCIS伴微小浸润癌，含有DCIS的导管围绕p63阳性肌上皮细胞，而微小浸润癌灶仅CK阳性，其周围没有p63阳性肌上皮细胞

（张功学 译）

参考文献

1. *AJCC Cancer Staging Manual.* 8th ed. New York, NY: Springer; 2017.

2. de Mascarel I, MacGrogan G, Mathoulin-Pelissier S, et al. Breast ductal carcinoma in situ with microinvasion: a definition supported by a long-term study of 1248 serially sectioned ductal carcinomas. *Cancer.* 2002;94(8):2134–2142.

3. Ross DS, Hoda SA. Microinvasive (T1mic) lobular carcinoma of the breast: clinicopathologic profile of 16 cases. *Am J Surg Pathol.* 2011;35(5):750–756.

4. Pinder S, Ellis I, Schnitt S, et al. Microinvasive carcinoma. In: Lakhani SR, Ellis IO, Schnitt SJ, et al, eds. *WHO Classification of Tumours of the Breast.* 4th ed. Lyon, France: IARC Press; 2012.

5. Page DL, Anderson TJ. *Diagnostic Histopathology of the Breast.* Edinburgh, Scotland: Churchill Livingstone; 1987.

6. Fisher ER. Pathobiological considerations relating to the treatment of intraductal carcinoma (ductal carcinoma in situ) of the breast. *CA Cancer J Clin.* 1996;47:52–64.

7. Elston CE, Ellis IO. *The Breast.* Edinburgh, Scotland: Churchill Livingstone; 1998.

8. Silver SA, Tavassoli FA. Mammary ductal carcinoma in situ with microinvasion. *Cancer.*

1998;82(12):2382–2390.

9. Margalit DN, Sreedhara M, Chen YH, et al. Microinvasive breast cancer: ER, PR, and HER-2/neu status and clinical outcomes after breast-conserving therapy or mastectomy. *Ann Surg Oncol*. 2013;20(3):811–818.

10. Guth AA, Mercado C, Roses DF, et al. Microinvasive breast cancer and the role of sentinel node biopsy: an institutional experience and review of the literature. *Breast J*. 2008;14(4):335–339.

11. Gojon H, Fawunmi D, Valachis A. Sentinel lymph node biopsy in patients with microinvasive breast cancer: a systematic review and meta-analysis. *Eur J Surg Oncol*. 2014;40(1):5–11.

12. Parikh RR, Haffty BG, Lannin D, et al. Ductal carcinoma in situ with microinvasion: prognostic implications, long-term outcomes, and role of axillary evaluation. *Int J Radiat Oncol Biol Phys*. 2012;82(1):7–13.

13. Matsen CB, Hirsch A, Eaton A, et al. Extent of microinvasion in ductal carcinoma in situ is not associated with sentinel lymph node metastases. *Ann Surg Oncol*. 2014;21(10): 3330–3335.

14. Wong JH, Kopald KH, Morton DL. The impact of microinvasion on axillary node metastases and survival in patients with intraductal breast cancer. *Arch Surg*. 1990;125(10):1298–1301; discussion 1301–1302.

15. Vieira CC, Mercado CL, Cangiarella JF, et al. Microinvasive ductal carcinoma in situ: clinical presentation, imaging features, pathologic findings, and outcome. *Eur J Radiol*. 2010;73(1):102–107.

16. Shatat L, Gloyeske N, Madan R, et al. Microinvasive breast carcinoma carries an excellent prognosis regardless of the tumor characteristics. *Hum Pathol*. 2013;44(12):2684–2689.

17. Sue GR, Lannin DR, Killelea B, et al. Predictors of microinvasion and its prognostic role in ductal carcinoma in situ. *Am J Surg*. 2013;206(4):478–481.

18. Lyons JM III, Stempel M, Van Zee KJ, et al. Axillary node staging for microinvasive breast cancer: is it justified? *Ann Surg Oncol*. 2012;19(11):3416–3421.

19. Schnitt SJ. Microinvasive carcinoma of the breast: a diagnosis in search of a definition. *Adv Anat Pathol*. 1998;5(6):367–372.

20. Cserni G, Wells CA, Kaya H, et al. Consistency in recognizing microinvasion in breast carcinomas is improved by immunohistochemistry for myoepithelial markers. *Virchows Arch*. 2016;468(4):473–481.

21. Yaziji H, Gown AM, Sneige N. Detection of stromal invasion in breast cancer: the myoepithelial markers. *Adv Anat Pathol*. 2000;7(2):100–109.

22. Lerwill MF. Current practical applications of diagnostic immunohistochemistry in breast pathology. *Am J Surg Pathol*. 2004;28(8):1076–1091.

23. Bhargava R, Dabbs DJ. Use of immunohistochemistry in diagnosis of breast epithelial lesions. *Adv Anat Pathol*. 2007;14(2):93–107.

24. Yeh IT, Mies C. Application of immunohistochemistry to breast lesions. *Arch Pathol Lab Med*. 2008;132(3):349–358.

25. Zhao L, Yang X, Khan A, et al. Diagnostic role of immunohistochemistry in the evaluation of breast pathology specimens. *Arch Pathol Lab Med*. 2014;138(1):16–24.

26. Hilson JB, Schnitt SJ, Collins LC. Phenotypic alterations in ductal carcinoma in situ-associated myoepithelial cells: biologic and diagnostic implications. *Am J Surg Pathol*. 2009;33(2):227–232.

第10章
浸润性乳腺癌

浸润性乳腺癌包括一组异质性病变，它们大多数为腺癌，根据肿瘤的生长方式和细胞学特征进行组织学分类。虽然把最常见的乳腺癌称为"导管癌"和"小叶癌"，但是并不表示二者在乳腺导管系统内的起源部位不同。不论组织学类型如何，大多数浸润性乳腺癌起源于TDLU[1]。

乳腺影像学筛查显著地影响临床实践中遇到的浸润性乳腺癌的性质。乳腺影像学检查不仅可以检出较小的乳腺浸润癌和较少累及腋窝淋巴结的癌，而且还能检出一些特殊类型乳腺癌（特别是小管癌）和组织学级别较低的癌[2-4]。

目前，外科病理医师仍然采用组织学分类作为浸润性乳腺癌分类的基础[5]。然而，在过去的15年，分子学和遗传学研究取得了重大进展，根据分子学特征，乳腺癌分类系统发生了变化。其中最著名的乳腺癌分类系统是根据基因表达谱将乳腺癌分类为几种分子亚型（内在亚型）。这种分类系统主要根据ER和HER2信号和增殖相关基因的表达情况，将乳腺癌主要分成4型：管腔A型、管腔B型、HER2丰富型和基底样型[6-10]（见下文）。由于越来越多的临床医师根据这些分子亚型来制定治疗方案，病理医师必须熟悉这些术语，尽管ER、PR和HER2状态本身仍然是制定治疗决策的主要驱动因素[11-13]。我们将在讨论乳腺癌组织学类型时适当提及分子亚型，并在本章最后详细论述（见10.18 乳腺癌的分子学分类）。

10.1 浸润性导管癌（非特殊类型浸润癌）

浸润性导管癌是浸润性乳腺癌的最常见类型，在一些系列研究中占浸润性乳腺癌的70%~75%。浸润性导管癌包括组织学特征和临床预后均不相同的一组肿瘤，它们没有足够的组织学特点，不能归入任何一种特殊类型癌，因此，WHO分类将其定义为非特殊类型浸润癌[13]。

10.1.1 临床表现

浸润性导管癌常表现为可触及的肿块和（或）乳腺影像学异常，后者常显示肿块边缘毛刺状，伴或不伴微小钙化。

10.1.2 大体病理

乳腺浸润性导管癌的典型大体表现为"硬癌"，肿块质硬、有时坚硬如石，切面灰白到黄褐色，沙砾样（图10.1）。肿块的质地和外观取决于促结缔组织反应性间质而不是肿瘤细胞本身。以肿瘤细胞为主、只有轻微促结缔组织反应的浸润性导管癌大体上呈黄褐色，质软。虽然大多数浸润性导管癌具有星芒状或毛刺状轮廓伴不规则边界，但部分病例大体上界限清楚。

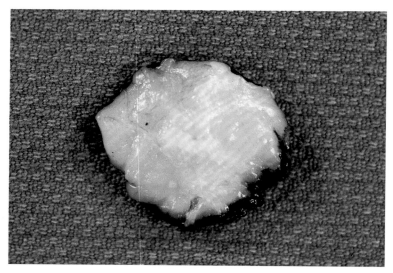

图10.1 浸润性导管癌的大体表现，肿块呈灰褐色，边界不规则

10.1.3 组织病理学

　　浸润性导管癌的显微镜下表现具有高度的异质性，即肿瘤的生长方式、细胞学特征、核分裂象、促结缔组织反应性间质以及伴随的DCIS范围等均有差异，同一病例内可见多种组织学特征。肿瘤细胞可排列成腺样、大小不等的巢状、条索状和小梁状或实性片状。部分病例可见局灶性坏死，坏死也可非常广泛。细胞学上，肿瘤细胞从轻微不同于正常乳腺上皮细胞到明显的细胞多形性和核异型性。核分裂象可从无到非常明显。根据腺腔形成、核异型性和核分裂象进行联合的组织学分级（图10.2），是重要的预后因素（见10.17预后和预测因素）。部分病例促结缔组织增生性间质可从不明显到极少；相反，在谱系的另一端，有些肿瘤显示非常明显的促结缔组织反应性间质增生，以至于肿瘤细胞仅占病变的极少部分。同样，有些浸润性导管癌未发现DCIS成分，而有些病例DCIS则是肿瘤的主要成分。间质淋巴细胞或淋巴浆细胞浸润从无到显著，以致掩盖肿瘤细胞。最后，浸润性导管癌镜下边缘可为浸润性、推挤性、边界清楚或上述情形的混合。

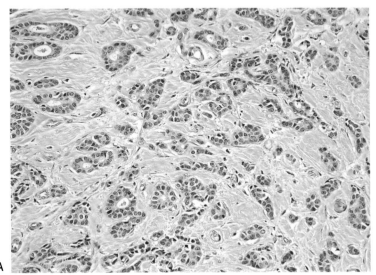

A

图10.2（1） 浸润性导管癌的组织学异质性。A. 组织学1级浸润性导管癌

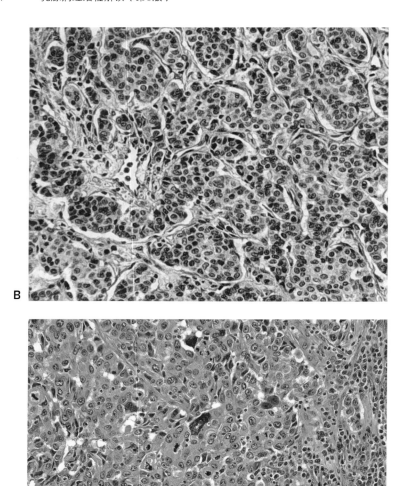

图10.2（2） 浸润性导管癌的组织学异质性。B. 组织学2级浸润性导管癌。C. 组织学3级浸润性导管癌

10.1.4 生物学标记物和分子病理学

在过去的几十年里，有很多关于浸润性乳腺癌相关生物学标记物表

达的研究，但目前仅3种标记物即ER、PR和HER2在日常工作中被广泛应用。正如组织学异质性，ER、PR和HER2在浸润性导管癌中的表达差异很大。在当前的大多数系列研究中，70%~80%的浸润性导管癌呈ER阳性，10%~15%呈HER2蛋白过表达和基因扩增。浸润性导管癌细胞膜特征性地表达E-cadherin，但在某些病例其表达水平降低[15]。由于浸润癌具有组织学异质性，因此也有广泛的遗传学/基因学改变，以及根据基因表达谱定义的分子亚型同样表现的异质性[16]。

10.1.5 临床过程和预后

由于浸润性导管癌组织学异质性大，其预后也有较大差异，并与多种因素有关，包括淋巴结状态、肿瘤大小、组织学级别、淋巴管血管侵犯（LVI）以及其他预后因素（见10.17预后和预测因素）。

10.1.6 鉴别诊断

浸润性导管癌的诊断是排除性诊断，如上文所述，其组织学特征不足以归入下文将要讨论的任何一种特殊类型癌。

10.2 浸润性小叶癌

浸润性小叶癌占浸润性乳腺癌的5%~15%，是第二常见的组织学类型[17-19]。报道的发病率差异至少有一部分原因是不同研究者采用了不同诊断标准。另外，在最近的系列研究中发现浸润性小叶癌发病率呈上升趋势，可能与绝经后激素替代治疗有关[20]。

浸润性小叶癌特征表现为同侧乳腺内多灶性病变，与其他类型的浸润性乳腺癌相比，双侧乳腺发生率（文献报道6%~47%）较高。然而一些研究显示，浸润性小叶癌患者以后对侧乳腺癌的发生率与浸润性导管癌相似[21-23]。

70%~80%的病例中可见LCIS与浸润性小叶癌共存[21,24,25]。

10.2.1 临床表现

浸润性小叶癌临床表现包括可触及的肿块或乳腺影像学异常，其特征类似于浸润性导管癌。然而，浸润性小叶癌在体格检查或乳腺影像学检测中的表现可能非常隐匿。体格检查时仅发现模糊的增厚区或没有清楚边界的硬结。乳腺影像学检查时病变可同样隐匿，多为界限不清的不对称致密影伴结构扭曲，有些病例即使可触及肿块，但乳腺影像学检查无异常发现。实际上，肿瘤范围在体格检查和乳腺影像学检查中均可能被低估。有人提倡使用磁共振成像（MRI）检查，它能更清楚地显示浸润性小叶性癌的病变范围，但是这种高敏感性和低特异性技术也可能高估部分病例肿瘤的大小[26]。

10.2.2 大体病理

有些浸润性小叶癌呈质硬、切之沙砾感、灰白色肿块，与浸润性导管癌无法区分，而有些大体无明显肿块，乳腺组织仅似橡皮样硬而韧，另一些病例大体检查或触诊均无明显异常，仅在显微镜下发现浸润性小叶癌[27]。

10.2.3 组织病理学

浸润性小叶癌为一组疾病，间质内浸润性肿瘤细胞显示出独特的细胞学特征和生长方式。经典型浸润性小叶癌表现为肿瘤细胞小、相对一致、单个或单行浸润间质、形成线状结构[28]。这些细胞常围绕乳腺导管排列，形成同心圆结构（图10.3）。而且，肿瘤细胞可呈隐匿的方式浸润乳腺间质和脂肪组织，无或仅有轻微促结缔组织反应，伴轻微的背景结构破坏。肿瘤细胞核较小，大小较一致，常为偏心性，核分裂象少见。肿瘤细胞常含有胞质内空泡，内含嗜酸性小球。有些细胞中的胞质内空泡较大，形成印戒细胞样。然而在经典型浸润性小叶癌中，印戒样细胞仅占肿瘤细胞的一小部分。

多数浸润性小叶癌（以及LCIS）的组织学特征是肿瘤细胞黏附松散，其分子学基础是肿瘤细胞膜E-cadherin表达缺失，而E-cadherin表达缺失是由于染色体16q22.1（含有E-cadherin基因，*CDH1*）杂合性缺失而导致

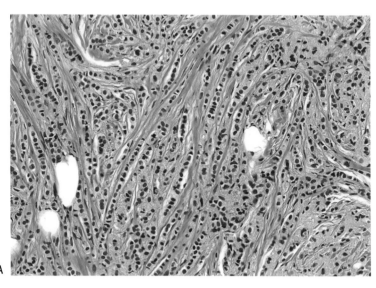

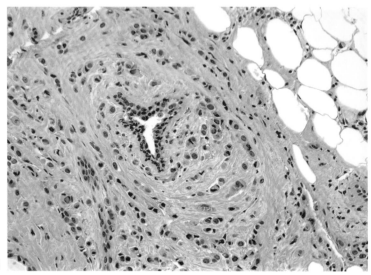

图10.3（1）　浸润性小叶癌。A. 肿瘤细胞呈线状浸润间质。B. 肿瘤细胞呈同心圆状围绕良性导管

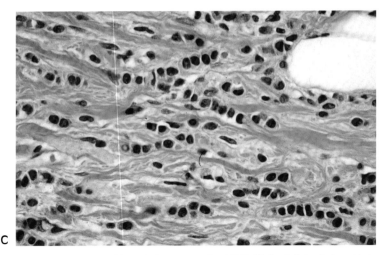

图10.3（2）　浸润性小叶癌。C. 经典型浸润性小叶癌细胞小，核小而一致，少数细胞含有明显的胞质内空泡

E-cadherin基因的双等位基因失活，常伴有E-cadherin基因失活性突变或编码E-cadherin蛋白的基因失活CDH1启动子甲基化引起的基因表达沉默。部分病例E-cadherin失活也可能是由于启动子甲基化以外的机制（基因缺失、转录抑制）以及miRNA调节（图10.4）。对于诊断困难的病例，E-cadherin免疫组化失表达有助于鉴别小叶癌和导管癌[29-33]。但是，大约15%的浸润性小叶癌表达E-cadherin[34,35]（图10.5）。因此，如果形态学具有浸润性小叶癌特征但E-cadherin阳性，不能诊断为浸润性导管癌。这种病例中E-cadherin为异常表达，常伴有cadherin-catenin细胞黏附复合体中其他分子的异常表达（见下文，生物学标记物和分子病理学）[34-36]。

　　变异型浸润性小叶癌的组织结构和（或）细胞形态与经典型有所不同[28,37-39]。实体型和腺泡型的细胞学特征与经典型小叶癌相同，但生长方式不同。实体型浸润性小叶癌的肿瘤细胞融合成片，间质稀少（图10.6）。腺泡型浸润性小叶癌的特征为至少20个肿瘤细胞聚集成团，由纤细的纤维血管间质分隔（图10.7）。梁状型浸润性小叶癌也有描述，但这种亚型与经典型浸润性小叶癌之间有相当大的形态学重叠。多形性浸润性小叶癌中，肿瘤细胞虽同经典型一样呈单个和线条状浸润间质，但与经典型小叶癌细胞相比，细胞体积大，核大小差异较大[40-43]（图10.8）。尽管印戒样细胞可见于经典型

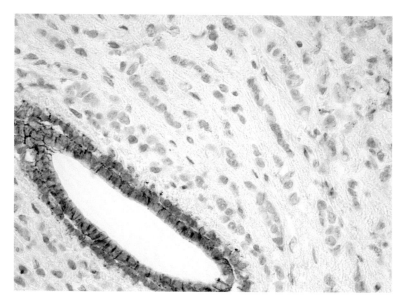

图10.4　浸润小叶癌E-cadherin免疫染色显示肿瘤细胞表达缺失，相反，良性导管的被覆上皮细胞膜呈强阳性

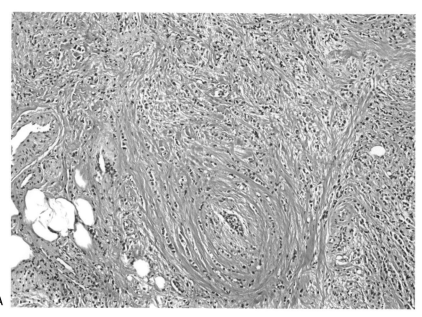

A

图10.5（1）　浸润性小叶癌伴E-cadherin异常表达。A. 低倍镜下，癌细胞具有浸润性小叶癌的特征，呈单行浸润间质

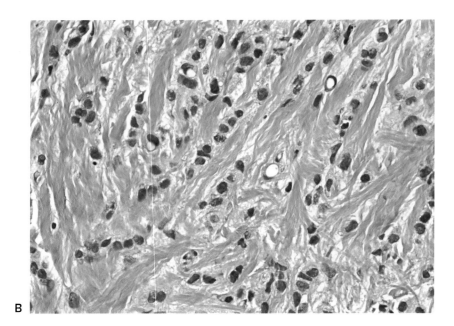

B

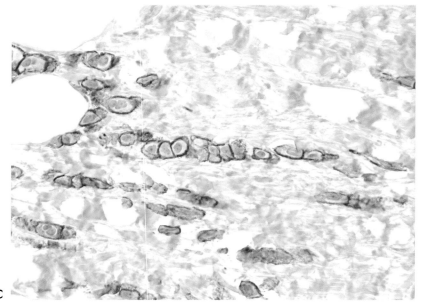

C

图10.5（2） 表达E-cadherin的浸润性小叶癌。B. 高倍镜下，细胞具有浸润性小叶癌的特征，细胞大小一致，核偏心性，偶见胞质内空泡。C. E-cadherin免疫染色显示肿瘤细胞膜强阳性

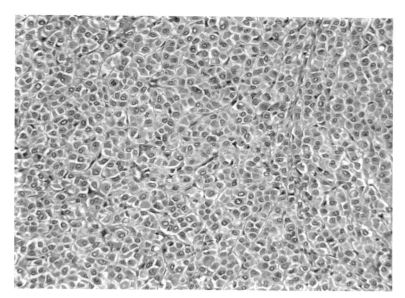

图10.6 浸润性小叶癌，实体型。细胞类似于经典型，但呈实性片状生长

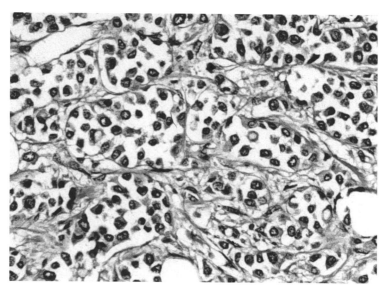

图10.7 浸润性小叶癌，腺泡型。肿瘤细胞聚集成团，细胞团之间为纤细的纤维血管间质

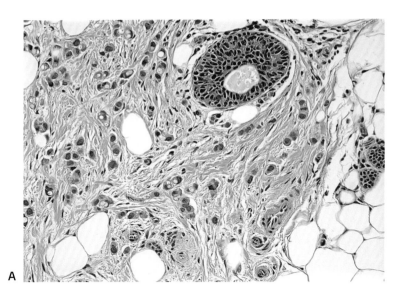

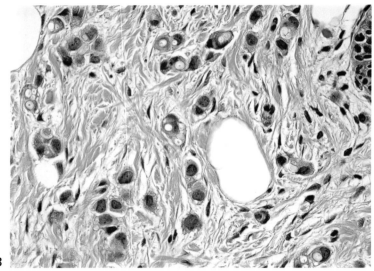

图10.8　浸润性小叶癌，多形性亚型。A. 肿瘤细胞呈单个和线状浸润间质。B. 与经典型小叶癌比较，肿瘤细胞较大，核多形性更明显（与图10.3C比较）。许多细胞有胞质内空泡

小叶癌和一些浸润性导管癌，但主要由印戒细胞组成、其他方面具有浸润性小叶癌特征的肿瘤应考虑为印戒细胞型浸润性小叶癌[44,45]。组织细胞样浸润性小叶癌是另一亚型，肿瘤细胞具有组织细胞样特征，具有丰富的泡

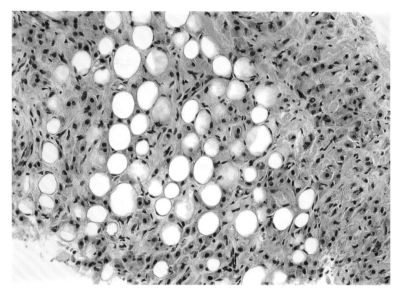

图10.9　浸润性小叶癌，组织细胞样亚型。肿瘤细胞有丰富的淡染到泡沫状胞质，与组织细胞难以区分

沫状、淡染嗜酸性胞质和轻度核异型[46-48]（图10.9）。这些细胞表达GCDFP，符合大汗腺分化。

10.2.4 生物学标记物和分子病理学

经典型浸润性小叶癌常表达ER和PR，罕见HER2过表达或基因扩增。多形性小叶癌也常表达ER和PR，但可有HER2蛋白过表达和基因扩增[48]；然而，具有大汗腺特征的小叶癌通常呈ER和PT阴性而AR阳性。如前所述，E-cadherin膜表达缺失是小叶癌（包括经典型和变异型）免疫表型的决定性特征。浸润性小叶癌也表达cadherin-catenin复合体中其他蛋白，特别是p120呈胞质阳性，而非膜阳性[49]；并且膜表达β-catenin缺失[36,50]。与LCIS一样，浸润性小叶癌通常显示染色体16q丢失和1q获得。在基因表达谱研究中发现，绝大多数浸润性小叶癌为管腔A型，但有些属于管腔B型、HER2丰富型甚至基底样型[16]。最近一项综合性分子学和遗传学研究包括127例浸润性小叶癌，发现除了E-cadherin基因（CDH1）改变之外，这些肿瘤通常显示PTEN缺失，AKT激活，TBX3和FOXA1突变。有趣的是，这项研究中，有3例伴有不同临床结局的浸润性小叶癌亚型属于增殖和免疫相关基因表达标签[51]。另外，在一项包括22例复发性浸润性小叶癌的研究中，发现86%的病例具有可动基因组变化。特别是HER2变化见于27%的病例，这尤其有趣，因为原发性浸润性小叶癌罕见HER2变化[52]。

10.2.5 临床过程和预后

作为一组疾病，浸润性小叶癌总体上与浸润性导管癌的预后无甚差别。然而，与变异型小叶癌和浸润性导管癌相比，经典型小叶癌的预后较好。现有资料表明，多形性和印戒细胞型（定义为超过10%的肿瘤细胞为印戒细胞）的临床预后较差[14,40-44]。然而，多形性小叶癌的预后意义似乎与组织学级别有关[53]。

许多研究指出浸润性小叶癌和浸润性导管癌的转移方式明显不同[17]。特别是小叶癌似乎比导管癌更少转移到肺、肝和脑实质。然而，小叶癌更易转移至软脑膜、腹膜表面、后腹膜、胃肠道、生殖器官和骨。事实上，转移性乳腺癌患者发生的癌性脑膜炎大多数是小叶癌。腹膜转移可表现为腹膜表面多个突起的小结节，与卵巢癌转移相似。转移到胃可类似于原发性浸润性胃癌（皮革胃）。累及子宫者可引起阴道出血，而卵巢的转移性肿瘤可致卵巢增大和克鲁肯伯格（Krukenberg）瘤样表现。

10.2.6 鉴别诊断

某些经典型小叶癌的肿瘤细胞广泛散布于貌似正常的乳腺间质内，无明显的促结缔组织反应，因此，低倍镜下容易漏诊或误诊为散在单个核炎症细胞。实体型浸润性小叶癌有时与淋巴瘤很难鉴别，因为两者均由大小相对一致的、成片的黏附性较差的肿瘤细胞组成。组织学上支持小叶癌的特征为肿瘤细胞质内空泡和瘤细胞呈线状浸润间质，尤其是在病变的边缘。对于有疑问的病例，CK、激素受体和淋巴细胞标记物的免疫染色有助于正确诊断。由于高级别浸润性导管癌的细胞巢挤压变形，有时与多形性浸润性小叶癌难以区分；间质线状或单个细胞浸润、可见胞质内空泡、E-cadherin阴性支持小叶癌的诊断。组织细胞样亚型可能与反应性组织细胞浸润鉴别困难，包括那些伴有脂肪坏死的病变。此时CK、激素受体，CD68和（或）CD163免疫染色有助于区分。

10.3 伴导管和小叶特征的浸润癌

少数浸润性乳腺癌（大约5%）不能明确归为小叶癌或导管癌[14,54]。其中一部分兼有明确的浸润性导管癌和浸润性小叶癌的区域（图10.10），最好归类为混合性浸润性导管癌和浸润性小叶癌。另一部分具有中间特征，介于浸润性导管癌和小叶癌之间（图10.11）。由于诊断标准不一致并且具有主观性，这些病例的临床意义难以确定。最近一项研究包括183例"浸润性导管癌伴小叶特征"、375例浸润性小叶癌和1499例浸润性导管癌，前者超过90%的病例呈E-cadherin阳性，其临床和生物学特征与浸润性导管癌相比更像浸润性小叶癌[54]。

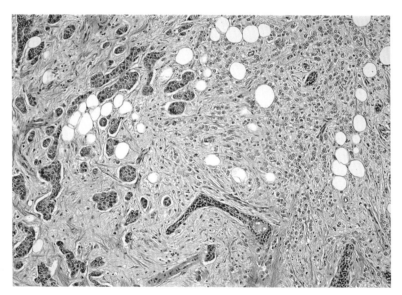

图10.10 混合性浸润性导管癌和浸润性小叶癌。明显可见浸润性导管癌（左）和浸润性小叶癌（右）的不同区域

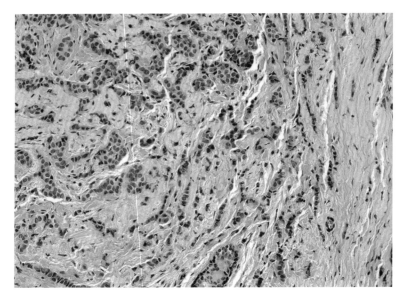

图10.11　**浸润癌伴导管和小叶特征。肿瘤细胞小，核大小一致，排列呈不规则巢状和线状。该特征不能明确诊断为浸润性小叶癌或浸润性导管癌**

　　小管小叶癌是一种特殊类型的浸润性乳腺癌，兼有小管癌和小叶癌的特征。在这些病变中，一部分肿瘤细胞呈线状浸润间质，具有经典型小叶癌的特征；另一部分肿瘤细胞形成小管。这些小管呈圆形到卵圆形，比小管癌的小管小并且成角不明显（图10.12）。小管小叶癌传统上被认为是小叶癌的亚型，但其细胞膜一致表达E-cadherin，因此，部分学者认为它们属于浸润性导管癌亚型而不是小叶癌亚型[55,56]。既然有些浸润性小叶癌本来就可以表达E-cadherin[34,35]，我们认为小管小叶癌表达E-cadherin还不足以证明其为导管癌亚型而不是小叶癌亚型。

10.4 小管癌

　　小管癌是一种特殊类型的乳腺癌，转移少见，预后非常好。在广泛开展乳腺影像学筛查之前，小管癌在所有乳腺癌中占比不到4%[57]；而在乳腺影像学筛查的人群中所占比例较高，发病率上升到7.7%~27%[58,59]。

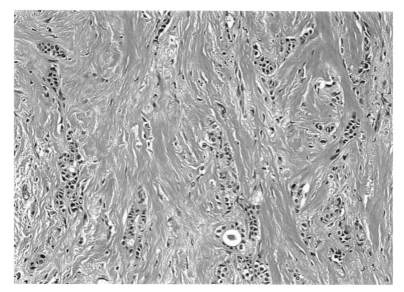

图10.12　小管小叶癌。肿瘤兼有线状排列的肿瘤细胞和圆形腺样结构

10.4.1 临床表现

过去小管癌常因发现可触及肿块而被检出，而现在大多数（60%~70%）表现为不可触及的乳腺影像学异常。因其他无关病变而行乳腺活检并偶然发现的小管癌也不少见。

当乳腺影像学发现异常时，小管癌常表现为肿块，仅偶尔与微小钙化有关。大多数小管癌边界呈毛刺样，影像学上与浸润性导管癌无法区分。

10.4.2 大体病理

大体观察，小管癌呈质硬、毛刺状病变，与浸润性导管无法区分。肿瘤通常较小，在一项研究中，59%的病例小于1cm，仅有4%的病例大于2cm[60]。

10.4.3 组织病理学

小管癌的组织学特征为分化良好的腺体或小管增生，杂乱无章地排列，通常呈放射状，腺体不规则地延伸至邻近纤维间质和脂肪组织。小管和腺体由单层立方形到柱状上皮细胞组成，周围无肌上皮细胞。小管多呈卵圆形，明显成角伴末端逐渐变细，管腔开放。组成这些小管的细胞为低级别核，常见顶泌胞质突起。小管癌常有促结缔组织反应性间质，部分病例可见明显的弹性纤维（图10.13）[61]。当小管癌的特征性形态学超过肿瘤组织的90%时归入"纯"小管癌；而小管癌成分少于90%的肿瘤有人建议诊断为"混合性"小管癌[57]。

大多数小管癌含有DCIS成分，通常为低级别DCIS伴筛状和微乳头结构，但有时缺乏足以诊断DCIS的区域[62]。另外，小管癌中通常伴有ADH和FEA，有时也可见到LCIS和ALH成分。

一些研究表明小管癌的多灶性和多中心性的发生率高于浸润性导管癌。

10.4.4 生物学标记物和分子病理学

小管癌总是ER阳性，多数病例PR阳性，罕见HER2蛋白过表达或基因扩增[63]。实际上，文献报道的HER2阳性小管癌病例，令人怀疑其组织学分类的准确性和（或）HER2检测结果的可靠性。在基因表达谱研究中，小管癌属于管腔A型[16]。在基因组水平，小管癌通常显示16q缺失，类似于低级别乳腺肿瘤通路的其他病变，包括柱状细胞病变、FEA、ADH、低级别DCIS、ALH、LCIS和浸润性小叶癌[64]。

10.4.5 临床过程的预后

小管癌预后非常好[60,62,65]，事实上，一些研究发现小管癌的预后与同年龄组无乳腺癌妇女相似[57,66]。当小管癌确实发生腋窝淋巴结转移时，通常只累及1个淋巴结，很少超过3个。一些研究表明，小管癌患者即使发生淋巴结转移也不影响无疾病生存期和总生存期[63,66]。

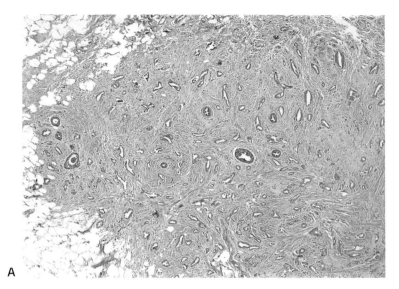

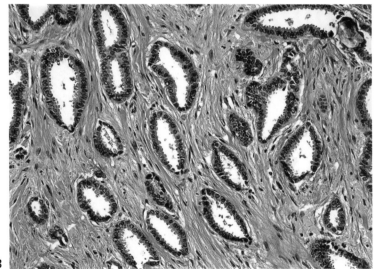

图10.13 小管癌。A. 低倍镜下，分化良好的腺体在促结缔组织反应性间质中杂乱增生。B. 高倍镜下，卵圆形小管，部分小管末端呈逗点状。形成小管的许多细胞可见顶泌胞质突起，细胞核呈低级别

10.4.6 鉴别诊断

由于小管癌是由分化良好的腺体组成，因此，必须与一些良性病变

如硬化性腺病、放射状瘢痕/复杂性硬化性病变、MGA和小管型腺病等相鉴别。

低倍镜下组织学检查，对于区分小管癌和良性硬化性病变很有价值。与小管癌杂乱分布、星形聚集的腺体相比，硬化性腺病具有器官样、小叶中心性结构。在放射状瘢痕和复杂性硬化性病变中，埋陷的腺体局限于间质硬化区/纤维弹性组织增生区，不会像小管癌腺体那样不规则地延伸出硬化区边缘之外并伸入邻近纤维间质和脂肪组织。

然而，有些病例仅依靠组织形态学很难将小管癌与这些良性病变区分开来，特别是CNB标本。这种病例必须借助免疫染色才能正确诊断。小管癌的腺体周围缺失肌上皮细胞层；相反，良性硬化性病变（即，硬化性腺病和放射状瘢痕/复杂性硬化性病变）和管状腺病的腺体周围存在肌上皮细胞[67]。肌上皮细胞标记对于鉴别小管癌和MGA没有帮助，因为两者腺体周围均无肌上皮细胞层，但S-100蛋白和ER免疫染色有助于鉴别（见第7章）。

小管癌也必须与非特殊类型1级浸润性导管癌鉴别。一般而言，1级浸润性导管癌腺体不呈卵圆形、没有尖角状末端，也没有顶泌胞质突起，而这些是小管癌腺体的特征。由于小管癌比1级浸润性导管癌预后好，所以二者的鉴别非常重要[60,62,65]。

10.5 浸润性筛状癌

浸润性筛状癌是一种分化和预后均较好的浸润癌，较少见，占浸润性乳腺癌的1%~3.5%[57,68-70]。

10.5.1 临床表现

肿瘤虽可表现为可触及肿块，但临床通常为隐匿性，乳腺影像学检查为毛刺样肿块伴或不伴微小钙化。其钼靶表现及其他影像学研究与浸润性导管癌无法区分[71]。

10.5.2 大体病理

浸润性筛状癌无特殊的大体特征。

10.5.3 组织病理学

浸润性筛状癌肿瘤细胞小，核无明显多形性，呈筛状或有窗孔的细胞岛浸润在间质内，类似于DCIS的筛状结构。这些细胞岛的外形从光滑到成角状不等（图10.14）。浸润性筛状癌常与其他类型浸润性乳腺癌混合，特别是小管癌，大约20%的浸润性筛状癌中可见小管癌成分，约80%病例伴有DCIS成分，常为筛状型DCIS。

10.5.4 生物学标记物和分子病理学

浸润性筛状癌特征性表达ER，2/3以上病例表达PR，肿瘤一般无HER2蛋白的过表达和基因扩增[57]，分子分型属于管腔A型[16]。

10.5.5 临床过程和预后

有14%~16%的患者发生腋窝淋巴结转移[57,68-70]。正如前文所述，浸润性筛状癌预后极好，据报道10年生存率大于90%。最近一项研究比较了SEER数据库中的618例浸润性筛状癌和232719例浸润性导管癌，提示浸润性筛状癌患者预后较好可能归因于这些病变的组织学级别较低，而组织学类型本身不是独立的预后因素[70]。纯浸润性筛状癌比混有其他组织学类型的浸润性筛状癌预后好[57,68,69]。

10.5.6 鉴别诊断

浸润性筛状癌主要与筛状型DCIS相鉴别，而且，在一些具有筛状特征的病变中，很难确定浸润性筛状癌和筛状型DCIS的相对比例。浸润性

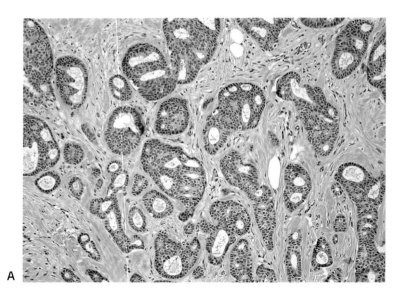

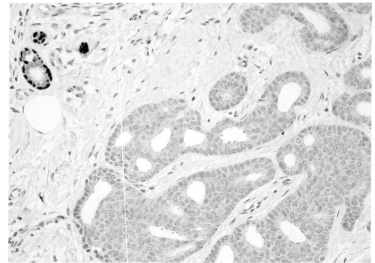

图10.14　浸润性筛状癌。A. 肿瘤由有窗孔的细胞巢组成，细胞巢的轮廓从光滑到成角和不规则。B. p63免疫染色，浸润性肿瘤细胞巢周围缺乏肌上皮细胞，而良性小导管周围存在p63阳性肌上皮细胞

筛状癌在导管和小叶之间杂乱无章地分布和浸润，而DCIS保留了正常导管和小叶结构。筛状型DCIS具有光滑、圆形的轮廓，而浸润性筛状癌中至少部分浸润的细胞岛外形不规则、尖角状。浸润性筛状癌的间质往往

有促结缔组织反应性增生，而在大多数筛状型DCIS中缺乏相关的间质改变。最后，浸润性筛状癌的腺样细胞巢周围缺乏肌上皮细胞，而筛状型DCIS周围存在肌上皮细胞。如肌上皮细胞在HE切片不能辨认，进行免疫染色有助于诊断，也可以确定浸润癌和DCIS的相对比例。

浸润性筛状癌必须与腺样囊性癌鉴别，因为腺样囊性癌也具有筛状的肿瘤细胞巢。腺样囊性癌存在上皮和肌上皮两种成分、腔内黏液和（或）基底膜样物质，是正确诊断的有用线索，因为这些特征不见于浸润性筛状癌。此外，腺样囊性癌通常不表达ER，而浸润性筛状癌实际上ER几乎总是阳性。

10.6 黏液癌

黏液癌（也称胶样癌）是另一种预后相对较好的特殊类型癌。该肿瘤不常见，在大多数系列研究中约占浸润性乳腺癌的2%[72]。

10.6.1 临床表现

黏液癌发病年龄范围较宽，在SEER数据库的11000多例黏液癌中，中位年龄为70岁（25~85岁）[73]，高于非特殊类型浸润性导管癌。黏液癌患者表现为可触及肿块，然而乳腺影像学筛查广泛开展后，有相当大比例的黏液癌（30%~70%）患者表现为非触及的乳腺影像学异常[74,75]。影像学上，黏液癌最常表现为界限清楚或分叶状肿块，钙化罕见，可能误诊为纤维腺瘤。

10.6.2 大体病理

黏液癌通常界限清楚或外形圆凸，质地较软、胶冻状，切面有光泽。

10.6.3 组织病理学

黏液癌的标志是产生细胞外黏液，但细胞外黏液的比例在不同肿瘤之间有差异。典型者，肿瘤细胞呈小簇状弥漫分布于细胞外黏液池内，后者由含薄壁血管的纤细纤维分隔。偶尔细胞排列呈腺样、梁索状、片状、乳头样或微乳头状。细胞核一般为低级别或中等级别，罕见高级别核。这种特征性病变至少要占肿瘤的90%（有些学者认为达100%）才能诊断黏液癌[72]。黏液癌中出现局灶性非黏液癌特征（如浸润性导管癌）时应分类为混合性黏液性肿瘤。注意，一些具有细胞外黏液的癌中，肿瘤细胞巢类似于浸润性微乳头状癌；这些肿瘤目前视为浸润性微乳头状癌的变异型而不是黏液癌的变异型[76,77]（见浸润性微乳头状癌部分）。

黏液癌内细胞密度不一，有些病例肿瘤细胞稀少（A型黏液癌），另一些却高度富于细胞（B型黏液癌）[78]（图10.15，10.16）。B型黏液癌常显示神经内分泌分化，表现为神经内分泌标记物（CgA或Syn）阳性[78-80]。黏液癌常伴有DCIS成分，DCIS可呈微乳头、乳头、筛状或实性结构，最常见筛状结构和实性结构同时存在。罕见粉刺样坏死。DCIS成分常有腺腔内黏液，可导致受累导管扩张。

10.6.4 生物学标记物和分子病理学

黏液癌通常ER阳性，大约70%病例表达PR。另外，黏液癌通常没有HER2蛋白过表达或基因扩增[63]。几乎没有染色体缺失和获得，基因不稳定性相对较少，是黏液癌的特征[72]。黏液癌在基因表达谱研究中属于管腔A型[16]，但是A型黏液癌与B型黏液癌的表达特征不同，后者表达谱类似具有神经内分泌特征的癌[82]。

10.6.5 临床过程和预后

在上文提及的SEER的11000多例黏液癌中，12%的黏液癌患者在就诊时有腋窝淋巴结转移[73]，淋巴结累及率与肿瘤大小有关，肿瘤小于1cm者罕见腋窝淋巴结受累[63]。单纯性黏液癌总体预后较好，大规模的SEER回顾性分析发现[73]，黏液癌患者的5、10、15、20年的生存率分别为94%、89%、85%和81%，而非特殊类型浸润性导管癌患者分别为82%、72%、66%和

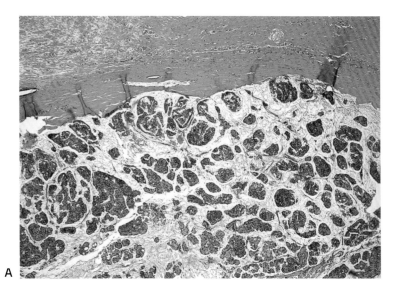

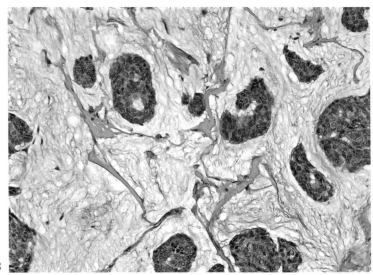

图10.15　黏液癌。A. 低倍镜下，肿瘤由界限相对清楚的黏液湖组成，其内含有大量肿瘤上皮细胞巢。B. 高倍镜下，示细胞学细节，肿瘤细胞有低级别核

62%。可有晚期全身复发（诊断后超过25年）[63,73]。淋巴结转移是最重要的不利预后因素[73]。黏液癌中出现内分泌分化的预后意义还不能确定，不能作为一个标准的预后特征。较早的文献中部分病例的预后差，可能是由于

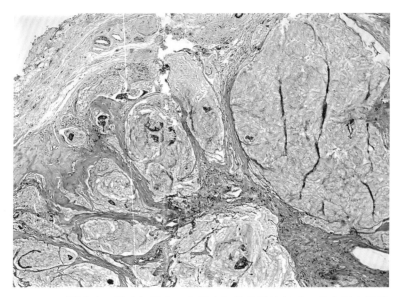

图10.16　黏液癌。肿瘤细胞少，主要由细胞外黏液组成，其中见少量散在肿瘤细胞巢

这些病例实际上是浸润性微乳头状癌的黏液亚型，而不是真正的黏液癌。

黏液癌可有罕见的转移现象，包括黏液栓导致致命的脑梗死和腹膜假黏液瘤[83–85]。

10.6.6 鉴别诊断

黏液癌的鉴别诊断包括其他产黏液的乳腺病变，特别是黏液囊肿样病变。黏液囊肿样病变的特征为充满黏液的囊状扩张的导管，常伴导管破裂和黏液外渗进入间质内。导管内衬上皮可变扁或显示增生–异型增生–原位癌的增生性改变谱系（图10.17，10.18）[86–88]。有些病例上皮细胞簇和细胞条索可从导管壁脱落，游离于黏液池内，很难与黏液癌鉴别，特别是上皮细胞条索或细胞簇从DCIS导管壁上脱落时（图10.19）。支持黏液囊肿样病变伴上皮脱落的特征是上皮呈线状排列（类似于导管内衬上皮）和肌上皮细胞的存在，后者可能需要免疫染色才能证实。然而在某些病例特别是伴有DCIS时，明确区分黏液癌和伴有上皮脱落的黏液囊肿样病

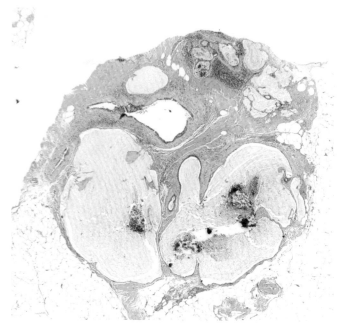

图10.17 黏液囊肿样病变，CNB。因乳腺影像学筛查而发现。病变由不同程度扩张的、充满黏液的导管组成，伴有局灶性间质黏液外渗。导管内衬上皮细胞变扁平

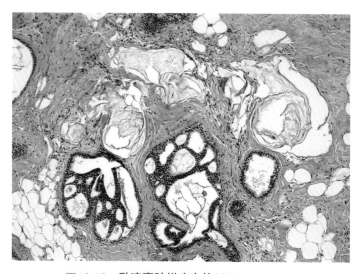

图10.18 黏液囊肿样病变伴ADH

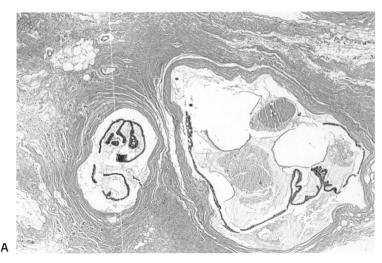

A

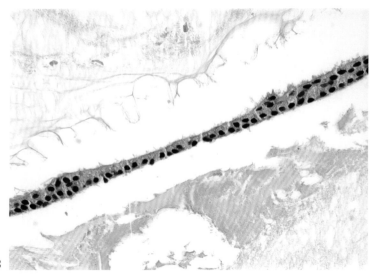

B

图10.19　黏液囊肿样病变伴条索状上皮。A. 低倍镜下，示黏液池，其中见条索状脱落的导管上皮细胞。B. 上皮呈细胞学良性，不应误诊为黏液癌

变是不可能的。另外，在CNB标本中区分黏液癌和黏液囊肿样病变也很难甚至不可能。考虑到有些黏液癌富含黏液而肿瘤细胞成分极少，在CNB标本中，如果含有间质黏液池，即使没有肿瘤细胞巢也不能排除黏液癌的诊断。因此，直到最近仍然有人建议CNB中显示间质黏液湖的所有病变都

需要手术切除。然而，最新研究提示，如果影像学符合黏液囊肿样病变并且CNB未见上皮异型性，在手术切除后病变升级的可能性很低，这种病例可能无须进行手术切除[89]。

黏液性囊腺癌是另一种产生黏液的乳腺病变，必须与黏液癌相鉴别[90]（见下文）。其他需要与黏液癌鉴别的病变包括：伴显著黏液样间质的纤维腺瘤、黏液瘤、伴明显黏液改变的神经纤维瘤以及产生基质的化生性癌。

10.7 髓样癌和具有髓样特征的癌

髓样癌罕见，根据我们的经验，它占所有浸润性乳腺癌的比例不到1%。具有部分髓样癌特征的癌曾有多种描述术语，包括不典型髓样癌、浸润癌伴有髓样特征或浸润性导管癌伴髓样特征等。由于髓样癌的诊断标准重复性差，因此，最新版WHO分类建议将髓样癌、不典型髓样癌、浸润性导管癌伴髓样特征合并为一组病变，统称为具有髓样特征的癌[91]。将这些肿瘤合并为一组的合理性在于克服了历史上观察者之间对髓样癌的诊断重复性差的缺点[92,93]，同时强调，识别这组具有显著淋巴浆细胞浸润并通常呈"三阴性"（即缺乏ER和PR表达及HER2过表达）高级别浸润性乳腺癌，其临床意义可能大于将这组病变明确分类。

10.7.1 临床表现

这组肿瘤的发病年龄比其他类型乳腺癌小，部分原因是有些患者携带有BRCA1基因的种系突变（见10.16 遗传性乳腺癌的病理学特征）。患者可表现为可触及肿块或影像学发现的病变。尽管有些患者在诊断时可见腋窝淋巴结肿大，但淋巴结组织学检查常显示良性反应性改变而不是转移癌。

乳腺影像学检查中，大多数髓样癌表现为界限非常清楚的肿块[94]，不伴钙化。但有相当一部分髓样癌病例边缘不清。而且，乳腺影像学上表现为界限清楚的癌大多数为浸润性导管癌，而不是髓样癌[95]。

10.7.2 大体病理

大体上，髓样癌是界限清楚、质软、棕褐色到灰色的肿瘤，切面膨隆。部分病例呈多结节状。可伴出血、坏死或囊性变。

10.7.3 组织病理学

髓样癌的定义包括以下特征：①超过75%的肿瘤细胞呈合体细胞样生长；②混合淋巴浆细胞浸润；③镜下界限清楚；④中或高级别核；⑤缺乏腺样分化[96-99]（图10.20）。具有部分特征而不是所有特征的肿瘤称为"不典型髓样癌"或浸润性导管癌伴髓样特征。然而，如上文所述，由于髓样癌的诊断标准在实际应用中诊断重复性差，最近的WHO工作组将髓样癌、不典型髓样癌和浸润性导管癌伴髓样特征合并为一类，称为具有髓样特征的癌[91]。

髓样癌可出现局灶性出血、坏死、囊性变以及各种类型的化生，其中鳞状化生最常见。有些病例肿瘤细胞可有奇异的细胞学特征，如明显的核异型和多核巨细胞。很少或无DCIS存在。

10.7.4 生物学标记物和分子病理学

髓样癌/具有髓样特征的癌通常不表达ER和PR，缺乏HER2蛋白过表达和基因扩增（"三阴性"），不同程度地表达基底样CK（CK5/6、14和17）和表皮生长因子受体（EGFR）。这些肿瘤具有明显的基因不稳定性，多数具有*BRCA1*种系突变的乳腺癌女性患者表现为髓样特征，许多具有髓样特征的散发性癌也呈现*BRCA1*基因的体细胞失活，其失活主要通过几种不同的分子机制实现。*p53*肿瘤抑癌基因的突变尤其常见。这些肿瘤在基因表达谱研究中归为基底样型[16]。

10.7.5 临床过程和预后

由于诊断时使用了不同的分类系统加之观察者之间的差异，髓样癌

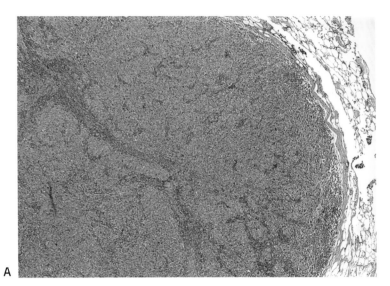

A

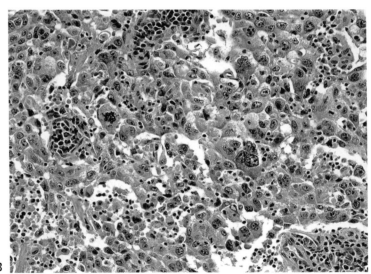

B

图10.20 髓样癌。A. 肿瘤边界清楚，上皮细胞呈合体细胞样生长伴淋巴浆细胞浸润。B. 高倍镜下，肿瘤细胞呈高度异型性和核多形性，有一个异常核分裂象，散在明显的淋巴细胞和浆细胞浸润

患者的预后资料混乱。传统认为，髓样癌比非特殊类型浸润性导管癌的预后好，然而并未在所有研究中得到证实。大多数患者在诊断后5年内死亡。来自于一项有长期随访的大宗临床研究表明，髓样癌的预后与伴有

明显淋巴浆细胞的3级浸润性导管癌相似，但稍好于不伴有明显淋巴浆细胞浸润的3级浸润性导管癌[100]。

10.7.6 鉴别诊断

不成巢的大肿瘤细胞、间质少以及混杂淋巴浆细胞，这些表现令人怀疑淋巴瘤的可能。对这样的病例，CK免疫染色有助于确定恶性肿瘤细胞的上皮性质。另外，肿瘤内浸润性淋巴浆细胞和清楚的边界，导致髓样癌和具有髓样特征的癌与乳腺内淋巴结转移癌难以鉴别。然而，髓样癌和具有髓样特征的癌缺乏淋巴结被膜和其他潜在结构特征。

10.8 浸润性微乳头状癌

单纯性浸润性微乳头状癌占所有浸润性乳腺癌的比例不到2%，更常见局灶性浸润性微乳头状癌与其他组织学类型乳腺癌混合，尤其是非特殊类型浸润性导管癌。患者常在就诊时已有淋巴结转移，预后较差[101]。

10.8.1 临床表现

临床上表现为可触及的肿块，影像学表现与其他类型乳腺癌无明显差异。浸润性微乳头状癌患者的中位年龄与浸润性导管癌患者相近[101]。

10.8.2 大体病理

无特别的大体特征，据报道浸润性微乳头状癌的平均大小明显大于非特殊类型浸润性乳腺癌。

10.8.3 组织病理学

肿瘤细胞簇呈微乳头或小管腺泡状，似乎悬浮于透亮区域内。这些微乳头不像真性乳头状病变，缺乏纤维血管轴心。这些微乳头中的细胞呈"里面朝外（或极性反转）"的排列方式，即细胞顶端表面朝向微乳头外（朝向间质）的极性排列（图10.21）。EMA免疫染色可突出显示这一特征（图10.22）。浸润性微乳头状癌总体上可类似于卵巢的浆液性乳头状癌

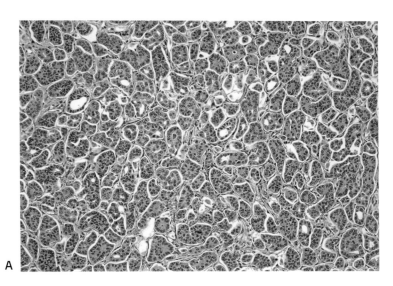

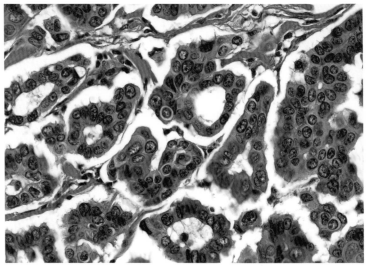

图10.21 浸润性微乳头状癌。A. 中倍镜下，肿瘤细胞呈腺样和巢状排列，多数似乎位于透明腔隙内。B. 腺体和巢的组成细胞为中级别核

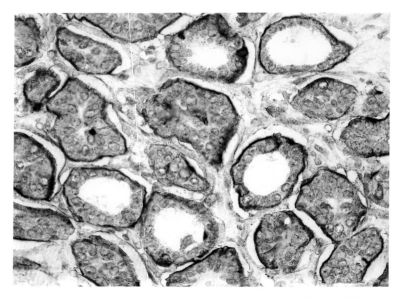

图10.22　浸润性微乳头状癌EMA免疫染色。EMA强阳性见于腺体外侧面，显示"里面朝外"或细胞极性反转的排列方式

或LVI。据报道，33%~67%的病例具有真正的LVI并且可能分布广泛。较难确定透明区域内特有的肿瘤细胞巢代表浸润性微乳头状癌灶还是LVI。细胞学上，浸润性微乳头状癌细胞常为中级别核，大多数肿瘤（高达70%）伴有DCIS成分（微乳头型和筛状型）。

浸润性微乳头状癌可为单纯性，或与非特殊类型浸润性导管癌混合。少数浸润性微乳头状癌病例伴有细胞外黏液产物[102]。最近研究提示，这种病例应分类为浸润性微乳头状癌的黏液亚型，而不是黏液癌亚型，因为存在与单纯性浸润性微乳头状癌相同的微乳头状结构并且比普通型黏液癌的侵袭性更强[76,77]。

10.8.4 生物学标记物和分子病理学

大多数浸润性微乳头状癌呈ER阳性和PR阳性[101]。一篇基于SEER数据库的报道包括600多例浸润性微乳头状癌，其中85%呈ER阳性，70%呈PR阳性[103]。在报道的病例中，约1/3病例观察到HER2蛋白过表达[104]。在基因表达谱研究中，多数浸润性微乳头状癌归类为管腔A或B型[16]。某些具有独特生长方式的特殊类型癌（如腺样囊性癌、分泌性癌）检测到重现性融合基因，浸润性微乳头状癌未见这种融合基因[105,106]。然而，浸润性微乳头状癌检出的遗传学变化不同于级别配对和ER配对的浸润性导管癌[107,108]。而且，浸润性微乳头状癌检测到与细胞极性和形状相关基因的重现性体细胞突变。尽管这些基因突变不是浸润性微乳头状癌所特有，可以推测这些基因异常组合在一起可能具有累加效应，共同导致浸润性微乳头状癌的细胞极性变化[106]。

10.8.5 临床过程和预后

大多数研究中，超过50%的浸润性微乳头状癌患者在初次就诊时有腋窝淋巴结的转移，部分研究中淋巴结累及率大于或等于90%。来自SEER数据库的研究发现，53%的患者就诊时已有阳性腋窝淋巴结[103]。淋巴结转移率在单纯性浸润性微乳头状癌与浸润性微乳头状癌成分仅占少量比例的乳腺癌中是相同的。因此，重要的是病理医师应识别并报告浸润性微乳头状癌成分，即使其只占少数成分也应注明。

与非特殊类型浸润癌相比，虽然伴有浸润性微乳头状成分的癌表现为较高分期（即，很可能有腋窝淋巴结转移），但当校正分期后，这两组患者的预后是相似的[103]。

10.8.6 鉴别诊断

非特殊类型浸润性导管癌的癌巢周围间质可因人工假象导致收缩，从而类似于浸润性微乳头状癌。然而，在这些病例中，肿瘤细胞缺乏浸润性微乳头状癌中极性反转的特征。对于疑难病例，EMA免疫染色有助于鉴别：浸润性导管癌的癌细胞呈内侧面EMA阳性，而浸润性微乳头状癌巢的EMA阳性位于外侧缘。

在恰当的临床背景下，还应考虑具有微乳头状结构的转移癌（如起源于卵巢、肺和膀胱者）。转移性微乳头状癌病例无DCIS成分。

10.9 化生性癌

化生性癌是一组形态学异质性浸润性乳腺癌，组成肿瘤的腺上皮细胞不同比例地转化为另一种细胞类型，后者可为非腺型上皮细胞（如鳞状细胞），或为间叶细胞类型（如梭形细胞、软骨样、骨样和肌样细胞）[109]。有些病例特别是梭形细胞癌和鳞状细胞癌，化生性成分可为单纯性，不伴可识别的腺癌成分。

化生性癌少见，在所有乳腺癌中所占比例不到1%。化生性癌的预后意义很难确定，可能与存在的化生成分有关，相关内容将在下文讨论。

10.9.1 临床表现

化生性癌患者在发病年龄、肿瘤的检出方法和肿瘤发生部位等方面与非特殊类型浸润癌相似[110,111]。多数患者表现为单个可触及肿块，常在短时间内快速生长，少数患者可有皮肤固定和固定于深部组织。

化生性癌在乳腺影像学上无特异性表现，多数界限清楚，无钙化，许多病例像是良性病变[112]。有些病例影像上表现为部分边界清楚，部分毛刺样。一项研究显示这些改变分别与化生和浸润性上皮成分有关。少数病例在乳腺影像学检查中可见局灶性骨化生。

10.9.2 大体病理

化生性癌大体表现无特殊性，肿块可界限清楚，也可界限不清或边界不规则。伴有鳞状细胞分化的病变常见囊性变。总体而言，化生性癌比非特殊类型浸润癌体积大，平均大小为3.9cm（范围为1.2~10cm）[113,114]。

10.9.3 组织病理学

显微镜观察，化生性癌为一组异质性病变。目前尚无广泛接受的分类系统，WHO工作组对这组病变采取描述性分类[109]。WHO分类中，化生性癌包括：鳞状细胞癌、化生性癌伴间叶分化、低级别腺鳞癌、梭形细胞癌以及纤维瘤病样化生性癌。梭形细胞癌和纤维瘤病样化生性癌在第11章讨论，其他在此讨论。

10.9.3.1 鳞状细胞癌

非特殊类型浸润癌可以混杂局灶性鳞状细胞分化，而髓样癌和伴有髓样特征的癌更常见。乳腺单纯性鳞状细胞癌罕见。鳞状细胞分化程度涵盖高分化到低分化[115]。部分肿瘤出现明显囊性变[109,115,116]。在这些病例中，肿瘤部分区域可表现为被覆鳞状上皮的囊腔，类似于良性表皮包含囊肿（图10.23）。在棘层松解型鳞状细胞癌中，被覆鳞状上皮的不规则腔隙可能貌似血管腔，导致误诊为血管肉瘤。鳞状细胞分化常伴有梭形细胞分化，并且其预后似乎更差[115]。很少伴有DCIS成分[115]。

10.9.3.2 化生性癌伴间叶分化

化生性癌中最常见的间叶（异源性）成分为软骨和骨；这些肿瘤常

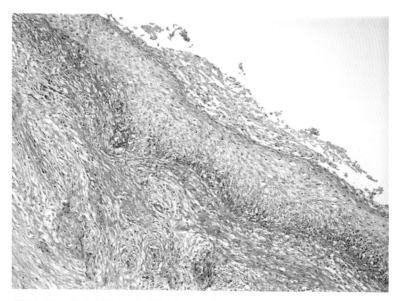

图10.23 化生性癌，鳞状细胞型。肿瘤主要表现为被覆鳞状上皮的囊肿，一些恶性鳞状细胞巢浸润到邻近的间质内

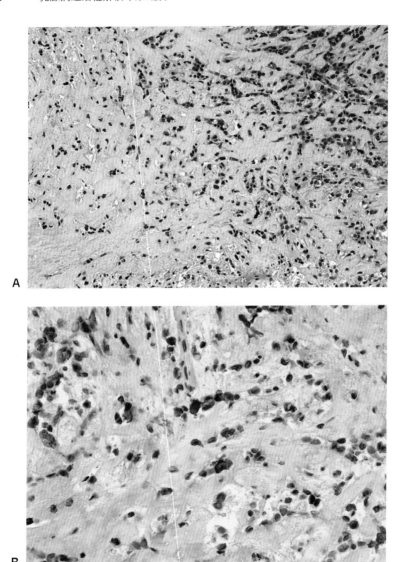

图10.24　化生性癌伴软骨分化。A. HE染色。B. CK免疫染色，可见许多肿瘤细胞呈胞质阳性

称为产生基质的化生性癌[109,117,118]。在这些肿瘤中，软骨和骨在组织学上可表现为良性或明显恶性，呈恶性时分别类似于软骨肉瘤和骨肉瘤（图10.24，10.25）。如果间叶成分为主，则鉴别诊断必须包括恶性叶状肿瘤伴异源性成分、间质过度生长，以及单纯性肉瘤（原发或转移性）。这种

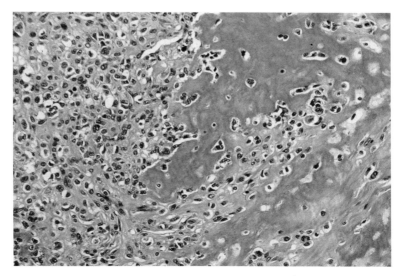

图10.25 化生性癌伴骨分化

病例需要多取材，以寻找上皮成分（如腺体、实性上皮细胞巢或鳞状分化）或DCIS成分，才能明确诊断。有些病例可能需要使用CK、p63和（或）p40免疫染色来协助诊断。然而应该注意，上述标记物免疫染色可为局灶阳性，为了证实上皮分化须采用一组CK抗体检测。根据我们的经验，在这种情形下，广谱CK（如MNF116）和高分子量/基底样CK（如$34\beta E12$和CK5/6）最敏感。然而，并非所有伴间叶分化的化生性癌都会表达CK、p63和（或）p40。对于那些在组织学上没有上皮分化的证据、没有DCIS成分、也不表达CK或p63/p40的病例，可能无法与恶性叶状肿瘤伴异源性成分或单纯性肉瘤相区分。应当注意，叶状肿瘤的间质细胞可以局灶性表达CK和p63/p40，进一步增加了鉴别诊断的难度[119,120]。正如第13章将要讨论的，如果排除了恶性叶状肿瘤的可能性，即使不是全部——绝大多数具有软骨肉瘤和骨肉瘤组织学特征的乳腺病变似乎都是化生性癌[118]。

10.9.3.3 低级别腺鳞癌

低级别腺鳞癌是化生性癌中的一种少见亚型，似乎代表着一种独立的临床病理实体[121-124]。该肿瘤可新发，或继发于此前存在的良性硬化性病变，如复杂性硬化性病变、硬化性乳头状瘤和腺肌上皮瘤[123]。低级别腺鳞癌的体积通常小于其他化生性癌，中位大小为2~2.8cm（范围0.5~8.6cm）。肿瘤质硬，切面黄色，边缘不规则。组织学上，低级别腺鳞癌由形态良好的腺体和实性条索排列的鳞状分化细胞按不同比例混合而成，呈杂乱无章地排列和浸润性生长。腺体常拉长，管腔挤压，可能提示汗管瘤样分化（图10.26），可见充满角化物的微囊。间质由温和的梭形细胞组成，形成纤维瘤病样改变或较明显的胶原化。富于细胞的间质向心性围绕肿瘤细胞巢是该肿瘤的特征性改变。部分病例间质梭形细胞较丰富，并有细胞异型性，提示病变向高级别梭形细胞癌进展。肌上皮细胞免疫组化标记物（如p63、SMM、CD10和calponin）可以显示部分肿瘤腺体和细胞巢周围的肌上皮，这些肌上皮免疫染色可以呈连续性或间断性或完全缺失，同一病例中以上各种情况都可以出现。SMM和calponin免疫染色显示腺体周围间质细胞呈层状分布，管腔上皮细胞的CK表达强度高于基底部细胞，均为特征性表现[125]。

低级别腺鳞癌的鉴别诊断包括乳头部汗管瘤样腺瘤（见第15章）、反应性鳞状细胞化生和小管癌。低级别腺鳞癌可局部侵袭性生长，但比其他化生性癌的预后好[123]。

10.9.4 生物学标记物和分子病理学

绝大多数化生癌（超过90%）呈ER、PR及HER2阴性（"三阴性"），多数表达基底样CK（CK5/6、CK14和CK17）并且EGFR和p63/p40阳性，但是这些标记物的表达可能非常局限。有些病例常伴有肌上皮表型（如SMA），使化生性癌与肌上皮癌难以区分（见第11章）。在基因表达谱研究中，有些化生性癌归为基底样型，另外一些归为claudin-low组[16]，这些肿瘤表现为复杂的基因改变，具有明显的基因不稳定性，TP53突变极为常见[109,126,127]。

10.9.5 临床过程和预后

有关化生性癌的研究大多为来自会诊中心的回顾性研究，并且，一些

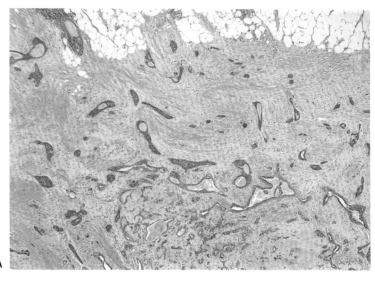

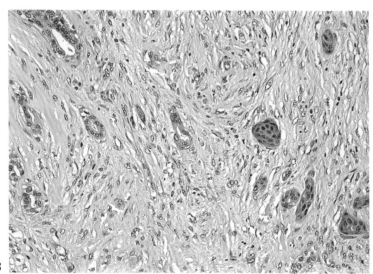

图10.26　低级别腺鳞癌。A. 肿瘤由分布于间质内的形态良好的腺体和鳞状上皮巢组成。B. 高倍镜下，示腺体和鳞状细胞均表现为温和的细胞学特征

研究将各种不同类型的化生癌合并为一组进行预后分析，因此，化生性癌患者的预后很难明确。最近一项多中心研究包括400例以上化生性癌，

伴有软骨分化或骨分化者（即，产生基质的化生性癌）的预后最好，而梭形细胞癌预后最差；具有鳞状分化的肿瘤，其预后介于这两组之间[128]。低级别腺鳞癌和低级别纤维瘤病样化生性癌的预后好，临床关注的重点是局部复发。

据报道，化生性癌作为一组病变，其淋巴结转移率低于同等大小和分级的非特殊类型浸润性导管癌[109]。远处转移可以发生在无淋巴结转移的情况下，尤其多见于脑和肺的转移。一些研究显示伴很少或无明确上皮成分的化生性癌的临床行为与普通型乳腺癌不同，其行为与肉瘤更相似，转移性病变可表现为上皮表型、化生表型或两者均有[109]。

10.9.6 鉴别诊断

化生性癌的类型不同鉴别诊断也不同，单纯或明显以鳞状细胞为主的病变要与乳腺皮肤和附属器起源的肿瘤相鉴别。梭形细胞癌和伴有异源性成分的化生性癌的鉴别诊断将分别在第11章和第13章讨论。

10.10 腺样囊性癌

腺样囊性癌罕见，在所有乳腺癌中不到0.1%[130-132]。其形态学与浸润性乳腺癌明显不同，预后非常好[129]。

10.10.1 临床表现

文献中腺样囊性癌的发病年龄变化较大，多见于50多岁或60多岁。来自国家癌症中心数据库的一篇报道包括900例以上腺样囊性癌，中位年龄为60岁[131]。这些肿瘤表现为可触及肿块或影像学发现的病变，多数病变位于乳晕下方或乳房中央区域。影像学上，腺样囊性癌可表现为界限清楚的分叶状肿块、边界不清的肿块或毛刺样病变。乳腺影像学检查有些病例可见微小钙化，而其他病例则为隐匿性。

10.10.2 大体病理

腺样囊性癌报道的大小范围较宽泛。大体上，肿瘤边界清楚，结节状，然而，50%~65%的病例镜下病变范围明显大于肉眼所见范围。

10.10.3 组织病理学

组织学上，乳腺的腺样囊性癌类似于涎腺起源的腺样囊性癌，肿瘤由腺样、鳞样和皮脂腺分化的上皮、肌上皮/基底样细胞以及无细胞的嗜酸性基底膜样物质不同程度地聚集而成[133-136]。上皮成分可呈现不同的生长方式，包括实体性、筛状、小管状和梁状（图10.27）。真、假腺腔均可见到，真腺腔由CK7阳性上皮细胞围绕形成，上皮细胞比基底样细胞具有更丰富的嗜酸性胞质；假腺腔含有黏液样物质或由基底膜物质构成的嗜酸性小球（Ⅳ型胶原和层黏连蛋白），周围绕以肌上皮/基底样细胞，胞质少，核深染。可以表达不同的肌上皮标记（如p63、SMA、calponin以及基底样CK）。事实上，已描述过所有细胞均显示明显基底样特征的实体型腺样囊性癌[137]（图10.28）。少数腺样囊性癌可伴有DCIS，但很难与浸润性腺样囊性癌的局限性细胞巢相鉴别。有些病例可见神经周围侵犯并可非常明显，LVI罕见。腺样囊性癌可以发生在MGA的背景上[138]，也有报道其发生与低级别腺鳞癌和腺肌上皮瘤有关[139]。

10.10.4 生物学标记物和分子病理学

腺样囊性癌通常不表达ER和PR，通常缺乏HER2蛋白过表达和基因扩增（"三阴性"）[140]，CD117（c-kit）表达是腺样囊性癌的一个特征[141,142]，但不特异。在基因表达谱研究中，腺样囊性癌属于基底样型[16]。乳腺（和腮腺）腺样囊性癌具有t（6；9）（q22-23；p23-24）的重现性移位，导致MYB-NFIB融合基因[143]。不同研究中报道的重现性移位的发生率从23%到100%[144]。另外，免疫组化检测到腺样囊性癌具有核MYB蛋白表达，并且伴或不伴MYB-NFIB融合基因的病例中均可检测到。然而，

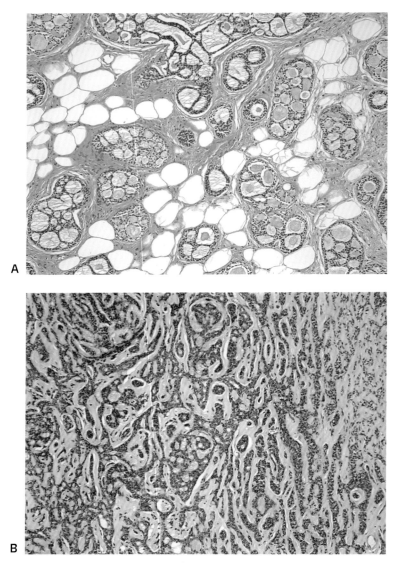

图10.27　腺样囊性癌。A. 筛状结构。B. 小梁状结构

MYB蛋白表达并非腺样囊性癌所特有，据报道也表达于基底样乳腺癌[145]和胶原小球病[146]。与其他三阴性乳腺癌相比，腺样囊性癌具有低突变率，尤其是缺乏TP53突变，只有极少的基因组异常[144]。

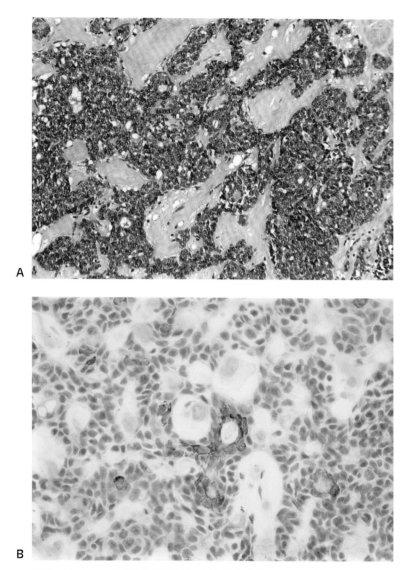

图10.28（1）　实体型腺样囊性癌伴基底样特征。A. 肿瘤由相对一致的小细胞组成，胞质稀少。B. CK7免疫染色显示实性细胞巢内形成导管结构的腺上皮细胞

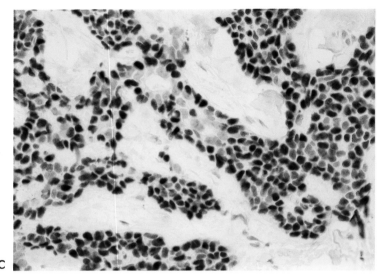

图10.28（2） 实体型腺样囊性癌伴基底样特征。C. p63免疫染色显示基底样细胞，而腺腔细胞阴性（图片中央）

10.10.5 临床过程和预后

腺样囊性癌预后极好，仅有极少数淋巴结转移的报道。与其他类型相比，伴有基底样特征的实体型腺样囊性癌较易发生淋巴结转移，但这个结果仅建立在小样本研究的基础上[137]。腺样囊性癌远处转移少见，死亡的病例极其罕见。有些学者建议对乳腺腺样囊性癌的分级可采用与涎腺相似的分级系统，能提供有价值的预后信息[135]，但这种分级系统的预后作用受到其他学者的质疑[105]。腺样囊性癌进展为高级别三阴性乳腺癌已有一些病例报道[147]。

10.10.6 鉴别诊断

腺样囊性癌的某些生长方式需要与原位或浸润性筛状癌以及良性病变（如胶原小球病）相鉴别。与浸润性筛状癌由单层上皮组成相反，腺样囊性癌是由上皮和肌上皮两种细胞组成；另外，腔内基底膜样物质仅见于腺样囊性癌，而未见于浸润性筛状癌；最后，浸润性筛状癌ER和PR均为阳性，而腺样囊性癌均为阴性。虽然筛状型DCIS存在肌上皮细胞，但它们仅限于病变导管周围，而不像腺样囊性癌中上皮与肌上皮的密切混合。腺样囊性癌与胶原小球病的鉴别可能较困难，因为两者均有黏液样物和基底膜样物质组成的嗜酸性小球存在，但胶原小球病不呈浸润性生长，病变局限于先前存在的导管、小叶或上皮增生病变中（见第8章）。伴基底样特征的实体型腺样囊性癌与各种其他病变难以鉴别，包括高级别浸润性导管癌、小细胞癌、实性乳头状癌甚至淋巴瘤，寻找基底膜样物质和应用免疫组化证实双重细胞群（上皮-肌上皮细胞）可正确诊断。根据我们的经验，CK7免疫组化可突出显示上皮成分，p63可突出显示基底/肌上皮细胞成分，在此情况下这两种抗体组合最有价值。

10.11 伴神经内分泌特征的浸润癌

有些浸润性乳腺癌在形态学、组织化学、免疫组化或以上多方面显示神经内分泌分化的证据[148-155]。另外，罕见情况下，乳腺癌可分泌激素产物，引起临床症状。

10.11.1 临床表现

除了非常罕见的功能性神经内分泌肿瘤可因激素分泌引起临床症状外，这些肿瘤临床症状类似于其他乳腺癌，无特殊的临床和影像学特征。

10.11.2 大体病理

肿瘤无特征性大体改变，大多数文献报道的平均大小与非特殊类型浸润癌相似。

10.11.3 组织病理学

30%以上的非特殊类型浸润性导管癌及其他特殊类型的肿瘤（特别是

黏液癌、实性乳头状癌）可以通过组织化学和免疫染色显示神经内分泌分化。

光镜下显示神经内分泌分化组织学特征的肿瘤，可以识别出几种特殊形态学亚型。乳腺可发生类癌，其形态学与其他部位发生的类癌无法区分，最新版WHO分类将其命名为高分化神经内分泌癌，它占所有乳腺癌的比例不到1%[154]。这些肿瘤必须与偶尔累及乳腺的转移性类癌相鉴别（图10.29）[148-153]，肿瘤区域内存在DCIS有助于鉴别诊断。疑难病例需要进行临床评价排除其他原发部位。神经内分泌肿瘤谱系的另一端，与其他部位的小细胞癌（最新版WHO分类将其命名为低分化神经内分泌癌/小细胞癌）[154,156,157]或大细胞神经内分泌癌[158]无法区分。同样，乳腺原发性小细胞癌或大细胞神经内分泌癌必须与其他部位原发癌累及乳腺相鉴别，临床上必须除外其他原发部位，如肺等。

10.11.4 生物学标记物和分子病理学

伴神经内分泌分化的浸润癌的生物学标记物表达的相关研究较少。目前研究显示，这些肿瘤常表达ER和PR，但缺乏HER2的过表达[154]。在基因表达谱的研究中，具有神经内分泌分化的黏液癌和实性乳头状癌属于管腔A型[16]。乳腺原发性类癌、小细胞或大细胞神经内分泌癌尚无分子亚型的研究。

10.11.5 临床过程和预后

伴神经内分泌分化的乳腺癌患者的临床结局尚未明确，部分研究报道神经内分泌分化没有预后价值，而其他研究则提示其预后或较好或较差[155]。造成这种不确定性，至少有一部分原因是这组肿瘤具有异质性。此外，正如其他部位原发的小细胞癌的生物学行为，大多数但不是所有报道都提示乳腺原发性小细胞癌的临床过程表现为侵袭性[154]。

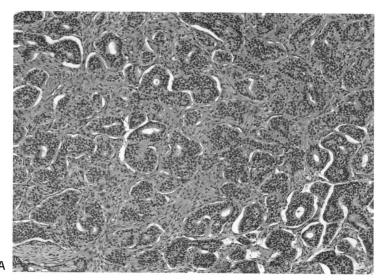

图10.29 浸润性癌伴神经内分泌分化。A. 肿瘤细胞呈腺样和实性细胞巢排列，细胞小，细胞核大小一致。B. Syn免疫染色显示肿瘤细胞胞质阳性

10.11.6 鉴别诊断

伴神经内分泌特征的浸润癌主要的鉴别诊断是乳腺以外的神经内分泌肿瘤转移。转移至乳腺的神经内分泌癌，其最常见的原发部位是肺和胃肠道[159]。在没有原位癌成分支持乳腺原发的情况下，部位特异性免疫组化标记物可能有助于区分原发部位。这些标记物包括：乳腺特异性标记物ER、GCDFP、乳腺球蛋白和GATA3，肺特异性标记物TTF1，胃肠道特异性标记物CDX2，以及胃、胰腺和十二指肠特异性标记物PAX8/PAX6。然而，这些标记物的特异性不一，判读免疫组化结果时应当记住这一点。特别是有些乳腺外原发的神经内分泌癌也可能显示ER阳性[159]。

在有些病例，区分高分化内分泌肿瘤与浸润性小叶癌伴实性生长方式比较困难，因为两者均由大小一致的细胞组成，此时应用E-cadherin和神经内分泌标记物（CgA和Syn）的免疫染色可获得正确诊断。

10.12 伴大汗腺分化的癌

大汗腺分化可见于浸润性导管癌、浸润性小叶癌及其他类型乳腺癌[160-163]，因此，大汗腺癌这个术语包含一组异质性肿瘤。虽然许多浸润性乳腺癌显示大汗腺分化的一些证据，但只有不到1%的浸润性乳腺癌表现为单纯性大汗腺特征（即，整个肿瘤具有大汗腺上皮的细胞学特征）[160,163-166]。

10.12.1 临床表现

浸润性大汗腺癌患者的发病年龄和临床表现类似非特殊类型浸润癌，其影像学表现无特殊性[95]。然而，由于过去对大汗腺癌使用了不同的诊断标准，这些观察结果应当谨慎对待。

10.12.2 大体病理

无特异性大体表现，肿瘤大小与非特殊类型浸润性乳腺癌相似。

10.12.3 组织病理学

乳腺癌中大汗腺分化的特征表现为丰富的嗜酸性细胞质，泡沫状到颗粒状，核圆形，有明显核仁[160-162,166]。大多数病变呈现中级别核；然而，高级别核和较少见的低级别核也可能遇到（图10.30）。

10.12.4 生物学标记物和分子病理学

伴大汗腺特征的癌呈ER和PR阴性，但表达AR[167]，肿瘤细胞也表达GCDFP[168]。部分研究中，在40%~50%的病例中可有HER2的过表达和基因扩增，而其他研究则显示所有病例为HER2阴性。尽管在分子表达谱研究中已经明确了"分子大汗腺"亚型，但是仅有半数的具有大汗腺分化特征的癌属于该亚型。其余病例属于管腔型和HER2分子亚型。这些分子学研究的资料进一步证明，组织学检查具有大汗腺特征的癌不是一个独立的实体[163]。

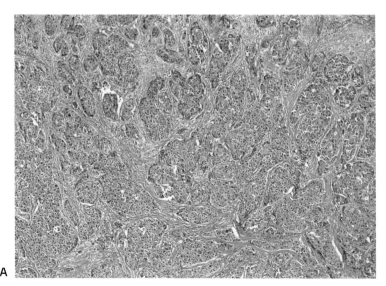

图10.30（1）　伴大汗腺特征的浸润癌。A. 肿瘤细胞呈不同大小的细胞巢浸润间质

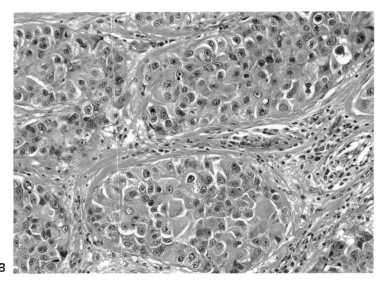

图10.30（2） 伴大汗腺特征的浸润癌。B. 肿瘤细胞有丰富的颗粒状嗜酸性胞质

10.12.5 临床过程和预后

伴大汗腺细胞学特征的浸润乳腺癌在腋窝淋巴结转移率或预后方面与非特殊类型浸润性导管癌无明显差异[169]。然而，正如上文所述，不同研究之间采用了不同的大汗腺癌诊断标准，因此，这些肿瘤的预后尚无明确结论。

10.12.6 鉴别诊断

有些病例，胞质泡沫或颗粒状可分别类似于组织细胞浸润或颗粒细胞瘤，CK免疫染色可标记大汗腺癌，并可与组织细胞和颗粒细胞瘤相鉴别。

10.13 浸润性乳头状癌

浸润性乳头状癌罕见，预后很好，在第8章讨论。

10.14 炎性癌

炎性癌是一种局部进展性乳腺癌，其临床特征为乳腺皮肤出现红、肿、热、痛和硬结，形成"橘皮样"外观[170-174]，其相应病理学改变是皮肤淋巴管血管内存在肿瘤栓子（图10.31），瘤栓阻塞淋巴管导致上述临床表现。病变内无明显的炎症细胞浸润，名词"炎症性"是指皮肤的临床表现。

必须指出，来自于临床诊断为炎性癌患者的皮肤活检标本并不总是有皮肤淋巴管血管内癌栓，这可能是由于组织取材的局限性所致；此时将组织块重新多层面切片，可能是谨慎的做法[175]。反之，皮肤淋巴管侵犯亦见于缺乏这些临床表现的情况下，因此，组织学发现及其本身不足以诊断炎性癌[176]。

位于乳腺组织内的浸润癌最常为高级别非特殊类型浸润性导管癌，但炎性癌也可见于其他组织学类型。高达83%的炎性乳腺癌不表达ER和PR[173,174]，大约40%的病例显示HER2过表达或基因扩增。有些病例炎性癌可能是癌复发的迹象（继发性炎性癌）。

过去，炎性癌的预后非常差。然而，使用包括新辅助化疗、放射治

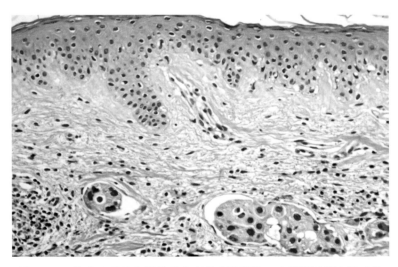

图10.31　**临床表现符合炎性癌患者的皮肤活检，皮肤淋巴管内见瘤栓**

疗和乳房切除术在内的综合治疗后，炎性癌患者的临床结果得到显著改善[171-174]。

总之，炎性癌不是一个病理学诊断，它是一个与病理相关的临床诊断。尽管在适当的临床背景下存在皮肤淋巴管血管内癌栓支持炎性癌的诊断，但在外科病理报告中做出炎性癌的诊断是不合适的。

10.15 其他罕见的浸润性乳腺癌

10.15.1 分泌性癌

分泌性癌是罕见肿瘤，在所有乳腺癌中占比不到0.01%，具体将在第17章讨论。

10.15.2 腺泡细胞癌

腺泡细胞癌是罕见肿瘤，其形态学类似于涎腺对应的肿瘤[177,178]。肿瘤细胞浸润乳腺间质和脂肪组织，呈杂乱分布的小圆形腺体，腺体由单层立方形至柱状上皮细胞组成，类似于MGA所见的腺体；也可以形成大小不一、有边界的实性细胞巢。部分腺腔含有嗜酸性分泌物。实性区域可出现坏死灶。细胞质透明至细颗粒状，部分细胞含有粗糙的嗜酸性大颗粒，类似于小肠潘氏（Paneth）细胞的胞质特点（图10.32）。核呈圆形至卵圆形，核仁明显或不明显。与涎腺对应肿瘤的免疫组化特点相似，腺泡细胞癌表达淀粉酶、溶菌酶和α-1-抗糜蛋白酶。肿瘤细胞也呈S-100蛋白阳性。这些肿瘤通常呈ER、PR和HER2阴性（"三阴性"）。腺泡细胞癌和MGA具有重叠的形态学特征，并且新发现的分子学证据提示这两种肿瘤是相关病变。二者均具有小圆形腺体和腺腔内嗜酸性分泌物，上皮细胞呈S-100阳性和ER阴性。另外，最近的遗传学研究发现这两种病变均有TP53突变[179,180]，并且都有相同的体细胞突变谱[181]。可以推测，腺泡细胞癌和MGA都是三阴性肿瘤的低级别类型，转移性潜能很低或不转移，但有进展为高级别三阴性乳腺癌的潜能[181]。

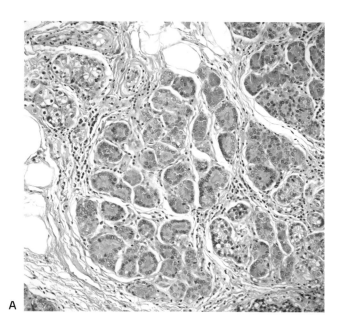

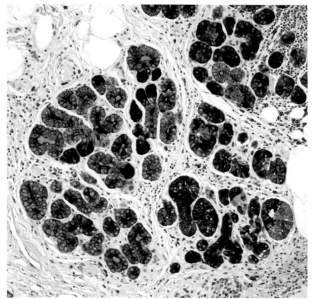

图10.32　腺泡细胞癌。A. 肿瘤的这个区域由小圆形腺体组成，腺体含有单层上皮细胞，部分细胞含有粗糙的亮红色胞质颗粒。部分腺体的腺腔内含有嗜酸性分泌物。B. 溶菌酶免疫组化显示肿瘤细胞呈胞质强阳性

10.15.3 伴破骨细胞样巨细胞的浸润癌

本病组织学特征为浸润性上皮成分混杂有巨细胞，后者形态学上类似于破骨细胞，但免疫组化和超微结构分析证实为组织细胞表型特征[182,183]。本病临床表现和发生部位类似非特殊类型浸润癌。因边界清楚，影像学和大体检查均似良性病变。大体上，病变通常界限清楚，肉样，颜色因新鲜和陈旧性出血以及良性血管增生而呈棕色。肿瘤的上皮成分通常为非特殊型浸润性导管癌，多数报道病例为中分化或低分化。但有报道多数其他特殊类型癌（浸润性小叶癌、小管癌、浸润性筛状癌、黏液癌、乳头状癌和化生性癌）中也可见到破骨细胞样巨细胞[184-188]（图10.33）。常见灶性出血和含铁血黄素沉积。尽管这种少见病变的预后意义尚不明确，但现有证据表明，这种肿瘤的侵袭性与非特殊类型乳腺癌无明显差异，其预后取决于癌本身的特征。有趣的是，有报道DCIS也可出现破骨细胞样巨细胞[189]。

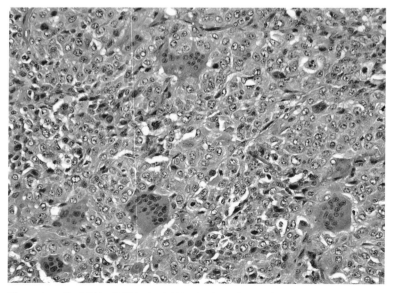

图10.33　伴破骨细胞样巨细胞的浸润癌。肿瘤为高级别浸润性导管癌，肿瘤细胞核呈空泡状，核仁明显或不明显。肿瘤细胞中夹杂数个巨细胞，巨细胞含有丰富的嗜酸性胞质和多个小核（与破骨细胞相似）

10.15.4 富含脂质的癌和富含糖原的癌

乳腺癌细胞质内常见不同数量的脂质和（或）糖原，但只有少数乳腺癌特征表现为细胞质内含有丰富的脂质或糖原，分别称为富含脂质的癌和富含糖原的癌。光镜下，组成该肿瘤的细胞呈空泡状或胞质透明。但是无论是富含脂质的癌还是富含糖原的癌似乎都不是独立的临床病理实体，认识这些病变的重要性在于它们可能与其他恶性病变相似，特别是转移性肾细胞癌[190]。

10.15.5 多形性癌

多形性癌是一种高级别浸润性导管癌，至少50%的肿瘤细胞呈显著的核多形性、奇异形巨细胞以及高核分裂指数，较大肿瘤可见坏死和空洞形成。大约50%的患者在就诊时已有淋巴结转移。生物学标记物研究显示多数肿瘤呈ER和PR阴性，大约20%的肿瘤显示HER2过表达[191]。这类肿瘤预后差，但是否更差于相似大小和分期的其他3级浸润性导管癌还不清楚。

10.15.6 伴绒癌特征的浸润癌

伴绒癌特征的浸润癌是一种极其罕见类型的乳腺癌，绒癌成分（如滋养细胞分化）与普通型乳腺癌混合的肿瘤仅有2例报道[192,193]，一例为浸润性导管癌伴有绒癌成分，另一例为转移性黏液癌伴绒癌成分。肿瘤中的绒癌成分可产生人绒毛膜促性腺激素（HCG）。如果乳腺肿瘤中见到绒癌成分，鉴别诊断应包括绒癌转移至乳腺，这种病变已有几例报道。

10.15.7 黏液性囊腺癌

黏液性囊腺癌是一种罕见的浸润性乳腺癌，形态学上与卵巢和胰腺的黏液性囊腺癌难以鉴别[90]。虽然黏液性囊腺癌和黏液癌均可出现黏液外渗，但在其他方面的形态学不同于普通的黏液癌。认识这种肿瘤的重要性在于它们必须与乳腺转移性肿瘤鉴别，尤其是起源于卵巢的肿瘤。乳腺原发性黏液性囊腺癌的预后目前还不清楚。

10.16 遗传性乳腺癌的病理学特征

5%~10%的乳腺癌是由高外显率乳腺癌易感基因突变引起的[194-198]。有关*BRCA1*和*BRCA2*基因突变妇女的乳腺癌的病理学特点已明确[199]。

具有*BRCA1*种系基因突变妇女形成的乳腺癌多数是非特殊类型浸润性导管癌，但与*BRCA2*基因突变女性和散发性乳腺癌相比，髓样癌和伴髓样癌特征的癌在有*BRCA1*基因突变的女性中较常见[194,198-201]。*BRCA1*基因突变相关性乳腺癌的组织学特征包括：组织学分级高、核分裂指数高、肿瘤细胞呈实性片状伴较少腺体形成、明显的淋巴细胞浸润、地图样坏死以及推挤性边缘（图10.34）[194,195,199-206]。另外，与散发性乳腺癌相比，大约80%的*BRCA1*相关性癌呈ER阴性，并且多数病例也是PR和HER2阴性（"三阴性"）。这些肿瘤常有基底样免疫表型，其特点为肿瘤细胞表达基底样CK（CK5/6、CK14和CK17），也表达EGFR和P-cadherin等生物学标记物，在基因表达谱研究中主要为基底样型[194,198,205,207,208]，这些特征与散发性基底样乳腺癌相似（见下文），部分病例检测到*BRCA1*基因的体细胞失活。应当注意，具有*BRCA1*种系基因突变妇女发生的乳腺癌中，大约20%的病例呈ER阳性；这些肿瘤的组织学特征似乎介于ER阴性*BRCA1*相关性乳腺癌和ER阳性散发性乳腺癌之间[206,209]。而且，*BRCA1*突变携带者发生的大多数ER阳性乳腺癌似乎与*BRCA1*突变有关，而与散发性乳腺癌无关[210]。

*BRCA2*突变携带者的基因型-表型相关性不如*BRCA1*突变携带者那样清楚。一些研究提示，某些组织学类型的乳腺癌如小管癌、小管-小叶癌、小叶癌和多形性小叶癌等在*BRCA2*突变携带者多于对照组[194,200]。然而，到目前为止，对*BRCA2*突变携带者最大宗研究中没有证实这种相关性[211]。事实上，在上述研究中，*BRCA2*突变携带者发生的乳腺癌主要是高级别浸润性导管癌。有趣的是，与分级配对的对照组比较，*BRCA2*突

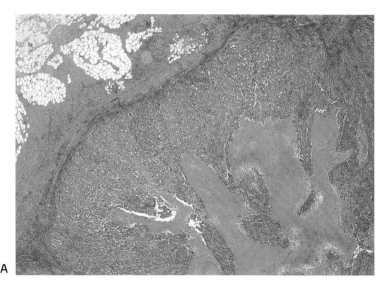

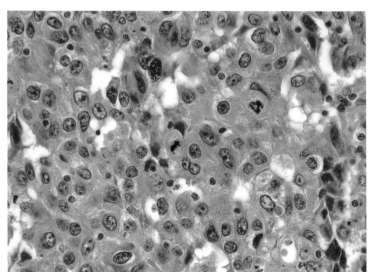

图10.34　*BRCA1*相关性乳腺癌。A. 低倍镜下，示肿瘤边界清楚和肿瘤内地图样坏死。B. 高倍镜下，示显著的细胞异型性和多量核分裂象。肿瘤呈ER、PR和HER2阴性（"三阴性"），并有特征性基底样表型

变携带者发生的高级别癌更可能是ER阳性[198,211]。

目前，具有乳腺癌患癌风险增加的其他遗传性疾病，如李-弗劳梅尼（Li-Fraumeni）综合征（由于*TP53*突变）和考登（Cowden）综合

征（由于*PTEN*突变），或其他乳腺癌易感基因的突变（如*ATM*，*PALB2*或*CHEK2*等），都没有发现可重复的组织学特征[198]。然而，*CDH1*种系基因突变与乳腺小叶癌相关。

10.17 预后和预测因素

预后因素用于评价患者的临床结局，而预测因素可用于预测患者对某种治疗方法是否可能有反应[212]。长期以来，人们致力于寻找浸润性乳腺癌的生物学、分子学和遗传学标记物，用于评价预后、预测治疗反应，这仍然是当前的研究热点。传统的病理学因素（如腋窝淋巴结状态、肿瘤大小、组织学类型、组织学级别和LVI）结合激素受体和HER2表达状态仍然是评估预后和决定治疗方案的主要指标。分子学检测的应用日益广泛，有助于评估预后和指导治疗[213,214]。

10.17.1 腋窝淋巴结状态

研究一致认为腋窝淋巴结状态是乳腺癌患者最重要的单个预后因素，随着阳性淋巴结数目增加，患者的无病生存期和总生存期下降[215]。如第18章所述，腋窝淋巴结转移分成宏转移、微转移和孤立性肿瘤细胞（ITC）。长期以来，人们已经认识到宏转移（＞2mm）明确地与临床后果呈负相关，但微转移和ITC（有些研究中将两者合并为"隐匿性转移"）的临床意义还不确定并且有争议。评估其临床意义的研究大多为回顾性研究，其最初的研究设计并非针对这个问题。目前有两个临床试验的数据对这种淋巴结内小灶转移的临床意义提供了极具价值的信息。在NSABP B32研究中，伴和不伴隐匿性转移的乳腺癌患者的5年总生存率分别为94.6%和95.8%（绝对生存率差异为1.2%）[216]，研究者认为上述生存率差异虽然有统计学意义（$P = 0.03$），但差值太小而没有临床重要性。在SCOSOG Z0010研究中，伴和不伴隐匿性转移的乳腺癌患者的5年总生存率分别为95.1%和95.7%，差异无统计学意义[168]。根据这些研究结果，有人建议放弃识别腋窝淋巴结的ITC和微转移，尤其是ITC[218-220]。

10.17.2 肿瘤大小

乳腺癌患者的肿瘤大小是仅次于淋巴结状态的第二重要预后因素。目前AJCC关于肿瘤大小（T）的分期系统见表10.1[221]。即使肿瘤小于或等于1cm（T1a和T1b），肿瘤大小仍是提示腋窝淋巴结受累和临床结局的重要预后因素[222]。病理肿瘤大小（pT）的测量方法在不同病理医师之间存在差异，有人报告大体测量的肿瘤大小，也有人只报告浸润成分的显微镜下大小，还有人报告的显微镜下大小包括浸润和原位成分。以前研究已经发现，大体测量的肿瘤大小与组织切片上测量的浸润成分大小之间的相关性通常较差，特别是小的乳腺癌标本。而且，浸润成分的大小才是最有临床意义的决定预后的因素[223]。事实上，AJCC癌症分期手册指出，只能根据显微镜下测量的浸润成分大小作为pT[221]，因此，当肿瘤的大体测量大小和显微镜下大小不一致时，特别是小的乳腺癌标本，应以显微镜下测量的浸润性肿瘤的大小为准，用于病理报告和病理分期。当然，对于较大的肿瘤，任何一张显微镜切片都无法呈现肿瘤的整个切面，此时应当以大体测量结果为准。然而，在手术切除之前做过CNB的病例，肿瘤大小的评估可能特别困难。瘢痕及其他活检部位改变可能使得活检部位的反应性组织与肿瘤难以区分，并可能导致过高估计大体测量出的大小。此时应当综合分析影像学、大体检查、兼顾CNB标本和手术切除标本的镜下检查来估算和校正浸润癌的大小。另外，如果CNB标本中浸润癌的大小超过手术切除标本中浸润癌的大小，应当将前者用于pT分期[224]。最后，CNB标本中的肿瘤大小和手术切除标本中的肿瘤大小不应相加[221]。

表10.1　AJCC乳腺癌肿瘤大小（T）分期

Tx	原发肿瘤不能评估
T0	无原发肿瘤的证据
Tis	原位癌
Tis（DCIS）	DCIS
Tis（Paget）	乳头佩吉特病，下方的乳腺实质内无浸润癌和（或）原位癌（DCIS）。乳腺实质内癌伴有佩吉特病，按乳腺实质内癌的大小和特征分期，但要注明存在佩吉特病
T1	肿瘤最大径≤20mm

	T1mi	微小浸润癌，最大径≤1mm
	T1a	肿瘤最大径＞1mm但≤5mm（测量值1.0~1.9mm都按2mm处理）
	T1b	肿瘤最大径＞5mm但≤10mm
	T1c	肿瘤最大径＞10mm但≤20mm
T2		肿瘤最大径＞20mm但≤50mm
T3		肿瘤最大径＞50mm
T4		无论肿瘤大小，直接侵犯胸壁和（或）皮肤（形成溃疡或肉眼可见的结节）；仅仅浸润至真皮者不是T4
T4a		侵犯胸壁；不侵犯胸壁结构、仅与胸大肌粘连/浸润者不是T4
T4b		溃疡和（或）同侧肉眼可见的卫星结节和（或）皮肤水肿（包括橘皮征，但不符合炎性癌的标准）
T4c		兼有T4a和T4b
T4d		炎性癌

10.17.3 组织学类型

　　某些乳腺癌的组织学类型具有特别好的临床结局[225,226]，这些特殊类型癌包括小管癌、浸润性筛状癌、黏液癌和腺样囊性癌。这些特殊类型癌必须采用严格的诊断标准，以便观察其预后。

10.17.4 组织学分级

　　大量临床结局相关研究证实了肿瘤分级是乳腺癌患者的重要预后因素[221,227]。事实上，即使是肿瘤小于或等于1cm的乳腺癌，肿瘤分级仍有预后价值[222]。根据组合的组织学指标制定的诺丁汉分级系统[227-229]是AJCC推荐的分级方法[221]。该系统将腺管形成、核级别和核分裂计数分别评分（每项1~3分），然后将3项评分相加得到总分（3~9分）（表10.2）。总分3~5分的肿瘤为1级，6~7分为2级，8~9分为3级（图10.2）。长期随访研究可重复地证明了3级肿瘤远处转移的风险最高、预后最差，而1级肿瘤远处转移的风险最低、预后最好，并且其预后意义独立于淋巴结状态和肿瘤大小[227]。

表10.2 浸润性乳腺癌的组合组织学分级（诺丁汉分级系统）

	各项评分值		
	1	2	3
腺管结构	>75%	10%~75%	<10%
核级别	低	中	高
核分裂*	0~5	5~10	>10

注：*阈值随显微镜视野的面积而变化。1级：总分3、4或5。2级：总分6或7。3级：总分8或9。

建议所有类型的浸润性乳腺癌都使用组织学分级[221]。然而，某些组织学类型肿瘤的组织学级别已有定义（例如，小管癌定义为1级，髓样癌为3级）。然而，对于某些特殊类型癌，特别是小叶癌和黏液癌，组织学类型和分级相结合比单独的组织学类型能提供更加准确的预后评估[227,230]。

组织学分级也提供了有关化疗反应的有用信息，因此，既是一个预测因素，同时也是一个预后指标。一些研究提示，组织学分级高的乳腺癌比分级低者对辅助和新辅助化疗有更好的反应[231]。

使用组织学分级受到的常见批评是这个分级系统的评估具有主观性，易引起观察者之间的差异。然而最近的研究显示，如果严格使用组织学分级的诊断标准和指南，则观察者之间的一致性能达到可接受的水平[227]。

有人研究了基因表达与组织学级别之间的关系，发现1级肿瘤和3级肿瘤都有独特的基因表达标签。然而，2级肿瘤未发现独特的基因表达标签。实际上，在转录水平，部分2级肿瘤的基因表达标签较接近1级肿瘤，而其他2级肿瘤的基因表达标签更接近3级肿瘤。这提示基因表达谱可能有助于将2级肿瘤进一步分类为预后好（接近1级肿瘤）和预后差（接近3级肿瘤）的两组[232]。

10.17.5 淋巴管血管侵犯

许多研究显示淋巴管血管内瘤栓是重要的独立预后因素。对于T1、淋巴结阴性患者淋巴管血管侵犯（LVI）的识别非常重要，这组患者总体预后较好，但如有LVI，则其腋窝淋巴结转移和远处转移的风险将增加[233,234]。绝大多数含瘤栓的小脉管腔是淋巴管，仅少数为血管[235]。

应当使用严格的诊断标准来确认LVI的存在（图10.35，10.36）[236-238]。尤其重要的是，不要将人工组织空隙内的肿瘤细胞巢误诊为LVI，前者是由于组织标本处理过程中癌细胞巢周围间质发生皱缩或回缩所致（图10.37）。为了避免这个常见的错误，最好在肿瘤周围组织内评估LVI。有助于识别真正的LVI和区分人工假象的组织学特征见表10.3。

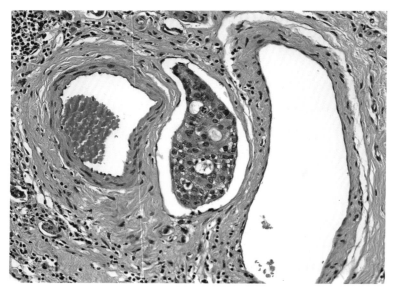

图10.35　LVI。肿瘤栓子位于薄壁的脉管腔内，该脉管与其他血管伴行

表10.3　识别真正LVI的最有用的组织学特征

- 最好在肿瘤周围组织评价LVI
- 肿瘤细胞位于被覆内皮细胞的腔隙内
- 肿瘤细胞的形态与腔隙的形状不匹配
- 存在于正常淋巴管血管腔隙的位置
  - 与其他脉管结构伴行
  - 导管周围
  - 小叶外间质

注：LVI—淋巴管血管侵犯。

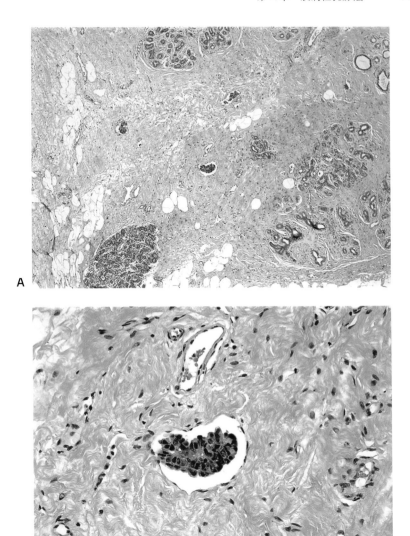

图10.36　LVI。A. 多个肿瘤细胞栓子位于小叶间质内薄壁的脉管腔内。B. 高倍镜下，可见肿瘤细胞栓子位于具有内皮细胞衬覆的空隙内

　　多种血管内皮和淋巴管内皮细胞标记物的免疫染色有助于提高LVI检测的准确性，其中D2-40（podoplanin）最有诊断价值，它可特异性识别淋巴管内皮细胞[235,239,240]（图10.38），但应当注意它也表达于肌上皮细胞。

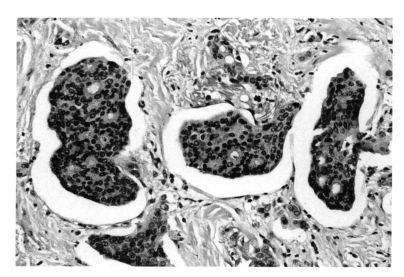

图10.37　浸润性肿瘤细胞巢周围间质收缩，产生类似于LVI的图像，但这些腔隙无内皮细胞被覆

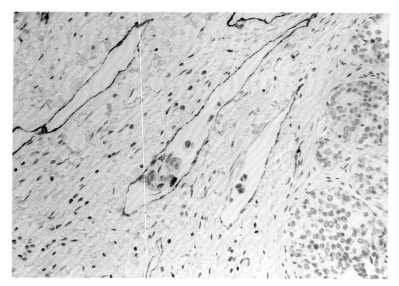

图10.38　D2-40免疫染色，显示淋巴管内皮细胞，两个淋巴管腔内含肿瘤细胞

乳腺癌的不同研究报道中LVI的发生率差异很大（从小于5%到大于50%），导致这种差别的原因包括患者人群不同、LVI诊断标准不同、检测LVI的方法学差异以及观察者间的差异等多种因素。

10.17.6 ER和PR状态

乳腺癌中ER和PR的预后意义较小，但这些受体是乳腺癌对内分泌治疗反应的最强预测因素。根据ASCO和CAP制定的指南[241]，应在石蜡切片上通过免疫组化法检测ER和PR状态，且所有浸润性乳腺癌都应检测ER和PR。所有的DCIS病例都应当检测ER[242]。DCIS检测PR的价值存有争议。

ASCO/CAP指南要求ER和PR检测报告中应当包括肿瘤细胞核显色的百分数和染色强度（强、中等、弱）；将这两个参数合并为一个评分（如Allred评分）是一个选择[243]。至少1%肿瘤细胞显示核显色时，将肿瘤判读为ER和PR阳性[241,244]。必须有ER/PR阳性的正常乳腺上皮细胞作为恰当的内对照，尤其是将ER和PR结果判读为阴性时更需要内对照（图10.39）。

最近有学者研究了低水平ER表达（1%~10%）的乳腺癌的分类和临床处理。回顾性研究提示，与较强ER表达的肿瘤相比，这些肿瘤的临床结局更接近ER阴性癌，并且内分泌治疗不能获益[245]。另外，在基因表达谱研究中，这些肿瘤中只有少数为"管腔型"[246,247]。尽管这种肿瘤在分类为ER阳性的肿瘤中只占很小比例，仍需要进一步研究以明确其生物学行为和对内分泌治疗的敏感性。

10.17.7 HER2状态

对于淋巴结阴性和阳性的乳腺癌患者的临床结局，HER2都是预后因素；HER2也是某些化疗和抗内分泌药物的治疗反应的预测因素。然而评价HER2状态的主要临床原因是帮助筛选适合HER2靶向治疗的患者，HER2靶向治疗药物包括曲妥珠单抗、拉帕替尼和帕妥珠单抗等。

应用免疫组化检测HER2蛋白表达，以及使用荧光原位杂交（FISH）评价HER2基因扩增，是当今临床实践中最常使用的方法[248]（图10.40）。

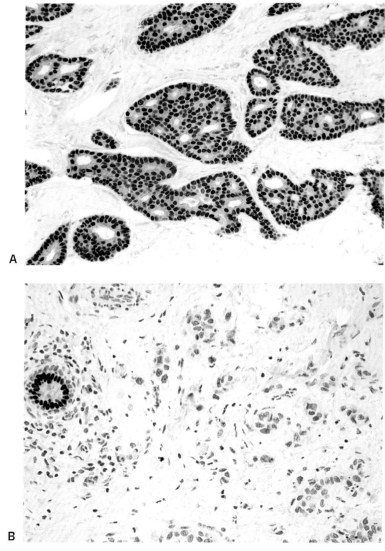

图10.39　ER免疫染色。A. ER阳性乳腺癌，几乎所有肿瘤细胞呈强阳性核染色。B. ER阴性乳腺癌。肿瘤细胞核无ER染色，相反，良性导管上皮ER强阳性，可作为阳性内对照

　　有关这些检测方法利弊的详细讨论已超出本书的范围，有兴趣的读者可参考最近的文献综述[248,249]。

　　所有浸润性乳腺癌都应当进行HER2的检测和评价，并按照2013年最新

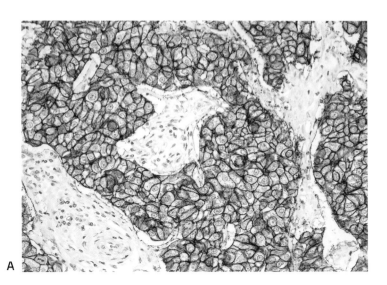

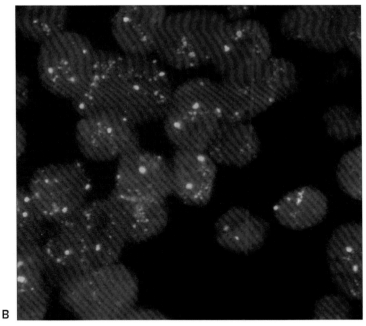

图10.40 HER2阳性乳腺癌。A. HER2免疫染色证实所有肿瘤细胞的细胞膜呈强阳性，呈鸡笼格样显色模式，提示HER2蛋白过表达（3+）。B. 使用双探针系统的FISH检测。红色信号表示*HER2*基因拷贝数，绿色信号表示17号染色体拷贝数。每个细胞核内红色信号与绿色信号的平均比值≥2.0，因此，该肿瘤存在*HER2*基因扩增

版ASCO/CAP指南来操作和判读[250]。根据指南，以下情形判读为HER2阳性：使用认证的免疫组化方法，至少10%肿瘤细胞显示完整一圈细胞膜呈强阳性染色；使用单探针系统（仅有*HER2*基因的FISH探针），大于或等于6个HER2信号/细胞；或使用认证的双探针系统（包括*HER2*基因和CEP17的FISH探针），HER2/CEP17（17号染色体的着丝粒探针）比值大于或等于2.0。此外，HER2/CEP17比值小于2.0但平均HER2拷贝数大于6.0的病例也视为阳性[250]。

10.17.8 其他因素

据报道，许多其他组织学因素对乳腺癌患者也有预后价值。多年来使用各种方法检测增殖指数，已经反复证实为乳腺癌患者的重要预后和预测因素[215]，其中Ki67免疫染色是目前最广泛应用的方法。然而，对于乳腺癌患者，由于检测前因素、检测技术、评分方法和判读结果存在很大的差异，因此，临床常规应用Ki67免疫染色评估预后、预测化疗反应和新辅助化疗反应的方法受到一定的限制[251,252]。

长期以来，临床结局与浸润性乳腺癌伴单个核细胞浸润（最近称为肿瘤内浸润性淋巴细胞，TIL）的存在及其程度的关系一直是研究热点。以前一些研究发现它对临床结局具有不利影响，其他研究发现没有显著影响或有利影响[100]。最近的研究致力于TIL与新辅助系统性化疗反应和预后的关系。几项研究提示，在三阴性乳腺癌和HER2阳性乳腺癌中，较多数量的TIL与新辅助系统性化疗后病理学完全缓解的可能性和较好预后相关。然而，在进入常规临床实践之前，重要的是建立TIL的评估和报告标准[253,254]。另外，正如其他癌，包括使用免疫检查点抑制剂在内的免疫治疗的作用也是针对乳腺癌患者的热点研究领域[255]。为了选择适用免疫治疗的乳腺癌患者，是否需要评估TIL和（或）评估免疫检查点抑制剂（如PD1和PD-L1），以及这些评估对筛选适合免疫治疗的乳腺癌患者有何作用，仍然需要明确[256]。

据报道血管侵犯（即侵犯静脉和动脉）对临床结局有不利影响。然而，文献中血管侵犯的发生率变化范围很大，从不到5%至大约50%。根据我们的经验，侵犯较大血管的肌层是极为罕见的[257]。浸润性乳腺癌只是在很少数的病例中观察到神经周围侵犯，这种现象常伴有血管侵犯，但它不是独立的预后因素。

浸润癌中DCIS的范围作为潜在的预后因素而被研究。在手术切缘情况未知的情况下，存在广泛的导管内成分（EIC）是保乳手术加放疗患者局部复发的预后因素。然而，如果考虑切缘情况，DCIS的范围则不是独立的预后因素[258]。还没有足够的证据表明DCIS的范围是远处转移或总生存期的预后因素[258,259]。

多年来也有报道许多其他因素对乳腺癌患者有预后意义，包括多倍体、多种癌基因和肿瘤抑制基因（p53最著名）、新生血管、蛋白酶和蛋白酶抑制剂等，但它们的价值都不足以进入常规临床实践。

10.17.9 组合的预后因素

一些学者将预后因素进行不同组合后形成预后指数，其中最著名的是诺丁汉预后指数（NPI），它包括肿瘤大小、淋巴结状态和组织学分级。该指数将乳腺癌患者分成预后好、中、差三组[260,261]。最近，又将10项生物学标记物（免疫组化检测ER、PR、CK5/6、CK7/8、EGFR、HER2、HER3、HER4、p53和Mucin 1）的半定量评估加入诺丁汉预后指数，形成修订版"诺丁汉预后指数+"评分，即NPI+。与旧版相比，它能为乳腺癌患者提供更精细的预后分层[262,263]。

10.17.10 分子学预后和预测的检测

虽然单个预后和预测因素的评估能将乳腺癌患者分成不同的临床亚组，但仍然迫切需要开发肿瘤的生物学和分子学特征的综合表达谱，最近的研究致力于多参数分子学检测[213,264,265]，来帮助评估每个患者的预后并预测其对不同治疗方法的反应。这些检测技术的详细讨论已超出本章范围，但有几种多基因检测值得专门介绍。

OncotypeDX（Genomic Health, Inc.）是一种能通过石蜡包埋切片进行RT-PCR检测的方法。它根据21种基因表达的分析，得到一个"复发评分"，后者是与预后相关的连续参数。OncotypeDX最初用于评估ER阳性、淋巴结阴性、接受三苯氧胺治疗患者的预后[266-268]。最近资料显示，对于用芳香化酶抑制剂治疗的ER阳性患者[269]，以及ER阳性、淋巴结阳性患者[270]，复发评分对这些患者的远处复发都有同样的预后价值；复发评分也是局部复发的预后因素[271]。然而，在目前临床实践中，这种检测技术通常被作为一种预测因子，即，用于预测ER2阳性乳腺癌妇女化疗获益的可能性[272]。最近一项随机临床试验（TAILORx试验）的结果表明，在ER阳性、HER2阴性、淋巴结阴性乳腺癌患者中，低复发评分者（≤10）单用内分泌治疗（即，不加用化疗）的5年总生存率为98%[273]。使用该检测后改变了大约1/3病例的辅助化疗建议，使这些病例中的大部分患者免于化疗[274]。值得注意的是，NCCN指南（V2.2016; www.nccn.org）要求ER阳性、HER2阴性、大于5mm的乳腺癌患者应当考虑OncotypeDX检测，以帮助决定最恰当的系统性治疗。这些指南进一步提示，可以考虑其他多基因检测，以帮助评估复发风险，但其预测化疗反应的作用尚未获得认证。

MammaPrint（Agendia）是一种分子学预后检测技术，它利用70个基因的表达阵列分析来确定患者的预后，包括预后好和预后差的特征[275-277]。最初，这种检测技术需要新鲜冷冻组织，但现在能够使用石蜡切片进行检测。最近一项随机临床试验（MINDACT试验）的结果表明，使用标准的临床病理学特征考虑为高复发风险而使用MammaPrint检测为低风险的患者，5年无远处转移生存率为94.7%。而且，这项研究的结果提示，曾经被考虑为高复发风险的乳腺癌患者大约有46%可能免于化疗[278]。

Prosigna分析（Nanostring）是PAM50分析（用于检测分子学亚型的RT-PCR分析）的升级版，它对增殖相关基因加大权重，并将肿瘤大小也纳入考虑[279]。这种分析对ER阳性、内分泌治疗患者具有预后意义，特别是对于晚期复发的预后[280]。

乳腺癌指数（Biotheranostics）是一种基因表达标签，它基于两种基因（*HOXB13/IL17R*）的比值，可用于预测ER阳性、他莫昔芬治疗的乳腺癌患者的复发风险。这种分析对预测远期复发风险特别有价值，因此，可能有助于选择出哪些患者更可能从延长内分泌治疗中获益[281]。

IHC4评分是一种基于免疫组化的分析，它考虑ER、PR、HER和Ki67的免疫组化结果。该分析提供的预后信息至少等效于一部分基于基因表达的分析技术[279,282]。

重要的是，要注意所有这些多参数基因标签只对ER阳性乳腺癌患者有价值，ER阴性患者目前尚无有效的分析。这些分析提供的基于群体的预后信息具有高度一致性，至少前5年如此[283]。然而，它们在个体水平对风险分类和分子学亚型可能提供不同的信息[284]。

最后，将二代测序技术用于晚期疾病患者乳腺癌样本评估的研究日益广泛，以识别潜在的可操作性突变（即，FDA批准的靶向药物或可用于临床试验的突变）[265,285-287]。

10.18 乳腺癌分子分型

在本章的前面已经提到，利用乳腺癌基因表达谱进行的研究，为乳腺癌异质性进一步提供了证据，并已经鉴别出几种主要的乳腺癌亚型[6-10,264,288-290]。其中最具特征性的几种亚型命名为管腔A型、管腔B型、HER2丰富型（HER2-E）和基底样型。这些亚型在基因表达模式、临床特征、治疗反应和临床结局等方面不同。这些乳腺癌亚型的主要特征见表10.4。基因表达谱研究发现的其他乳腺癌亚型包括分子大汗腺型（特征是AR通路基因的激活）、claudin-low型[1]（特征是高表达上皮间质转化基因，具有干细胞的特征）和正常乳腺样型（特征不太明确，可能是肿瘤样本中正常乳腺上皮和间质污染造成的人工假象）[10,291]。

在这些研究中，一个最新奇的发现是识别了基底样型乳腺癌的特征，并将其独立为一组。这组肿瘤中浸润性导管癌最为常见，其特征包括：组织学级别高、实性结构、无腺管形成、核分裂指数高、间质淋巴细胞浸润、推挤性边缘、地图样坏死和（或）中心纤维灶，以及很少伴有或不伴DCIS[292-295]。并且，这类肿瘤ER、PR和HER2均阴性（"三阴性"），表达基底样CK、EGFR及其他基底样相关基因。基底样型乳腺癌特别常见于非洲裔的美国妇女，预后差。然而即使在这个亚型中仍有异质性。注意，基因表达谱研究表

---

1 claudin（紧密连接蛋白）是紧密连接结构蛋白家族中最重要的一员。claudin-low型（紧密连接蛋白低表达型）乳腺癌的特征是低或不表达腺腔分化标记、高表达上皮-间质转化标记、免疫反应基因和癌症干细胞样特征。临床上，大部分此型乳腺癌是三阴性浸润性导管癌，预后差，常有高频的化生性癌特征和髓样癌特征。此型癌对术前标准化疗的反应介于基底样型和管腔型之间。
2007年，Herschkowitz等首先发现此型，其特征是紧密连接蛋白claudin 3、4和7的低表达以及钙依赖性细胞之间黏附性糖蛋白E-cadherin的低表达。后来其他研究发现此型具有肿瘤初始细胞（TIC）基因组特征，并且新辅助化疗或激素治疗后CD44+/CD24-/low/claudin-low表达谱增加（译者注）。

明大约80%的 *BRCA1* 相关性乳腺癌属于基底样型乳腺癌（图10.33）。一般认为基底样型癌预后差，但有些归入这组的肿瘤预后很好，包括腺样囊性癌和分泌性癌[16]。

表10.4　基因表达谱检出的乳腺癌主要分子学亚型

	分子学亚型		
	管腔型	HER2型	基底样型
基因表达谱	高表达激素受体和相关基因（管腔A型＞管腔B型）	高表达HER2及其他扩增基因 低表达ER和相关基因	高表达基底样上皮基因和基底样CK 低表达ER和相关基因 低表达HER2
临床特征	大约70%浸润性乳腺癌ER/PR阳性 管腔B型的组织学级别和增殖指数高于管腔A型 部分病例过表达HER2（管腔B型的亚组）	大约15%浸润性乳腺癌ER/PR阴性 绝大多数过表达HER2 很可能为高级别、淋巴结阳性	大约15%浸润性乳腺癌 大多数ER/PR/HER2阴性（"三阴性"） 常见 *BRCA1* 基因功能异常（种系突变，体细胞突变） 非洲裔美国妇女特别常见
治疗反应和结局	对内分泌治疗有反应（管腔A型和管腔B型的反应不同） 化疗反应不一（管腔B型＞管腔A型） 管腔A型的预后优于管腔B型	HER2靶向治疗有反应 基于蒽环的化疗有反应 预后差	内分泌治疗和HER2靶向治疗无反应 基于铂类的化疗和PARP抑制剂的疗效正在研究 预后差，特别是前5年，但本组有些肿瘤预后很好（如腺样囊性癌和分泌性癌）

注：PARP. 多聚（ADP核糖）聚合酶。

　　重要的是，根据ER、PR和HER2分析，并非基因表达谱研究中的所有基底样型癌都是三阴性癌，也不是所有三阴性癌都是基因表达谱研究中的基底样型癌，这两个术语不是同义词[247,295-297]。三阴性乳腺癌和基底样型乳腺癌的重叠率为70%~80%。事实上，最近应用的组合RNA和DNA表达谱研究，强调了三阴性乳腺癌的异质性，并提示基底样型癌只是三阴性癌中的一部分。最近一项关于三阴性乳腺癌的分子学和遗传学研究发现，三阴性乳腺癌包括基底样型癌的两个亚组（"免疫抑制"型和"免疫活化"型）以及管腔雄激素受体亚型和间充质亚型。三阴性乳腺癌的这些亚型具有不同的分子学信号通路,对新辅助化疗的反应也不同[298]。

目前,在常规临床实践中检测乳腺癌分子学亚型,并根据组织学特征和ER/PR/HER2状态之外的信息将乳腺癌分类的临床价值还不清楚。实际上,2015年圣加仑(St. Gallen)共识声明中提出,"在临床实践中,关键问题不是区分那些分子学定义的内在亚型,而是辨别这些患者是否能从特殊治疗中获益",并强调ER、PR和HER2分析对辨别这些患者具有重要作用[12]。尽管有人提议,组合应用ER、PR和HER2状态可用于近似的分子学亚型[7],但这些临床应用的生物学标记物所定义的亚型与基因表达水平所定义的亚型之间存在很大的不一致性[247,297]。在ER和HER2基础上加用其他几种标记物(Ki67、CK5/6和EGFR)并半定量分析PR和Ki67之后,这些替代的生物学标记物所定义的亚型与基因表达研究所定义的亚型之间的相关性有所改善但仍不完美[12,299-302](表10.5)。使用替代的免疫组化标记物来定义乳腺癌的分子学亚型虽然对人群研究可能有价值,但对个体患者而言也许不能正确地识别分子学亚型。

表10.5 用6种生物学标记物替代分子学亚型[12,301]

生物学标记物表达谱	
管腔A型	ER⁺,HER2⁻,Ki67<14%(或Ki67中间状态ᵃ且PR>20%)
管腔B型	ER⁺,HER2⁻,Ki67>20%,或Ki67中间状态ᵃ且PR⁻或PR低表达(<20%)或ER⁺,HER2⁺
HER2丰富型	ER⁻,PR⁻,HER2⁺
基底样型	ER⁻,PR⁻,HER2⁻,CK5/6⁺和(或)EGFR⁺

注:ᵃKi67中间状态的定义不统一,或14%~19%,或20%~29%。

10.19 乳腺外恶性肿瘤转移至乳腺

乳腺继发性肿瘤可来自对侧乳腺或几乎所有乳腺外部位[303-306]。一项系列研究发现,乳腺外恶性肿瘤转移至乳腺的病例占所有恶性乳腺肿瘤的1%~2%[307]。如果排除了淋巴造血系统恶性肿瘤,则发生率降至1%以下[306]。由于许多非乳腺来源恶性肿瘤的形态学可能类似乳腺常见或少见的原发性肿瘤,某些病例可能很难与乳腺原发性肿瘤区分,特别是无以前乳腺外恶性肿瘤病史的情况下。但二者的正确鉴别对患者的治疗非常重要。

乳腺转移性肿瘤几乎总是在其他部位也能发现转移灶，即使乳腺是临床首先发现的受累部位也是如此。乳腺发现的转移灶，85%为孤立性单侧病变，10%为多发性，乳腺弥漫性受累占5%[308]。同侧腋窝淋巴结的恶性肿瘤并不代表它必定是乳腺原发性肿瘤，因为转移性肿瘤同时累及乳腺和腋窝淋巴结的情况并不罕见[308]。

尽管乳腺转移性病变与原发性乳腺癌影像学表现相似，但转移性肿瘤更常为多发性、双侧、边界清楚、无毛刺状[308,309]。转移性病变在乳腺影像学检查中罕见微小钙化，但已有转移性卵巢肿瘤出现微小钙化的文献报道。超声检查乳腺转移性肿瘤常为圆形或卵圆形肿块，伴有不同程度的分叶和内部回声。

乳腺转移性肿瘤大体表现不一，取决于原发性肿瘤的类型。总体而言，病变通常呈单个或多个，一般与周围乳腺实质分界清楚。转移性肿瘤的组织学和细胞学特征与原发性肿瘤的起源部位有关。文献中最常见的乳腺转移性病变包括恶性黑色素瘤（见第14章图14.6）、肺癌（见第20章图20.2）、不同部位原发的类癌，以及男性前列腺癌。其他肿瘤很少转移至乳腺，包括卵巢癌（见第8章图8.29）、胃癌、肾细胞癌（图10.41，第8章图8.29）、甲状腺癌、头颈部多种恶性肿瘤、多种类型的肉瘤、结直肠癌、髓母细胞瘤、神经母细胞瘤、恶性间皮瘤、膀胱癌、子宫内膜癌、宫颈癌、绿色瘤（髓系肉瘤）和绒毛膜癌[305,310]（图10.41）。

上述许多转移性肿瘤的组织学特征在不同程度上类似原发性乳腺癌。因此，当遇到临床、影像学或病理学特征少见的肿瘤时，病理医师应想到转移性肿瘤的可能性。必须把所有的相关信息（例如，既往恶性肿瘤病史或其他部位同时存在无法解释的肿块）告知病理医师。如果一个肿瘤表现为不常见的组织学特征而提示转移性肿瘤的可能性，那么使用一组免疫组化标记物可能有助于鉴别乳腺原发或非乳腺原发[310]。所选择的抗体组合根据不同的鉴别诊断而变化。最有助于确定乳腺来源肿瘤的标记物是ER、CK7、GCDFP、乳腺球蛋白和GATA3，但是所有抗体的敏感性和（或）特异性都不相同，因此，判读染色结果时应当牢记这一点[305,311]。

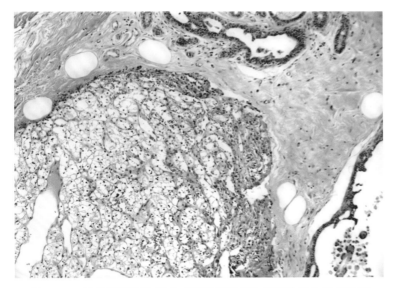

图10.41 转移性肾细胞癌（普通型透明细胞肾细胞癌）累及乳腺

（张丽华 译）

参考文献

1. Wellings SR, Jensen HM, Marcum RG. An atlas of subgross pathology of the human breast with special reference to possible precancerous lesions. *J Natl Cancer Inst.* 1975;55(2): 231–273.

2. Anderson TJ, Lamb J, Donnan P, et al. Comparative pathology of breast cancer in a randomised trial of screening. *Br J Cancer.* 1991;64(1):108–113.

3. Cady B, Stone MD, Schuler JG, et al. The new era in breast cancer: invasion, size, and nodal involvement dramatically decreasing as a result of mammographic screening. *Arch Surg.* 1996;131(3):301–308.

4. Newcomer LM, Newcomb PA, Trentham-Dietz A, et al. Detection method and breast carcinoma histology. *Cancer.* 2002;95(3):470–477.

5. Lakhani SR, Ellis IO, Schnitt SJ, et al. *WHO Classification of Tumours of the Breast.* 4th ed. Lyon, France: IARC Press; 2012.

6. Sorlie T, Perou CM, Tibshirani R, et al. Gene expression patterns of breast carcinomas distinguish tumor subclasses with clinical implications. *Proc Natl Acad Sci U S A.* 2001;98(19):10869–10874.

7. Brenton JD, Carey LA, Ahmed AA, et al. Molecular classification and molecular forecasting of breast cancer: ready for clinical application? *J Clin Oncol.* 2005;23(29):7350–7360.

8. Rakha EA, El-Sayed ME, Reis-Filho JS, et al. Expression profiling technology: its contribution to our

understanding of breast cancer. *Histopathology*. 2008;52(1):67–81.

9. Parker JS, Mullins M, Cheang MC, et al. Supervised risk predictor of breast cancer based on intrinsic subtypes. *J Clin Oncol*. 2009;27(8):1160–1167.

10. Jones RL, Constantinidou A, Reis-Filho JS. Molecular classification of breast cancer. In: *Surgical Pathology Clinics*. Philadelphia, PA: Elsevier; 2012:701–718.

11. Goldhirsch A, Wood WC, Coates AS, et al. Strategies for subtypes—dealing with the diversity of breast cancer: highlights of the St. Gallen International Expert Consensus on the Primary Therapy of Early Breast Cancer 2011. *Ann Oncol*. 2011;22(8):1736–1747.

12. Coates AS, Winer EP, Goldhirsch A, et al. Tailoring therapies—improving the management of early breast cancer: St. Gallen International Expert Consensus on the Primary Therapy of Early Breast Cancer 2015. *Ann Oncol*. 2015;26(8):1533–1546.

13. Goldhirsch A, Winer EP, Coates AS, et al. Personalizing the treatment of women with early breast cancer: highlights of the St. Gallen International Expert Consensus on the Primary Therapy of Early Breast Cancer 2013. *Ann Oncol*. 2013;24(9):2206–2223.

14. Ellis I, Collins L, Ichihara S, et al. Invasive carcinoma of no special type (NST). In: Lakhani S, Ellis IO, Schnitt SJ, et al, eds. *WHO Classification of Tumors of the Breast*. Lyon, France: IARC Press; 2012.

15. Mahler-Araujo B, Savage K, Parry S, et al. Reduction of E-cadherin expression is associated with non-lobular breast carcinomas of basal-like and triple negative phenotype. *J Clin Pathol*. 2008;61(5):615–620.

16. Weigelt B, Horlings HM, Kreike B, et al. Refinement of breast cancer classification by molecular characterization of histological special types. *J Pathol*. 2008;216(2): 141–150.

17. Lakhani S, Rakha E, Simpson PT. Invasive lobular carcinoma. In: Lakhani S, Ellis IO, Schnitt SJ, et al, eds. *WHO Classification of Tumors of the Breast*. Lyon, France: IARC Press; 2012.

18. McCart Reed AE, Kutasovic JR, Lakhani SR, et al. Invasive lobular carcinoma of the breast: morphology, biomarkers and 'omics. *Breast Cancer Res*. 2015;17:12.

19. Christgen M, Steinemann D, Kuhnle E, et al. Lobular breast cancer: clinical, molecular and morphological characteristics. *Pathol Res Pract*. 2016;212(7):583–597.

20. Chen CL, Weiss NS, Newcomb P, et al. Hormone replacement therapy in relation to breast cancer. *JAMA*. 2002;287(6):734–741.

21. DiCostanzo D, Rosen PP, Gareen I, et al. Prognosis in infiltrating lobular carcinoma: an analysis of "classical" and variant tumors. *Am J Surg Pathol*. 1990;14(1):12–23.

22. Peiro G, Bornstein BA, Connolly JL, et al. The influence of infiltrating lobular carcinoma on the outcome of patients treated with breast-conserving surgery and radiation therapy. *Breast Cancer Res Treat*. 2000;59(1):49–54.

23. Sastre-Garau X, Jouve M, Asselain B, et al. Infiltrating lobular carcinoma of the breast: clinicopathologic analysis of 975 cases with reference to data on conservative therapy and metastatic patterns. *Cancer*. 1996;77(1):113–120.

24. Azzopardi JG. *Problems in Breast Pathology*. Philadelphia, PA: WB Saunders; 1979.

25. Wheeler JE, Enterline HT. Lobular carcinoma of the breast in situ and infiltrating. *Pathol Annu*. 1976;11:161–188.

26. Dietzel M, Baltzer PA, Vag T, et al. Magnetic resonance mammography of invasive lobular versus ductal carcinoma: systematic comparison of 811 patients reveals high diagnostic accuracy irrespective of typing. *J Comput Assist Tomogr*. 2010;34(4):587–595.

27. Silverstein MJ, Lewinsky BS, Waisman JR, et al. Infiltrating lobular carcinoma: is it different from infiltrating duct carcinoma? *Cancer*. 1994;73(6):1673–1677.

28. Martinez V, Azzopardi JG. Invasive lobular carcinoma of the breast: incidence and variants. *Histopathology*. 1979;3(6):467–488.

29. Berx G, Cleton-Jansen AM, Strumane K, et al. E-cadherin is inactivated in a majority of invasive human lobular breast cancers by truncation mutations throughout its extracellular domain. *Oncogene*. 1996;13(9):1919–1925.

30. Moll R, Mitze M, Frixen UH, et al. Differential loss of E-cadherin expression in infiltrating ductal and lobular breast carcinomas. *Am J Pathol*. 1993;143(6):1731–1742.

31. Nishizaki T, DeVries S, Chew K, et al. Genetic alterations in primary breast cancers and their metastases: direct comparison using modified comparative genomic hybridization. *Genes Chromosomes Cancer*. 1997;19(4):267–272.

32. Palacios J, Benito N, Pizarro A, et al. Anomalous expression of P-cadherin in breast carcinoma: correlation with E-cadherin expression and pathological features. *Am J Pathol*. 1995;146(3):605–612.

33. Rasbridge SA, Gillett CE, Sampson SA, et al. Epithelial (E-) and placental (P-) cadherin cell adhesion molecule expression in breast carcinoma. *J Pathol*. 1993;169(2): 245–250.

34. Da Silva L, Parry S, Reid L, et al. Aberrant expression of E-cadherin in lobular carcinomas of the breast. *Am J Surg Pathol*. 2008;32(5):773–783.

35. Rakha EA, Patel A, Powe DG, et al. Clinical and biological significance of E-cadherin protein expression in invasive lobular carcinoma of the breast. *Am J Surg Pathol*. 2010;34(10):1472–1479.

36. Canas-Marques R, Schnitt SJ. E-cadherin immunohistochemistry in breast pathology: uses and pitfalls. *Histopathology*. 2016;68(1):57–69.

37. Fechner RE. Histologic variants of infiltrating lobular carcinoma of the breast. *Hum Pathol*. 1975;6(3):373–378.

38. Shousha S, Backhous CM, Alaghband-Zadeh J, et al. Alveolar variant of invasive lobular carcinoma of the breast: a tumor rich in estrogen receptors. *Am J Clin Pathol*. 1986;85(1):1–5.

39. Van Bogaert LJ, Maldague P. Infiltrating lobular carcinoma of the female breast: deviations from the usual histopathologic appearance. *Cancer*. 1980;45(5):979–984.

40. Bentz JS, Yassa N, Clayton F. Pleomorphic lobular carcinoma of the breast: clinicopathologic features of 12 cases. *Mod Pathol*. 1998;11(9):814–822.

41. Eusebi V, Magalhaes F, Azzopardi JG. Pleomorphic lobular carcinoma of the breast: an aggressive tumor showing apocrine differentiation. *Hum Pathol*. 1992;23(6):655–662.

42. Middleton LP, Palacios DM, Bryant BR, et al. Pleomorphic lobular carcinoma: morphology, immunohistochemistry, and molecular analysis. *Am J Surg Pathol*. 2000;24(12):1650–1656.

43. Weidner N, Semple JP. Pleomorphic variant of invasive lobular carcinoma of the breast. *Hum Pathol*. 1992;23(10):1167–1171.

44. Frost AR, Terahata S, Yeh IT, et al. The significance of signet ring cells in infiltrating lobular carcinoma of the breast. *Arch Pathol Lab Med*. 1995;119(1):64–68.

45. Raju U, Ma CK, Shaw A. Signet ring variant of lobular carcinoma of the breast: a clinicopathologic and immunohistochemical study. *Mod Pathol*. 1993;6(5):516–520.

46. Allenby PA, Chowdhury LN. Histiocytic appearance of metastatic lobular breast carcinoma. *Arch Pathol Lab Med*. 1986;110(8):759–760.

47. Eusebi V, Foschini MP, Bussolati G, et al. Myoblastomatoid (histiocytoid) carcinoma of the breast: a type of apocrine carcinoma. *Am J Surg Pathol*. 1995;19(5):553–562.

48. Walford N, ten Velden J. Histiocytoid breast carcinoma: an apocrine variant of lobular carcinoma. *Histopathology*. 1989;14(5):515–522.

49. Dabbs DJ, Bhargava R, Chivukula M. Lobular versus ductal breast neoplasms: the diagnostic utility of p120 catenin. *Am J Surg Pathol*. 2007;31(3):427–437.

50. de Deus Moura R, Wludarski SC, Carvalho FM, et al. Immunohistochemistry applied to the differential diagnosis between ductal and lobular carcinoma of the breast. *Appl Immunohistochem Mol Morphol*. 2013;21:1–12.

51. Ciriello G, Gatza ML, Beck AH, et al. Comprehensive molecular portraits of invasive lobular breast cancer. *Cell*. 2015;163(2):506–519.

52. Ross JS, Wang K, Sheehan CE, et al. Relapsed classic E-cadherin (CDH1)-mutated invasive lobular breast cancer shows a high frequency of HER2 (ERBB2) gene mutations. *Clin Cancer Res*. 2013;19(10):2668–2676.

53. Rakha EA, van Deurzen CH, Paish EC, et al. Pleomorphic lobular carcinoma of the breast: is it a prognostically significant pathological subtype independent of histological grade? *Mod Pathol*. 2013;26(4):496–501.

54. Arps DP, Healy P, Zhao L, et al. Invasive ductal carcinoma with lobular features: a comparison study to invasive ductal and invasive lobular carcinomas of the breast. *Breast Cancer Res Treat*. 2013;138(3):719–726.

55. Esposito NN, Chivukula M, Dabbs DJ. The ductal phenotypic expression of the E-cadherin/catenin complex in tubulolobular carcinoma of the breast: an immunohistochemical and clinicopathologic study. *Mod Pathol*. 2007;20(1):130–138.

56. Kuroda H, Tamaru J, Takeuchi I, et al. Expression of E-cadherin, alpha-catenin, and beta-catenin in tubulolobular carcinoma of the breast. *Virchows Arch*. 2006;448(4):500–505.

57. Rakha E, Pinder SE, Shin SJ, et al. Tubular carcinoma and cribriform carcinoma. In: Lakhani S, Ellis IO, Schnitt SJ, et al, eds. *WHO Classification of Tumors of the Breast*. Lyon, France: IARC Press; 2012:42–45.

58. Cowan WK, Kelly P, Sawan A, et al. The pathological and biological nature of screen- detected breast carcinomas: a morphological and immunohistochemical study. *J Pathol.* 1997;182(1):29–35.

59. Rajakariar R, Walker RA. Pathological and biological features of mammographically detected invasive breast carcinomas. *Br J Cancer.* 1995;71(1):150–154.

60. Rakha EA, Lee AH, Evans AJ, et al. Tubular carcinoma of the breast: further evidence to support its excellent prognosis. *J Clin Oncol.* 2010;28(1):99–104.

61. Tremblay G. Elastosis in tubular carcinoma of the breast. *Arch Pathol.* 1974;98(5):302–307.

62. Romano AM, Wages N, Smolkin M, et al. Tubular carcinoma of the breast: institutional and SEER database analysis supporting a unique classification. *Breast Dis.* 2015;35(2):103–111.

63. Diab SG, Clark GM, Osborne CK, et al. Tumor characteristics and clinical outcome of tubular and mucinous breast carcinomas. *J Clin Oncol.* 1999;17(5):1442–1448.

64. Abdel-Fatah TM, Powe DG, Hodi Z, et al. High frequency of coexistence of columnar cell lesions, lobular neoplasia, and low grade ductal carcinoma in situ with invasive tubular carcinoma and invasive lobular carcinoma. *Am J Surg Pathol.* 2007;31(3):417–426.

65. Goldstein NS, Kestin LL, Vicini FA. Refined morphologic criteria for tubular carcinoma to retain its favorable outcome status in contemporary breast carcinoma patients. *Am J Clin Pathol.* 2004;122(5):728–739.

66. Winchester DJ, Sahin AA, Tucker SL, et al. Tubular carcinoma of the breast: predicting axillary nodal metastases and recurrence. *Ann Surg.* 1996;223(3):342–347.

67. Hilson JB, Schnitt SJ, Collins LC. Phenotypic alterations in myoepithelial cells associated with benign sclerosing lesions of the breast. *Am J Surg Pathol.* 2010;34(6):896–900.

68. Page DL, Dixon JM, Anderson TJ, et al. Invasive cribriform carcinoma of the breast. *Histopathology.* 1983;7(4):525–536.

69. Venable JG, Schwartz AM, Silverberg SG. Infiltrating cribriform carcinoma of the breast: a distinctive clinicopathologic entity. *Hum Pathol.* 1990;21(3):333–338.

70. Liu XY, Jiang YZ, Liu YR, et al. Clinicopathological characteristics and survival outcomes of invasive cribriform carcinoma of breast: a SEER population-based study. *Medicine.* 2015;94(31):e1309.

71. Lee YJ, Choi BB, Suh KS. Invasive cribriform carcinoma of the breast: mammographic, sonographic, MRI, and 18 F-FDG PET-CT features. *Acta Radiol.* 2015;56(6):644–651.

72. Bussolati G, Sapino A. Mucinous carcinoma and carcinomas with signet-ring cell differentiation. In: Lakhani S, Ellis IO, Schnitt SJ, et al, eds. *WHO Classification of Tumors of the Breast.* Lyon, France: IARC Press; 2012.

73. Di Saverio S, Gutierrez J, Avisar E. A retrospective review with long term follow up of 11,400 cases of pure mucinous breast carcinoma. *Breast Cancer Res Treat.* 2008;111(3):541–547.

74. Cardenosa G, Doudna C, Eklund GW. Mucinous (colloid) breast cancer: clinical and mammographic findings in 10 patients. *AJR Am J Roentgenol.* 1994;162(5): 1077–1079.

75. Wilson TE, Helvie MA, Oberman HA, et al. Pure and mixed mucinous carcinoma of the breast: pathologic basis for differences in mammographic appearance. *AJR Am J Roentgenol.*

1995;165(2):285–289.

76. Barbashina V, Corben AD, Akram M, et al. Mucinous micropapillary carcinoma of the breast: an aggressive counterpart to conventional pure mucinous tumors. *Hum Pathol*. 2013;44(8):1577–1585.

77. Liu F, Yang M, Li Z, et al. Invasive micropapillary mucinous carcinoma of the breast is associated with poor prognosis. *Breast Cancer Res Treat*. 2015;151(2):443–451.

78. Capella C, Eusebi V, Mann B, et al. Endocrine differentiation in mucoid carcinoma of the breast. *Histopathology*. 1980;4(6):613–630.

79. Rasmussen BB, Rose C, Thorpe SM, et al. Argyrophilic cells in 202 human mucinous breast carcinomas: relation to histopathologic and clinical factors. *Am J Clin Pathol*. 1985;84(6):737–740.

80. Tse GM, Ma TK, Chu WC, et al. Neuroendocrine differentiation in pure type mammary mucinous carcinoma is associated with favorable histologic and immunohistochemical parameters. *Mod Pathol*. 2004;17(5):568–572.

81. Kryvenko ON, Chitale DA, Yoon J, et al. Precursor lesions of mucinous carcinoma of the breast: analysis of 130 cases. *Am J Surg Pathol*. 2013;37(7):1076–1084.

82. Weigelt B, Geyer FC, Horlings HM, et al. Mucinous and neuroendocrine breast carcinomas are transcriptionally distinct from invasive ductal carcinomas of no special type. *Mod Pathol*. 2009;22(11):1401–1414.

83. Deck JH, Lee MA. Mucin embolism to cerebral arteries: a fatal complication of carcinoma of the breast. *Can J Neurol Sci*. 1978;5(3):327–330.

84. Hawes D, Robinson R, Wira R. Pseudomyxoma peritonei from metastatic colloid carcinoma of the breast. *Gastrointest Radiol*. 1991;16(1):80–82.

85. Towfighi J, Simmonds MA, Davidson EA. Mucin and fat emboli in mucinous carcinomas: cause of hemorrhagic cerebral infarcts. *Arch Pathol Lab Med*. 1983;107(12):646–649.

86. Hamele-Bena D, Cranor ML, Rosen PP. Mammary mucocele-like lesions: benign and malignant. *Am J Surg Pathol*. 1996;20(9):1081–1085.

87. Ro JY, Sneige N, Sahin AA, et al. Mucocelelike tumor of the breast associated with atypical ductal hyperplasia or mucinous carcinoma: a clinicopathologic study of seven cases. *Arch Pathol Lab Med*. 1991;115(2):137–140.

88. Rosen PP. Mucocele-like tumors of the breast. *Am J Surg Pathol*. 1986;10(7):464–469.

89. Gibreel WO, Boughey JC. Mucocele-like lesions of the breast: rate of upstaging and cancer development. *Ann Surg Oncol*. 2016;23(12):3838–3842.

90. Koenig C, Tavassoli FA. Mucinous cystadenocarcinoma of the breast. *Am J Surg Pathol*. 1998;22(6):698–703.

91. Jacquemier J, Reis-Filho JS, Lakhani S, et al. Carcinomas with medullary features. In: Lakhani S, Ellis IO, Schnitt SJ, et al, eds. *WHO Classification of Tumors of the Breast*. Lyon, France: IARC Press; 2012.

92. Gaffey MJ, Mills SE, Frierson HF Jr, et al. Medullary carcinoma of the breast: interobserver variability in histopathologic diagnosis. *Mod Pathol*. 1995;8(1):31–38.

93. Rubens JR, Lewandrowski KB, Kopans DB, et al. Medullary carcinoma of the breast: overdiagnosis of a prognostically favorable neoplasm. *Arch Surg.* 1990;125(5):601–604.

94. Neuman ML, Homer MJ. Association of medullary carcinoma with reactive axillary adenopathy. *AJR Am J Roentgenol.* 1996;167(1):185–186.

95. Kopans DB. *Breast Imaging.* 2nd ed. Philadelphia, PA: Lippincott-Raven Publishers; 1997.

96. Pedersen L, Zedeler K, Holck S, et al. Medullary carcinoma of the breast: prevalence and prognostic importance of classical risk factors in breast cancer. *Eur J Cancer.* 1995;31A(13–14):2289–2295.

97. Pedersen L, Zedeler K, Holck S, et al. Medullary carcinoma of the breast, proposal for a new simplified histopathological definition: based on prognostic observations and observations on inter- and intraobserver variability of 11 histopathological characteristics in 131 breast carcinomas with medullary features. *Br J Cancer.* 1991;63(4):591–595.

98. Ridolfi RL, Rosen PP, Port A, et al. Medullary carcinoma of the breast: a clinicopathologic study with 10 year follow-up. *Cancer.* 1977;40(4):1365–1385.

99. Wargotz ES, Silverberg SG. Medullary carcinoma of the breast: a clinicopathologic study with appraisal of current diagnostic criteria. *Hum Pathol.* 1988;19(11):1340–1346.

100. Rakha EA, Aleskandarany M, El-Sayed ME, et al. The prognostic significance of inflammation and medullary histological type in invasive carcinoma of the breast. *Eur J Cancer.* 2009;45(10):1780–1787.

101. Yang YL, Liu BB, Zhang X, et al. Invasive micropapillary carcinoma of the breast: an update. *Arch Pathol Lab Med.* 2016;140(8):799–805.

102. Walsh MM, Bleiweiss IJ. Invasive micropapillary carcinoma of the breast: eighty cases of an underrecognized entity. *Hum Pathol.* 2001;32(6):583–589.

103. Chen AC, Paulino AC, Schwartz MR, et al. Prognostic markers for invasive micropapillary carcinoma of the breast: a population-based analysis. *Clin Breast Cancer.* 2013;13(2):133–139.

104. Reis-Filho JS, Ellis I. Invasive micropapillary carcinoma. In: Lakhani S, Ellis IO, Schnitt SJ, et al, eds. *WHO Classification of Tumors of the Breast.* Lyon, France: IARC Press; 2012.

105. Gruel N, Benhamo V, Bhalshankar J, et al. Polarity gene alterations in pure invasive micropapillary carcinomas of the breast. *Breast Cancer Res.* 2014;16(3):R46.

106. Natrajan R, Wilkerson PM, Marchio C, et al. Characterization of the genomic features and expressed fusion genes in micropapillary carcinomas of the breast. *J Pathol.* 2014;232(5):553–565.

107. Marchio C, Iravani M, Natrajan R, et al. Genomic and immunophenotypical characterization of pure micropapillary carcinomas of the breast. *J Pathol.* 2008;215(4):398–410.

108. Marchio C, Iravani M, Natrajan R, et al. Mixed micropapillary-ductal carcinomas of the breast: a genomic and immunohistochemical analysis of morphologically distinct components. *J Pathol.* 2009;218(3):301–315.

109. Reis-Filho JS, Lakhani S, Gobbi H, et al. Metaplastic carcinoma. In: Lakhani S, Ellis IO, Schnitt SJ, et al, eds. *WHO Classification of Tumors of the Breast.* Lyon, France: IARC Press; 2012.

110. Kaufman MW, Marti JR, Gallager HS, et al. Carcinoma of the breast with pseudosarcomatous

metaplasia. *Cancer*. 1984;53(9):1908–1917.

111. Oberman HA. Metaplastic carcinoma of the breast: a clinicopathologic study of 29 patients. *Am J Surg Pathol*. 1987;11(12):918–929.

112. Yang WT, Hennessy B, Broglio K, et al. Imaging differences in metaplastic and invasive ductal carcinomas of the breast. *AJR Am J Roentgenol*. 2007;189(6):1288–1293.

113. Chhieng C, Cranor M, Lesser ME, et al. Metaplastic carcinoma of the breast with osteocartilaginous heterologous elements. *Am J Surg Pathol*. 1998;22(2):188–194.

114. Pezzi CM, Patel-Parekh L, Cole K, et al. Characteristics and treatment of metaplastic breast cancer: analysis of 892 cases from the National Cancer Data Base. *Ann Surg Oncol*. 2007;14(1):166–173.

115. Nayak A, Wu Y, Gilcrease MZ. Primary squamous cell carcinoma of the breast: predictors of locoregional recurrence and overall survival. *Am J Surg Pathol*. 2013;37(6):867–873.

116. Wargotz ES, Norris HJ. Metaplastic carcinomas of the breast. Part IV: squamous cell carcinoma of ductal origin. *Cancer*. 1990;65(2):272–276.

117. Wargotz ES, Norris HJ. Metaplastic carcinomas of the breast. Part I: matrix-producing carcinoma. *Hum Pathol*. 1989;20(7):628–635.

118. Rakha EA, Tan PH, Shaaban A, et al. Do primary mammary osteosarcoma and chondrosarcoma exist? A review of a large multi-institutional series of malignant matrix-producing breast tumours. *Breast*. 2013;22(1):13–18.

119. Chia Y, Thike AA, Cheok PY, et al. Stromal keratin expression in phyllodes tumours of the breast: a comparison with other spindle cell breast lesions. *J Clin Pathol*. 2012;65(4): 339–347.

120. Cimino-Mathews A, Sharma R, Illei PB, et al. A subset of malignant phyllodes tumors express p63 and p40: a diagnostic pitfall in breast core needle biopsies. *Am J Surg Pathol*. 2014;38(12):1689–1696.

121. Drudis T, Arroyo C, Van Hoeven K, et al. The pathology of low-grade adenosquamous carcinoma of the breast: an immunohistochemical study. *Pathol Annu*. 1994;29 (pt 2):181–197.

122. Rosen PP, Ernsberger D. Low-grade adenosquamous carcinoma: a variant of metaplastic mammary carcinoma. *Am J Surg Pathol*. 1987;11(5):351–358.

123. Van Hoeven KH, Drudis T, Cranor ML, et al. Low-grade adenosquamous carcinoma of the breast: a clinocopathologic study of 32 cases with ultrastructural analysis. *Am J Surg Pathol*. 1993;17(3):248–258.

124. Soo K, Tan PH. Low-grade adenosquamous carcinoma of the breast. *J Clin Pathol*. 2013;66(6):506–511.

125. Kawaguchi K, Shin SJ. Immunohistochemical staining characteristics of low-grade adenosquamous carcinoma of the breast. *Am J Surg Pathol*. 2012;36(7):1009–1020.

126. Cooper CL, Karim RZ, Selinger C, et al. Molecular alterations in metaplastic breast carcinoma. *J Clin Pathol*. 2013;66(6):522–528.

127. Weigelt B, Eberle C, Cowell CF, et al. Metaplastic breast carcinoma: more than a special type. *Nat Rev Cancer*. 2014;14(3):147–148.

128. Rakha EA, Tan PH, Varga Z, et al. Prognostic factors in metaplastic carcinoma of the breast: a multi-institutional study. *Br J Cancer*. 2015;112(2):283–289.

129. Page DL. Adenoid cystic carcinoma of breast, a special histopathologic type with excellent prognosis. *Breast Cancer Res Treat*. 2005;93(3):189–190.

130. Sapino A, Sneige N, Eusebi V. Adenoid cystic carcinoma. In: Lakhani S, Ellis IO, Schnitt SJ, et al, eds. *WHO Classification of Tumors of the Breast*. Lyon, France: IARC Press; 2012.

131. Kulkarni N, Pezzi CM, Greif JM, et al. Rare breast cancer: 933 adenoid cystic carcinomas from the National Cancer Data Base. *Ann Surg Oncol*. 2013;20(7):2236–2241.

132. Vranic S, Bender R, Palazzo J, et al. A review of adenoid cystic carcinoma of the breast with emphasis on its molecular and genetic characteristics. *Hum Pathol*. 2013;44(3): 301–309.

133. Arpino G, Clark GM, Mohsin S, et al. Adenoid cystic carcinoma of the breast: molecular markers, treatment, and clinical outcome. *Cancer*. 2002;94(8):2119–2127.

134. Kleer CG, Oberman HA. Adenoid cystic carcinoma of the breast: value of histologic grading and proliferative activity. *Am J Surg Pathol*. 1998;22(5):569–575.

135. Ro JY, Silva EG, Gallager HS. Adenoid cystic carcinoma of the breast. *Hum Pathol*. 1987;18(12):1276–1281.

136. Zaloudek C, Oertel YC, Orenstein JM. Adenoid cystic carcinoma of the breast. *Am J Clin Pathol*. 1984;81(3):297–307.

137. Shin SJ, Rosen PP. Solid variant of mammary adenoid cystic carcinoma with basaloid features: a study of nine cases. *Am J Surg Pathol*. 2002;26(4):413–420.

138. Acs G, Simpson JF, Bleiweiss IJ, et al. Microglandular adenosis with transition into adenoid cystic carcinoma of the breast. *Am J Surg Pathol*. 2003;27(8):1052–1060.

139. Van Dorpe J, De Pauw A, Moerman P. Adenoid cystic carcinoma arising in an adenomyoepithelioma of the breast. *Virchows Arch*. 1998;432(2):119–122.

140. Trendell-Smith NJ, Peston D, Shousha S. Adenoid cystic carcinoma of the breast: a tumour commonly devoid of oestrogen receptors and related proteins. *Histopathology*. 1999;35(3):241–248.

141. Azoulay S, Lae M, Freneaux P, et al. KIT is highly expressed in adenoid cystic carcinoma of the breast, a basal-like carcinoma associated with a favorable outcome. *Mod Pathol*. 2005;18(12):1623–1631.

142. Mastropasqua MG, Maiorano E, Pruneri G, et al. Immunoreactivity for c-kit and p63 as an adjunct in the diagnosis of adenoid cystic carcinoma of the breast. *Mod Pathol*. 2005;18(10):1277–1282.

143. Persson M, Andren Y, Mark J, et al. Recurrent fusion of MYB and NFIB transcription factor genes in carcinomas of the breast and head and neck. *Proc Natl Acad Sci U S A*. 2009;106(44):18740–18744.

144. Martelotto LG, De Filippo MR, Ng CK, et al. Genomic landscape of adenoid cystic carcinoma of the breast. *J Pathol*. 2015;237(2):179–189.

145. Marco V, Garcia F, Rubio I, et al. Adenoid cystic carcinoma and basaloid salivary-like tumors of the breast: a clinico-pathologic study. *Mod Pathol*. 2015;28(suppl 2):55A.

146. Poling J, Yonescu R, Sharma R, et al. Analysis of MYB IHC and FISH in breast adenoid cystic carcinomas, microglandular adenosis, and collagenous spherulosis. *Mod Pathol*. 2016;29(suppl 2):67A.

147. Pareja F, Geyer FC, Marchio C, et al. Triple-negative breast cancer: the importance of molecular and histologic subtyping, and recognition of low-grade variants. *NPJ Breast Cancer*. 2016;2(16036). doi:10.1038/npjbcancer.2016.36.

148. Bussolati G, Gugliotta P, Sapino A, et al. Chromogranin-reactive endocrine cells in argyrophilic carcinomas ("carcinoids") and normal tissue of the breast. *Am J Pathol*. 1985;120(2):186–192.

149. Bussolati G, Papotti M, Sapino A, et al. Endocrine markers in argyrophilic carcinomas of the breast. *Am J Surg Pathol*. 1987;11(4):248–256.

150. Clayton F, Sibley RK, Ordonez NG, et al. Argyrophilic breast carcinomas: evidence of lactational differentiation. *Am J Surg Pathol*. 1982;6(4):323–333.

151. Miremadi A, Pinder SE, Lee AH, et al. Neuroendocrine differentiation and prognosis in breast adenocarcinoma. *Histopathology*. 2002;40(3):215–222.

152. Sapino A, Bussolati G. Is detection of endocrine cells in breast adenocarcinoma of diagnostic and clinical significance? *Histopathology*. 2002;40(3):211–214.

153. Scopsi L, Andreola S, Pilotti S, et al. Argyrophilia and granin (chromogranin/secretogranin) expression in female breast carcinomas: their relationship to survival and other disease parameters. *Am J Surg Pathol*. 1992;16(6):561–576.

154. Bussolati G, Badve S. Carcinomas with neuroendocrine features. In: Lakhani S, Ellis IO, Schnitt SJ, et al, eds. *WHO Classification of Tumors of the Breast*. Lyon, France: IARC Press; 2012.

155. Tan PH, Schnitt SJ, van de Vijver MJ, et al. Papillary and neuroendocrine breast lesions: the WHO stance. *Histopathology*. 2015;66(6):761–770.

156. Shin SJ, DeLellis RA, Rosen PP. Small cell carcinoma of the breast—additional immunohistochemical studies. *Am J Surg Pathol*. 2001;25(6):831–832.

157. Shin SJ, DeLellis RA, Ying L, et al. Small cell carcinoma of the breast: a clinicopathologic and immunohistochemical study of nine patients. *Am J Surg Pathol*. 2000;24(9): 1231–1238.

158. Sapino A, Righi L, Cassoni P, et al. Expression of apocrine differentiation markers in neuroendocrine breast carcinomas of aged women. *Mod Pathol*. 2001;14(8): 768–776.

159. Mohanty SK, Kim SA, DeLair DF, et al. Comparison of metastatic neuroendocrine neoplasms to the breast and primary invasive mammary carcinomas with neuroendocrine differentiation. *Mod Pathol*. 2016;29(8):788–798.

160. O'Malley FP, Bane AL. The spectrum of apocrine lesions of the breast. *Adv Anat Pathol*. 2004;11(1):1–9.

161. Eusebi V, Betts C, Haagensen DE Jr, et al. Apocrine differentiation in lobular carcinoma of the breast: a morphologic, immunologic, and ultrastructural study. *Hum Pathol*. 1984;15(2):134–140.

162. Raju U, Zarbo RJ, Kubus J, et al. The histologic spectrum of apocrine breast proliferations: a comparative study of morphology and DNA content by image analysis. *Hum Pathol*. 1993;24(2):173–

181.

163. O'Malley F, Eusebi V, Lakhani S. Carcinomas with apocrine differentiation. In: Lakhani S, Ellis IO, Schnitt SJ, et al, eds. *WHO Classification of Tumors of the Breast*. Lyon, France: IARC Press; 2012:53–54.

164. Eusebi V, Millis RR, Cattani MG, et al. Apocrine carcinoma of the breast: a morphologic and immunocytochemical study. *Am J Pathol*. 1986;123(3):532–541.

165. Mossler JA, Barton TK, Brinkhous AD, et al. Apocrine differentiation in human mammary carcinoma. *Cancer*. 1980;46(11):2463–2471.

166. Mills AM, Gottlieb EC, Wendroth MS, et al. Pure apocrine carcinomas represent a clinicopathologically distinct androgen receptor-positive subset of triple-negative breast cancers. *Am J Surg Pathol*. 2016;40(8):1109–1116.

167. Gatalica Z. Immunohistochemical analysis of apocrine breast lesions: consistent overexpression of androgen receptor accompanied by the loss of estrogen and progesterone receptors in apocrine metaplasia and apocrine carcinoma in situ. *Pathol Res Pract*. 1997;193(11–12):753–758.

168. Mazoujian G, Bodian C, Haagensen DE Jr, et al. Expression of GCDFP-15 in breast carcinomas: relationship to pathologic and clinical factors. *Cancer*. 1989;63(11):2156–2161.

169. Abati AD, Kimmel M, Rosen PP. Apocrine mammary carcinoma: a clinicopathologic study of 72 cases. *Am J Clin Pathol*. 1990;94(4):371–377.

170. *AJCC Cancer Staging Manual*. 7th ed. New York, NY: Springer; 2010.

171. Chia S, Swain SM, Byrd DR, et al. Locally advanced and inflammatory breast cancer. *J Clin Oncol*. 2008;26(5):786–790.

172. Lerebours F, Bieche I, Lidereau R. Update on inflammatory breast cancer. *Breast Cancer Res*. 2005;7(2):52–58.

173. Dawood S, Merajver SD, Viens P, et al. International expert panel on inflammatory breast cancer: consensus statement for standardized diagnosis and treatment. *Ann Oncol*. 2011;22(3):515–523.

174. van Uden DJ, van Laarhoven HW, Westenberg AH, et al. Inflammatory breast cancer: an overview. *Crit Rev Oncol Hematol*. 2015;93(2):116–126.

175. Charafe-Jauffret E, Tsuda H, Rutgers EJ. Inflammatory carcinoma. In: Lakhani S, Ellis IO, Schnitt SJ, et al, eds. *WHO Classification of Tumors of the Breast*. Lyon, France: IARC Press; 2012.

176. Guth U, Moch H, Herberich L, et al. Noninflammatory breast carcinoma with skin involvement. *Cancer*. 2004;100(3):470–478.

177. Roncaroli F, Lamovec J, Zidar A, et al. Acinic cell-like carcinoma of the breast. *Virchows Arch*. 1996;429(1):69–74.

178. Damiani S, Pasquinelli G, Lamovec J, et al. Acinic cell carcinoma of the breast: an immunohistochemical and ultrastructural study. *Virchows Arch*. 2000;437(1):74–81.

179. Guerini-Rocco E, Hodi Z, Piscuoglio S, et al. The repertoire of somatic genetic alterations of acinic cell carcinomas of the breast: an exploratory, hypothesis-generating study. *J Pathol*. 2015;237(2):166–178.

180. Piscuoglio S, Hodi Z, Katabi N, et al. Are acinic cell carcinomas of the breast and salivary glands distinct diseases? *Histopathology*. 2015;67(4):529–537.

181. Geyer FC, Berman SH, Marchio C, et al. Genetic analysis of microglandular adenosis and acinic cell carcinomas of the breast provides evidence for the existence of a low-grade triple-negative breast neoplasia family. *Mod Pathol*. 2016;30(1):69–84.

182. Holland R, van Haelst UJ. Mammary carcinoma with osteoclast-like giant cells: additional observations on six cases. *Cancer*. 1984;53(9):1963–1973.

183. Viacava P, Naccarato AG, Nardini V, et al. Breast carcinoma with osteoclast-like giant cells: immunohistochemical and ultrastructural study of a case and review of the literature. *Tumori*. 1995;81(2):135–141.

184. Agnantis NT, Rosen PP. Mammary carcinoma with osteoclast-like giant cells: a study of eight cases with follow-up data. *Am J Clin Pathol*. 1979;72(3):383–389.

185. Fisher ER, Palekar AS, Gregorio RM, et al. Mucoepidermoid and squamous cell carcinomas of breast with reference to squamous metaplasia and giant cell tumors. *Am J Surg Pathol*. 1983;7(1):15–27.

186. Nielsen BB, Kiaer HW. Carcinoma of the breast with stromal multinucleated giant cells. *Histopathology*. 1985;9(2):183–193.

187. Tavassoli FA, Norris HJ. Breast carcinoma with osteoclastlike giant cells. *Arch Pathol Lab Med*. 1986;110(7):636–639.

188. Zhou S, Yu L, Zhou R, et al. Invasive breast carcinomas of no special type with osteoclast-like giant cells frequently have a luminal phenotype. *Virchows Arch*. 2014;464(6): 681–688.

189. Krishnan C, Longacre TA. Ductal carcinoma in situ of the breast with osteoclast-like giant cells. *Hum Pathol*. 2006;37(3):369–372.

190. Eusebi V, Ichihara S, Vincent-Salomon A, et al. Exceptionally rare types and variants. In: Lakhani S, Ellis IO, Schnitt SJ, et al, eds. *WHO Classification of Tumors of the Breast*. Lyon, France: IARC Press; 2012:71–76.

191. Silver SA, Tavassoli FA. Pleomorphic carcinoma of the breast: clinicopathological analysis of 26 cases of an unusual high-grade phenotype of ductal carcinoma. *Histopathology*. 2000;36(6):505–514.

192. Green DM. Mucoid carcinoma of the breast with choriocarcinoma in its metastases. *Histopathology*. 1990;16(5):504–506.

193. Saigo PE, Rosen PP. Mammary carcinoma with "choriocarcinomatous" features. *Am J Surg Pathol*. 1981;5(8):773–778.

194. Honrado E, Benitez J, Palacios J. The molecular pathology of hereditary breast cancer: genetic testing and therapeutic implications. *Mod Pathol*. 2005;18(10):1305–1320.

195. Honrado E, Osorio A, Palacios J, et al. Pathology and gene expression of hereditary breast tumors associated with BRCA1, BRCA2 and CHEK2 gene mutations. *Oncogene*. 2006;25(43):5837–5845.

196. Rahman N, Scott RH. Cancer genes associated with phenotypes in monoallelic and biallelic mutation carriers: new lessons from old players. *Hum Mol Genet*. 2007;16(1): R60–R66.

197. Devilee P, Easton D. Introduction and historical perspectives. In: Lakhani SR, Ellis IO, Schnitt SJ, et

al, eds. *WHO Classification of Tumours of the Breast*. Lyon, France: IARC Press; 2012.

198. Larsen MJ, Thomassen M, Gerdes AM, et al. Hereditary breast cancer: clinical, pathological and molecular characteristics. *Br Cancer Basic Clin Res*. 2014;8:145–155.

199. Lakhani SR, van de Vijver M, Jacquemier J, et al. Histopathological features of BRCA1- and BRCA2-associated breast cancers. In: Lakhani SR, Ellis IO, Schnitt SJ, et al, eds. *WHO Classification of Tumours of the Breast*. Lyon, France: IARC Press; 2012.

200. Armes JE, Egan AJ, Southey MC, et al. The histologic phenotypes of breast carcinoma occurring before age 40 years in women with and without BRCA1 or BRCA2 germline mutations: a population-based study. *Cancer*. 1998;83(11):2335–2345.

201. Lakhani SR, Jacquemier J, Sloane JP, et al. Multifactorial analysis of differences between sporadic breast cancers and cancers involving BRCA1 and BRCA2 mutations. *J Natl Cancer Inst*. 1998;90(15):1138–1145.

202. Arnes JB, Brunet JS, Stefansson I, et al. Placental cadherin and the basal epithelial phenotype of BRCA1-related breast cancer. *Clin Cancer Res*. 2005;11(11):4003–4011.

203. Marcus JN, Watson P, Page DL, et al. Hereditary breast cancer: pathobiology, prognosis, and BRCA1 and BRCA2 gene linkage. *Cancer*. 1996;77(4):697–709.

204. Pinilla SM, Honrado E, Hardisson D, et al. Caveolin-1 expression is associated with a basal-like phenotype in sporadic and hereditary breast cancer. *Breast Cancer Res Treat*. 2006;99(1): 85–90.

205. Turner NC, Reis-Filho JS. Basal-like breast cancer and the BRCA1 phenotype. *Oncogene*. 2006;25(43):5846–5853.

206. Tung N, Wang Y, Collins LC, et al. Estrogen receptor positive breast cancers in BRCA1 mutation carriers: clinical risk factors and pathologic features. *Breast Cancer Res*. 2010;12(1):R12.

207. Lakhani SR, Reis-Filho JS, Fulford L, et al. Prediction of BRCA1 status in patients with breast cancer using estrogen receptor and basal phenotype. *Clin Cancer Res*. 2005;11(14):5175–5180.

208. Reis-Filho JS, Tutt AN. Triple negative tumours: a critical review. *Histopathology*. 2008;52(1):108–118.

209. Kaplan JS, Schnitt SJ, Collins LC, et al. Pathologic features and immunophenotype of estrogen receptor-positive breast cancers in BRCA1 mutation carriers. *Am J Surg Pathol*. 2012;36(10):1483–1488.

210. Tung N, Miron A, Schnitt SJ, et al. Prevalence and predictors of loss of wild type BRCA1 in estrogen receptor positive and negative BRCA1-associated breast cancers. *Breast Cancer Res*. 2010;12(6):R95.

211. Bane AL, Beck JC, Bleiweiss I, et al. BRCA2 mutation-associated breast cancers exhibit a distinguishing phenotype based on morphology and molecular profiles from tissue microarrays. *Am J Surg Pathol*. 2007;31(1):121–128.

212. McGuire WL, Tandon AK, Allred DC, et al. How to use prognostic factors in axillary node-negative breast cancer patients. *J Natl Cancer Inst*. 1990;82(12):1006–1015.

213. van de Vijver MJ. Molecular tests as prognostic factors in breast cancer. *Virchows Arch.* 2014;464(3):283–291.

214. Gyorffy B, Hatzis C, Sanft T, et al. Multigene prognostic tests in breast cancer: past, present, future. *Breast Cancer Res.* 2015;17:11.

215. Fitzgibbons PL, Page DL, Weaver D, et al. Prognostic factors in breast cancer. College of American Pathologists Consensus Statement 1999. *Arch Pathol Lab Med.* 2000;124(7):966–978.

216. Weaver DL, Ashikaga T, Krag DN, et al. Effect of occult metastases on survival in node-negative breast cancer. *N Engl J Med.* 2011;364(5):412–421.

217. Cote R, Giuliano AE, Hawes D, et al. ACOSOG Z0010: a multicenter prospective study of sentinel node (SN) and bone marrow (BM) micrometastases in women with clinical T1/T2 N0 M0 breast cancer. *J Clin Oncol.* 2010;28:18S.

218. Mittendorf EA, Hunt KK. Clinical practice implementation of findings from the American College of Surgeons Oncology Group Z0010 and Z0011 Trials. *Breast Dis.* 2011;22(2):115–117.

219. Wood WC. Should we abandon immunohistochemical staining of sentinel lymph nodes? *Breast Dis.* 2011;22(1):20–21.

220. Maguire A, Brogi E. Sentinel lymph nodes for breast carcinoma: an update on current practice. *Histopathology.* 2016;68(1):152–167.

221. AJCC. *AJCC Cancer Staging Manual.* Switzerland: Springer; 2017. 8th ed. New York, NY: Springer;2017.

222. Chen YY, Schnitt SJ. Prognostic factors for patients with breast cancers 1cm and smaller. *Breast Cancer Res Treat.* 1998;51(3):209–225.

223. Abner AL, Collins L, Peiro G, et al. Correlation of tumor size and axillary lymph node involvement with prognosis in patients with T1 breast carcinoma. *Cancer.* 1998;83(12):2502–2508.

224. Edwards HD, Oakley F, Koyama T, et al. The impact of tumor size in breast needle biopsy material on final pathologic size and tumor stage: a detailed analysis of 222 consecutive cases. *Am J Surg Pathol.* 2013;37(5):739–744.

225. Ellis IO, Galea M, Broughton N, et al. Pathological prognostic factors in breast cancer. Part II: histological type: relationship with survival in a large study with long-term follow-up. *Histopathology.* 1992;20(6):479–489.

226. Rosen PP, Groshen S, Kinne DW, et al. Factors influencing prognosis in node-negative breast carcinoma: analysis of 767 T1N0M0/T2N0M0 patients with long-term follow-up. *J Clin Oncol.* 1993;11(11):2090–2100.

227. Rakha EA, Reis-Filho JS, Baehner F, et al. Breast cancer prognostic classification in the molecular era: the role of histological grade. *Breast Cancer Res.* 2010;12(4):207.

228. Elston CW, Ellis IO. Pathological prognostic factors in breast cancer. Part I: the value of histological grade in breast cancer: experience from a large study with long-term follow-up. *Histopathology.* 1991;19(5):403–410.

229. Ellis IO, Simpson JF, Reis-Filho JS, et al. Grading. In: Lakhani SR, Ellis LO, Schnitt SJ, et al, eds.

WHO Classification of Tumours of the Breast. Lyon, France: IARC Press; 2012:19–20.

230. Pereira H, Pinder SE, Sibbering DM, et al. Pathological prognostic factors in breast cancer. Part IV: should you be a typer or a grader? A comparative study of two histological prognostic features in operable breast carcinoma. *Histopathology*. 1995;27(3):219–226.

231. Pinder SE, Murray S, Ellis IO, et al. The importance of the histologic grade of invasive breast carcinoma and response to chemotherapy. *Cancer*. 1998;83(8):1529–1539.

232. Sotiriou C, Wirapati P, Loi S, et al. Gene expression profiling in breast cancer: understanding the molecular basis of histologic grade to improve prognosis. *J Natl Cancer Inst*. 2006;98(4):262–272.

233. Lee AK, Loda M, Mackarem G, et al. Lymph node negative invasive breast carcinoma 1 centimeter or less in size (T1a,bNOMO): clinicopathologic features and outcome. *Cancer*. 1997;79(4):761–771.

234. Leitner SP, Swern AS, Weinberger D, et al. Predictors of recurrence for patients with small (one centimeter or less) localized breast cancer (T1a,b N0 M0). *Cancer*. 1995;76(11):2266–2274.

235. Mohammed RA, Martin SG, Gill MS, et al. Improved methods of detection of lymphovascular invasion demonstrate that it is the predominant method of vascular invasion in breast cancer and has important clinical consequences. *Am J Surg Pathol*. 2007;31(12):1825–1833.

236. Irie J, Manucha V, Ioffe OB, et al. Artefact as the pathologist's friend: peritumoral retraction in in situ and infiltrating duct carcinoma of the breast. *Int J Surg Pathol*. 2007;15(1):53–59.

237. Orbo A, Stalsberg H, Kunde D. Topographic criteria in the diagnosis of tumor emboli in intramammary lymphatics. *Cancer*. 1990;66(5):972–977.

238. Rosen PP. Tumor emboli in intramammary lymphatics in breast carcinoma: pathologic criteria for diagnosis and clinical significance. *Pathol Annu*. 1983;18(pt 2):215–232.

239. Arnaout-Alkarain A, Kahn HJ, Narod SA, et al. Significance of lymph vessel invasion identified by the endothelial lymphatic marker D2-40 in node negative breast cancer. *Mod Pathol*. 2007;20(2):183–191.

240. de Mascarel I, MacGrogan G, Debled M, et al. D2-40 in breast cancer: should we detect more vascular emboli? *Mod Pathol*. 2009;22(2):216–222.

241. Hammond ME, Hayes DF, Dowsett M, et al. American Society of Clinical Oncology/ College Of American Pathologists guideline recommendations for immunohistochemical testing of estrogen and progesterone receptors in breast cancer. *J Clin Oncol*. 2010;28(16): 2784–2795.

242. Allred DC, Anderson SJ, Paik S, et al. Adjuvant tamoxifen reduces subsequent breast cancer in women with estrogen receptor-positive ductal carcinoma in situ: a study based on NSABP protocol B-24. *J Clin Oncol*. 2012;30(12):1268–1273.

243. Allred DC. Issues and updates: evaluating estrogen receptor-alpha, progesterone receptor, and HER2 in breast cancer. *Mod Pathol*. 2010;23(suppl 2):S52–S59.

244. Harvey JM, Clark GM, Osborne CK, et al. Estrogen receptor status by immunohistochemistry is superior to the ligand-binding assay for predicting response to adjuvant endocrine therapy in breast cancer. *J Clin Oncol*. 1999;17(5):1474–1481.

245. Yi M, Huo L, Koenig KB, et al. Which threshold for ER positivity? A retrospective study based on 9639 patients. *Ann Oncol.* 2014;25(5):1004–1011.

246. Iwamoto T, Booser D, Valero V, et al. Estrogen receptor (ER) mRNA and ER-related gene expression in breast cancers that are 1% to 10% ER-positive by immunohistochemistry. *J Clin Oncol.* 2012;30(7):729–734.

247. Cheang MC, Martin M, Nielsen TO, et al. Defining breast cancer intrinsic subtypes by quantitative receptor expression. *Oncologist.* 2015;20(5):474–482.

248. Hicks DG, Kulkarni S. HER2+ breast cancer: review of biologic relevance and optimal use of diagnostic tools. *Am J Clin Pathol.* 2008;129(2):263–273.

249. Wolff AC, Hammond ME, Schwartz JN, et al. American Society of Clinical Oncology/ College of American Pathologists guideline recommendations for human epidermal growth factor receptor 2 testing in breast cancer. *J Clin Oncol.* 2007;25(1):118–145.

250. Wolff AC, Hammond ME, Hicks DG, et al. Recommendations for human epidermal growth factor receptor 2 testing in breast cancer: American Society of Clinical Oncology/College of American Pathologists clinical practice guideline update. *J Clin Oncol.* 2013;31(31):3997–4013.

251. Dowsett M, Nielsen TO, A'Hern R, et al. Assessment of Ki67 in breast cancer: recommendations from the International Ki67 in Breast Cancer Working Group. *J Natl Cancer Inst.* 2011;103(22):1656–1664.

252. Polley MY, Leung SC, Gao D, et al. An international study to increase concordance in Ki67 scoring. *Mod Pathol.* 2015;28(6):778–786.

253. Denkert C. Diagnostic and therapeutic implications of tumor-infiltrating lymphocytes in breast cancer. *J Clin Oncol.* 2013;31(7):836–837.

254. Denkert C, Wienert S, Poterie A, et al. Standardized evaluation of tumor-infiltrating lymphocytes in breast cancer: results of the ring studies of the international immuno-oncology biomarker working group. *Mod Pathol.* 2016;29(10):1155–1164.

255. Postow MA, Callahan MK, Wolchok JD. Immune checkpoint blockade in cancer therapy. *J Clin Oncol.* 2015;33(17):1974–1982.

256. Topalian SL, Drake CG, Pardoll DM. Immune checkpoint blockade: a common denominator approach to cancer therapy. *Cancer Cell.* 2015;27(4):450–461.

257. Lester S, Weaver D, Morrow M, et al. Staging. In: Lakhani S, Ellis IO, Schnitt SJ, et al, eds. *WHO Classification of Tumors of the Breast.* Lyon, France: IARC Press; 2012:20–22.

258. Park CC, Mitsumori M, Nixon A, et al. Outcome at 8 years after breast-conserving surgery and radiation therapy for invasive breast cancer: influence of margin status and systemic therapy on local recurrence. *J Clin Oncol.* 2000;18(8):1668–1675.

259. Rosen PP, Kinne DW, Lesser M, et al. Are prognostic factors for local control of breast cancer treated by primary radiotherapy significant for patients treated by mastectomy? *Cancer.* 1986;57(7):1415–1420.

260. Galea MH, Blamey RW, Elston CE, et al. The Nottingham Prognostic Index in primary breast cancer.

Breast Cancer Res Treat. 1992;22(3):207–219.

261. Blamey RW, Ellis IO, Pinder SE, et al. Survival of invasive breast cancer according to the Nottingham Prognostic Index in cases diagnosed in 1990-1999. *Eur J Cancer.* 2007;43(10):1548–1555.

262. Rakha EA, Soria D, Green AR, et al. Nottingham Prognostic Index Plus (NPI+): a modern clinical decision making tool in breast cancer. *Br J Cancer.* 2014;110(7):1688–1697.

263. Green AR, Soria D, Stephen J, et al. Nottingham Prognostic Index Plus: validation of a clinical decision making tool in breast cancer in an independent series. *J Pathol Clin Res.* 2016;2(1):32–40.

264. Reis-Filho JS, Pusztai L. Gene expression profiling in breast cancer: classification, prog- nostication, and prediction. *Lancet.* 2011;378(9805):1812–1823.

265. Hagemann IS. Molecular testing in breast cancer: a guide to current practices. *Arch Pathol Lab Med.* 2016;140(8):815–824.

266. Habel LA, Shak S, Jacobs MK, et al. A population-based study of tumor gene expression and risk of breast cancer death among lymph node-negative patients. *Breast Cancer Res.* 2006;8(3):R25.

267. Paik S, Shak S, Tang G, et al. A multigene assay to predict recurrence of tamoxifen-treated, node-negative breast cancer. *N Engl J Med.* 2004;351(27):2817–2826.

268. Sparano JA, Paik S. Development of the 21-gene assay and its application in clinical practice and clinical trials. *J Clin Oncol.* 2008;26(5):721–728.

269. Dowsett M, Cuzick J, Wale C, et al. Prediction of risk of distant recurrence using the 21-gene recurrence score in node-negative and node-positive postmenopausal patients with breast cancer treated with anastrozole or tamoxifen: a TransATAC study. *J Clin Oncol.* 2010;28(11):1829–1834.

270. Albain KS, Barlow WE, Shak S, et al. Prognostic and predictive value of the 21-gene recurrence score assay in postmenopausal women with node-positive, oestrogen-receptor- positive breast cancer on chemotherapy: a retrospective analysis of a randomised trial. *Lancet Oncol.* 2010;11(1):55–65.

271. Mamounas EP, Tang G, Fisher B, et al. Association between the 21-gene recurrence score assay and risk of locoregional recurrence in node-negative, estrogen receptor-positive breast cancer: results from NSABP B-14 and NSABP B-20. *J Clin Oncol.* 2010;28(10):1677–1683.

272. Paik S, Tang G, Shak S, et al. Gene expression and benefit of chemotherapy in women with node-negative, estrogen receptor-positive breast cancer. *J Clin Oncol.* 2006;24(23):3726–3734.

273. Sparano JA, Gray RJ, Makower DF, et al. Prospective validation of a 21-gene expression assay in breast cancer. *N Engl J Med.* 2015;373(21):2005–2014.

274. Carlson JJ, Roth JA. The impact of the oncotype Dx breast cancer assay in clinical practice: a systematic review and meta-analysis. *Breast Cancer Res Treat.* 2013;141(1):13–22.

275. Buyse M, Loi S, van't Veer L, et al. Validation and clinical utility of a 70-gene prognostic signature for women with node-negative breast cancer. *J Natl Cancer Inst.* 2006;98(17):1183–1192.

276. van de Vijver MJ, He YD, van't Veer LJ, et al. A gene-expression signature as a predictor of survival

in breast cancer. *N Engl J Med*. 2002;347(25):1999–2009.

277. Cardoso F, Van't Veer L, Rutgers E, et al. Clinical application of the 70-gene profile: the MINDACT trial. *J Clin Oncol*. 2008;26(5):729–735.

278. Cardoso F, van't Veer LJ, Bogaerts J, et al. 70-Gene signature as an aid to treatment decisions in early-stage breast cancer. *N Engl J Med*. 2016;375(8):717–729.

279. Dowsett M, Sestak I, Lopez-Knowles E, et al. Comparison of PAM50 risk of recurrence score with oncotype DX and IHC4 for predicting risk of distant recurrence after endocrine therapy. *J Clin Oncol*. 2013;31(22):2783–2790.

280. Sestak I, Cuzick J, Dowsett M, et al. Prediction of late distant recurrence after 5 years of endocrine treatment: a combined analysis of patients from the Austrian breast and colorectal cancer study group 8 and arimidex, tamoxifen alone or in combination randomized trials using the PAM50 risk of recurrence score. *J Clin Oncol*. 2015;33(8):916–922.

281. Sgroi DC, Sestak I, Cuzick J, et al. Prediction of late distant recurrence in patients with oestrogen-receptor-positive breast cancer: a prospective comparison of the breast-cancer index (BCI) assay, 21-gene recurrence score, and IHC4 in the TransATAC study population. *Lancet Oncol*. 2013;14(11):1067–1076.

282. Cuzick J, Dowsett M, Pineda S, et al. Prognostic value of a combined estrogen receptor, progesterone receptor, Ki-67, and human epidermal growth factor receptor 2 immunohistochemical score and comparison with the Genomic Health recurrence score in early breast cancer. *J Clin Oncol*. 2011;29(32):4273–4278.

283. Fan C, Oh DS, Wessels L, et al. Concordance among gene-expression-based predictors for breast cancer. *N Engl J Med*. 2006;355(6):560–569.

284. Bartlett JM, Bayani J, Marshall A, et al. Comparing breast cancer multiparameter tests in the OPTIMA prelim trial: no test is more equal than the others. *J Natl Cancer Inst*. 2016;108(9):djw050.

285. Russnes HG, Navin N, Hicks J, et al. Insight into the heterogeneity of breast cancer through next-generation sequencing. *J Clin Invest*. 2011;121(10):3810–3818.

286. Curtis C, Shah SP, Chin SF, et al. The genomic and transcriptomic architecture of 2,000 breast tumours reveals novel subgroups. *Nature*. 2012;486(7403):346–352.

287. Ross JS, Gay LM. Comprehensive genomic sequencing and the molecular profiles of clinically advanced breast cancer. *Pathology*. 2017;49(2):120–132.

288. Sorlie T, Tibshirani R, Parker J, et al. Repeated observation of breast tumor subtypes in independent gene expression data sets. *Proc Natl Acad Sci U S A*. 2003;100(14):8418–8423.

289. Nielsen TO, Perou CM. CCR 20th Anniversary Commentary: the development of breast cancer molecular subtyping. *Clin Cancer Res*. 2015;21(8):1779–1781.

290. Rakha EA, Green AR. Molecular classification of breast cancer: what the pathologist needs to know. *Pathology*. 2017;49(2):111–119.

291. Prat A, Parker JS, Karginova O, et al. Phenotypic and molecular characterization of the claudin-low intrinsic subtype of breast cancer. *Breast Cancer Res*. 2010;12(5):R68.

292. Diaz LK, Cryns VL, Symmans WF, et al. Triple negative breast carcinoma and the basal phenotype: from expression profiling to clinical practice. *Adv Anat Pathol*. 2007;14(6): 419–430.

293. Fadare O, Tavassoli FA. The phenotypic spectrum of basal-like breast cancers: a critical appraisal. *Adv Anat Pathol*. 2007;14(5):358–373.

294. Livasy CA, Karaca G, Nanda R, et al. Phenotypic evaluation of the basal-like subtype of invasive breast carcinoma. *Mod Pathol*. 2006;19(2):264–271.

295. Badve S, Dabbs DJ, Schnitt SJ, et al. Basal-like and triple-negative breast cancers: a critical review with an emphasis on the implications for pathologists and oncologists. *Mod Pathol*. 2011;24(2):157–167.

296. Foulkes WD, Smith IE, Reis-Filho JS. Triple-negative breast cancer. *N Engl J Med*. 2010;363(20):1938–1948.

297. Prat A, Perou CM. Deconstructing the molecular portraits of breast cancer. *Mol Oncol*. 2011;5(1):5–23.

298. Lehmann BD, Jovanovic B, Chen X, et al. Refinement of triple-negative breast cancer molecular subtypes: implications for neoadjuvant chemotherapy selection. *PLoS One*. 2016;11(6):e0157368.

299. Nielsen TO, Hsu FD, Jensen K, et al. Immunohistochemical and clinical characterization of the basal-like subtype of invasive breast carcinoma. *Clin Cancer Res*. 2004;10(16):5367–5374.

300. Cheang MCU, Chia SK, Voduc D, et al. Ki67 index, HER2 status, and prognosis of patients with luminal B breast cancer. *J Natl Cancer Inst*. 2009;101(10):736–750.

301. Maisonneuve P, Disalvatore D, Rotmensz N, et al. Proposed new clinicopathological surrogate definitions of luminal A and luminal B (HER2-negative) intrinsic breast cancer subtypes. *Breast Cancer Res*. 2014;16(3):R65.

302. Tang P, Tse GM. Immunohistochemical surrogates for molecular classification of breast carcinoma: a 2015 update. *Arch Pathol Lab Med*. 2016;140(8):806–814.

303. Georgiannos SN, Chin J, Goode AW, et al. Secondary neoplasms of the breast: a survey of the 20th century. *Cancer*. 2001;92(9):2259–2266.

304. Williams SA, Ehlers RA II, Hunt KK, et al. Metastases to the breast from nonbreast solid neoplasms: presentation and determinants of survival. *Cancer*. 2007;110(4):731–737.

305. Bombonati A, Lerwill MF. Metastases to and from the breast. *Surg Pathol Clin*. 2012;5(3):719–747.

306. DeLair DF, Corben AD, Catalano JP, et al. Non-mammary metastases to the breast and axilla: a study of 85 cases. *Mod Pathol*. 2013;26(3):343–349.

307. Hajdu SI, Urban JA. Cancers metastatic to the breast. *Cancer*. 1972;29(6):1691–1696.

308. Toombs BD, Kalisher L. Metastatic disease to the breast: clinical, pathologic, and radiographic features. *AJR Am J Roentgenol*. 1977;129(4):673–676.

309. Bohman LG, Bassett LW, Gold RH, et al. Breast metastases from extramammary malignancies. *Radiology*. 1982;144(2):309–312.

310. Dillon DA, Guidi AJ, Schnitt SJ. Pathology of invasive breast cancer. In: Harris JR, Lippman ME,

Morrow M, et al, eds. *Diseases of the Breast*. 4th ed. Philadelphia, PA: Lippincott Williams & Wilkins; 2010:374–407.

311. Gown AM, Fulton RS, Kandalaft PL. Markers of metastatic carcinoma of breast origin. *Histopathology*. 2016;68(1):86–95.

第11章
梭形细胞病变

乳腺有多种反应性或肿瘤性病变以梭形细胞增生为特征[1-7]。乳腺梭形细胞病变的鉴别诊断在很大程度上取决于梭形细胞的细胞异型性程度（表11.1）。然而，必须强调，在乳腺中遇到任何梭形细胞病变，均应考虑梭形细胞癌（一种化生性癌）的可能性，除非有组织学和（或）免疫表型证据将其排除。也要考虑叶状肿瘤的可能性，因为部分病例中上皮性成分可能难以识别，特别是以显著的间质过度生长为特征的恶性病变或活检小组织（见第6章）。事实上，因为取材有限，总体而言，CNB标本的任何梭形细胞病变都可能难以明确分类甚至不能分类。因此，粗针穿刺标本诊断梭形细胞病变需要谨慎。

表11.1　乳腺梭形细胞病变的主要鉴别诊断（根据梭形细胞的细胞学表现）

温和梭形细胞

- 瘢痕
- 纤维瘤病
- 肌成纤维细胞瘤
- 假血管瘤样间质增生（束状型）
- 腺肌上皮瘤
- 梭形细胞（化生性）癌（特别是低级别纤维瘤病样化生性癌）

非典型梭形细胞

- 梭形细胞（化生性）癌
- 恶性叶状肿瘤
- 结节性筋膜炎
- 原发性肉瘤
- 转移性肉瘤
- 转移性梭形细胞（肉瘤样）癌
- 转移性恶性黑色素瘤

其他解剖部位发生的很多梭形细胞病变也可见于乳腺。本章着重讨论临床实践中最常见和可能产生特殊诊断困难的病变。

11.1 梭形细胞癌

如第10章所述，一些乳腺癌属于广义的乳腺化生性癌，由梭形细胞组成。这些肿瘤可以是纯梭形细胞形式，或者主要由梭形细胞组成伴有腺上皮、鳞状上皮或者异源性成分（大多为软骨或骨）。这类肿瘤有不同命名：化生性癌、肉瘤样癌和梭形细胞癌[1-3,5,8-12]。梭形细胞癌少见，占比不到浸润性乳腺癌的1%。

大体检查，肿瘤多为灰白色质硬肿块，通常界限清楚。显微镜下，梭形细胞形态多样，可表现温和也可呈高度多形性，可排列成束状、筋膜炎样、席纹状或者杂乱无序（图11.1，11.2）。核分裂率多少不一。病变边缘往往呈浸润性，可见乳腺导管和小叶成分陷入肿瘤之中，并且不规则地浸润邻近脂肪组织（图11.3）。但有些病变可以为推挤性边缘。高级别病变可以破坏正常乳腺结构。在一些病例中，梭形细胞聚集成簇，有较明显的上皮样形态，或者与明显的上皮成分相互融合（图11.4）。有时可见血管腔隙样区域（图11.5），鳞状分化区域常见（图11.6），也可见小灶呈软骨或骨分化的异源性成分。

在梭形细胞成分中可能会见到局灶普通型浸润性乳腺癌和（或）DCIS，这种现象为揭示肿瘤的上皮性本质提供了有用线索（图11.7）。然而，在纯梭形细胞癌中没有上皮成分，也无并存的DCIS，可能需要借助CK、p63及其他标记物的免疫染色才能正确诊断（图11.8~11.10）[4,12-15]。应当注意，CK和p63阳性区域可能很局限，并且可能需要一组CK才能证实。根据我们的经验，这种情况下最为敏感的抗体是广谱CK（如MNF116）和高分子量/基底样CK（如34βE12或CK5/6）[4,11]。梭形细胞癌也表达p40（为p63的同分异构体），但p40对这种病变不太敏感，因此，这种情形下p40并不优于p63[16,17]。肿瘤细胞同时也表达vimentin、SMA和肌特异性肌动蛋白（MSA）。这些肿瘤表达基底样CK、p63、肌动蛋白及其他与肌上皮细胞相关的标记物[14,18,19]支持这种肿瘤具有基底样上皮和（或）肌上皮表型[12-14]，并且使

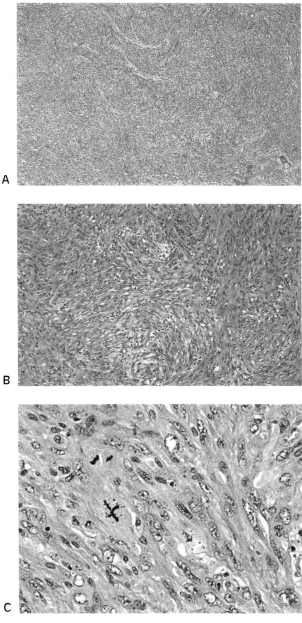

图11.1 梭形细胞癌。低倍（A）、中倍（B）和高倍（C）镜下，肿瘤高度富于细胞，由交叉束状显著非典型梭形细胞组成，核分裂象丰富，并有非典型核分裂象。没有上皮分化的组织学证据

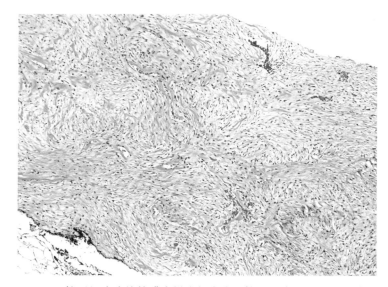

图11.2　梭形细胞癌伴筋膜炎样生长方式。梭形细胞位于疏松水肿的间质中，这种形态类似结节性筋膜炎

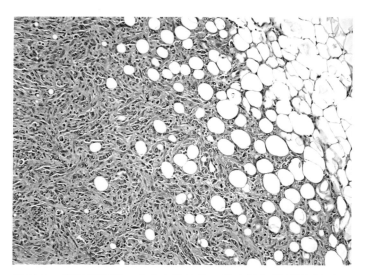

图11.3　梭形细胞癌。在病变的边缘，肿瘤浸润邻近脂肪组织，形成"花边样"模式

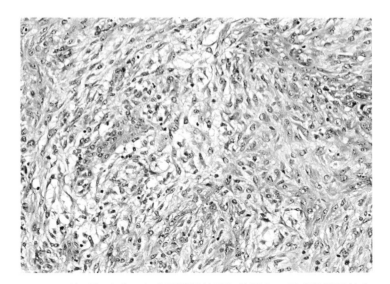

图11.4 梭形细胞癌。部分区域的梭形细胞聚集，形成较明显的上皮样形态

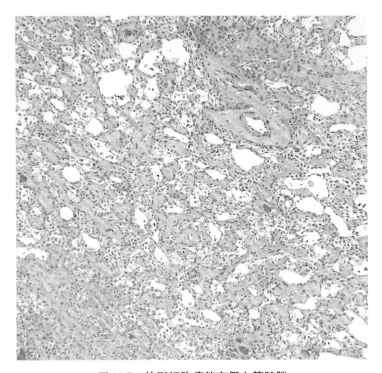

图11.5 梭形细胞癌伴有假血管腔隙

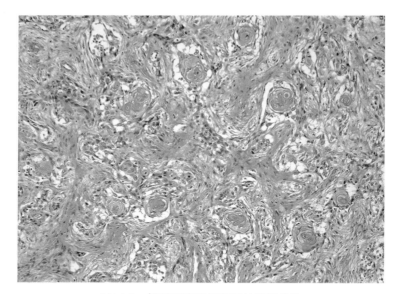

图11.6 梭形细胞癌伴有局灶鳞状分化

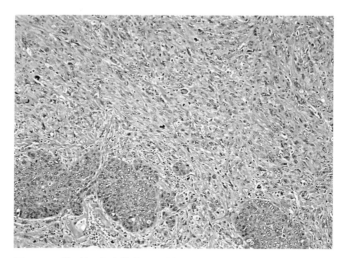

图11.7 梭形细胞癌伴有明显的局灶上皮分化。存在上皮成分
是将这种梭形细胞为主型病变正确分类为梭形细胞癌的线索

得梭形细胞癌与此前分类中的肌上皮癌或恶性肌上皮瘤之间的差别变得
模糊。事实上，现在认为这种差别可能仅仅是语义上的不同[20]。基因表达
谱研究已经证实，一部分肿瘤具有基底样表型并且多归入"基底样"亚

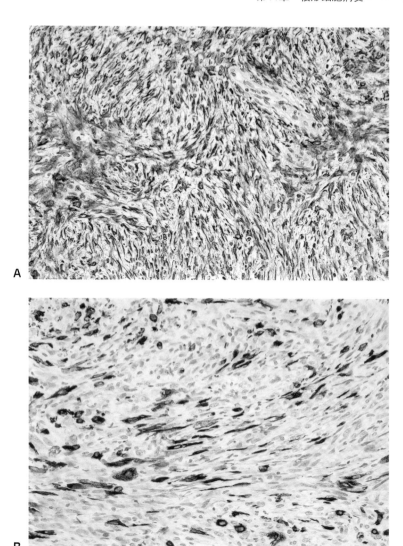

图11.8 梭形细胞癌CK表达情况。A. 有些梭形细胞癌几乎所有细胞都表达CK。B. 其他病例尽管使用最敏感和最广谱的抗体也只有少数细胞表达CK。以上两例均使用广谱CK抗体（MNF116）

型，而其他肿瘤显示上皮-间质过渡特征并且归入"claudin-low"亚型[21]。梭形细胞癌通常呈ER、PR和HER2阴性（"三阴性"）。

低级别纤维瘤病样化生性癌是一种值得特别强调的梭形细胞癌[15,22-24]。

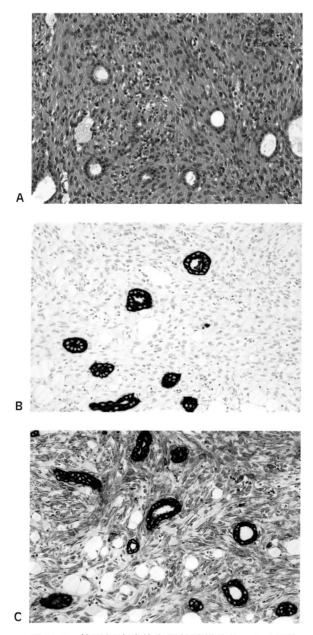

图11.9　梭形细胞癌伴有局灶腺样分化。A. HE染色。B. AE1/AE3免疫染色，腺体成分阳性，梭形细胞阴性。C. 广谱CK（MNF116）免疫染色，腺体成分和梭形细胞均为阳性

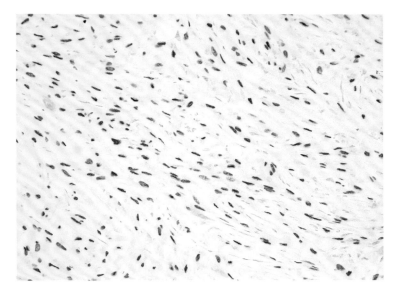

图11.10　**梭形细胞癌。大多数肿瘤细胞核呈p63阳性**

这种肿瘤可以单独发生，也可以与乳头状瘤和良性硬化性病变同时发生[25]，由温和的梭形细胞组成，形态与瘢痕或纤维瘤病相似（图11.11）。然而，与瘢痕或纤维瘤病的细胞相比，这种肿瘤的梭形细胞表达CK和（或）p63，一些病例显示上皮样细胞簇或者小灶鳞状细胞分化。在CNB标本中，这种肿瘤可能很难识别，但是CNB遇到细胞学温和的梭形细胞病变均应将其纳入鉴别诊断。据报道，这种肿瘤具有很高的局部复发率。尽管早期报道的病例没有远处转移[22]，后续报道有少数病例存在区域淋巴结转移或者远处转移[26]。最近一项基因表达谱研究包括了3例低级别纤维瘤病样化生性癌，发现这些肿瘤的基因改变不同于其他类型的化生性癌，提示它们代表不同的实体类型。

　　梭形细胞癌很少发生腋窝淋巴结转移。近期的研究显示梭形细胞癌预后较普通型乳腺癌差[11,27]。一项研究中，梭形细胞癌的预后甚至比其他三阴性乳腺癌更差[28]。部分研究提示，梭形细胞癌的临床行为类似肉瘤而不像癌，特别是在那些缺乏或者只含有少量上皮成分的病例[10]。

　　鉴于梭形细胞癌的形态学变化多样，其鉴别诊断范围广泛，包括本章讨论的所有梭形细胞病变和伴有间质过度生长的叶状肿瘤。需要强调的是，乳腺的恶性梭形细胞肿瘤更可能是梭形细胞癌或恶性叶状肿瘤而不是肉瘤。如前所

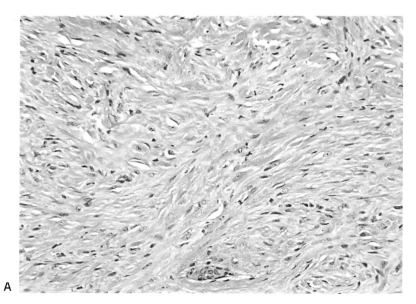

A

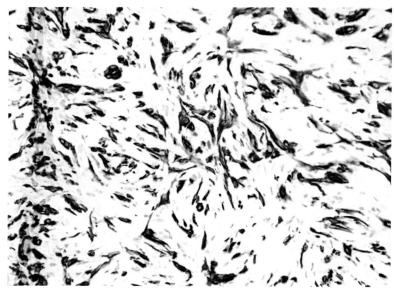

B

图11.11　纤维瘤病样化生性癌。A. 这例梭形细胞癌的细胞密度较低，间质胶原丰富。另外，细胞核的形态貌似温和。B. CK5/6免疫染色证实这些肿瘤细胞为上皮性质

述，存在明显的上皮分化和（或）并存DCIS区域是诊断梭形细胞癌有价值的线索；如果没有这些特征，需要证实肿瘤细胞表达CK和（或）p63才能确诊。

CK或p63免疫组化表达达到何种程度才能将梭形细胞病变诊断为梭形细胞癌？这个问题尚无明确答案。WHO工作组推荐，在纯粹的梭形细胞病变中发现任何比例的细胞明确地表达CK或p63，都足以诊断为梭形细胞癌（图11.12）[12]。然而，一些恶性叶状肿瘤的间质细胞也可能表达CK、p63和p40[16,29]。这就导致CNB标本中梭形细胞癌与恶性叶状肿瘤难以区分，因为CNB标本中未能发现恶性叶状肿瘤的上皮成分；甚至手术标本也是如此，因为恶性叶状肿瘤可显示间质过生长而上皮成分稀少。这两种情况下，CD34免疫组化可能有助于鉴别诊断，因为叶状肿瘤的间质细胞通常呈CD34阳性，而梭形细胞癌呈CD34阴性[6,7]。表11.2归纳了梭形细胞癌的主要特征。

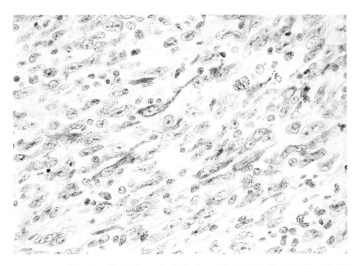

图11.12 梭形细胞癌的CK免疫染色。该病例仅有少数肿瘤细胞显示CK阳性

表11.2 梭形细胞癌的主要特征

- 肿瘤细胞可为纯粹的梭形细胞，也可梭形细胞为主，夹杂少量上皮成分（腺上皮或鳞状上皮）
- 明显上皮分化灶和（或）DCIS是正确诊断的线索
- 梭形细胞形态从温和（纤维瘤病样）到高度多形性
- 可出现少量异源性成分（特别是软骨或骨）
- 可能需要选用一组CK抗体和p63做免疫染色帮助诊断

11.2 纤维瘤病

乳腺纤维瘤病是一种成纤维细胞和肌成纤维细胞增生性病变，具有浸润性和局部侵袭性，通常表现为质硬肿块，临床或乳腺影像学可能误诊为癌。尽管大多数为散发病例，乳腺纤维瘤病也可与家族性腺瘤性息肉病、加德纳（Gardner）综合征有关，或作为遗传性硬纤维瘤综合征的表现之一[2,30,31]。

大体检查，病变通常边界不清或呈特殊的放射状结构，切面灰白到黄褐色。组织学特征与发生于其他部位的韧带型纤维瘤病相似。由形态一致、温和的梭形细胞组成，细胞质淡染、嗜酸性，细胞边界不清，细胞核为卵圆形至狭长形且两端尖细，呈长而宽广的束状浸润间质，包绕卷入的乳腺导管或小叶（图11.13）。核分裂象通常少见，但是可以找到，甚至局部区域可以大量出现。肿瘤细胞密度和间质胶原含量不等，具有大量间质胶原的病例呈瘢痕样。相反的极端情况是间质显著黏液样变，与结节性筋膜炎相似。病变的外周通常比中央富于细胞。常见淋巴细胞浸润，在病变的边缘最为明显（图11.14）。

纤维瘤病的梭形细胞表达actin；也可表达desmin和S-100蛋白，但通常只有少量细胞表达[2]。3/4的病例表达β-catenin（核着色），这可能对诊断特别有帮助[32]（图11.15）。然而细胞核表达β-catenin不仅见于纤维瘤病，也可见于叶状肿瘤的间质细胞以及化生性癌[33]。

纤维瘤病最常见的两种鉴别诊断是先前外伤（包括手术）形成的瘢痕和纤维瘤病样化生性癌。病变中存在含铁血黄素沉积、脂肪坏死、组织细胞和异物巨细胞，以及缺乏长束状排列和病变外周陷入的乳腺导管和小叶，倾向诊断为瘢痕。然而，先前做过手术的纤维瘤病患者，区分手术后瘢痕和纤维瘤病残留就可能存在困难或完全不可能，致使评估手术切缘成为问题。这种病例做β-catenin免疫组化可能有助于解决问题，可疑细胞核呈β-catenin阳性支持纤维瘤病的诊断。

乳腺纤维瘤病最重要的鉴别诊断无疑是纤维瘤病样化生性癌，因为这种病变细胞形态温和，极具欺骗性[22,23]。诊断纤维瘤病样化生性癌的有用线索包括识别局灶上皮样细胞和梭形细胞表达CK和（或）p63。

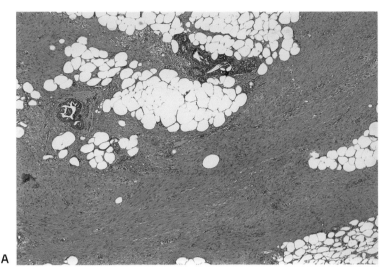

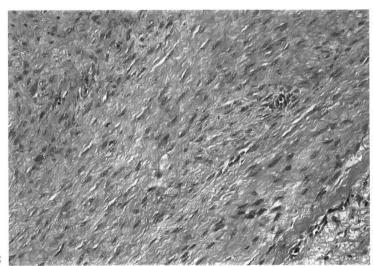

图11.13 纤维瘤病。A. 长而广泛成束的梭形细胞，埋于胶原性基质之间，浸润乳腺间质和脂肪组织，包绕陷入的乳腺导管。B. 高倍镜下显示细胞学细节。细胞形态一致，细胞界限不清，细胞核两端尖细且形态温和

　　其他需要考虑与纤维瘤病鉴别的疾病包括结节性筋膜炎和梭形细胞肉瘤。结节性筋膜炎与纤维瘤病的鉴别见下文。肉瘤常常比纤维瘤病细胞丰富，且肿瘤细胞显示核多形性和核分裂活性，包括非典型核

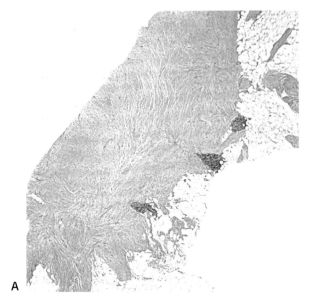

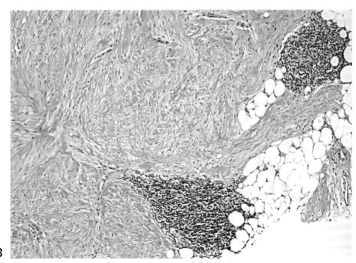

图11.14　纤维瘤病，CNB。A. 梭形细胞病变，胶原丰富，细胞稀少。在病变的边缘有淋巴组织浸润。B. 高倍镜下，病变的边缘，胶原间质中梭形细胞形态温和，外周有淋巴细胞聚集

分裂象。

　　纤维瘤病的主要临床问题是局部复发，可见于20%~30%的病例。局部复发大多发生于诊断后3年内。过去认为纤维瘤病的适当治疗方式是局

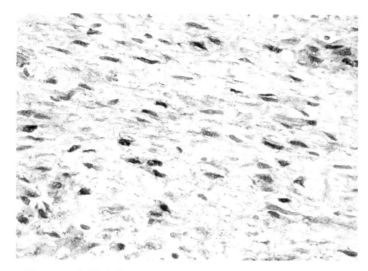

图11.15 纤维瘤病。β-catenin免疫染色显示肿瘤细胞核阳性

部广泛切除。然而，最近有研究显示，与切缘状态相比，复发更可能与生物学因素有关，如*CTNNB1*基因（编码β-catenin的基因）突变及其类型，肿瘤微环境，或存在田野效应；因此，局部广泛切除的必要性受到质疑[34,35]。纤维瘤病的主要特征总结于表11.3。

表11.3 纤维瘤病的主要特征

- 临床和影像学表现可能误诊为癌
- 形态温和的梭形细胞形成长而宽广的束状结构
- 浸润相邻组织并将乳腺导管和小叶卷入
- 组织学检查可能难以鉴别瘢痕和纤维瘤病样化生性癌
- 核表达β-catenin（大约见于75%的病例），可能有助于疑难病例的诊断
- 局部广泛切除的必要性最近受到质疑（见正文）

11.3 肌成纤维细胞瘤

肌成纤维细胞瘤（肌纤维母细胞瘤）是一种少见的乳腺良性肿瘤。早期报道该病常见于男性，然而，乳腺影像学筛查提高了该病的检出率，现在该病的发生率无性别差异[2,36-41]。这些病变发病年龄范围广泛，最常

见于绝经后妇女及老年男性[39]。临床表现通常为生长缓慢、病变局限的活动性肿块，体格检查和乳腺影像学常误诊为纤维腺瘤。

大体检查，肿瘤硬韧、橡皮感，呈圆形、卵圆形或分叶状结节，切面向外膨出，旋涡状，呈均一的灰白色到粉红色。组织学检查可见多种生长方式。经典型病例，肿瘤有边界，但无真包膜。梭形细胞形态一致，细胞核温和，卵圆形，排列成短束状，与带状玻璃样变、亮红色的胶原相混杂。通常不见核分裂。病变中一般存在数量不等的脂肪、肥大细胞以及血管周围淋巴浆细胞呈斑片状浸润（图11.16）。间质可显示黏液样变、平滑肌分化或者软骨化生。

肌成纤维细胞瘤有几种亚型[39,40]。胶原化亚型的特征为间质胶原丰富而肿瘤细胞稀少（图11.17）；相反，富细胞亚型的肿瘤细胞与间质的比例高于经典型（图11.18）。浸润性亚型的边缘不规则，有正常乳腺结构和脂肪组织陷入。黏液样亚型的间质黏液样改变特别显著。蜕膜样亚型的特征为大细胞伴丰富细胞质，排列成巢状、实性或小梁状结构。脂肪瘤样亚型的主要成分是脂肪。栅栏状亚型的特征是核呈栅栏状排列，形成贝罗凯（Verocay）样小体，因此，类似神经鞘瘤[42]。有些肌成纤维细胞

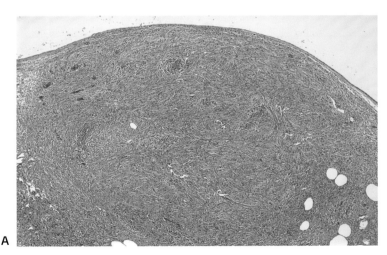

图11.16（1） 肌成纤维细胞瘤。A. 低倍镜下，肿瘤边界清楚，并有明显的梭形细胞、胶原束、脂肪和斑片状淋巴细胞浸润

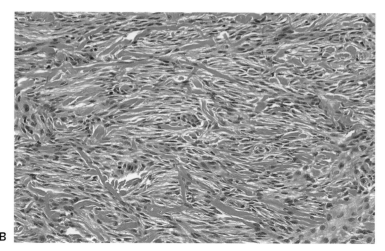

图11.16（2） 肌成纤维细胞瘤。B. 高倍镜下，细胞学温和的梭形细胞排列成短束状，夹杂玻璃样变的胶原束

瘤部分或主要由上皮样细胞组成，排列成簇状、条索状、腺泡状及线样（上皮样亚型）。当以这种生长方式为主时，组织学特征会令人担心浸润癌，特别是浸润性小叶癌[43,44]（图11.19）。

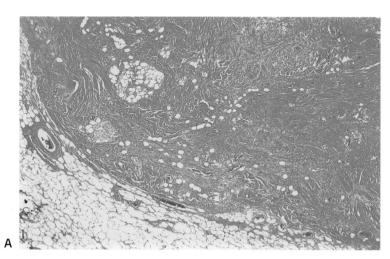

图11.17（1） 肌成纤维细胞瘤，胶原化亚型。A. 低倍镜下，与经典型肌成纤维细胞瘤一样，边界清楚，由梭形细胞、间质胶原和脂肪组织构成，但本例胶原丰富而细胞稀少

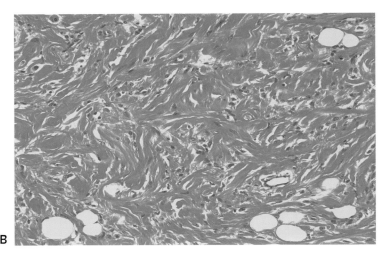

图11.17（2） 肌成纤维细胞瘤，胶原化亚型。B. 高倍镜下，示致密胶原为主，梭形细胞相对稀少

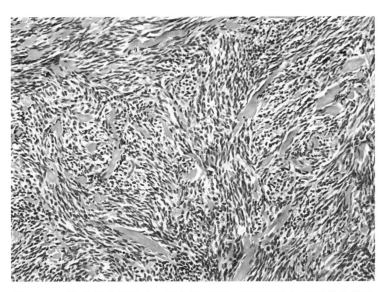

图11.18 肌成纤维细胞瘤，富细胞亚型。梭形细胞与间质的比例高于经典型

具有核多形性的病例曾经有报道（非典型肌成纤维细胞瘤），但是这种情况下细胞异型性似乎没有临床意义（图11.20）。

肌成纤维细胞瘤通常表达CD34（图11.21）、vimentin和desmin，而

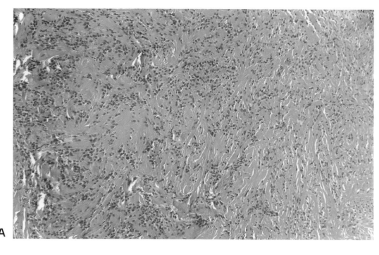

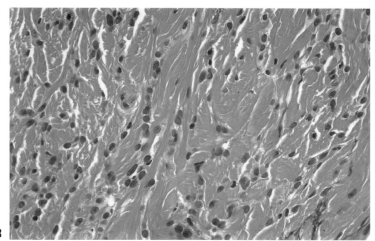

图11.19 肌成纤维细胞瘤，上皮样亚型。A. 中倍镜下，示致密胶原间质中的上皮样细胞巢和条索。B. 高倍镜下，细胞的上皮样特征更明显。本例间质中上皮样细胞呈线状排列，貌似浸润性小叶癌

actin、bcl-2和CD99表达变化较大[39]。常表达ER、PR和AR[2,39,40,45]。上皮样肌成纤维细胞瘤表达ER和PR可能更容易与浸润癌相混淆（图11.22）。肌成纤维细胞瘤的主要特征见表11.4。

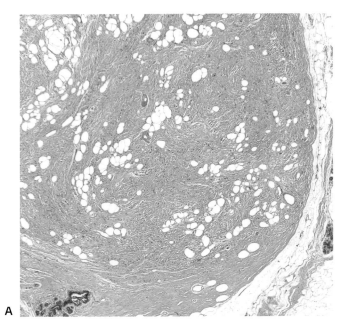

A

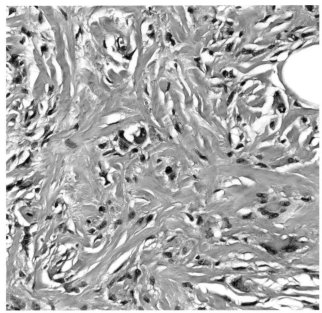

B

图11.20 非典型肌成纤维细胞瘤。A. 肿瘤边界清楚。可见明显的梭形细胞、胶原束和脂肪。B. 高倍镜下，部分细胞具有细胞异型性

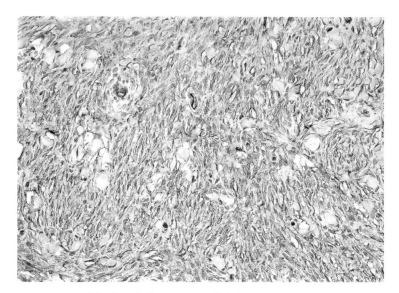

图11.21 肌成纤维细胞瘤，CD34免疫染色。大多数肿瘤细胞呈CD34阳性

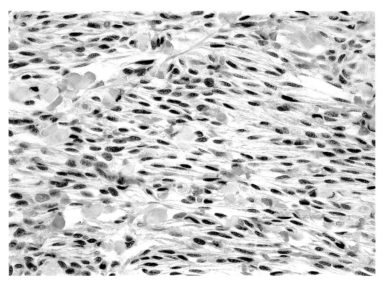

图11.22 肌成纤维细胞瘤，ER免疫染色。几乎所有肿瘤细胞核呈ER强阳性

表11.4　肌成纤维细胞瘤的主要特征

- 质硬、活动性肿块，临床和影像学可能误诊为纤维腺瘤
- 组织学检查，边界清楚，但无包膜
- 一致的梭形细胞排列成短束状，核卵圆形，位于玻璃样变的胶原束之间
- 数量不等的脂肪
- 常见肥大细胞和斑片状淋巴细胞浸润
- 亚型
  - 胶原化
  - 富细胞
  - 浸润性
  - 黏液样
  - 蜕膜样
  - 脂肪瘤样
  - 栅栏状
  - 上皮样（可能貌似浸润癌，特别是浸润性小叶癌）
  - 非典型

鉴于肌成纤维细胞瘤具有多种形态，其鉴别诊断非常广泛，包括各种反应性和良性梭形细胞病变、梭形细胞肉瘤和癌[39]（表11.5）。其中一些病变需要特别注意。肌成纤维细胞瘤与梭形细胞脂肪瘤的组织学特征相重叠，并且二者具有共同的遗传学异常，提示二者关系密切[39,40,45,46]。特别是二者都属于"13q/Rb"家族肿瘤，伴有13q14缺失或重排并且免疫组化Rb表达缺失。最近一项研究发现92%的肌成纤维细胞瘤的细胞核呈Rb表达缺失[41]。因此，对于疑难病例，Rb表达缺失支持肌成纤维细胞瘤的诊断。假血管瘤样间质增生（PASH）可能显示局灶细胞丰富，肌成纤维细胞束状排列，形态学类似肌成纤维细胞瘤（见第12章）。这提示PASH和肌成纤维细胞瘤分别代表肌成纤维细胞病变谱系的两端。正如其他的梭形细胞病变，梭形细胞癌必须在鉴别诊断中加以考虑。

肌成纤维细胞瘤为良性肿瘤，可局部切除。

表11.5　肌成纤维细胞瘤的鉴别诊断

- 反应性和良性梭形细胞病变
  - 结节性筋膜炎
  - 孤立性纤维瘤
  - 梭形细胞脂肪瘤
  - 外周神经鞘瘤

- ○ 平滑肌肿瘤
- ○ 束状假血管瘤样间质增生
- 梭形细胞肉瘤
- 癌
  - ○ 梭形细胞/化生性癌
  - ○ 其他类型癌（特别是浸润性小叶癌可能貌似上皮样肌成纤维细胞瘤）

11.4 结节性筋膜炎

结节性筋膜炎在乳腺少见，但是认识该病变特别重要，因为其临床、影像学和组织学检查表现都可能貌似恶性肿瘤[2]。结节性筋膜炎可以发生于乳房皮下组织、与深部乳腺组织相邻的胸肌筋膜或乳腺实质。正如其他部位的结节性筋膜炎，发生于乳腺者也表现为快速生长的肿块，疼痛或压痛，数月内可自行消退。

组织学特征与其他部位的结节性筋膜炎相同。病变通常边界清楚，但是无包膜，由肥胖的梭形细胞组成，短束状或旋涡状排列。核仁明显但相对一致。核分裂象易见，有时甚至很多。这些梭形细胞（为成纤维细胞或肌成纤维细胞）的形态曾被形容为组织培养样成纤维细胞。间质通常疏松、黏液样，可有囊性变。红细胞外渗和斑片状淋巴细胞浸润是常见特征（图11.23），可以存在淋巴细胞聚集，特别是病变的外周更明显。梭形细胞密度变化较大，在病变早期富于细胞，消退期细胞稀少而间质胶原沉积。病变内通常没有乳腺导管和小叶。结节性筋膜炎的肌成纤维细胞通常表达actin，但可能呈局灶性表达。偶尔可见Desmin表达。

主要鉴别诊断是恶性梭形细胞肿瘤（包括梭形细胞癌和肉瘤）与纤维瘤病。结节性筋膜炎缺乏肉瘤和大多数梭形细胞癌所具有的细胞核异型性，也缺乏纤维瘤病的长而宽广的束状结构和浸润性边缘。并且与梭形细胞癌不同的是，结节性筋膜炎的细胞不表达CK。

尽管结节性筋膜炎可以自行消退，但由于临床表现为乳腺内快速生长的肿块，临床实践中总是尽可能活检或者切除。局部切除是适当的治疗。

结节性筋膜炎的主要特征见表11.6。

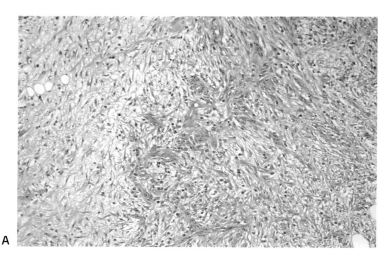

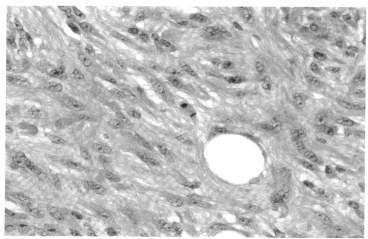

图11.23　结节性筋膜炎。A. 中倍镜下，示黏液样基质中的梭形细胞，伴局灶红细胞外渗。B. 高倍镜下，梭形细胞具有"组织培养"样外观，特征为空泡状核、核仁显著。该镜下有一个核分裂象，但是核分裂可能会很多

表11.6　结节性筋膜炎的主要特征

- 临床表现为迅速生长的肿块
- 细胞密度变化较大，可以高度富于细胞
- 肥胖的梭形细胞呈"组织培养"样表现，排列成短束状或旋涡状
- 核分裂象可能非常多
- 间质通常黏液样变伴红细胞外渗和斑片状淋巴细胞浸润；消退期显示不同程度的胶原化

11.5 梭形细胞肉瘤

乳腺中见到的梭形细胞肉瘤，更可能是恶性叶状肿瘤的间质成分，而不是纯肉瘤。因此，组织学识别梭形细胞肉瘤必需仔细观察病变中是否存在上皮成分，如果存在则诊断为恶性叶状肿瘤。

乳腺的纯肉瘤中，以血管肉瘤最为常见（见第12章），其他类型的肉瘤罕见。另外，发生于其他部位的肉瘤罕见转移至乳腺。

11.6 具有梭形细胞形态的其他病变

在一些腺肌上皮瘤，肌上皮细胞主要或全部表现为梭形细胞形态（见第8章）。在一些PASH病例，肌成纤维细胞增生显著，可能类似于肌成纤维细胞瘤中所见到的部分区域（见第12章）。炎性肌成纤维细胞瘤罕见发生于乳腺（见第13章）。

有些非肉瘤性恶性肿瘤转移至乳腺也可以呈梭形细胞形态，如肉瘤样肾细胞癌和恶性黑色素瘤。此外，皮肤和皮下梭形细胞病变可能被临床当成"乳腺肿块"送检，如平滑肌肿瘤、外周神经鞘瘤、皮肤纤维瘤、隆突性皮肤纤维肉瘤，可见于手术标本或CNB标本。

（潘华雄 译）

参考文献

1. Al-Nafussi A. Spindle cell tumours of the breast: practical approach to diagnosis. *Histopathology*. 1999;35(1):1–13.

2. McMenamin ME, DeSchryver K, Fletcher CD. Fibrous lesions of the breast: a review. *Int J Surg Pathol*. 2000;8(2):99–108.

3. Tse GM, Tan PH, Lui PC, et al. Spindle cell lesions of the breast–the pathologic differential diagnosis. *Breast Cancer Res Treat*. 2008;109(2):199–207.

4. Lee AH. Recent developments in the histological diagnosis of spindle cell carcinoma, fibromatosis and phyllodes tumour of the breast. *Histopathology*. 2008;52(1):45–57.

5. Schnitt SJ. Spindle cell lesions of the breast. In: Collins LC, ed. *Current Concepts in Breast Pathology*. Philadelphia, PA: WB Saunders; 2009: 375–390.

6. Varma S, Shin SJ. An algorithmic approach to spindle cell lesions of the breast. *Adv Anat Pathol*. 2013;20(2):95–109.

7. Rakha EA, Aleskandarany MA, Lee AH, et al. An approach to the diagnosis of spindle cell lesions of the breast. *Histopathology*. 2016;68(1):33–44.

8. Wargotz ES, Deos PH, Norris HJ. Metaplastic carcinomas of the breast. II. Spindle cell carcinoma. *Hum Pathol*. 1989;20(8):732–740.

9. Foschini MP, Dina RE, Eusebi V. Sarcomatoid neoplasms of the breast: proposed definitions for biphasic and monophasic sarcomatoid mammary carcinomas. *Semin Diagn Pathol*. 1993;10(2):128–136.

10. Davis WG, Hennessy B, Babiera G, et al. Metaplastic sarcomatoid carcinoma of the breast with absent or minimal overt invasive carcinomatous component: a misnomer. *Am J Surg Pathol*. 2005;29(11):1456–1463.

11. Carter MR, Hornick JL, Lester S, et al. Spindle cell (sarcomatoid) carcinoma of the breast: a clinicopathologic and immunohistochemical analysis of 29 cases. *Am J Surg Pathol*. 2006;30(3):300–309.

12. Reis-Filho JS, Lakhani SR, Gobbi H, et al. Metaplastic carcinoma. In: Lakhani SR, Ellis IO, Schnitt SJ, et al, eds. *WHO Classification of Tumours of the Breast*. Lyon, France: IARC Press; 2012.

13. Dunne B, Lee AH, Pinder SE, et al. An immunohistochemical study of metaplastic spindle cell carcinoma, phyllodes tumor and fibromatosis of the breast. *Hum Pathol*. 2003;34(10):1009–1015.

14. Koker MM, Kleer CG. p63 expression in breast cancer: a highly sensitive and specific marker of metaplastic carcinoma. *Am J Surg Pathol*. 2004;28(11):1506–1512.

15. Rungta S, Kleer CG. Metaplastic carcinomas of the breast: diagnostic challenges and new translational insights. *Arch Pathol Lab Med*. 2012;136(8):896–900.

16. Cimino-Mathews A, Sharma R, Illei PB, et al. A subset of malignant phyllodes tumors express p63 and p40: a diagnostic pitfall in breast core needle biopsies. *Am J Surg Pathol*. 2014;38(12):1689–1696.

17. D'Alfonso TM, Ross DS, Liu YF, et al. Expression of p40 and laminin 332 in metaplastic spindle cell carcinoma of the breast compared with other malignant spindle cell tumours. *J Clin Pathol*. 2015;68(7):516–521.

18. Leibl S, Gogg-Kammerer M, Sommersacher A, et al. Metaplastic breast carcinomas: are they of myoepithelial differentiation?: immunohistochemical profile of the sarcomatoid subtype using novel myoepithelial markers. *Am J Surg Pathol*. 2005;29(3):347–353.

19. Reis-Filho JS, Milanezi F, Steele D, et al. Metaplastic breast carcinomas are basal-like tumours. *Histopathology*. 2006;49(1):10–21.

20. Schmitt F, Tan PH, Dabbs D, et al. Myoepithelial and epithelial-myoepithelial lesions. In: Lakhani SR, Ellis IO, Schnitt SJ, et al, eds. *WHO Classification of Tumours of the Breast*. Lyon, France: IARC

Press; 2012.

21. Weigelt B, Kreike B, Reis-Filho JS. Metaplastic breast carcinomas are basal-like breast cancers: a genomic profiling analysis. *Breast Cancer Res Treat*. 2009;117(2):273–280.

22. Gobbi H, Simpson JF, Borowsky A, et al. Metaplastic breast tumors with a dominant fibromatosis-like phenotype have a high risk of local recurrence. *Cancer*. 1999;85(10):2170–2182.

23. Sneige N, Yaziji H, Mandavilli SR, et al. Low-grade (fibromatosis-like) spindle cell carcinoma of the breast. *Am J Surg Pathol*. 2001;25(8):1009–1016.

24. Dwyer JB, Clark BZ. Low-grade fibromatosis-like spindle cell carcinoma of the breast. *Arch Pathol Lab Med*. 2015;139(4):552–557.

25. Gobbi H, Simpson JF, Jensen RA, et al. Metaplastic spindle cell breast tumors arising within papillomas, complex sclerosing lesions, and nipple adenomas. *Mod Pathol*. 2003;16(9):893–901.

26. Takano EA, Hunter SM, Campbell IG, et al. Low-grade fibromatosis-like spindle cell carcinomas of the breast are molecularly exiguous. *J Clin Pathol*. 2015;68(5):362–367.

27. Rakha EA, Tan PH, Varga Z, et al. Prognostic factors in metaplastic carcinoma of the breast: a multi-institutional study. *Br J Cancer*. 2015;112(2):283–289.

28. Lester TR, Hunt KK, Nayeemuddin KM, et al. Metaplastic sarcomatoid carcinoma of the breast appears more aggressive than other triple receptor-negative breast cancers. *Breast Cancer Res Treat*. 2012;131(1):41–48.

29. Chia Y, Thike AA, Cheok PY, et al. Stromal keratin expression in phyllodes tumours of the breast: a comparison with other spindle cell breast lesions. *J Clin Pathol*. 2012;65(4):339–347.

30. Wargotz ES, Norris HJ, Austin RM, et al. Fibromatosis of the breast. A clinical and pathological study of 28 cases. *Am J Surg Pathol*. 1987;11(1):38–45.

31. Rosen PP, Ernsberger D. Mammary fibromatosis. A benign spindle-cell tumor with significant risk for local recurrence. *Cancer*. 1989;63(7):1363–1369.

32. Abraham SC, Reynolds C, Lee JH, et al. Fibromatosis of the breast and mutations involving the APC/beta-catenin pathway. *Hum Pathol*. 2002;33(1):39–46.

33. Lacroix-Triki M, Geyer FC, Lambros MB, et al. beta-catenin/Wnt signalling pathway in fibromatosis, metaplastic carcinomas and phyllodes tumours of the breast. *Mod Pathol*. 2010;23(11):1438–1448.

34. Kasper B, Strobel P, Hohenberger P. Desmoid tumors: clinical features and treatment options for advanced disease. *Oncologist*. 2011;16(5):682–693.

35. Cates JM, Stricker TP. Surgical resection margins in desmoid-type fibromatosis: a critical reassessment. *Am J Surg Pathol*. 2014;38(12):1707–1714.

36. Wargotz ES, Weiss SW, Norris HJ. Myofibroblastoma of the breast. Sixteen cases of a distinctive benign mesenchymal tumor. *Am J Surg Pathol*. 1987;11(7):493–502.

37. Hamele-Bena D, Cranor ML, Sciotto C, et al. Uncommon presentation of mammary myofibroblastoma. *Mod Pathol*. 1996;9(7):786–790.

38. Nucci MR, Fletcher CDMF. Myofibroblastoma of the breast: a distinctive benign stromal tumor. *Pathol Case Rev*. 1999;4(5):214–219.

39. Magro G. Mammary myofibroblastoma: a tumor with a wide morphologic spectrum. *Arch Pathol Lab Med*. 2008;132(11):1813–1820.

40. Magro G, Fletcher C, Eusebi V. Myofibroblastoma. In: Lakhani SR, Ellis IO, Schnitt SJ, et al, eds. *WHO Classification of Tumours of the Breast*. Lyon, France: IARC Press; 2012.

41. Howitt BE, Fletcher CD. Mammary-type myofibroblastoma: clinicopathologic characterization in a series of 143 cases. *Am J Surg Pathol*. 2016;40(3):361–367.

42. Magro G, Foschini MP, Eusebi V. Palisaded myofibroblastoma of the breast: a tumor closely mimicking schwannoma: report of 2 cases. *Hum Pathol*. 2013;44(9):1941–1946.

43. Magro G. Epithelioid-cell myofibroblastoma of the breast: expanding the morphologic spectrum. *Am J Surg Pathol*. 2009;33(7):1085–1092.

44. Arafah MA, Ginter PS, D'Alfonso TM, et al. Epithelioid mammary myofibroblastoma mimicking invasive lobular carcinoma. *Int J Surg Pathol*. 2015;23(4):284–288.

45. Magro G, Bisceglia M, Michal M, et al. Spindle cell lipoma-like tumor, solitary fibrous tumor and myofibroblastoma of the breast: a clinico-pathological analysis of 13 cases in favor of a unifying histogenetic concept. *Virchows Arch*. 2002;440(3):249–260.

46. Pauwels P, Sciot R, Croiset F, et al. Myofibroblastoma of the breast: genetic link with spindle cell lipoma. *J Pathol*. 2000;191(3):282–285.

第12章
血管病变

乳腺血管病变是一组异质性病变。经组织学检查，大多数容易区分良性或恶性，但是具有非典型特征而无明确恶性特征的血管病变也有描述。本章讨论发生在乳腺的血管病变谱系以及PASH，后者组织学表现与血管病变相似。

12.1 良性血管病变

乳腺实质的良性血管病变相对少见，已经确认的几类病变包括小叶周围型血管瘤、血管瘤（毛细血管型、海绵状和复合型）、静脉性血管瘤和血管瘤病。另外，许多良性血管病变可以累及乳腺皮下组织[1-4]。

这些病变与血管肉瘤的鉴别具有重要临床意义。一般而言，良性血管病变边界清楚，缺乏血管肉瘤特有的相互吻合的血管腔、内皮细胞增生和异型性等特征[5]。然而，一些血管肉瘤具有分化极好的区域，形成欺骗性良性表现，很像良性血管。相反，有些血管良性病变可以显示细胞异型性或结构异型性特征[6]。因此，如果病变未完整切除或者仅根据CNB标本，可能无法区分良性血管病变和低级别血管肉瘤[7]。

小叶周围型血管瘤是乳腺最常见的血管病变，文献报道，在乳腺标本中，其发生率从低至1.2%到高达11%[8,9]。根据定义，它是一种毛细血管瘤，为显微镜下偶然发现的微小病变。肿瘤由小而薄壁的、不同程度扩张的血管腔隙集中组成，有边界；血管腔隙内衬相对不明显的扁平内皮细胞，缺乏细胞异型性。尽管命名为"小叶周围型"，肿瘤可以累及小叶内间质、小叶间间质或者两者均累及（图12.1）。罕见情况下，小叶周围型血管瘤显示内皮细胞异型性（"非典型小叶周围型血管瘤"）[1]。

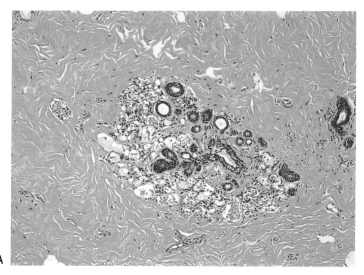

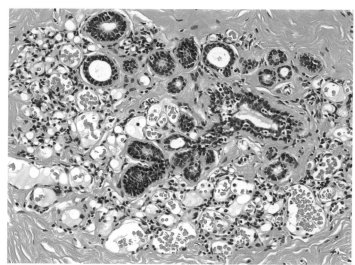

图12.1　小叶周围型血管瘤。A. 低倍镜下，示小而扩张的血管聚集，有边界，并与小叶相关。B. 高倍镜下，示薄壁血管，内皮细胞不明显。本病为显微镜下偶然发现

乳腺血管瘤是一组良性血管病变，病变体积较大，临床或乳腺影像学足以查到[1]。一般来说，通常表现为显微镜下边界清楚的病变，内皮细胞无异型性。然而，有些病例的血管延伸至周围的乳腺实质或脂肪组织内，

令人担心低级别血管肉瘤的可能性。乳腺血管瘤分为海绵状（特征为血管扩张，红细胞充满血管）、毛细血管型（特征为紧密的、常常为小叶状血管聚集，像化脓性肉芽肿的小血管）、复合型（兼有海绵状血管瘤的扩张血管和毛细血管瘤的小血管）（图12.2）和静脉型（组成肿瘤的血管含有厚度不一肌层）[4]。与发生在其他部位的血管瘤一样，可见血栓形成，血栓机化可以显示乳头状血管内皮增生，可能会被误认为血管肉瘤[10]（图12.3）。另外一些病例的其他特征为良性血管瘤但有非典型改变，如内皮细胞异型性或者局灶血管腔相互吻合（"非典型血管瘤"）[6]。

血管瘤病也是一种罕见病变，与发生于其他部位的血管瘤病相似，由扩张的、相互吻合的血管腔组成。血管壁可以含有少量的平滑肌纤维和淋巴细胞，无内皮细胞异型性（图12.4）。虽然是良性病变但它们延伸到乳腺导管和小叶周围，常常累及较大范围乳腺。另外，血管瘤病缺少大多数良性血管病变具有边界的特点，可能与低级别血管肉瘤难以区分[2]。毛细血管型血管瘤病是一种少见的血管瘤病亚型，由成簇的组织学良性

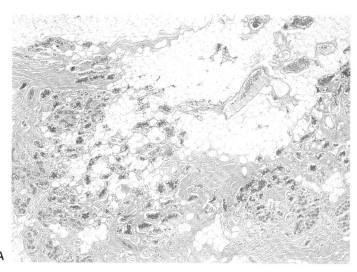

A

图12.2（1） **毛细血管型血管瘤**。A. 病变较大，乳腺影像学可以检测到致密影。由充满红细胞的小血管组成，位于小叶间和小叶内间质及脂肪组织内

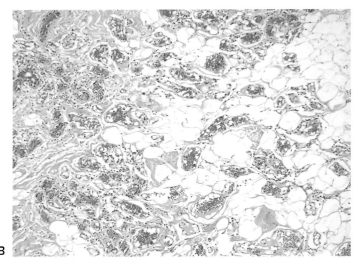

B

图12.2（2） 毛细血管型血管瘤。B. 血管相互分开，未吻合成网，表现不一，血管腔衬覆不明显的内皮细胞层

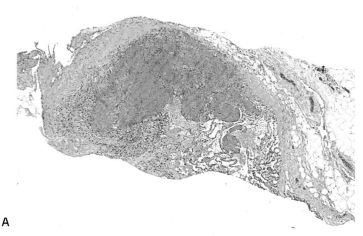

A

图12.3（1） 乳头状内皮细胞增生。A. 乳腺CNB标本，低倍镜下可见边界清楚的结节，由血管组成，含有机化的血栓，伴有乳头状内皮细胞增生

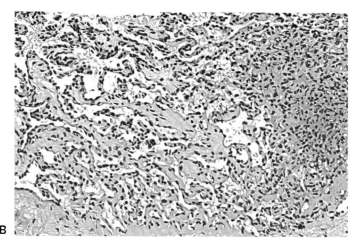

图12.3（2） 乳头状内皮细胞增生。B. 高倍镜下，示乳头状内皮细胞增生。相互吻合的血管形成复杂的结构，具有显著的、深染的内皮细胞，可能误诊为低级别血管肉瘤

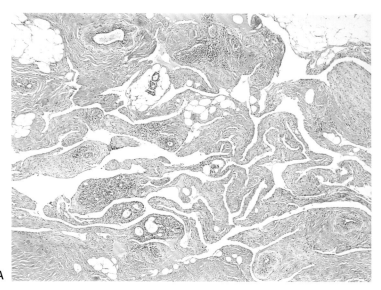

图12.4（1） 血管瘤病。A. 低倍镜下，示血管结构相互吻合，穿插于乳腺间质内

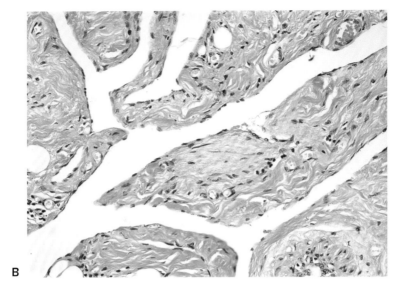

图12.4（2） **血管瘤病。** B. 高倍镜下，血管内皮细胞扁平，无细胞异型性

毛细血管组成，散在分布于纤维间质和脂肪组织中（图12.5）。如果切除不净，可能复发。

有些学者建议，因为存在取样误差的可能性，乳腺CNB标本中检出的所有血管病变都需要手术切除。其他人认为，影像学–病理学符合并支持诊断为血管瘤的病例没有必要手术切除，特别是CNB标本中包含完整病变的病例[11]。然而，这种情况可能只见于很少比例的病例[7]。

12.2 血管肉瘤

血管肉瘤是乳腺最常见的原发性肉瘤，但临床仍然非常少见，不到乳腺恶性肿瘤的0.05%。其可以自然发生（原发性血管肉瘤），也可以继发于乳腺癌放射治疗后（继发性血管肉瘤）。原发性血管肉瘤通常累及乳腺实质并可继发性累及皮肤。相反，继发于放射治疗后的乳腺血管肉瘤最常见的累及部位是乳腺皮肤，但也可累及乳腺实质，或同时累及两者[12-16]。血管肉瘤也可发生于乳腺癌根治术后患者的手臂，为慢性淋巴水肿［斯图尔特（Stewart）–特里尔（Treves）综合征］所致；然而现在这种状况极少见，

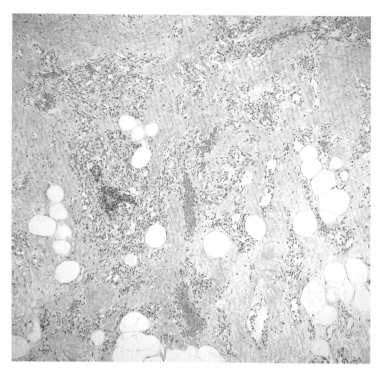

图12.5 **毛细血管型血管瘤病。**这种罕见的血管瘤病亚型的特征是成簇的良性毛细血管杂乱分布于乳腺间质和脂肪组织中

因为乳腺癌根治术已极少施行[17]。

血管肉瘤的发病年龄较广，但原发性血管肉瘤患者通常较年轻（中位年龄35~40岁），而放射治疗后血管肉瘤患者年龄较大（中位年龄59~69岁）。

乳腺实质的血管肉瘤表现为无痛性包块，累及皮肤的病例呈蓝色或紫罗兰色。

大体检查，肿瘤体积从小于1cm到大于20cm，大多数病例大于2cm。大多数血管肉瘤表现为出血性肿块（图12.6），较大肿瘤可以出现坏死区或者囊性变，较小病变可能无肉眼可见的出血。

显微镜下，血管肉瘤特征为相互吻合的血管腔，穿插于乳腺间质和脂肪组织之间，围绕并侵犯乳腺小叶，破坏正常小叶结构。衬覆于血管腔的内皮细胞核深染。间质内可见不同程度的红细胞外渗。在很多血管

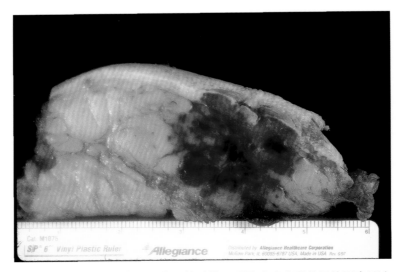

图12.6　血管肉瘤。表现为出血性肿块，累及乳腺实质并延伸到表面皮肤内

肉瘤，肿瘤浸润性边缘的血管腔可以表现得极为温和，与良性血管病变难以鉴别。

　　根据组织学特征，将血管肉瘤分为低、中和高级别（表12.1）[5]。低级别血管肉瘤的特征为血管腔完好并相互吻合，腔内含有数量不等的红细胞。内皮细胞的细胞核深染，但是核分裂少或无。无乳头状内皮细胞簇和实性区域（图12.7，12.8）。一些低级别血管肉瘤由毛细血管样血管组成。中级别血管肉瘤显示细胞密度增加，伴有内皮细胞簇和乳头形成，和（或）出现实性梭形细胞灶，这些梭形细胞灶几乎不见血管腔。在一些细胞密集区域可见核分裂象（图12.9）。高级别血管肉瘤具有显著的内皮细胞簇和乳头结构，由细胞学恶性内皮细胞组成，核分裂象易见。常见实性梭形细胞区域，几乎没有血管腔形成，可见间质出血灶（"血湖"）和坏死（图12.10）。在一些高级别血管肉瘤，血管内皮细胞具有上皮样形态，形成实性细胞巢或成片分布，不形成血管腔或血管腔不明显；这些病变可能与癌难以区分（图12.11）[18,19]。应当注意，在一个特定病变中，肿瘤的级别可以有所变化。

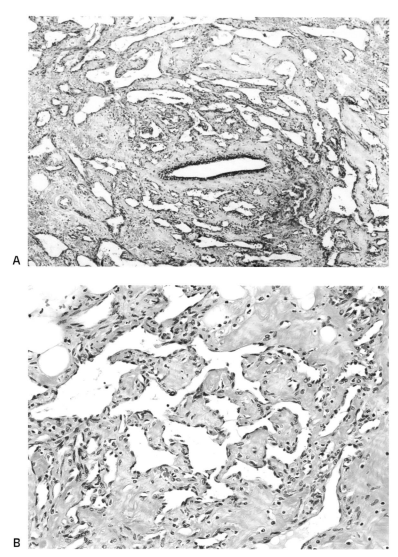

图12.7　血管肉瘤，低级别。A. 可见明显的、完好的、相互吻合的血管腔。间质中红细胞外渗。B. 血管腔衬覆的内皮细胞呈轻度核深染，但是没有内皮细胞簇的证据

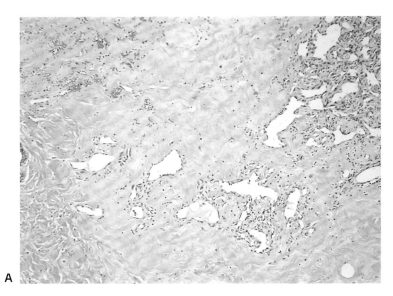

A

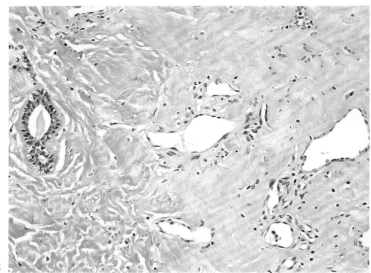

B

图12.8 血管肉瘤，低级别。A. 示病变侵袭性边缘由完好的血管结构组成。B. 高倍镜下，这些血管与正常血管难以区别

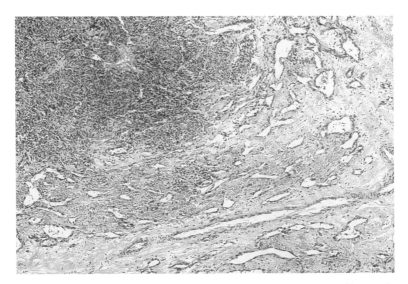

图12.9 血管肉瘤，中级别。肿瘤由完好的血管腔和较多实性梭形细胞区域共同组成

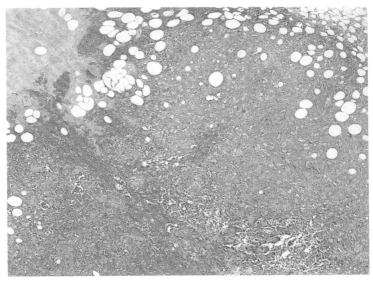

A

图12.10（1） 血管肉瘤，高级别。A. 低倍镜下，示相对实性的、细胞丰富的增生区域和间质出血区域（"血湖"）。右下角可见一些未充分形成的血管结构

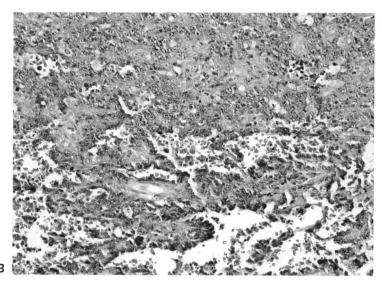

B

图12.10（2） 血管肉瘤，高级别。B. 高倍镜下，示内皮细胞簇和乳头状结构。内皮细胞核增大、空泡状、核仁明显

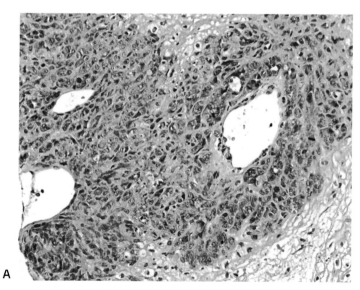

A

图12.11（1） 高级别血管肉瘤，上皮样型。A. 肿瘤细胞呈多角形，形成条索状及巢状，与癌相似

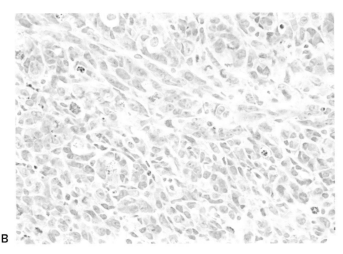

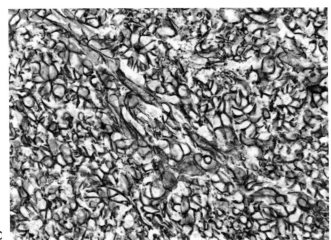

图12.11（2） 高级别血管肉瘤，上皮样型。B. CK免疫染色阴性。C. CD31免疫染色示肿瘤细胞强阳性

表12.1 用于血管肉瘤分级的组织学特征

特征	血管肉瘤级别		
	低	中	高
内皮簇	极少	有	显著
乳头形成	无	局部	显著
实性和梭形细胞灶	无	无/极少	有

续表

特征	血管肉瘤级别		
	低	中	高
核分裂象	罕见/无	存在于乳头区	大量
血湖	无	无	有
坏死	无	无	有

注：改编自Donnell等[5]。

过去认为血管肉瘤的分级具有重要的预后意义。引用最多的研究中，低、中和高级别血管肉瘤的5年生存率分别为76%、70%和15%[20]。然而，最近的研究未能证实肿瘤分级和预后之间存在相关性，这与其他部位的血管肉瘤相似[21]。

血管肉瘤需要完整切除，通常实行乳房切除术。其极少累及腋窝淋巴结。局部复发常见，即使首次手术切除标本中切缘阴性也是如此[16,22,23]。最常见的转移部位是肺、肝、对侧乳腺、其他部位皮肤和软组织以及骨[14,16]。总体预后差，中位无复发生存期小于3年，中位总体生存期小于6年[14]。一些学者报道放疗后血管肉瘤的预后较原发性血管肉瘤差，但是所有报道系列均具有局限性，其患者数量太少[16,24]。大约10%的乳腺血管肉瘤有KDR基因活化突变，KDR编码血管内皮生长因子受体2[19,25]。血管形成相关基因PTPRB和PLCG1的突变也有报道[26]。这些发现加上部分血管肉瘤观察到下文所述的FLT4基因扩增，这些肿瘤的血管形成通路成为合理的治疗靶点[15,27]。

乳腺的放疗后血管肉瘤有几种显著特征，值得评述。从接受放疗到形成血管肉瘤的间隔（中位时间5~6年）要明显少于那些常见的放射性相关恶性肿瘤（通常大于或等于10年）[14]。一些放疗后血管肉瘤在放疗后2年内发生。另外，这种情况下尽管可以见到所有级别的血管肉瘤，但大多数具有中或高级别区域。再者，这些病变中细胞核异型程度通常与病变的结构级别不成比例[12]（图12.12）。最后，最近研究已经显示放疗后血管肉瘤通常显示MYC基因扩增[15,19,28–31]。这一特征似乎将其与非放射性相关的血管肉瘤及非典型血管病变区别开来，后两者均缺乏MYC基因扩增[19,29–33]。放射治疗后血管肉瘤也发现FLT4基因（编码血管内皮生长因子受体3）扩

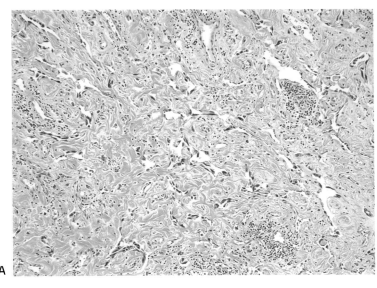

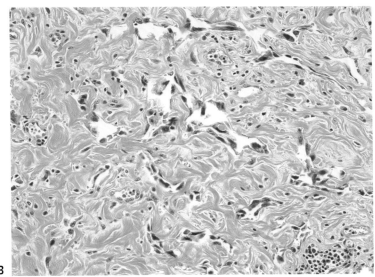

图12.12 放疗后皮肤血管肉瘤。A. 真皮胶原内出现形状不规则、相互连接的血管。B. 尽管血管形状相对完好，但内皮细胞显示高度异型性

增，但是，非放射相关性血管肉瘤或非典型血管病变未发现FLT4基因扩增，并且FLT4基因常与MYC基因同时扩增[19,29,31]。尽管这些发现很有趣，检测MYC和（或）FLT4基因扩增，或用免疫组化证实它们相应的蛋白表

达，是否有助于区分组织学难以鉴别的放疗后血管肉瘤与非典型血管病变，仍然需要进一步研究。

尽管大多数血管肉瘤病例容易诊断，但也可能出现诊断问题。低级别血管肉瘤的鉴别诊断包括各种类型的血管瘤、血管脂肪瘤、乳头状血管内皮增生、非典型血管病变和PASH。在有问题的病例，有人建议通过检测Ki67增殖指数来鉴别低级别血管肉瘤和血管瘤[34]。作为一组病变，血管肉瘤的Ki67增殖指数显著高于血管瘤组；但对某个具体病例，利用Ki67免疫染色区别两者则不太可靠。正如上文所述，高级别血管肉瘤，特别是那些具有上皮样形态的病变，可能与癌难以区分。另外，如第11章所述，一些梭形细胞癌显示假血管腔隙，可能与血管肉瘤相似（图11.5）。疑难病例必须借助内皮细胞标记（如第Ⅷ因子相关抗原、CD31、CD34和D2-40）和上皮细胞标记（如CK）的免疫染色，以区分血管肉瘤和癌[19]。需要注意的是，一些血管肉瘤表达CK，因此，这种情况做免疫组化绝对不能单独使用CK抗体。最后，高级别血管肉瘤与其他类型的梭形细胞肉瘤也可能难以区分。

12.3 非典型血管病变

接受乳腺癌保乳手术和放疗的女性，乳房皮肤可发生非典型血管病变，而乳腺实质很少发生此病变[12,15,35-39]。这些病变通常表现为小丘疹或斑块，呈粉红、红色或棕色。这些病变形成的中位时间为放疗后3~6年，略短于放疗后血管肉瘤。

非典型血管病变最早由法恩伯格（Fineberg）和罗森（Rosen）描述[35]，特征表现为真皮内扩张的血管聚集，边界相对局限，通常具有复杂的、分支状血管轮廓和相互吻合区域。局灶病变可以穿插于真皮胶原束之间。血管腔通常衬覆肥胖的单层内皮细胞，细胞核明显，但没有明显核仁和核分裂象。一些血管腔内含有细小间质突起，表面衬覆内皮细胞。这些血管腔内罕见红细胞，没有红细胞渗入周围真皮。另外，常见慢性炎症细胞浸润，但在某些病例可能炎症细胞稀少（图12.13）。随后一些学者将非典型血管病变分为淋巴管型与血管型[38]。淋巴管型较常见，与法恩伯格和罗森最初描述的非典型血管病变相似[35]，内皮细胞呈D2-40阳性[38]。血管型较为少见，由小的、不规则分布的、常常充满血液的毛细血管大小的血管组成，这些血管由显著的血管内皮细胞衬覆，被血管周围细胞围绕。这些病变貌似毛细血管瘤，但是血管缺乏小叶中心性结构，并且内皮细胞显示异型性[26]。此型非典型血管病变呈D2-40阴性[38]。

有助于区分非典型血管病变和皮肤血管肉瘤的诊断标准见表12.2。然而，一些病例可能无法明确分类[12,37,38]。如上所述，放疗后血管肉瘤存在*MYC*基因扩增（部分病例伴有*FLT4*基因扩增），但是非典型血管病变则不然[15,29,30]。在我们看来，目前在常规临床诊断中以存在或缺乏*MYC*和（或）*FLT4*基因扩增来鉴别两者还不成熟。

表12.2 皮肤血管肉瘤与非典型血管病变的区别标准[a]

	血管肉瘤	非典型血管病变
结构特征		
边界相对清楚	缺乏	存在
血管相互吻合	存在	可能存在
穿插真皮胶原	存在	缺乏或局灶存在
浸润皮下组织	存在	可能存在
血湖	存在（高级别病变）	缺乏
间质突向血管腔内	缺乏	存在
慢性炎症	可能存在	存在
细胞学特征		
乳头状内皮增生	存在	缺乏
细胞异型性	轻，中，重	缺乏或轻度
显著核仁	存在	缺乏
核分裂象	存在	缺乏

注：[a]这些特征对于血管肉瘤与淋巴管型非典型血管病变的鉴别最有用[35,38]。

参考文献来自法恩伯格和罗森[35]，罗森[44]。

不够血管肉瘤诊断标准的非典型血管病变的自然病史和恶性潜能未知。尽管迄今报道的大部分病例具有良性临床过程，但也观察到高达1/3的患者进展为其他病变，罕见病例进展为血管肉瘤[12,16,35,37-39]。文献中进展为血管肉瘤的部分病例很可能一开始就是血管肉瘤，但取材不充分，未能确诊。

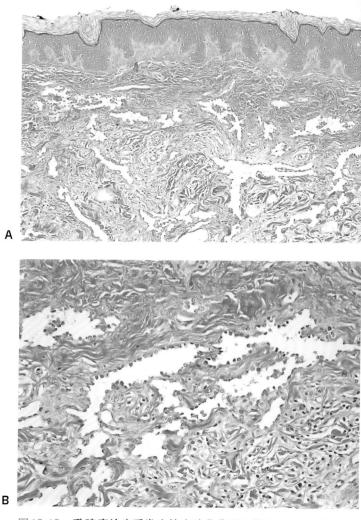

图12.13　乳腺癌放疗后发生的皮肤非典型血管病变（淋巴管型）。A. 低倍镜下，示扩张、分枝的血管腔，位于真皮胶原内。B. 血管腔衬覆肿胀的内皮细胞，但没有核深染，也没有细胞簇

12.4 假血管瘤样间质增生

　　假血管瘤样间质增生（PASH）是一种肌成纤维细胞增生性良性病变，形态学与血管病变相似[40-42]。通常是乳腺活检标本在显微镜下偶然发现，

但是也可能表现为可触及肿块或乳腺影像学检查发现肿块[43]。在一项研究中，23%的乳腺标本至少可以识别一个小灶PASH[41]。PASH也可伴发其他乳腺病变，特别是乳腺纤维腺瘤、叶状肿瘤，并且常与男性乳腺发育症合并存在。几乎所有的女性患者均为绝经前女性。PASH与男性乳腺发育症有关及其好发于绝经前女性，提示激素因素可能参与其发生和（或）发展。

大体检查，表现为可触及包块或影像学肿块的PASH，呈界限清楚的光滑结节，切面均质，黄褐色到灰白色。大体检查不见纤维腺瘤明显的特征性裂隙。

不论是表现为肿块还是显微镜下偶然发现，组织学检查，可见致密胶原化、瘢痕样间质内复杂的相互吻合的腔隙。一些腔隙的边缘有梭形成纤维细胞，与内皮细胞相似。腔隙通常无内容物，但也可有少量红细胞

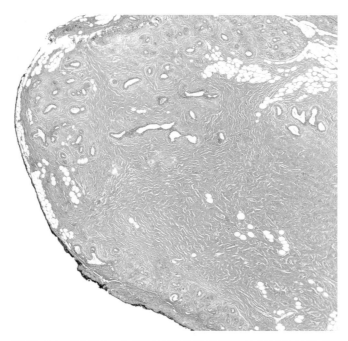

图12.14　PASH。此病变的影像学表现为边界清楚的肿块，进行了手术切除。显微镜下表现为边界清楚但无包膜，致密的胶原化间质中可见大量裂隙样腔隙

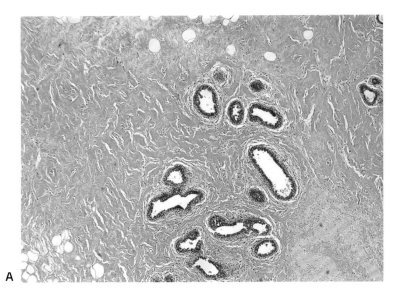

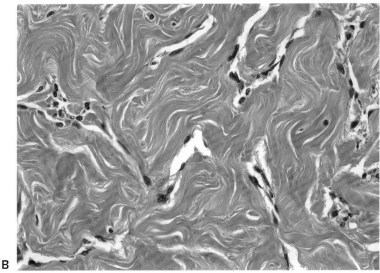

图12.15　PASH。A. 低倍镜下，在致密的胶原间质中可见相互吻合的裂隙样腔隙。B. 腔隙的边缘可见肌成纤维细胞，与内皮细胞相似

（图12.14，12.15）。偶尔间质内存在多核巨细胞，肌成纤维细胞罕见异型性及核分裂（图12.16），出现多核肌成纤维细胞的临床意义未明[32]。在一些病例中，肌成纤维细胞聚集成束，形成与肌成纤维细胞瘤中所见区域

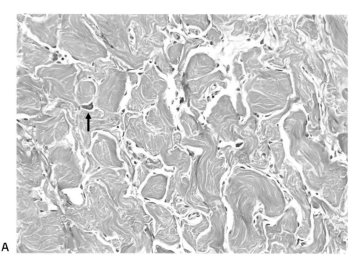

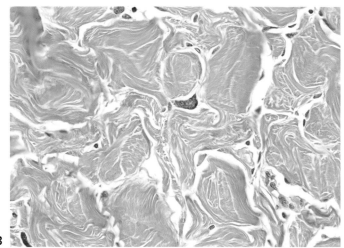

图12.16 PASH伴多核肌成纤维细胞。A. 该病变具有典型假血管瘤样间质增生的特征，但是在裂隙样腔隙偶尔衬覆多核细胞（箭头所示）。B. 高倍镜下，示多核肌成纤维细胞

相似或相同的结构，这种形态学表现称为束状假血管瘤样间质增生（图12.17）。在PASH区域内的导管可能显示微乳头状上皮增生，同男性乳腺发育症所见[43]。

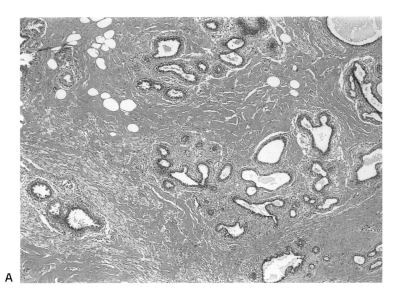

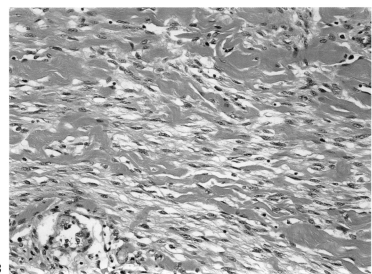

图12.17　PASH，局灶细胞丰富。A. 在该例中，除了典型的PASH病灶，有一个区域肌成纤维细胞聚集成束（左下）。B. 高倍镜下，小灶束状区域有与肌成纤维细胞瘤相似的表现

PASH的肌成纤维细胞呈vimentin阳性，通常CD34阳性；平滑肌肌动蛋白和Desmin表达不一。细胞核通常表达PR，但不表达ER。

PASH是一种良性病变，可局部切除。如病理诊断与影像学一致，CNB诊断为PASH者不需要手术切除[43]。最近随访研究发现PASH患者没有升高的乳腺癌风险[45]。认识PASH的重要性是将其与真正的血管病变相鉴别，特别是血管肉瘤。

（孔令慧 译）

参考文献

1. Jozefczyk MA, Rosen PP. Vascular tumors of the breast. Part II: perilobular hemangiomas and hemangiomas. *Am J Surg Pathol*. 1985;9(7):491–503.

2. Rosen PP. Vascular tumors of the breast. Part III: angiomatosis. *Am J Surg Pathol*. 1985;9(9):652–658.

3. Rosen PP. Vascular tumors of the breast. Part V: nonparenchymal hemangiomas of mammary subcutaneous tissues. *Am J Surg Pathol*. 1985;9(10):723–729.

4. Rosen PP, Jozefczyk MA, Boram LH. Vascular tumors of the breast. Part IV: the venous hemangioma. *Am J Surg Pathol*. 1985;9(9):659–665.

5. Donnell RM, Rosen PP, Lieberman PH, et al. Angiosarcoma and other vascular tumors of the breast. *Am J Surg Pathol*. 1981;5(7):629–642.

6. Hoda SA, Cranor ML, Rosen PP. Hemangiomas of the breast with atypical histological features: further analysis of histological subtypes confirming their benign character. *Am J Surg Pathol*. 1992;16(6):553–560.

7. Mantilla JG, Koenigsberg T, Reig B, et al. Core biopsy of vascular neoplasms of the breast: pathologic features, imaging, and clinical findings. *Am J Surg Pathol*. 2016;40(10):1424–1434.

8. Rosen PP, Ridolfi RL. The perilobular hemangioma: a benign microscopic vascular lesion of the breast. *Am J Clin Pathol*. 1977;68(1):21–23.

9. Lesueur GC, Brown RW, Bhathal PS. Incidence of perilobular hemangioma in the female breast. *Arch Pathol Lab Med*. 1983;107(6):308–310.

10. Branton PA, Lininger R, Tavassoli FA. Papillary endothelial hyperplasia of the breast: the great impostor for angiosarcoma: a clinicopathologic review of 17 cases. *Int J Surg Pathol*. 2003;11(2):83–87.

11. Tilve A, Mallo R, Perez A, et al. Breast hemangiomas: correlation between imaging and pathologic findings. *J Clin Ultrasound*. 2012;40(8):512–517.

12. Weaver J, Billings SD. Postradiation cutaneous vascular tumors of the breast: a review. *Semin Diagn Pathol*. 2009;26(3):141–149.

13. Scow JS, Reynolds CA, Degnim AC, et al. Primary and secondary angiosarcoma of the breast: the Mayo Clinic experience. *J Surg Oncol*. 2010;101(5):401–407.

14. Fletcher CDM, MacGrogan G, Fox SB. Angiosarcoma. In: Lakhani SR, Ellis IO, Schnitt SJ, et al, eds. *WHO Classification of Tumours of the Breast*. 4th ed. Lyon, France: IARC Press; 2012:135–136.

15. Flucke U, Requena L, Mentzel T. Radiation-induced vascular lesions of the skin: an overview. *Adv Anat Pathol*. 2013;20(6):407–415.

16. Fraga-Guedes C, Gobbi H, Mastropasqua MG, et al. Clinicopathological and immunohistochemical study of 30 cases of post-radiation atypical vascular lesion of the breast. *Breast Cancer Res Treat*. 2014;146(2):347–354.

17. Heitmann C, Ingianni G. Stewart-Treves syndrome: lymphangiosarcoma following mastectomy. *Ann Plast Surg*. 2000;44(1):72–75.

18. Macias-Martinez V, Murrieta-Tiburcio L, Molina-Cardenas H, et al. Epithelioid angiosarcoma of the breast. Clinicopathological, immunohistochemical, and ultrastructural study of a case. *Am J Surg Pathol*. 1997;21(5):599–604.

19. Antonescu C. Malignant vascular tumors—an update. *Mod Pathol*. 2014;27(suppl 1):S30–S38.

20. Rosen PP, Kimmel M, Ernsberger D. Mammary angiosarcoma: the prognostic significance of tumor differentiation. *Cancer*. 1988;62(10):2145–2151.

21. Nascimento AF, Raut CP, Fletcher CD. Primary angiosarcoma of the breast: clinicopathologic analysis of 49 cases, suggesting that grade is not prognostic. *Am J Surg Pathol*. 2008;32(12):1896–1904.

22. Monroe AT, Feigenberg SJ, Mendenhall NP. Angiosarcoma after breast-conserving therapy. *Cancer*. 2003;97(8):1832–1840.

23. Seinen JM, Styring E, Verstappen V, et al. Radiation-associated angiosarcoma after breast cancer: high recurrence rate and poor survival despite surgical treatment with R0 resection. *Ann Surg Oncol*. 2012;19(8):2700–2706.

24. Luini A, Gatti G, Diaz J, et al. Angiosarcoma of the breast: the experience of the European Institute of Oncology and a review of the literature. *Breast Cancer Res Treat*. 2007;105(1):81–85.

25. Antonescu CR, Yoshida A, Guo T, et al. KDR activating mutations in human angiosarcomas are sensitive to specific kinase inhibitors. *Cancer Res*. 2009;69(18):7175–7179.

26. Behjati S, Tarpey PS, Sheldon H, et al. Recurrent PTPRB and PLCG1 mutations in angiosarcoma. *Nat Genet*. 2014;46(4):376–379.

27. Park MS, Ravi V, Araujo DM. Inhibiting the VEGF-VEGFR pathway in angiosarcoma, epithelioid hemangioendothelioma, and hemangiopericytoma/solitary fibrous tumor. *Curr Opin Oncol*. 2010;22(4):351–355.

28. Manner J, Radlwimmer B, Hohenberger P, et al. MYC high level gene amplification is a distinctive feature of angiosarcomas after irradiation or chronic lymphedema. *Am J Pathol*. 2010;176(1):34–39.

29. Guo T, Zhang L, Chang NE, et al. Consistent MYC and FLT4 gene amplification in radiation-induced angiosarcoma but not in other radiation-associated atypical vascular lesions. *Genes Chromosomes Cancer*. 2011;50(1):25–33.

30. Mentzel T, Schildhaus HU, Palmedo G, et al. Postradiation cutaneous angiosarcoma after treatment of breast carcinoma is characterized by MYC amplification in contrast to atypical vascular lesions after radiotherapy and control cases: clinicopathological, immunohistochemical and molecular analysis of 66 cases. *Mod Pathol*. 2012;25(1):75–85.

31. Cornejo KM, Deng A, Wu H, et al. The utility of MYC and FLT4 in the diagnosis and treatment of postradiation atypical vascular lesion and angiosarcoma of the breast. *Hum Pathol*. 2015;46(6):868–875.

32. Ginter PS, Mosquera JM, MacDonald TY, et al. Diagnostic utility of MYC amplification and anti-MYC immunohistochemistry in atypical vascular lesions, primary or radiationinduced mammary angiosarcomas, and primary angiosarcomas of other sites. *Hum Pathol*. 2014;45(4):709–716.

33. Ko JS, Billings SD, Lanigan CP, et al. Fully automated dual-color dual-hapten silver in situ hybridization staining for MYC amplification: a diagnostic tool for discriminating secondary angiosarcoma. *J Cutan Pathol*. 2014;41(3):286–292.

34. Shin SJ, Lesser M, Rosen PP. Hemangiomas and angiosarcomas of the breast: diagnostic utility of cell cycle markers with emphasis on Ki-67. *Arch Pathol Lab Med*. 2007;131(4):538–544.

35. Fineberg S, Rosen PP. Cutaneous angiosarcoma and atypical vascular lesions of the skin and breast after radiation therapy for breast carcinoma. *Am J Clin Pathol*. 1994;102(6):757–763.

36. Requena L, Kutzner H, Mentzel T, et al. Benign vascular proliferations in irradiated skin. *Am J Surg Pathol*. 2002;26(3):328–337.

37. Brenn T, Fletcher CD. Radiation-associated cutaneous atypical vascular lesions and angiosarcoma: clinicopathologic analysis of 42 cases. *Am J Surg Pathol*. 2005;29(8):983–996.

38. Patton KT, Deyrup AT, Weiss SW. Atypical vascular lesions after surgery and radiation of the breast: a clinicopathologic study of 32 cases analyzing histologic heterogeneity and association with angiosarcoma. *Am J Surg Pathol*. 2008;32(6):943–950.

39. Gengler C, Coindre JM, Leroux A, et al. Vascular proliferations of the skin after radiation therapy for breast cancer: clinicopathologic analysis of a series in favor of a benign process: a study from the French Sarcoma Group. *Cancer*. 2007;109(8):1584–1598.

40. Vuitch MF, Rosen PP, Erlandson RA. Pseudoangiomatous hyperplasia of mammary stroma. *Hum Pathol*. 1986;17(2):185–191.

41. Ibrahim RE, Sciotto CG, Weidner N. Pseudoangiomatous hyperplasia of mammary stroma: some observations regarding its clinicopathologic spectrum. *Cancer*. 1989;63(6):1154–1160.

42. Powell CM, Cranor ML, Rosen PP. Pseudoangiomatous stromal hyperplasia (PASH): a mammary stromal tumor with myofibroblastic differentiation. *Am J Surg Pathol*. 1995;19(3):270–277.

43. Ferreira M, Albarracin CT, Resetkova E. Pseudoangiomatous stromal hyperplasia tumor: a clinical, radiologic and pathologic study of 26 cases. *Mod Pathol*. 2008;21(2):201–207.

44. Rosen PP. *Rosen's Breast Pathology*. 3rd ed. Philadelphia, PA: Lippincott Williams & Wilkins; 2009.

45. Degnim AC, Frost MH, Radisky DC, et al. Pseudoangiomatous stromal hyperplasia and breast cancer risk. *Ann Surg Oncol*. 2010;17(12):3269–3277.

第13章
其他间叶性病变

乳腺的大多数病变起源于上皮，但乳腺的间叶成分也可以发生多种病变，一般来说，这些病变与其他部位的对应病变相似。身体其他部位发生的多种良、恶性间叶性病变在乳腺均有描述，本章仅从鉴别诊断的角度描述比较重要的常见病变。

13.1 良性间叶性病变

13.1.1 脂肪瘤

乳腺脂肪瘤的临床和影像学表现均为边界清楚的软组织肿块。由于脂肪组织是乳腺间质的正常成分而且通常比较丰富，如果在低倍镜下观察不到有被膜的成熟脂肪结节，就难以诊断脂肪瘤。事实上，我们在临床实际工作中很少做出脂肪瘤的诊断。

血管脂肪瘤也可发生于乳腺。与其他部位一样，表现为脂肪性肿瘤内出现有纤维蛋白血栓的小血管，血管位于纤细的纤维性间质中（图13.1）。富于细胞性血管脂肪瘤的特征为丰富的梭形细胞增生，可出现血管塌陷而难以观察，脂肪成分稀少（图13.2）[1-3]。另外，可见非典型细胞，偶见核分裂[2]。脂肪组织中出现血管，会令人怀疑血管病变，包括血管肉瘤，这在CNB标本的诊断中尤为突出。通常需要手术切除病变以明确诊断，尤其是富于细胞性血管脂肪瘤[2]。其他脂肪瘤的亚型，如纤维脂肪瘤和梭形细胞脂肪瘤，也可发生于乳腺[4]。然而，由于梭形细胞脂肪瘤和肌纤维母细胞瘤存在形态学、免疫表型和遗传学方面的重叠，至少部分以前报道的梭形细胞脂肪瘤可能是肌成纤维细胞瘤的脂肪瘤样亚型（见第11章）。

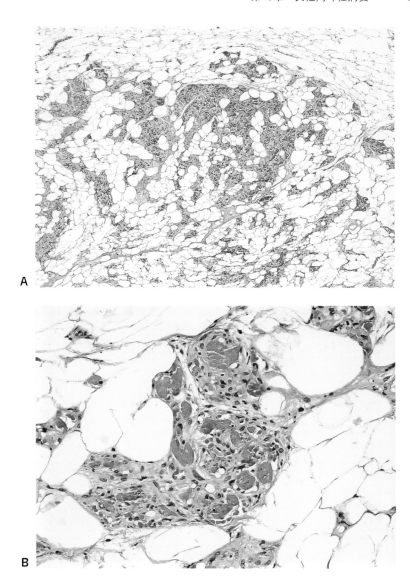

图13.1 血管脂肪瘤。A. 肿瘤由成熟的脂肪细胞和纤维间质中的小血管组成。B. 血管腔内的纤维素血栓具有特征性

应该强调的是，病理医师收到的乳腺脂肪性肿瘤标本实际上大多数来源于皮下组织，而不是乳腺实质。

一些学者报道过腺脂肪瘤，表现为明显的脂肪瘤内混有正常的乳腺腺体结构，也许把它归为错构瘤比较合适（见第6章）。

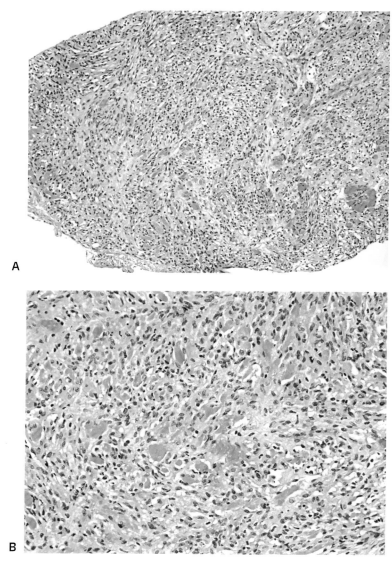

A

B

图13.2 富于细胞性血管脂肪瘤。A. CNB标本，肿瘤由温和的梭形细胞和小血管组成，具有模糊的分叶状边界（左下方），无明显的脂肪成分。B. 较高倍镜下，示血管腔内有许多纤维素血栓

13.1.2 颗粒细胞瘤

颗粒细胞瘤在乳腺少见，其临床表现、影像学和大体表现与癌相似[5-7]，

非洲裔美国人比高加索人更多见[7,8]，通常发生于青春期和更年期之间，提示可能与激素有关。与癌好发于乳腺外上象限不同，颗粒细胞瘤好发于内上象限，患者临床表现为可触及肿块，可伴有皮肤回缩或者固定于胸壁的骨骼肌，也可表现为影像学检出的病变。

　　大体检查为灰白色或灰褐色质硬肿块，切开时可有沙砾感，这些特征更加强化癌的印象。光镜下特点与其他部位的颗粒细胞瘤一样，病变边界不清，细胞呈浸润性生长，最典型的特征是细胞质呈明显颗粒状（图13.3），电镜证实其为次级溶酶体。细胞核小而一致，无恶性特征。颗粒细胞瘤的鉴别诊断包括脂肪坏死或其他伴有组织细胞增生的病变（如导管扩张症），并排除浸润癌。颗粒细胞瘤表达S-100蛋白（图13.3），可表达CD68[9]，不表达CK、ER和PR。

　　颗粒细胞瘤几乎均为良性，治疗方法为局部切除[7]。恶性颗粒细胞瘤罕见，发生在乳腺及乳腺外均有报道。最初认为它是肌源性（所以曾命名为颗粒细胞肌母细胞瘤），但超微结构和免疫组化均证明它是神经源性肿瘤[5,10]。

13.1.3 神经病变

　　神经纤维瘤和神经鞘瘤是良性神经鞘膜肿瘤，最常见于神经纤维瘤病患者的乳腺，好发于乳晕区[11]。其他已报道的乳腺良性神经肿瘤包括神经鞘膜瘤（neurothekeoma）和神经鞘黏液瘤[10,11]。切除活检诊断通常并不困难，而CNB因取材局限，可能存在一定的诊断问题。

13.1.4 黏液瘤

　　黏液瘤是良性间叶性病变，很少发生于乳腺。大体检查，黏液瘤边界清楚，切面有光泽；光镜下表现为富于黏液样间质而细胞稀少，间质中散在梭形细胞，核呈空泡状，胞质稀少[14]（图13.4）。识别本病的临床重要性在于它和卡尼（Carney）综合征相关[15]。CNB诊断可能存在困难，主要鉴别诊断包括黏液瘤、黏液囊肿样病变、纤维腺瘤伴黏液样间质和结节性筋膜炎的黏液样变异型。一些化生性癌也可出现黏液样间质，必要时采用CK和p63免疫染色排除化生性癌。

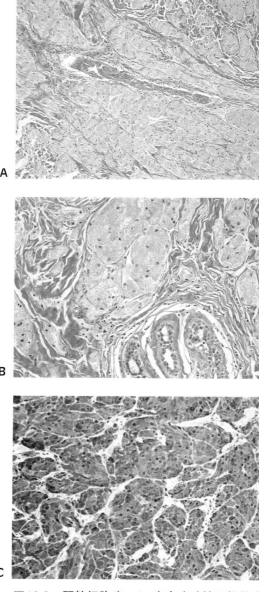

图13.3　颗粒细胞瘤。A. 富含嗜酸性颗粒状胞质的细胞，在乳腺导管和小叶周围呈浸润性生长。注意镜下中央被挤压的导管。B. 高倍镜下，细胞核小和颗粒状胞质是其特点。C. 免疫染色示肿瘤细胞S-100蛋白强阳性

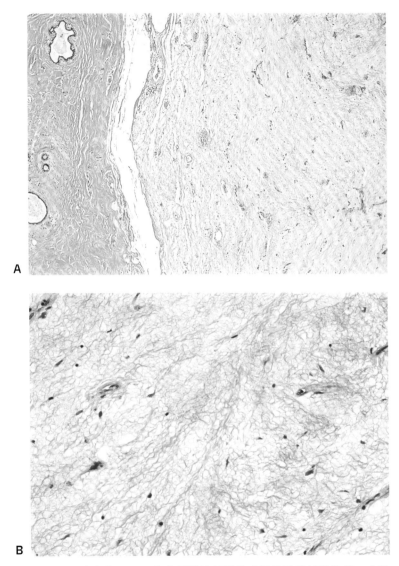

图13.4 黏液瘤。A. 示由大量黏液基质构成的边界清楚的结节，未见腺体，这一特征可将黏液瘤与间质显著黏液变性的纤维腺瘤区分开。B. 高倍镜下，示黏液基质内散在的梭形细胞和少量血管

13.1.5 炎性肌成纤维细胞瘤

炎性肌成纤维细胞瘤罕见于乳腺。大体检查，常为质硬、边界清楚的结节，切面灰白或黄色。组织学表现为温和的肌成纤维细胞呈相互交错的束状排列，混杂有淋巴细胞和浆细胞[16,17]。肿瘤细胞表达平滑肌肌动蛋白，不表达CK。炎性肌成纤维细胞瘤检测到多种酪氨酸激素基因的克隆性重排，包括*ALK*、*ROS1*、*PDGFRb*和*ETV6-NTRK3*融合基因[18-20]。少数病例由于切除不净导致复发[16]。主要鉴别诊断包括乳腺的其他梭形细胞病变，尤其是梭形细胞癌（见第11章）。

13.1.6 其他良性间叶性肿瘤

乳腺的平滑肌瘤少见，可发生于乳头区[21]，发生于乳腺实质者十分罕见[22,23]。乳腺的孤立性纤维瘤也有报道，然而，大多数甚至全部病例很可能为肌成纤维细胞瘤[24]。软骨脂肪瘤、软骨-骨肿瘤和骨肿瘤都相当少见[25]，它们完全由成熟的间叶组织构成，偶尔可有正常的乳腺上皮掺杂其间[26]。

13.2 乳腺原发性肉瘤

除血管肉瘤外，乳腺原发性肉瘤十分少见[27-29]。有些肉瘤原发于胸壁，继发性累及乳腺，可能会被误认为乳腺原发，特别是放疗后发生的肉瘤。

具有肉瘤样特征的乳腺肿瘤更可能是化生性癌或恶性叶状肿瘤，而不是原发性肉瘤。所以，在诊断任何乳腺原发性肉瘤之前，都要多取材，寻找小灶普通型浸润癌和（或）DCIS，并应用一组CK和p63抗体进行免疫染色，尽可能排除化生性癌（见第11章）。认真检查病变并广泛取材，确定是否有良性上皮成分，后者是叶状肿瘤的特征。

除了血管肉瘤，乳腺第二常见的原发肉瘤是脂肪肉瘤[29,20]。然而，事实上发生于身体其他部位的任何肉瘤都可以原发于乳腺，包括纤维肉瘤、平滑肌肉瘤、横纹肌肉瘤、恶性外周神经鞘瘤、软骨肉瘤和骨肉瘤[27-29,31]（图13.5）。最近的一项研究显示，具有软骨肉瘤和骨肉瘤组织学特征的大

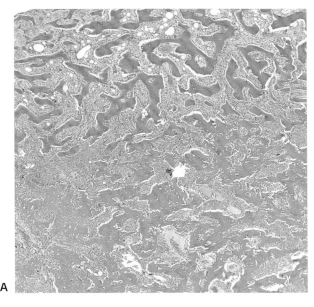

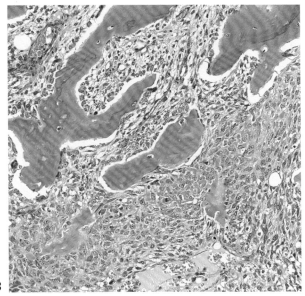

图13.5 具有骨肉瘤组织学特征的乳腺恶性肿瘤。A. 梭形细胞和上皮样细胞增生，边界不清，并见丰富的骨样基质。广泛取材切片，未发现良性上皮成分，这是不同于叶状肿瘤伴骨肉瘤分化的主要特征。B. 高倍镜下，示肿瘤细胞和骨样基质。尽管本例可能归入骨肉瘤，具有这种组织学表现的绝大多数（即使不是全部）都是化生性癌

多数甚至全部病变其实是化生性癌[32]。近来报道了一种名为乳腺非特殊类型（NOS）肉瘤的肿瘤，特征性地表达CD10，部分病例还表达其他肌上皮标记物[33]。

此外，乳腺也可能出现转移性肉瘤，包括滑膜肉瘤。这些肉瘤的组织学表现类似于原发部位的肉瘤。

（邢宝玲　译）

参考文献

1. Kahng HC, Chin NW, Opitz LM, et al. Cellular angiolipoma of the breast: immunohistochemical study and review of the literature. *Breast J.* 2002;8(1):47–49.

2. Kryvenko ON, Chitale DA, VanEgmond EM, et al. Angiolipoma of the female breast: clinicomorphological correlation of 52 cases. *Int J Surg Pathol.* 2011;19(1):35–43.

3. Mantilla JG, Koenigsberg T, Reig B, et al. Core biopsy of vascular neoplasms of the breast: pathologic features, imaging, and clinical findings. *Am J Surg Pathol.* 2016;40(10):1424–1434.

4. Smith DN, Denison CM, Lester SC. Spindle cell lipoma of the breast. A case report. *Acta Radiol.* 1996;37(6):893–895.

5. Damiani S, Dina R, Eusebi V. Eosinophilic and granular cell tumors of the breast. *Semin Diagn Pathol.* 1999;16(2):117–125.

6. Scaranelo AM, Bukhanov K, Crystal P, et al. Granular cell tumour of the breast: MRI findings and review of the literature. *Br J Radiol.* 2007;80(960):970–974.

7. Papalas JA, Wylie JD, Dash RC. Recurrence risk and margin status in granular cell tumors of the breast: a clinicopathologic study of 13 patients. *Arch Pathol Lab Med.* 2011;135(7):890–895.

8. Adeniran A, Al-Ahmadie H, Mahoney MC, et al. Granular cell tumor of the breast: a series of 17 cases and review of the literature. *Breast J.* 2004;10(6):528–531.

9. Filie AC, Lage JM, Azumi N. Immunoreactivity of S100 protein, alpha-1-antitrypsin, and CD68 in adult and congenital granular cell tumors. *Mod Pathol.* 1996;9(9):888–892.

10. Ingram DL, Mossler JA, Snowhite J, et al. Granular cell tumors of the breast. Steroid receptor analysis and localization of carcinoembryonic antigen, myoglobin, and S100 protein. *Arch Pathol Lab Med.* 1984;108(11):897–901.

11. Bongiorno MR, Doukaki S, Arico M. Neurofibromatosis of the nipple-areolar area: a case series. *J Med Case Rep.* 2010;4:22.

12. Mertz KD, Mentzel T, Grob M, et al. A rare case of atypical cellular neurothekeoma in a 68-year-old woman. *J Cutan Pathol.* 2009;36(11):1210–1214.

13. Wee A, Tan CE, Raju GC. Nerve sheath myxoma of the breast. A light and electron microscopic, histochemical and immunohistochemical study. *Virchows Arch A Pathol Anat Histopathol.* 1989;416(2):163–167.

14. Magro G, Cavanaugh B, Palazzo J. Clinico-pathological features of breast myxoma: report of a case with histogenetic considerations. *Virchows Arch.* 2010;456(5):581–586.

15. Carney JA, Toorkey BC. Myxoid fibroadenoma and allied conditions (myxomatosis) of the breast. A heritable disorder with special associations including cardiac and cutaneous myxomas. *Am J Surg Pathol.* 1991;15(8):713–721.

16. Khanafshar E, Phillipson J, Schammel DP, et al. Inflammatory myofibroblastic tumor of the breast. *Ann Diagn Pathol.* 2005;9(3):123–129.

17. Hill PA. Inflammatory pseudotumor of the breast: a mimic of breast carcinoma. *Breast J.* 2010;16(5):549–550.

18. Alassiri AH, Ali RH, Shen Y, et al. ETV6-NTRK3 Is expressed in a subset of ALK-negative inflammatory myofibroblastic tumors. *Am J Surg Pathol.* 2016;40(8):1051–1061.

19. Hornick JL, Sholl LM, Dal Cin P, et al. Expression of ROS1 predicts ROS1 gene rearrangement in inflammatory myofibroblastic tumors. *Mod Pathol.* 2015;28(5):732–739.

20. Coffin CM, Patel A, Perkins S, et al. ALK1 and p80 expression and chromosomal rearrangements involving 2p23 in inflammatory myofibroblastic tumor. *Mod Pathol.* 2001;14(6):569–576.

21. Nascimento AG, Karas M, Rosen PP, et al. Leiomyoma of the nipple. *Am J Surg Pathol.* 1979;3(2):151–154.

22. Boscaino A, Ferrara G, Orabona P, et al. Smooth muscle tumors of the breast: clinicopathologic features of two cases. *Tumori.* 1994;80(3):241–245.

23. Minami S, Matsuo S, Azuma T, et al. Parenchymal leiomyoma of the breast: a case report with special reference to magnetic resonance imaging findings and an update review of literature. *Breast Cancer.* 2011;18(3):231–236.

24. Salomao DR, Crotty TB, Nascimento AG. Myofibroblastoma and solitary fibrous tumour of the breast: histopathologic and immunohistochemical studies. *Breast.* 2001;10(1):49–54.

25. Lugo M, Reyes JM, Putong PB. Benign chondrolipomatous tumors of the breast. *Arch Pathol Lab Med.* 1982;106(13):691–692.

26. Burga AM, Tavassoli FA. Periductal stromal tumor: a rare lesion with low-grade sarcomatous behavior. *Am J Surg Pathol.* 2003;27(3):343–348.

27. Adem C, Reynolds C, Ingle JN, et al. Primary breast sarcoma: clinicopathologic series from the Mayo Clinic and review of the literature. *Br J Cancer.* 2004;91(2):237–241.

28. Callery CD, Rosen PP, Kinne DW. Sarcoma of the breast. A study of 32 patients with reappraisal of classification and therapy. *Ann Surg.* 1985;201(4):527–532.

29. Surov A, Holzhausen HJ, Ruschke K, et al. Primary breast sarcoma: prevalence, clinical signs, and radiological features. *Acta Radiol.* 2011;52(6):597–601.

30. Austin RM, Dupree WB. Liposarcoma of the breast: a clinicopathologic study of 20 cases. *Hum*

Pathol. 1986;17(9):906–913.

31. Silver SA, Tavassoli FA. Primary osteogenic sarcoma of the breast: a clinicopathologic analysis of 50 cases. *Am J Surg Pathol.* 1998;22(8):925–933.

32. Rakha EA, Tan PH, Shaaban A, et al. Do primary mammary osteosarcoma and chondrosarcoma exist? A review of a large multi-institutional series of malignant matrix-producing breast tumours. *Breast.* 2013;22(1):13–18.

33. Leibl S, Moinfar F. Mammary NOS-type sarcoma with CD10 expression: a rare entity with features of myoepithelial differentiation. *Am J Surg Pathol.* 2006;30(4):450–456.

第14章
罕见杂类病变

众多发生于身体其他部位的反应性、良性、恶性疾病均可发生于乳腺。本章着重介绍几种少见但有较多文献报道的病变，以便与常遇到的乳腺病变相鉴别。

14.1 淀粉样瘤

淀粉样沉积可发生于已有系统性病变的患者，局限于乳腺的原发性淀粉样瘤罕见[1]，表现为无痛性肿块，大小通常在2~3cm。大体检查一般为单个结节，质硬，灰色或白色，切面有光泽。光镜下可见特征性嗜酸性、均质淀粉样物沉淀在纤维脂肪组织内、血管壁内、导管和小叶内及其周围，伴腺体萎缩、腺腔闭塞，有时见钙化[1,2]。须进行详细的临床检查以鉴别淀粉样沉淀物是原发还是继发。治疗采取切除活检。

14.2 肉芽肿病伴多血管炎（Wegener肉芽肿）

以前的韦格纳（Wegener）肉芽肿现在称为肉芽肿病伴多血管炎（GPA）[3]。乳腺发生的GPA少见，大多数患者为系统性疾病。乳腺GPA临床表现为有触痛的肿块，可累及表面皮肤，类似炎症性癌。组织学上有坏死性血管炎的典型特征，伴乳腺间质急、慢性炎，可有梗死，周围可见肉芽肿[4,5]。GPA需要与其他更常见的导致炎症和肉芽肿形成的病变相鉴别。

14.3 淋巴造血系统肿瘤

14.3.1 淋巴瘤

乳腺淋巴瘤可能是继发性病变，也可以为原发。诊断乳腺原发性淋巴瘤之前，必须排除淋巴瘤累及乳腺。

乳腺原发性淋巴瘤少见，不到乳腺所有恶性肿瘤的1%。典型的大体表现为界限清楚的肿块，切面呈灰红或灰白色、鱼肉状，可见灶性出血坏死。

组织学检查，乳腺原发性淋巴瘤几乎都是非霍奇金淋巴瘤，但霍奇金淋巴瘤偶尔也可累及乳腺[5,6]。在非霍奇金淋巴瘤中最常见的是弥漫大B细胞淋巴瘤[6,8,9]，但其他类型的淋巴瘤也可发生，包括伯基特（Burkitt）淋巴瘤（可表现为双侧乳腺巨大肿胀）[6]、黏膜相关淋巴组织结外边缘区B细胞淋巴瘤（MALT淋巴瘤）[6,10,11]、滤泡性淋巴瘤（图14.1）、淋巴母细胞性淋巴瘤、T细胞淋巴瘤[12]和最近报道的与乳腺假体植入物相关的间变性大细胞淋巴瘤（见下文）[13-21]。

大细胞淋巴瘤要与低分化癌鉴别，包括伴髓样特征的浸润癌。而且，一些淋巴瘤易与实体型浸润性小叶癌混淆。某些病例中淋巴细胞呈单行线状排列，类似于经典型浸润性小叶癌。对于有疑问的病例，可以选择淋巴、上皮、激素受体免疫染色协助诊断。低级别淋巴瘤要与乳腺内的淋巴结和慢性炎症细胞浸润鉴别，如淋巴细胞性乳腺病（见第2章）。

乳腺假体相关性间变性大细胞淋巴瘤（BIA-ALCL）是一种乳腺原发性淋巴瘤，发生于植入乳腺假体的女性[13-17]。患者通常表现为迟发性假体周围积液（血清肿）或假体包膜挛缩，中位发病年龄51岁（范围28~87岁），假体植入后形成BIA-ALCL的中位时间为8年（范围1~23年）。最近的研究数据显示，BIA-ALCL的发生主要与表面粗糙的假体有关，似乎与假体的内容物（生理盐水或硅酮）或假体使用的目的无关[22]。显微镜下，血清肿液体或纤维包膜内可见大而多形的幼稚细胞增生，形成相对黏附性细胞群。BIA-ALCL由T细胞或裸细胞系组成，它们表达CD30，根据是否表达间变性淋巴瘤激酶（ALK）再进一步分类。大多数BIA-ALCL呈ALK阴性[13,18-21]。2例全外显子组测序显示*JAK1*和*STAT3*基因的活化突变[23]。这很有趣，因为发生于慢性炎症背景的其他恶性肿瘤发现了*JAK1*和*STAT3*通路的异常信号[23,24]。一旦诊断明确，建议切除假体[20]。研究资

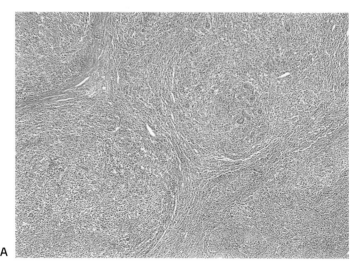

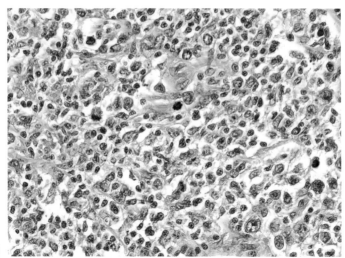

图14.1 乳腺原发性B细胞淋巴瘤（滤泡性淋巴瘤）A. 结节状淋巴细胞浸润，累及小叶间间质及小叶内间质。B. 高倍镜下，示中心细胞和中心母细胞混合

料表明，局限于假体纤维包膜内的病变表现为相对惰性生物学行为，这些患者不需要放疗和系统性治疗。出现肿块的患者似乎具有较强的侵袭性临床过程，将假体切除后可能能从化疗中获益[21]。建议每6个月随访1次，持续5年，前2年每年做超声检查[20]。重要的是在诊断BIA-ALCL之前必须排除系统性间变性大

细胞淋巴瘤；后者也许是某些报道的病例具有较强侵袭性的原因[25]。

乳腺原发性淋巴瘤的主要特征见表14.1。

表14.1　乳腺原发性淋巴瘤的主要特征

- 排除播散性淋巴瘤继发性累及乳腺后，才能诊断乳腺原发性淋巴瘤
- 大体检查为界限清楚的结节，切面呈灰红或灰白色、鱼肉状
- 弥漫大B细胞淋巴瘤是最常见类型
- 与癌鉴别可能存在的问题
  - 一些淋巴瘤的生长方式可能类似于实体型或经典型浸润性小叶癌
  - 大细胞淋巴瘤可能难以与低分化癌相鉴别（包括伴髓样特征的浸润癌）
  - 对于疑难病例，上皮、淋巴和激素受体免疫染色有助于癌与淋巴瘤鉴别
- 低级别淋巴瘤必须与慢性炎症细胞浸润相鉴别
- 乳腺假体相关性间变性大细胞淋巴瘤（BIA-ALCL）已有报道

14.3.2 浆细胞病变

累及乳腺的多发性骨髓瘤，可以是播散性疾病的转移，也可以是邻近肋骨病变的局部浸润。乳腺也可发生骨髓外孤立性浆细胞瘤，大体上为界限清楚的黄褐色或棕色肿块，大小在2~4cm[26]，组织学表现与身体其他部位的浆细胞肿瘤相同。

14.3.3 Rosai-Dorfman病

窦组织细胞增生伴巨淋巴结病(Rosai-Dorfman病)在乳腺极少见，但已有较多文献报道[27,28]。患者表现为乳腺肿块，临床和影像学检查均易误诊为癌，腋窝淋巴结受累也有报道[28]。大体检查，乳腺组织内见一个或多个结节，边界清楚或分叶状，切面呈灰褐色。组织学上，组织细胞体积大，形成边界不清的聚集灶，有时呈多结节状聚集。背景具有多种细胞形态，由成熟的淋巴细胞和浆细胞组成。许多组织细胞显示吞噬淋巴细胞现象[1]

1　吞噬淋巴细胞现象（lymphophagocytosis）：一般认为Rosai-Dorfman病中淋巴细胞穿过组织细胞的现象不是真正的吞噬作用，而是"emperipolesis（穿过现象）"。后者是一种生物学现象，指"一个细胞完整地穿过另一个细胞"。它与吞噬不同：进出的细胞完整、存活，退出后两个细胞都没有生理学和形态学影响（译者注）。

（图14.2）。鉴别诊断包括肉芽肿性乳腺炎及其他组织细胞的病变[27]。本病通常表现为惰性生物学行为。

14.3.4 其他造血系统病变

淋巴细胞性白血病和髓系白血病很少累及乳腺，慢性淋巴细胞白血病（CLL）/小淋巴细胞淋巴瘤（SLL）累及乳腺可能误诊为慢性炎症细胞浸润（图14.2）。而且，CLL/SLL累及乳腺和（或）腋窝淋巴结也可发生于浸润性乳腺癌合并CLL/SLL的患者（图14.4）。

同其他器官一样，假性淋巴瘤一词用于描述旺炽性反应性炎症细胞浸润，其特征为多种细胞形态的淋巴细胞聚集伴有生发中心形成[29,30]，免疫组化和流式细胞技术有助于证明细胞的多克隆性，并以此与淋巴瘤相鉴别。

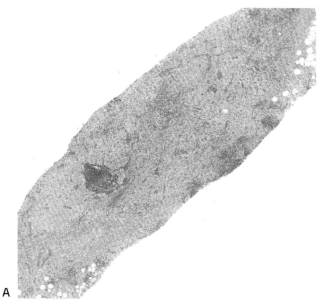

图14.2（1） 乳腺CNB标本中的Rosai-Dorfman病。A. 低倍镜下，示浸润灶由淋巴细胞和大量胞质淡染组织细胞组成

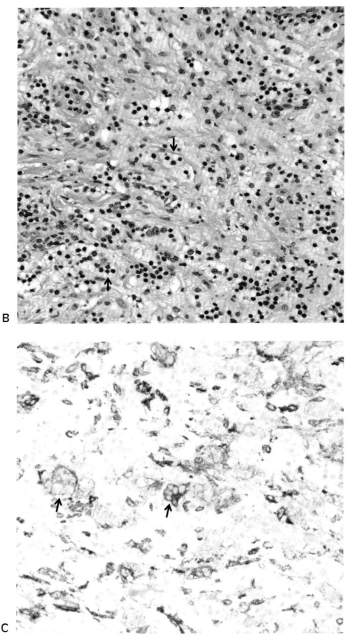

图14.2（2） 乳腺CNB标本中的Rosai-Dorfman病。B. 高倍镜下，可见大量泡沫状组织细胞，部分组织细胞的胞质内含有淋巴细胞（吞噬淋巴细胞现象）（箭头所示）。C. CD163免疫组化显示组织细胞，包括那些吞噬淋巴细胞现象的组织细胞（箭头所示）

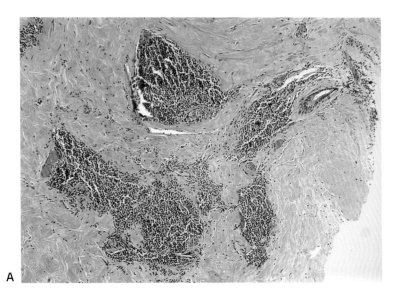

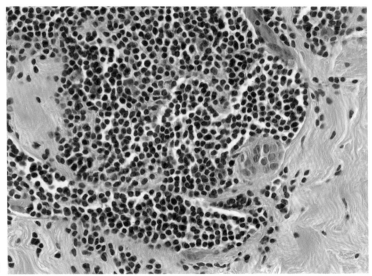

图14.3 CLL/SLL累及乳腺。A. 低倍镜下，示淋巴细胞在间质内聚集，可能会误诊为慢性炎症。B. 高倍镜下，示CLL/SLL的特征性形态，小淋巴细胞形成单一的细胞群

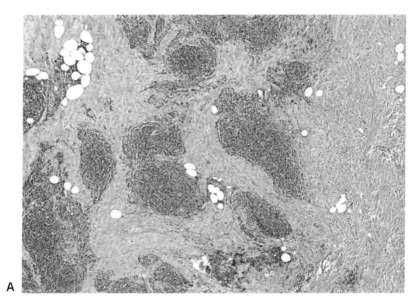

A

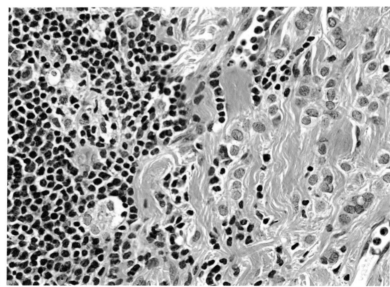

B

图14.4 CLL/SLL和浸润性小叶癌。A. 低倍镜下，示间质内的小淋巴细胞群与特征性单行排列的浸润性小叶癌毗邻。B. 高倍镜下，示癌细胞很像形态单一的小淋巴细胞

据报道,骨髓纤维化和髓样化生患者的乳腺、婴儿乳头血性溢液中可出现髓外造血(图14.5)[24]。最近的报道显示,新辅助化疗也可引起乳腺和腋窝淋巴结的髓外造血(图19.11)[32,33]。

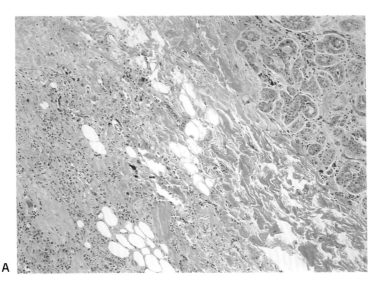

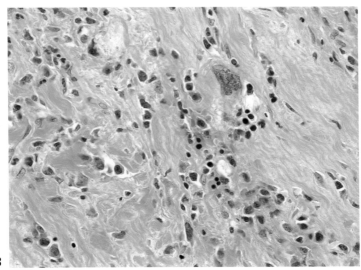

图14.5 髓外造血。A. 中倍镜下,示大量细胞浸润于乳腺间质及脂肪组织内。B. 高倍镜下,示红系、髓系前体细胞和一个巨核细胞,该患者有骨髓纤维化伴髓样化生

14.4 皮肤附件型和涎腺型肿瘤[1]

许多形态上与皮肤附属器及涎腺肿瘤相似的良性或恶性肿瘤均可发生于乳腺[34]。除了汗管瘤样病变（见第15章），发生于乳腺的皮肤附件型肿瘤有小汗腺螺旋腺瘤、小汗腺末端汗腺瘤、透明细胞汗腺腺瘤、大汗腺汗腺瘤、乳头状汗管囊腺瘤及伴皮脂腺分化的肿瘤，包括皮脂腺癌[35]。皮肤附件肿瘤与乳腺原发肿瘤或乳腺癌转移至皮肤可能难以区分。部分乳腺病变，如汗管瘤样腺瘤、腺肌上皮瘤、腺样囊性癌、低级别腺鳞癌及其他浸润癌（特别是低级别浸润癌，包括小管癌）都与某种皮肤肿瘤具有形态学和免疫组化特征方面的重叠。特别是许多皮肤附件病变表达ER和乳腺标记物GCDFP、乳腺球蛋白甚至GATA3[36,37]。部分证据显示，免疫组化表达CK5/6和p63倾向于皮肤起源而不是乳腺起源。最近发现，在区分皮肤附件肿瘤与乳腺癌转移至皮肤时，p40比p63的特异性更好[36,38,39]。往往需要综合临床病史、影像学和病理学检查才能正确诊断。然而，有些情况下，皮肤附件肿瘤与原发或转移性乳腺癌累及皮肤是无法鉴别的。

除了多形性腺瘤（见第8章），发生于乳腺的涎腺型肿瘤包括腺样囊性癌（见第10章）、肌上皮病变、腺泡细胞癌（见第10章）及黏液表皮样癌，均有报道[29,30]。

14.5 黑色素细胞病变

同其他部位一样，良性及恶性黑色素细胞病变均可发生于乳腺皮肤。当色素性病变局限于乳头乳晕区皮肤时，必须仔细检查以排除佩吉特病，因为佩吉特病也可表现为黑色素沉积（见第15章）。有文献报道了几例乳腺原发性恶性黑色素瘤以及兼具浸润性导管癌和恶性黑色素瘤特征的乳腺肿瘤。另外，普通型浸润性乳腺癌侵及皮肤或破坏真皮表皮连接时，肿瘤细胞也可有黑色素颗粒。然而，大多数的乳腺黑色素细胞肿瘤都来自乳腺外恶性黑色素瘤的转移瘤[41]；如果遇到乳腺低分化恶性肿瘤的免疫组化呈三

1　WHO 2012在分类表中新增了涎腺/皮肤附件型肿瘤，包括圆柱瘤（8200/3）和透明细胞汗腺瘤（8402/0）（译者注）。

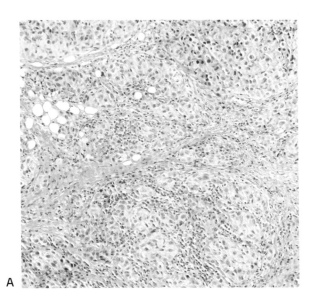

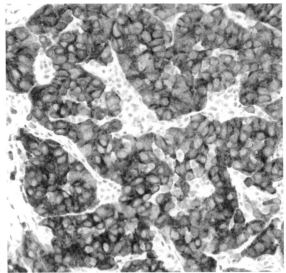

图14.6 乳腺CNB标本中的转移性恶性黑色素瘤。A. 上皮样细胞巢，胞质弱嗜酸性至透明。如果没有临床病史，该肿瘤很容易误诊为乳腺原发性癌。B. HMB45免疫组化显示肿瘤细胞呈胞质强阳性。肿瘤细胞也表达S-100蛋白和MART1。CK免疫组化阴性

阴性（即，ER、PR和HER2阴性），应当考虑到这种情况，特别是CNB标本（图14.6）。

（张 雷 译）

参考文献

1. Luo JH, Rotterdam H. Primary amyloid tumor of the breast: a case report and review of the literature. *Mod Pathol*. 1997;10(7):735–738.

2. McMahon RF, Connolly CE. Amyloid breast tumor. *Am J Surg Pathol*. 1987;11(6):488.

3. Jennette JC, Falk RJ, Bacon PA, et al. 2012 revised International Chapel Hill Consensus Conference Nomenclature of Vasculitides. *Arthritis Rheum*. 2013;65(1):1–11.

4. Jordan JM, Rowe WT, Allen NB. Wegener's granulomatosis involving the breast. Report of three cases and review of the literature. *Am J Med*. 1987;83(1):159–164.

5. Veerysami M, Freeth M, Carmichael AR, et al. Wegener's granulomatosis of the breast. *Breast J*. 2006;12(3):268–270.

6. Gholam D, Bibeau F, El Weshi A, et al. Primary breast lymphoma. *Leuk Lymphoma*. 2003;44(7):1173–1178.

7. Brustein S, Filippa DA, Kimmel M, et al. Malignant lymphoma of the breast. A study of 53 patients. *Ann Surg*. 1987;205(2):144–150.

8. Brogi E, Harris NL. Lymphomas of the breast: pathology and clinical behavior. *Semin Oncol*. 1999;26(3):357–364.

9. Talwalkar SS, Miranda RN, Valbuena JR, et al. Lymphomas involving the breast: a study of 106 cases comparing localized and disseminated neoplasms. *Am J Surg Pathol*. 2008;32(9):1299–1309.

10. Cohen PL, Brooks JJ. Lymphomas of the breast. A clinicopathologic and immunohistochemical study of primary and secondary cases. *Cancer*. 1991;67(5):1359–1369.

11. Lamovec J, Jancar J. Primary malignant lymphoma of the breast. Lymphoma of the mucosa-associated lymphoid tissue. *Cancer*. 1987;60(12):3033–3041.

12. Gualco G, Chioato L, Harrington WJ Jr, et al. Primary and secondary T-cell lymphomas of the breast: clinico-pathologic features of 11 cases. *Appl Immunohistochem Mol Morphol*. 2009;17(4):301–306.

13. Popplewell L, Thomas SH, Huang Q, et al. Primary anaplastic large-cell lymphoma associated with breast implants. *Leuk Lymphoma*. 2011;52(8):1481–1487.

14. Li S, Lee AK. Silicone implant and primary breast ALK1-negative anaplastic large cell lymphoma, fact or fiction? *Int J Clin Exp Pathol*. 2009;3(1):117–127.

15. Thompson PA, Lade S, Webster H, et al. Effusion-associated anaplastic large cell lymphoma of the breast: time for it to be defined as a distinct clinico-pathological entity. *Haematologica*. 2010;95(11):1977–1979.

16. Miranda RN, Lin L, Talwalkar SS, et al. Anaplastic large cell lymphoma involving the breast: a clinicopathologic study of 6 cases and review of the literature. *Arch Pathol Lab Med.* 2009;133(9):1383–1390.

17. de Jong D, Vasmel WL, de Boer JP, et al. Anaplastic large-cell lymphoma in women with breast implants. *J Am Med Assoc.* 2008;300(17):2030–2035.

18. Adrada BE, Miranda RN, Rauch GM, et al. Breast implant-associated anaplastic large cell lymphoma: sensitivity, specificity, and findings of imaging studies in 44 patients. *Breast Cancer Res Treat.* 2014;147(1):1–14.

19. Gidengil CA, Predmore Z, Mattke S, et al. Breast implant-associated anaplastic large cell lymphoma: a systematic review. *Plast Reconstr Surg.* 2015;135(3):713–720.

20. Kim B, Predmore ZS, Mattke S, et al. Breast implant-associated anaplastic large cell lymphoma: updated results from a structured expert consultation process. *Plast Reconstr Surg Glob Open.* 2015;3(1):e296.

21. Miranda RN, Aladily TN, Prince HM, et al. Breast implant-associated anaplastic largecell lymphoma: long-term follow-up of 60 patients. *J Clin Oncol.* 2014;32(2):114–120.

22. Doren EL, Miranda RN, Selber JC, et al. United States epidemiology of breast implant-associated anaplastic large cell lymphoma. *Plast Reconstr Surg.* 2017;139(5):1042–1050.

23. Blombery P, Thompson ER, Jones K, et al. Whole exome sequencing reveals activating JAK1 and STAT3 mutations in breast implant-associated anaplastic large cell lymphoma anaplastic large cell lymphoma. *Haematologica.* 2016;101(9):e387–e390.

24. Yu H, Pardoll D, Jove R. STATs in cancer inflammation and immunity: a leading role for STAT3. *Nat Rev Cancer.* 2009;9(11):798–809.

25. Aladily TN, Medeiros LJ, Alayed K, et al. Breast implant-associated anaplastic large cell lymphoma: a newly recognized entity that needs further refinement of its definition. *Leuk Lymphoma.* 2012;53(4):749–750.

26. Taylor L, Aziz M, Klein P, et al. Plasmacytoma in the breast with axillary lymph node involvement: a case report. *Clin Breast Cancer.* 2006;7(1):81–84.

27. Green I, Dorfman RF, Rosai J. Breast involvement by extranodal Rosai-Dorfman disease: report of seven cases. *Am J Surg Pathol.* 1997;21(6):664–668.

28. Tenny SO, McGinness M, Zhang D, et al. Rosai-Dorfman disease presenting as a breast mass and enlarged axillary lymph node mimicking malignancy: a case report and review of the literature. *Breast J.* 2011;17(5):516–520.

29. Lin JJ, Farha GJ, Taylor RJ. Pseudolymphoma of the breast. I. In a study of 8,654 consecutive tylectomies and mastectomies. *Cancer.* 1980;45(5):973–978.

30. Salman WD, Al-Dawoud A, Howat AJ, et al. Lymphoid tissue in the breast: a histological conundrum. *Histopathology.* 2007;51(4):572–573.

31. Pampal A, Gokoz A, Sipahi T, et al. Bloody nipple discharge in 2 infants with interesting cytologic findings of extramedullary hematopoiesis and hemophagocytosis. *J Pediatr Hematol Oncol.*

2012;34(3):229–231.

32. Wang J, Darvishian F. Extramedullary hematopoiesis in breast after neoadjuvant chemotherapy for breast carcinoma. *Ann Clin Lab Sci.* 2006;36(4):475–478.

33. Millar EK, Inder S, Lynch J. Extramedullary haematopoiesis in axillary lymph nodes following neoadjuvant chemotherapy for locally advanced breast cancer—a potential diagnostic pitfall. *Histopathology.* 2009;54(5):622–623.

34. Sapino A, Sneige N, Eusebi V, et al. Salivary gland/skin adnexal type tumors. In: Lakhani S, Ellis IO, Schnitt SJ, eds. *WHO Classification of Tumors of the Breast.* Lyon, France: IARC; 2012:55.

35. Panico L, D'Antonio A, Chiacchio R, et al. An unusual, recurring breast tumor with features of eccrine spiradenoma: a case report. *Am J Clin Pathol.* 1996;106(5):665–669.

36. Lee JJ, Mochel MC, Piris A, et al. p40 exhibits better specificity than p63 in distinguishing primary skin adnexal carcinomas from cutaneous metastases. *Hum Pathol.* 2014;45(5):1078–1083.

37. Mertens RB, de Peralta-Venturina MN, Balzer BL, et al. GATA3 expression in normal skin and in benign and malignant epidermal and cutaneous adnexal neoplasms. *Am J Dermatopathol.* 2015;37(12):885–891.

38. Rollins-Raval M, Chivukula M, Tseng GC, et al. An immunohistochemical panel to differentiate metastatic breast carcinoma to skin from primary sweat gland carcinomas with a review of the literature. *Arch Pathol Lab Med.* 2011;135(8):975–983.

39. Plumb SJ, Argenyi ZB, Stone MS, et al. Cytokeratin 5/6 immunostaining in cutaneous adnexal neoplasms and metastatic adenocarcinoma. *Am J Dermatopathol.* 2004;26(6):447–451.

40. Foschini MP, Krausz T. Salivary gland-type tumors of the breast: a spectrum of benign and malignant tumors including "triple negative carcinomas" of low malignant potential. *Semin Diagn Pathol.* 2010;27(1):77–90.

41. Lakhani SR, Ellis IO, Schnitt SJ, et al. *WHO Classification of Tumours of the Breast.* 4th ed. Lyon, France: IARC Press; 2012.

第15章

乳头病变

身体其他部位的皮肤、皮肤附属器及皮下组织发生的多种炎性、肿瘤性病变均可累及乳头。此外，副乳头可以出现在从腋窝到腹股沟乳线的任何部位。显微镜下见副乳头由正常乳头成分组成，包括输乳管和平滑肌，在深部真皮还可见乳腺腺管组织。

本章将重点讨论有重要临床意义的乳头病变。乳头正常的解剖学及组织学见第1章。

15.1 输乳管鳞状化生

正常情况下，皮肤的角化鳞状上皮陷入输乳管开口内，陷入长度为1~2mm（图15.1）。如果鳞状上皮向输乳管内延伸过深，可能导致角蛋白堆积、填充并阻塞导管，形成类似于表皮包涵囊肿的病变。导管一旦破裂，角蛋白碎屑挤进间质内，引起异物巨细胞炎性反应，继发细菌繁殖和感染，这种情况称为输乳管鳞状化生（SMOLD），也称茹什卡（Zuska）病和复发性乳晕下脓肿，表现为乳头附近出现红色、疼痛性肿块，临床可能当成脓肿[1]。SMOLD可发生于任何年龄，与吸烟史高度相关。抗生素治疗和（或）切开引流通常无效，需要完整切除受累的导管，甚至要楔形切除乳头，方能治愈。如果未能彻底切除，常会导致多次复发或瘘管形成[1,2]。

由于输乳管鳞状化生常被误诊为脓肿，因此，临床上开始经常是进行切开引流，手术取出的样本包括乳晕下乳腺组织碎片、伴或不伴有皮下组织和（或）皮肤，显微镜下表现为混合性炎症细胞浸润及异物巨细胞反应，也可见脓肿形成区域。炎症和异物巨细胞反应并无特异性；然而，

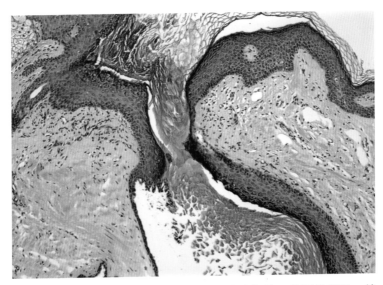

图15.1　角化性鳞状上皮延伸到输乳管表浅部位，为正常所见。然而，鳞状上皮延伸到输乳管的更深部位，可导致角蛋白堆积、导管阻塞，进一步引起导管破裂和间质炎症

结合临床情况，需要警惕SMOLD的可能，必须仔细进行组织学检查，在炎性浸润中寻找角化物碎屑以及伴鳞状化生和（或）含有角蛋白的导管，这些都是诊断SMOLD的重要依据。与切开引流送检的标本相比，SMOLD的特征在随后切除的标本中更常见，因为后者有充足的标本供组织学检查（图15.2~15.4）。SMOLD的主要特征见表15.1。

表15.1　SMOLD的主要特征

- 可发生于任何年龄
- 与吸烟史高度相关
- 导管上皮鳞状化生；导管腔内可见角蛋白
- 间质混合性炎症细胞浸润伴异物巨细胞反应；可形成脓肿
- 间质炎性浸润灶内可见角化物碎屑

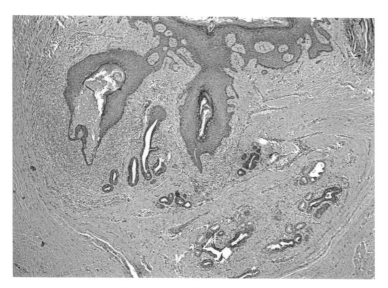

图15.2 SMOLD。几个乳头导管鳞状化生明显，左侧中央的导管被角化物充满并扩张

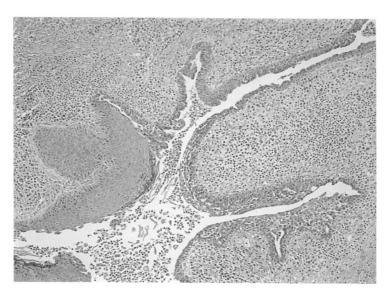

图15.3 SMOLD。大导管上皮鳞状化生，管腔内可见角蛋白和炎症细胞的片状剥脱物，周围间质有急、慢性炎症

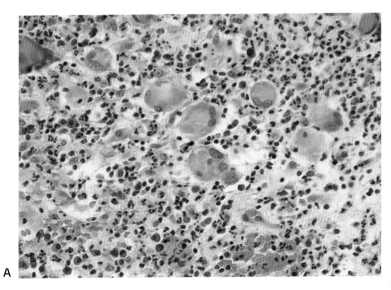

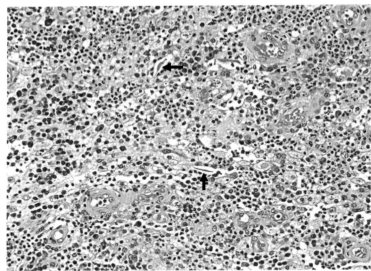

图15.4　临床诊断乳晕下脓肿行切开引流，高倍镜下显示术中取出的乳晕下乳腺组织，随后切除的组织显示SMOLD的诊断特征。A. 此标本显示由中性粒细胞、浆细胞、淋巴细胞、异物巨细胞组成的炎性浸润，虽无特异性，却在恰当的临床背景下提示SMOLD的可能性。B. 炎症细胞浸润灶中可见角蛋白碎屑（箭头所示）

15.2 乳头腺瘤

乳头腺瘤是相对少见的病变，有可能被误诊为癌，又称为乳头旺炽性乳头状瘤病、旺炽性腺瘤病、乳晕下导管内乳头状瘤病及侵蚀性腺瘤病。各年龄段女性均可发生，多见于40~60岁，男性也可发生。患者表现为乳头疼痛、溃疡及肿胀，有时伴乳头溢液。临床表现与佩吉特病相似[3,4]。

大体检查通常为界限不清、质硬的结节。显微镜下组织形态多样，特征性病变表现为在多少不等的纤维间质内，腺体及导管呈良性增生，边界相对清楚（图15.5）。腺体可为相对单一的腺病样增生，也可因显著的乳头状增生和（或）UDH而变得扭曲和扩张。腺体增生有时类似男性乳腺发育症，并可见坏死灶（图15.6~15.8），也可见大汗腺或鳞状化生。腺体周围间质硬化或乳头状导管上皮增生可致上皮陷入、扭曲，形成假浸润形态，但是，如同其他良性病变一样，乳头腺瘤的腺体和导管被肌上皮细胞层包绕。罗森和蔡柯（Caicco）[4]描述了乳头腺瘤的3种不同的生长方式：腺病样，乳头状瘤病样，硬化性乳头状瘤病样。这些生长方式常混合出

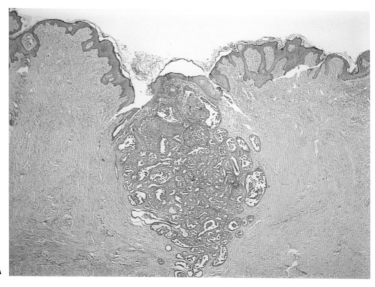

图15.5（1） 乳头腺瘤。A. 低倍镜下，乳头间质内边界相对清楚的导管聚集，伴有不同程度的上皮增生

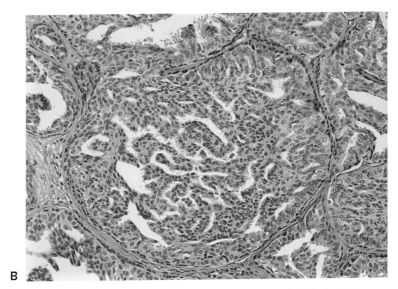

图15.5（2） 乳头腺瘤。B. 高倍镜下，示一个导管内UDH

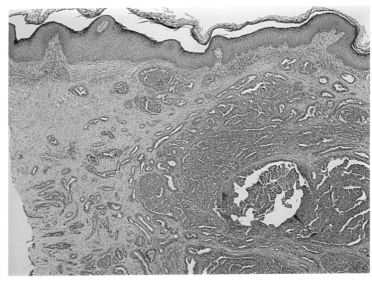

图15.6（1） 乳头腺瘤。A. 示腺病样（左）和乳头状瘤病样（右）的生长方式

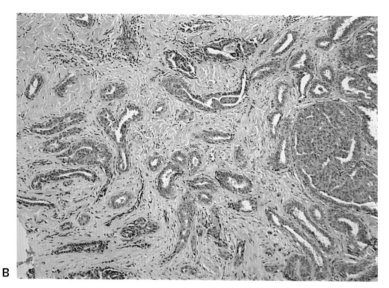

B

图15.6（2） 乳头腺瘤。B. 高倍镜下，示腺病样区域，可见纤维间质内不同程度扭曲的腺体

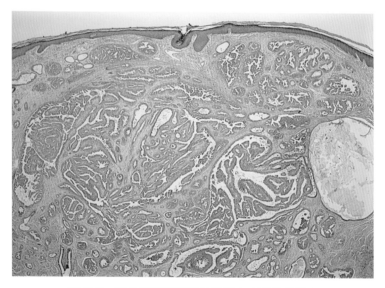

图15.7 乳头腺瘤伴明显的导管上皮乳头状增生

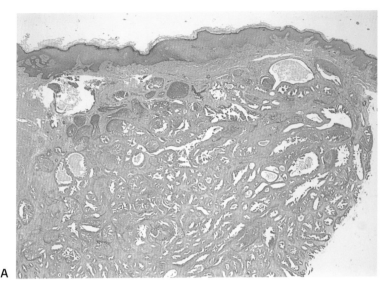

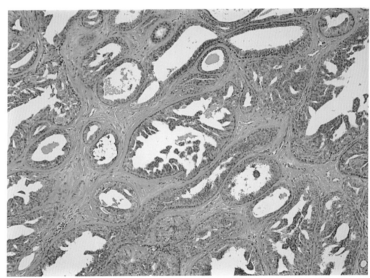

图15.8 乳头腺瘤。A. 此例显示许多腺体呈男性乳腺发育症样的增生。B. 高倍镜下，示男性乳腺发育症样的增生

现，并且没有预后意义。重要的是，腺上皮可以延伸到乳头表面，代替鳞状上皮，形成临床上所见的红斑、糜烂，这时乳头腺瘤可能被误诊为佩吉特病（图15.9）。乳头腺瘤的主要组织学特征见表15.2。

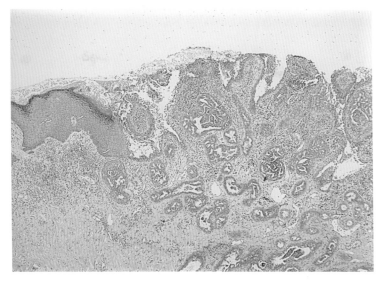

图15.9　**乳头腺瘤，腺上皮延伸到乳头表面，替代鳞状上皮**

乳头腺瘤为良性，切除不净可复发。偶尔可合并癌或继发癌，已有病例报道[4、5]。在乳头腺瘤中诊断原位癌或浸润癌，标准同乳腺其他部位。

表15.2　乳头腺瘤的主要特征

- 可发生于任何年龄，好发于40~60岁
- 边界相对清楚的腺体增生，累及乳头间质
- 腺体结构简单，呈腺病样生长，和（或）不同程度的乳头状增生，和（或）UDH
- 间质纤维化使腺上皮内陷，形成假浸润形态
- 腺上皮可延伸到乳头表面，替代鳞状上皮，临床上类似佩吉特病

明显的腺病样生长方式的乳头腺瘤要与小管癌及汗管瘤样腺瘤相鉴别。对于有疑问的病例，肌上皮免疫染色有助于与小管癌相鉴别[6]，因为乳头腺瘤的导管和腺体周围有肌上皮围绕，而小管癌缺乏肌上皮。乳头腺瘤与汗管瘤样腺瘤的区别将在下一节讨论。若乳头腺瘤显示明显的乳头状增生伴显著的导管扩张，则必须与中央型导管内乳头状瘤相鉴别。后者局限于单一扩张的输乳管中，边界比乳头腺瘤更加清楚。

15.3 汗管瘤样腺瘤

汗管瘤样腺瘤罕见，通常表现为乳头内和（或）乳晕区肿块。患者发病年龄广泛，平均约40岁。组织学检查，病变由纤维性间质内呈浸润性生长的增生小腺体及小管状结构、实性细胞岛或细胞条索、鳞状细胞巢和角化囊肿等构成，间质可伴有黏液样变性和透明变性。腺体常常成角，呈泪滴状或延伸的逗点状，类似皮肤和涎腺的汗管瘤（图15.10，15.11）。虽然腺管可能由两层或多层细胞组成，却不能可靠地辨认明确的肌上皮细胞层[7,8]。细胞核小而一致，核分裂象通常不明显。其特征为乳头导管和平滑肌束之间呈浸润性生长，腺管可浸润到乳晕下乳腺组织，也可见神经周围侵犯[9,10]。汗管瘤样腺瘤的主要特征见表15.3。

表15.3　汗管瘤样腺瘤的主要特征

- 由小腺体（部分腺体形状不规则，呈泪滴状或延伸的逗点状）、实性细胞巢、角化囊肿组成的浸润性病变
- 在输乳管和平滑肌束之间浸润性生长
- 可见神经周围侵犯

尽管汗管瘤样腺瘤形态上为浸润性，但生物学行为良性，恰当的治疗方法是局部完整切除术，可能需要切除整个乳头。

有些学者注意到汗管瘤样腺瘤与低级别腺鳞癌具有重叠的组织学特征，认为二者为相同病变。然而，汗管瘤样腺瘤发生于乳头-乳晕复合体而不是乳腺实质。另外，汗管瘤样腺瘤与皮肤的微囊性附属器癌具有组织学相似性，并且，汗管瘤样腺瘤的免疫表型特征更接近汗腺肿瘤而不是乳腺癌（即，表达高分子量CK和p63，这一特征常见于皮肤附属器肿瘤而不是乳腺肿瘤）。这些现象提示汗管瘤样腺瘤可能是皮肤附属器肿瘤而不是乳腺自身的病变[7,8,11-13]。但是，也应当注意，真正的低级别腺鳞癌偶尔可以累及乳晕部乳腺组织或乳头[4,5]。

汗管瘤样腺瘤也可能与小管癌混淆。小管癌的腺体为卵圆形，两端渐细，伴有DCIS，而汗管瘤样腺瘤的特征为腺管形状不规则、鳞状化生、不伴有DCIS。最后，汗管瘤样腺瘤与乳头腺瘤的鉴别要点是前者呈浸润

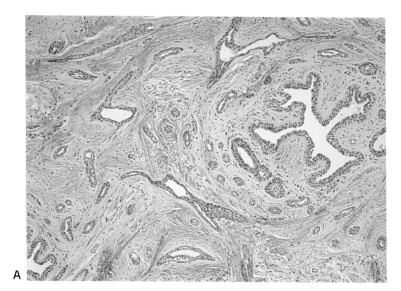

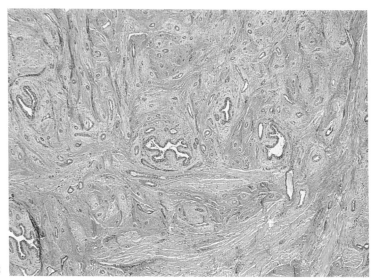

图15.10 汗管瘤样腺瘤。A. 低倍镜下，示许多小导管和腺体在输乳管之间和平滑肌束内浸润。B. 有些腺体呈卵圆形，而另一些腺体轮廓不规则，似逗点状

性生长方式和特征性腺管形状，可见角质囊肿，无显著的上皮细胞增生和乳头状瘤病形态，病变不向乳头皮肤表面延伸。

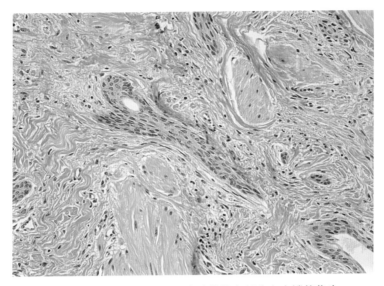

图15.11　汗管瘤样腺瘤。该腺管的大部分上皮鳞状化生

15.4 佩吉特病

　　佩吉特病见于1%~4%的乳腺癌患者，特征为乳头和（或）乳晕的表皮内出现恶性腺上皮细胞。临床常见的表现包括湿疹、红斑、渗出和结痂。临床表现可能隐匿，仅在做乳头或乳晕的组织学检查时才被发现。

　　镜下检查，表皮内弥漫分布单个或成簇的恶性细胞，通常在基底部数量更多（图15.12，15.13），罕见情况下，佩吉特细胞形成管状结构。细胞数目可以很少，也可很丰富从而取代了表皮内的大部分角质细胞。佩吉特细胞核大，核仁明显，胞质丰富、淡染或嗜双色，胞质内常含有黏蛋白，也可含有黑色素[14]，可有核分裂象。由于制片时造成的收缩假象，细胞有时似乎位于表皮的陷窝内。在侵犯表皮的同时，佩吉特细胞也可侵犯皮肤附属器上皮，造成真皮内不同程度的毛细血管扩张和慢性炎症。

　　免疫表型，佩吉特细胞表达低分子量CK，如CK7[15-17]，但也有CK7阴性的罕见病例报告[18]。也表达AE1/AE3和CAM5.2，但不表达CK20。佩吉特细胞表达EMA；常有HER2蛋白过表达；也可表达癌胚抗原（CEA）、ER、PR、AR、GCDFP、GATA3和S-100蛋白[11,13-15]（图15.14）。

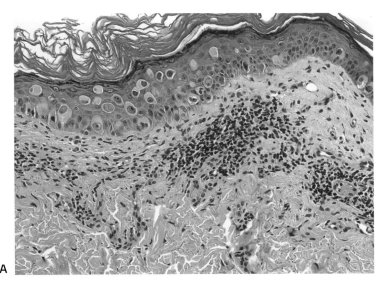

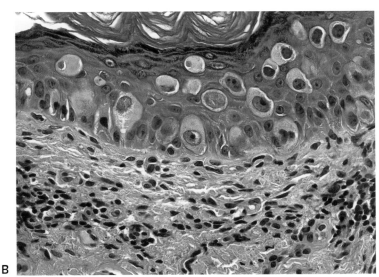

图15.12 乳头的佩吉特病。A. 表皮内散在的恶性腺上皮细胞，真皮慢性炎症。B. 高倍镜下，示佩吉特病的细胞学特征，核大，核仁明显，胞质丰富淡染、嗜双色

超过95%的佩吉特病与癌伴发，几乎都是导管癌，可以是纯粹的DCIS（通常为高级别核伴粉刺样坏死），也可是DCIS和浸润癌混合存在。偶尔，伴发的DCIS局限于乳头下方的单个导管内，但通常病变很广泛[21]。非常

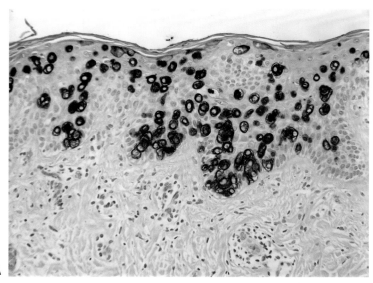

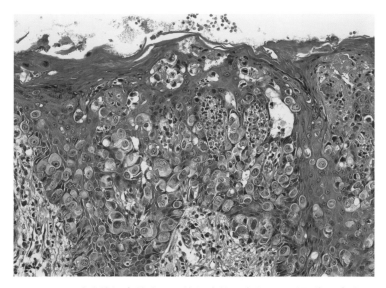

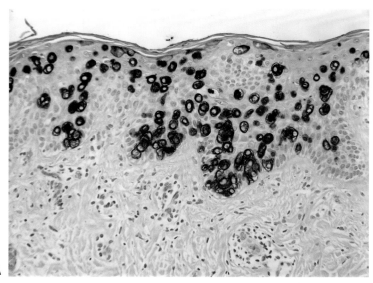

图15.13 乳头的佩吉特病。恶性细胞数目众多，几乎取代了表皮

A

图15.14（1） 佩吉特细胞表达CAM5.2（A）和CK7（B），而周围的角质细胞不表达

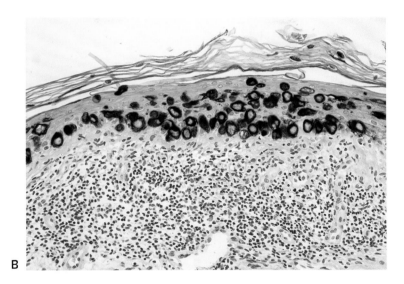

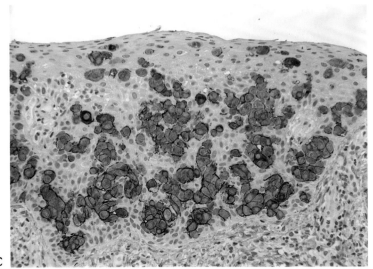

图15.14（2）　佩吉特细胞表达CAM5.2（A）和CK7（B），而周围的角质细胞不表达。佩吉特细胞常常有HER2过表达（C）

罕见的是，一些病例即使广泛取材，仍然不能找到病变下方的癌，推测这些病例可能原发并局限于表皮。

对佩吉特病，应该仔细检查病灶下方是否存在乳腺癌。病变非常局限者可以选择保乳治疗[22,23]。浸润性乳腺癌是否并存佩吉特病并没有预后意

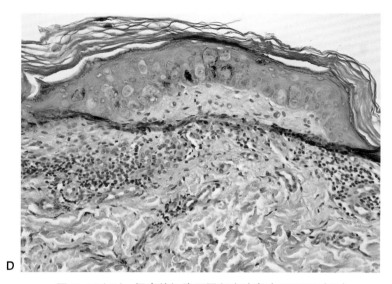

D

图15.14（3）　佩吉特细胞不同程度地表达GCDFP（D）

义[24]。罕见情况下，浸润癌似乎直接起源于佩吉特病并且局限于乳头（浸润性佩吉特病）。这种情况甚至伴有淋巴结转移（图15.15）[25,26]。佩吉特病的主要特征见表15.4。

表15.4　佩吉特病的主要特征

- 发病年龄广泛（26~88岁）
- 见于1%~4%的乳腺癌患者
- 临床表现为乳头/乳晕区湿疹性、渗出性区域
- 乳头的表皮内见高级别恶性腺上皮细胞
- 病例几乎都伴有病变下方的高级别DCIS或兼有DCIS和浸润癌
- 佩吉特细胞表达低分子量CK和EMA，常常过表达HER2蛋白，不同程度地表达ER/PR、GCDFP、CEA和S-100蛋白
- 鉴别诊断包括恶性黑色素瘤、鲍温病、透明角质细胞和托克细胞

　　佩吉特病的鉴别诊断包括恶性及良性病变，如恶性黑色素瘤和鳞状细胞原位癌（鲍温病）（图15.16），两者均在乳头罕见；表皮内胞质透明的良性细胞，包括角质细胞（图15.17）或托克细胞（图15.18，15.19）[15,17,19]。对于疑难病例，组织化学染色标记黏蛋白或免疫染色有助于佩吉特细胞与其他细胞鉴别（表15.5）。值得注意的是，佩吉特细胞和托克细胞具有

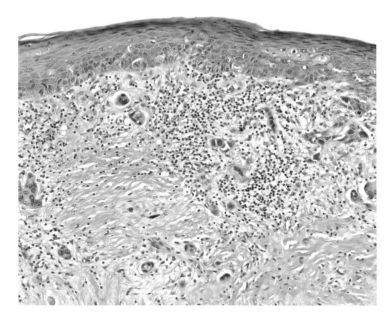

图15.15 浸润性佩吉特病。浅表真皮内可见小簇肿瘤性上皮细胞和单个细胞，并有真皮内淋巴细胞浸润。上方的表皮含有数个佩吉特细胞，与邻近角质细胞相比，佩吉特细胞核更大，胞质更丰富。本图邻近的表皮含有更多佩吉特细胞

免疫表型相似性[15,17]，事实上，有人认为那些少见的无伴发癌的佩吉特病，托克细胞可能是其起源细胞。

表15.5 佩吉特病及其相似病变的常用组织化学和免疫染色

	佩吉特病	恶性黑色素瘤	鳞状细胞原位癌	托克细胞
黏蛋白	+	–	–	–
CK7	+	–	–	+
EMA	+	–	+/–	+
HER2	+	–	–	+/–
ER/PR	+/–	–	–	+/–
GCDFP	+/–	–	–	–
S–100蛋白	+/–	+	–	+/–
HMB45	–	+	–	NA
P63	–	–	+	–

注：+. 通常表达；–. 通常不表达；+/–. 可表达或不表达；NA. 无资料。

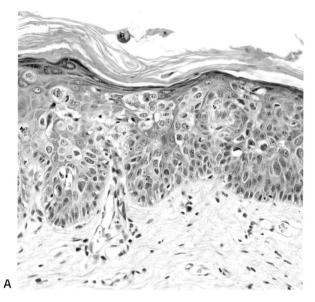

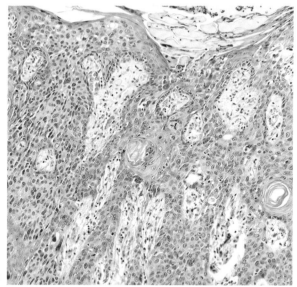

图15.16 乳头表皮的鳞状细胞原位癌（鲍温病）。A. 高倍镜下，表皮内出现佩吉特样分布的成簇上皮细胞，核增大、异型性，胞质淡染、嗜酸性。明显类似于佩吉特病。B. 佩吉特样累及区域相邻的表皮，显示更广泛、全层的鳞状细胞异型性，足以诊断为鳞状细胞原位癌（鲍温病）

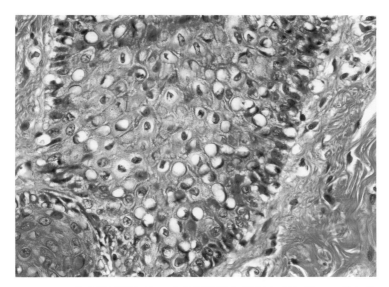

图15.17　乳头的透明细胞。胞质透明的细胞是角质细胞，一些细胞的透明空泡使核偏位，似印戒细胞，细胞核小，形态温和，黏蛋白组织化学染色呈阴性

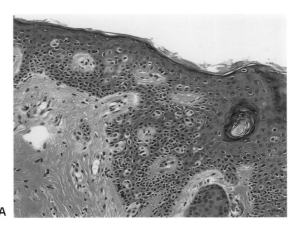

图15.18（1）　托克细胞。A. 托克细胞是乳头表皮内的良性细胞，胞质淡染，呈单个或小簇状

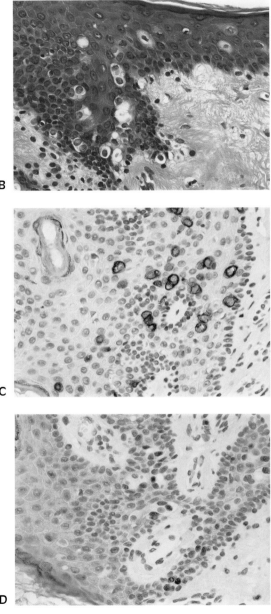

图15.18（2） 托克细胞。B. 高倍镜下，示托克细胞核形态温和，无明显核仁，细胞质CK7阳性（C），细胞核ER阳性（D）。托克细胞具有与佩吉特细胞相似的免疫表型，可据其良性细胞学特征与后者相鉴别

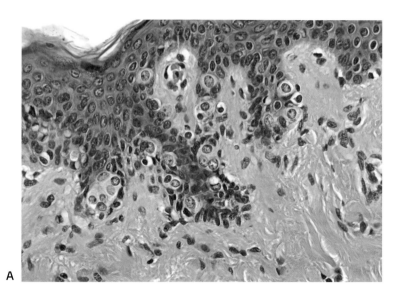

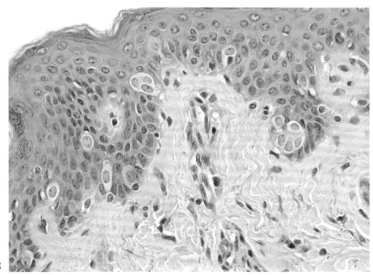

图15.19 托克细胞增生。A. 乳头表皮内的托克细胞呈单个或小巢状，保留了温和的细胞学特征。B. 黏液卡红染色，托克细胞的黏液卡红染色阴性，说明与佩吉特病的细胞相比，托克细胞缺乏胞质内黏液

（岳君秋 译）

参考文献

1. Lester S. Subareolar abscess (Zuska's Disease): a specific disease entity with specific treatment and prevention strategies. *Pathol Case Rev*. 1999;4(5):189–193.

2. Meguid MM, Oler A, Numann PJ, et al. Pathogenesis-based treatment of recurring subareolar breast abscesses. *Surgery*. 1995;118(4):775–782.

3. Perzin KH, Lattes R. Papillary adenoma of the nipple (florid papillomatosis, adenoma, adenomatosis). A clinicopathologic study. *Cancer*. 1972;29(4):996–1009.

4. Rosen PP, Caicco JA. Florid papillomatosis of the nipple. A study of 51 patients, including nine with mammary carcinoma. *Am J Surg Pathol*. 1986;10(2):87–101.

5. Jones MW, Tavassoli FA. Coexistence of nipple duct adenoma and breast carcinoma: a clinicopathologic study of five cases and review of the literature. *Mod Pathol*. 1995;8(6):633–636.

6. Bonito M, Cantile M, Collina F, et al. Adenoma of the nipple: a clinicopathological report of 13 cases. *Oncol Lett*. 2014;7(6):1839–1842.

7. Boecker W, Stenman G, Loening T, et al. Differentiation and histogenesis of syringomatous tumour of the nipple and low-grade adenosquamous carcinoma: evidence for a common origin. *Histopathology*. 2014;65(1):9–23.

8. Montgomery ND, Bianchi GD, Klauber-Demore N, et al. Bilateral syringomatous adenomas of the nipple: case report with immunohistochemical characterization of a rare tumor mimicking malignancy. *Am J Clin Pathol*. 2014;141(5):727–731.

9. Jones MW, Norris HJ, Snyder RC. Infiltrating syringomatous adenoma of the nipple. A clinical and pathological study of 11 cases. *Am J Surg Pathol*. 1989;13(3):197–201.

10. Rosen PP. Syringomatous adenoma of the nipple. *Am J Surg Pathol*. 1983;7(8):739–745.

11. Rosen PP, Ernsberger D. Low-grade adenosquamous carcinoma. A variant of metaplastic mammary carcinoma. *Am J Surg Pathol*. 1987;11(5):351–358.

12. Van Hoeven KH, Drudis T, Cranor ML, et al. Low-grade adenosquamous carcinoma of the breast. A clinocopathologic study of 32 cases with ultrastructural analysis. *Am J Surg Pathol*. 1993;17(3):248–258.

13. Wheedon D. *Skin Pathology*. 4th ed. Edinburgh: Churchill Livingston-Elsevier; 2010.

14. Tang X, Umemura S, Kumaki N, et al. A case report of pigmented mammary Paget's disease mimicking nevus of the nipple. *Breast Cancer*. 2014;21(3):370–374.

15. Lundquist K, Kohler S, Rouse RV. Intraepidermal cytokeratin 7 expression is not restricted to Paget cells but is also seen in Toker cells and Merkel cells. *Am J Surg Pathol*. 1999;23(2):212–219.

16. Smith KJ, Tuur S, Corvette D, et al. Cytokeratin 7 staining in mammary and extramammary Paget's disease. *Mod Pathol*. 1997;10(11):1069–1074.

17. Yao DX, Hoda SA, Chiu A, et al. Intraepidermal cytokeratin 7 immunoreactive cells in the non-neoplastic nipple may represent interepithelial extension of lactiferous duct cells. *Histopathology*.

2002;40(3):230–236.

18. Ozerdem U, McNiff JM, Tavassoli FA. Cytokeratin 7-negative mammary Paget's disease: a diagnostic pitfall. *Pathol Res Pract.* 2016;212(4):279–281.

19. Kohler S, Rouse RV, Smoller BR. The differential diagnosis of pagetoid cells in the epidermis. *Mod Pathol.* 1998;11(1):79–92.

20. Liegl B, Horn LC, Moinfar F. Androgen receptors are frequently expressed in mammary and extramammary Paget's disease. *Mod Pathol.* 2005;18(10):1283–1288.

21. Chaudary MA, Millis RR, Lane EB, et al. Paget's disease of the nipple: a ten year review including clinical, pathological, and immunohistochemical findings. *Breast Cancer Res Treat.* 1986;8(2):139–146.

22. Chen CY, Sun LM, Anderson BO. Paget disease of the breast: changing patterns of incidence, clinical presentation, and treatment in the U.S. *Cancer.* 2006;107(7):1448–1458.

23. Lagios MD, Westdahl PR, Rose MR, et al. Paget's disease of the nipple. Alternative management in cases without or with minimal extent of underlying breast carcinoma. *Cancer.* 1984;54(3):545–551.

24. Wong SM, Freedman RA, Sagara Y, et al. The effect of Paget disease on axillary lymph node metastases and survival in invasive ductal carcinoma. *Cancer.* 2015;121(24):4333–4340.

25. Saluja K, Sahoo S. Invasive Paget disease of the nipple of luminal-b subtype with axillary lymph node metastasis in a 60-year-old white woman. *Lab Med.* 2015;46(4):332–337.

26. Ozerdem U, Swistel A, Antonio LB, et al. Invasive Paget disease of the nipple: a brief review of the literature and report of the first case with axillary nodal metastases. *Int J Surg Pathol.* 2014;22(6):566–569.

第16章
男性乳腺病变

16.1 正常组织学

与女性相似，成年男性乳腺也由腺体与周围的间质组成，间质含有数量不等的纤维组织和脂肪组织。与女性乳腺相比，男性乳腺的上皮主要由分支状导管和终末小导管组成，腺泡结构少或没有（图16.1）。据报道，小叶发育见于克兰费尔特（Klinefelter）综合征（先天性睾丸发育不全综合征）及其他伴血清高雌激素的情况。

16.2 男性乳腺发育症

男性乳腺发育症是男性乳腺最常见的疾病。尽管有时男性乳腺发育症与内分泌异常、服用药物（包括洋地黄、螺内酯、三环抗抑郁药和大麻）或局部用药（如薰衣草油和茶树油）等有关，但大部分病例的病因不明[1]。男性乳腺发育症最常发生于青春期和老年阶段。病变可局限也可呈弥漫性，可单侧也可双侧发生。此外，也常见于男性新生儿，为母体雌激素作用的结果。

男性乳腺发育症的组织学改变随着病变持续时间不同而变化，贯穿于全程的病变是导管数目增加，并可有导管扩张。早期，导管周围间质疏松，血管和细胞丰富并有多少不等的淋巴浆细胞浸润。导管上皮增生，并伴有逐渐变细的细胞簇结构突入腔内，这种颇具特征性的结构，有时也可见于女性乳腺良性上皮增生和幼年性纤维腺瘤的上皮成分（图16.2）。后期，导管周围纤维化和间质透明变性越来越明显（图16.3），并有上皮萎缩[2]（表16.1）。早期与后期均可见大汗腺化生。鳞状化生最常见于疾病早期。PASH亦可见于任何时期并且可能非常明显（图16.4）[3]。也可见小叶形成，小叶甚至可呈泌乳样改变（图16.5）。

表16.1　男性乳腺发育症的主要特征

临床表现
• 最常见于青春期和老年
• 单侧或双侧
• 多为特发性

组织学表现
早期
• 小叶周围间质疏松
• 常见混合性慢性炎症细胞浸润
• 上皮增生伴细胞簇突向导管腔内
后期
• 导管周围间质纤维化和透明变性
• 导管上皮萎缩

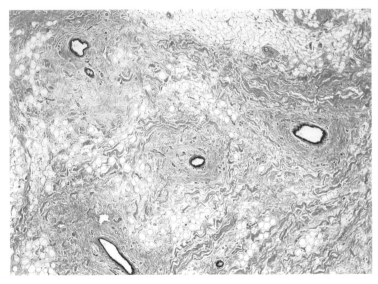

图16.1　正常男性乳房。纤维脂肪组织中可见散在导管，注意没有小叶结构

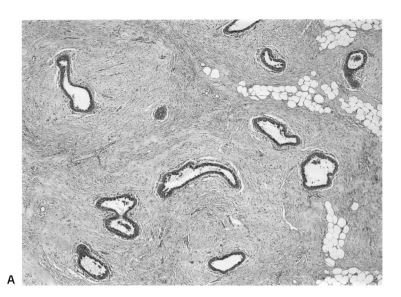

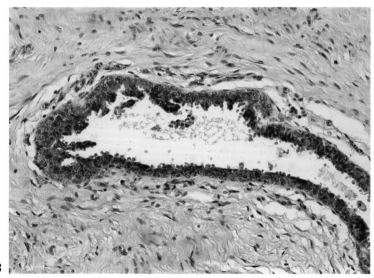

图16.2　男性乳腺发育症，早期阶段。A. 可见导管数目增多，周围是疏松的间质。B. 一些细胞簇突向导管腔内，越接近管腔面细胞簇的尖端越细

　　男性乳腺发育症早期，上皮增生可能非常明显，偶尔可形成令人担心的实性、筛状或乳头状结构。在某些病例，综合考虑结构和细胞学特征，可能足以诊断为ADH（图16.6）或提示DCIS的可能性。然而，这些发生于男

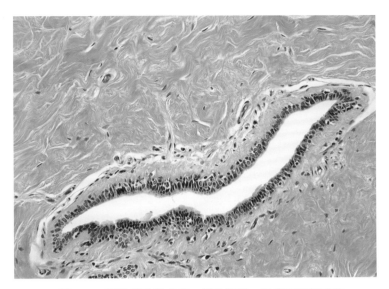

图16.3　男性乳腺发育症。纤维化期，导管周围纤维化

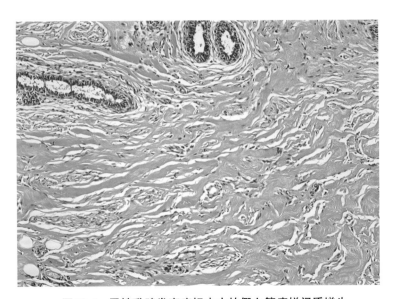

图16.4　男性乳腺发育症标本中的假血管瘤样间质增生

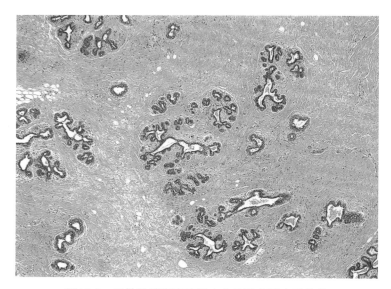

图16.5　男性乳腺发育症标本中的流产型小叶结构

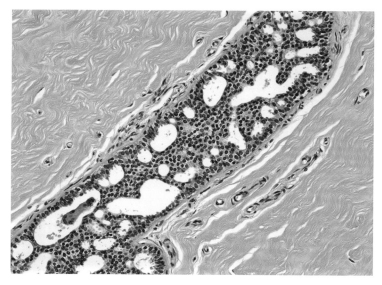

图16.6　男性乳腺发育症标本中的非典型导管增生

性乳腺发育症（和男性乳腺）中的非典型增生进展为癌的风险还不清楚[4]。因此，在我们看来，这种情形下DCIS的诊断标准应当严格。罕见情况下，临床诊断为男性乳腺发育症而切除的乳腺组织中偶然会发现浸润癌[5]。

16.3 其他良性病变

据报道，男性乳腺其他良性病变包括：纤维腺瘤、叶状肿瘤、导管内乳头状瘤、导管扩张症、肌成纤维细胞瘤、淋巴细胞性乳腺病/糖尿病性乳腺病、海绵状血管瘤和PASH。这些病变的组织学表现与发生于女性者相似。

16.4 男性乳腺癌

男性乳腺癌少见，约占所有乳腺恶性肿瘤的0.6%。患者可以为原位癌或浸润癌，发病年龄均比女性大，其中DCIS发病多在50~60岁，浸润癌为60~70岁[6]。临床尚未发现男性乳腺发育症是癌的风险因素。然而已有共识，克兰费尔特综合征[1]患者的乳腺癌发病率增加[7-9]。据报道，导致雄激素水平低的其他原因，如睾丸损伤和不育症，也与男性乳腺癌的发生有关。还有研究认为，高雌激素血症（见于肝脏疾病、肥胖症和前列腺癌患者的抗雄激素治疗）也是男性乳腺癌发病的风险因素。服用外源性雌激素治疗的变性人具有相似的风险。最近一项荟萃分析注意到男性乳腺发育症是男性乳腺癌的独立风险因素[9]。根据研究的人群不同，男性乳腺癌中有家族史者占4%~21%。大多数病例有乳腺癌易感基因BRCA2或PALB2的突变[10-13]。与女性BRCA1突变携带者乳腺癌高发生率相比，男性种系BRCA1突变携带者乳腺癌发生率较低。与男性散发性乳腺癌相比，男性种系突变携带者发生的乳腺癌表现为年龄较小、肿瘤级别较高、分期较晚并且总体生存率较差[14,15]。

男性乳腺DCIS多位于乳晕下方，呈结节状和（或）囊性，常伴乳头溢液。乳头状DCIS是最常见的组织学类型，主要为低、中级别核[16]。筛状、

1　克兰费尔特综合征（Klinefelter syndrome）又称为先天性睾丸发育不全综合征、47，XXY综合征，患者表现为无睾身材、男性乳房发育、小睾丸、无精子及尿中促性腺激素增高等（译者注）。

微乳头和实性结构也有报道。伴粉刺样坏死的高级别DCIS常伴有浸润癌。

　　与女性乳腺癌相比，男性浸润性乳腺癌体积更大、分期更高。绝大多数男性乳腺癌的组织学类型为浸润性导管癌，与女性发生者组织学表现相似（图16.7），通常ER和PR均为阳性[13,17-19]（图16.8），并且大多数病例也表达雄激素受体[20]。文献报道的HER2蛋白过表达率不一致，但似乎明显低于女性乳腺癌[13,20,21]。校正阳性腋窝淋巴结数目、肿瘤大小和组织学级别等因素后，男性乳腺癌预后与女性相似[17,22]（表16.2）。

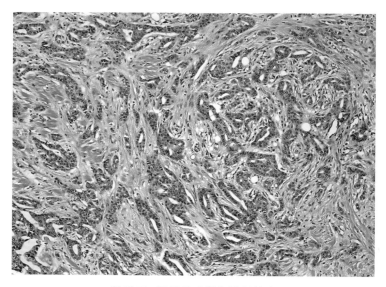

图16.7　男性乳腺浸润性导管癌

表16.2　男性乳腺癌的主要特征

- 老年男性（60~70岁）
- 比女性癌分期更高，但相同分期者预后相似
- 最常见类型为浸润性导管癌
- 乳头状癌也很常见
- 其他特殊类型罕见
- 通常ER、PR和AR均阳性
- HER2阳性率比女性乳腺癌低
- 遗传性癌常伴*BRCA1*和*PALB2*突变，而*BRCA1*突变少见

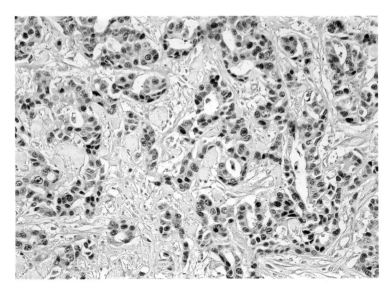

图16.8 男性乳腺癌ER免疫染色，细胞核呈强阳性

　　男性乳腺癌第二常见组织学类型为乳头状癌。其组织学特征与女性乳腺癌相同，表现为较大的乳头状细胞巢，衬覆于纤维血管轴心的非典型细胞呈单一性增生，无肌上皮层。其他特殊类型，如浸润性微乳头状癌、黏液癌、髓样癌、小管癌和大汗腺癌等，也可见于男性，但很少见[23]。发生于男性乳腺的原位和浸润性小叶癌均有报道，但极少见[22]。佩吉特病也可见于男性[24,25]。

　　与女性乳腺癌相似，男性乳腺癌也有独特的分子亚型。用免疫组化代替基因表达谱研究来进行分子分型，发现至少75%的男性乳腺癌为管腔A型，其余主要为管腔B型。基底样癌的发生率远低于女性，而HER2丰富型罕见于男性[13,21,26,27]。另外，与相同免疫表型的女性乳腺癌相比，ER阳性、HER2阴性男性乳腺癌很少发生*PIK3CA*和*TP53*体细胞突变或16q缺失，而参与DNA修复的基因突变率较高，提示男性乳腺癌发生具有不同的突变事件[21]。

　　男性乳腺癌的主要特征总结于表16.2。

16.5 男性乳腺转移性肿瘤

　　男性乳腺转移性肿瘤的常见类型与女性的相似，如肾细胞癌、黑色素瘤和淋巴瘤。要特别注意转移性前列腺癌，因为它可能与原发性乳腺癌极为相似（图16.9）。前列腺特异性抗原和前列腺酸性磷酸酶的免疫染色，对区分乳腺转移性前列腺癌与原发性乳腺癌可能很有帮助（图16.10）。而且，前列腺癌患者采用抗雄激素或雌激素治疗后引起的上皮增生，也可能被误认为并存的DCIS。

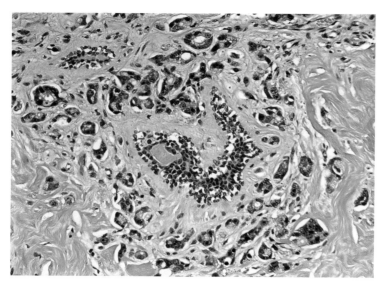

图16.9　转移性前列腺癌累及乳腺。肿瘤细胞呈巢状和腺样结构，围绕残留的正常导管浸润

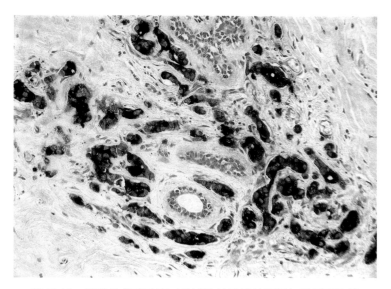

图16.10　转移性前列腺癌对前列腺特异性抗原呈细胞质强阳性

（王　强　译）

参考文献

1. Sansone A, Romanelli F, Sansone M, et al. Gynecomastia and hormones. *Endocrine*. 2017;55(1):37–44.

2. Bannayan GA, Hajdu SI. Gynecomastia: clinicopathologic study of 351 cases. *Am J Clin Pathol*. 1972;57(4):431–437.

3. Rosen PP. *Rosen's Breast Pathology*. 3rd ed. Philadelphia, PA: Lippincott Williams & Wilkins; 2009.

4. Wells JM, Liu Y, Ginter PS, et al. Elucidating encounters of atypical ductal hyperplasia arising in gynaecomastia. *Histopathology*. 2015;66(3):398–408.

5. Lapid O, Jolink F, Meijer SL. Pathological findings in gynecomastia: analysis of 5113 breasts. *Ann Plast Surg*. 2015;74(2):163–166.

6. Anderson WF, Jatoi I, Tse J, et al. Male breast cancer: a population-based comparison with female breast cancer. *J Clin Oncol*. 2010;28(2):232–239.

7. Jackson AW, Muldal S, Ockey CH, et al. Carcinoma of male breast in association with the Klinefelter syndrome. *Br Med J*. 1965;5429:223–225.

8. Brinton LA. Breast cancer risk among patients with Klinefelter syndrome. *Acta Paediatr*. 2011;100(6):814–818.

9. Brinton LA, Cook MB, McCormack V, et al. Anthropometric and hormonal risk factors for male

breast cancer: male breast cancer pooling project results. *J Natl Cancer Inst.* 2014;106(3):djt465.

10. Friedman LS, Gayther SA, Kurosaki T, et al. Mutation analysis of BRCA1 and BRCA2 in a male breast cancer population. *Am J Hum Genet.* 1997;60(2):313–319.

11. Ottini L, Rizzolo P, Zanna I, et al. BRCA1/BRCA2 mutation status and clinical-pathologic features of 108 male breast cancer cases from Tuscany: a population-based study in central Italy. *Breast Cancer Res Treat.* 2009;116(3):577–586.

12. Rahman N, Seal S, Thompson D, et al. PALB2, which encodes a BRCA2-interacting protein, is a breast cancer susceptibility gene. *Nat Genet.* 2007;39(2):165–167.

13. Fentiman IS. Male breast cancer is not congruent with the female disease. *Crit Rev Oncol Hematol.* 2016;101:119–124.

14. Kwiatkowska E, Teresiak M, Filas V, et al. BRCA2 mutations and androgen receptor expression as independent predictors of outcome of male breast cancer patients. *Clin Cancer Res.* 2003;9 (12): 4452–4459.

15. Silvestri V, Barrowdale D, Mulligan AM, et al. Male breast cancer in BRCA1 and BRCA2 mutation carriers: pathology data from the Consortium of Investigators of Modifiers of BRCA1/2. *Breast Cancer Res.* 2016;18(1):15.

16. Hittmair AP, Lininger RA, Tavassoli FA. Ductal carcinoma in situ (DCIS) in the male breast: a morphologic study of 84 cases of pure DCIS and 30 cases of DCIS associated with invasive carcinoma—a preliminary report. *Cancer.* 1998;83(10):2139–2149.

17. Giordano SH, Cohen DS, Buzdar AU, et al. Breast carcinoma in men: a population-based study. *Cancer.* 2004;101(1):51–57.

18. Rayson D, Erlichman C, Suman VJ, et al. Molecular markers in male breast carcinoma. *Cancer.* 1998;83(9):1947–1955.

19. Harlan LC, Zujewski JA, Goodman MT, et al. Breast cancer in men in the United States: a population-based study of diagnosis, treatment, and survival. *Cancer.* 2010;116(15):3558–3568.

20. Fentiman IS, Fourquet A, Hortobagyi GN. Male breast cancer. *Lancet.* 2006;367(9510):595–604.

21. Piscuoglio S, Ng CK, Murray MP, et al. The genomic landscape of male breast cancers. *Clin Cancer Res.* 2016;22(16):4045–4056.

22. Goss PE, Reid C, Pintilie M, et al. Male breast carcinoma: a review of 229 patients who presented to the Princess Margaret Hospital during 40 years: 1955–1996. *Cancer.* 1999;85(3):629–639.

23. Heller KS, Rosen PP, Schottenfeld D, et al. Male breast cancer: a clinicopathologic study of 97 cases. *Ann Surg.* 1978;188(1):60–65.

24. Serour F, Birkenfeld S, Amsterdam E, et al. Paget's disease of the male breast. *Cancer.* 1988;62(3):601–605.

25. Adams SJ, Kanthan R. Paget's disease of the male breast in the 21st century: a systematic review. *Breast.* 2016;29:14–23.

26. Ge Y, Sneige N, Eltorky MA, et al. Immunohistochemical characterization of subtypes of male breast carcinoma. *Breast Cancer Res.* 2009;11(3):R28.

27. Ciocca V, Bombonati A, Gatalica Z, et al. Cytokeratin profiles of male breast cancers. *Histopathology.* 2006;49(4):365–370.

第17章
儿童和青少年乳腺病变

青春期前男孩和女孩的乳腺都主要由输乳管组成，输乳管有一些分支，还可见一些呈现未发育状态的小叶结构，但没有腺泡发育的证据。这种状态一直维持到青春期。间质的髓外造血是胎儿期乳腺的特征，可以维持到出生后4个月[1]（图17.1）。

青春期女性主要在雌激素影响下，乳腺导管变长、分支、上皮发育增厚[2]。雌激素相对优势还引起导管周围结缔组织的密度增加。间质脂肪组织开始沉积，这正是乳房增大、隆起的主要原因。在随后的月经周期，血液循环中雌、孕激素交替有序改变，促进小叶腺泡和结缔组织的生长。虽然大部分小叶腺泡在青春期发育，但这一过程一直持续到30岁，而其最终分化要通过妊娠来促成。

男性青春期乳腺由纤维脂肪组织和导管组成，导管内衬覆矮立方上皮细胞。

许多发生于成人的乳腺疾病也可见于儿童和青春期，包括纤维腺瘤、叶状肿瘤和导管内乳头状瘤。男性乳腺发育症也可见于青春期的男孩，这已在第16章讨论。本章将重点介绍主要发生于儿童及青春期人群的几种乳腺疾病。

17.1 幼年性（处女性）乳腺肥大

青春期偶尔发生的一侧，通常为双侧的乳腺快速增大。仔细询问临床病史、进行详尽地体格检查非常必要，尤其是对于单侧增大者，应防止误诊为肿瘤，并因此错误地将正在发育的乳腺切除。幼年性乳腺肥大的组织学特征类似于男性乳腺发育症，表现为丰富的结缔组织和导管增生，

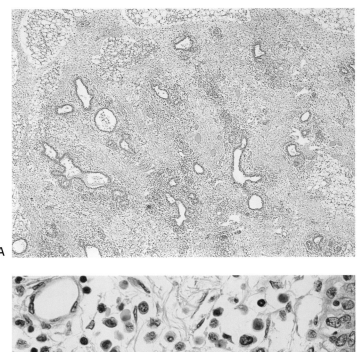

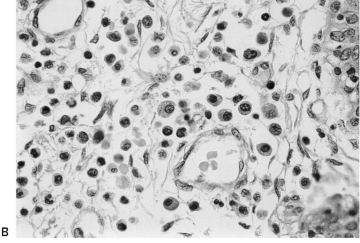

图17.1　新生儿乳腺组织。A. 低倍镜下，示导管埋于疏松结缔组织和脂肪组织所组成的间质内。间质内的单个核细胞是造血成分，提示持续的髓外造血。B. 高倍镜下，示间质内的造血细胞

常伴上皮增生，小叶结构少或无[3]。

　　乳房缩小成形术（缩乳术）是常用的治疗措施。有治疗后复发的报道，可能需要二次手术，甚至需要进行乳房切除重建手术。如果乳腺肥大发生在青春期早期，复发更常见[4]。

17.2 幼年性纤维腺瘤

大多数发生于青春期女性的纤维腺瘤的组织学表现类似于年长女性。幼年性纤维腺瘤这一术语特指一种以快速生长为特征的病变，较常见于青春期后，体积比成人发生者更大。其组织学特征以及儿童发生的纤维上皮性病变已在第6章讨论。

17.3 幼年性乳头状瘤病

幼年性乳头状瘤病通常发生于年轻女性，大多数患者年龄小于30岁，2/3患者小于25岁。然而，也有年龄低至12岁和高至48岁的报道[5]。

病变表现为界限清楚、质硬的肿块，临床上常被误以为纤维腺瘤。大体检查可见大小不一的囊肿，切面呈瑞士干酪样外观。显微镜下，病变由囊肿和扩张导管组成，其内含有浓缩的分泌物，腔内有泡沫状组织细胞，导管上皮常增生、乳头状瘤病样增生及大汗腺化生。纤维腺瘤样改变和硬化性腺病也可见到（图17.2~17.5）。上皮增生常为UDH，也可以出现旺炽性增生甚至有灶性坏死。ADH也可见到。上述组织学改变中，没有一种是幼年性乳头状瘤病所独有的改变；正是结合病理学、临床特征及发病年龄等因素综合考虑，本病才被认为是一个独立疾病。

据报道，相当高比例的幼年性乳头状瘤病患者有乳腺癌家族史，一些病例还同时伴发癌或随后发生了癌[5-7]。但是，幼年性乳头状瘤病进展为乳腺癌的风险尚未充分研究。推荐的治疗包括切除活检和临床密切随访。幼年性乳头状瘤病的主要特征总结于表17.1。

表17.1 幼年性乳头状瘤病的主要特征

- 主要发生于年轻女性（2/3患者小于25岁）
- 许多患者有乳腺癌家族史
- 临床表现为孤立的肿块
- 大体检查表现为多发性囊肿和导管扩张（瑞士干酪样外观）
- 一系列组织学改变包括：囊肿和导管扩张，伴腔内浓缩分泌物及组织细胞、旺炽性上皮增生、乳头状瘤病以及大汗腺化生

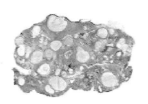

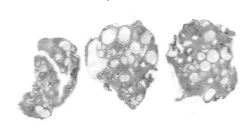

图17.2　幼年性乳头状瘤病。低倍镜下，明显可见大量囊肿和扩张导管。组织切面呈瑞士干酪样外观

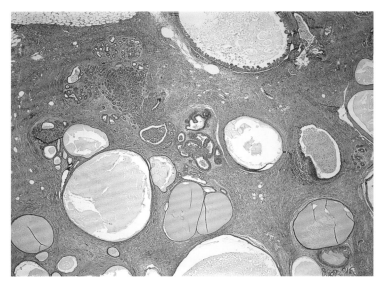

图17.3　幼年性乳头状瘤病。低倍镜下，示囊性结构和扩张导管，其内有浓缩分泌物，伴普通型导管增生、大汗腺化生和硬化性腺病

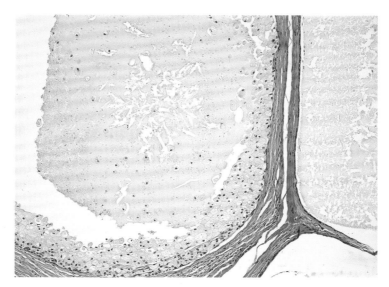

图17.4　幼年性乳头状瘤病。囊内有浓缩分泌物，管腔内有泡沫状组织细胞

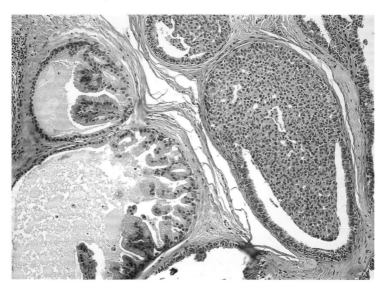

图17.5　幼年性乳头状瘤病。示普通型导管增生和大汗腺化生

17.4 乳头状导管增生

乳头状导管增生可发生于青少年和年轻女性，与幼年性乳头状瘤病不同的是，虽有乳头状上皮增生，但无明显的囊腔、分泌物聚集和大汗腺化生[8,9]。乳腺其他情况下通用的ADH的诊断标准，此时仍然适用。乳头状导管增生进展为乳腺癌的风险不明。

17.5 分泌性癌

儿童乳腺癌罕见。若儿童发生乳腺癌，通常为分泌性癌[10]。已有报道，其他常见于成人的癌可发生于儿童，而分泌性癌也可发生于成人[11-13]，男性和女性均有报道，似乎好发于非洲裔美国妇女。

分泌性癌通常表现为界限清楚、可推动的肿块，好发于青春期前女性和男性的乳晕下方[14]。大体形态和影像学表现类似于纤维腺瘤[14]。组织学上，肿瘤细胞呈腺样、实性、界限清楚的岛状结构，细胞岛含有大小不等的腺泡，部分形成微囊结构。许多腺泡腔和微囊内有嗜酸性、PAS阳性、耐淀粉酶的物质。绝大多数肿瘤边界清楚，但也可呈浸润性生长。肿瘤细胞核有轻微多形性，核分裂象即使有也罕见。细胞质通常丰富，呈颗粒性或空泡状、淡染（图17.6）。部分肿瘤有DCIS成分。由于浸润癌细胞巢大多数界限清楚，以致难以确定浸润癌与原位癌的相对比例。

大多数病例不表达ER、PR和HER2，表达基底样CK，提示分泌性癌属于基底样型乳腺癌[12,15]。肿瘤细胞表达α-乳清蛋白、S-100蛋白、EMA、CEA和乳腺球蛋白。未见GCDFP表达[16]。分泌性癌呈现t（12∶15）平衡易位，导致ETV6-NTRK3基因融合，并编码一种嵌合型酪氨酸激酶蛋白[16-18]。应当注意，腺泡细胞癌可显示类似于分泌性癌的微腺体结构和巢状结构，并且也为三阴性和S-100蛋白阳性，但腺泡细胞癌没有儿童病例的报道。而且，腺泡细胞癌的细胞呈溶菌酶和α-1抗糜蛋白酶免疫染色阳性并且缺乏ETV6-NTRK3基因融合。有趣的是，涎腺也可发生组织学上等同于乳腺分泌性癌的一种病变，称为类似于乳腺分泌性癌的涎腺肿瘤，同样以ETV6-NTRK3基因融合为特征[19,20]。

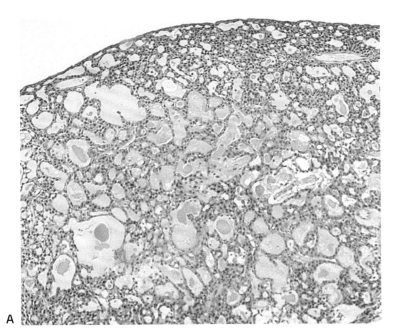

A

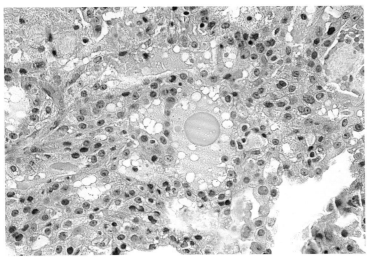

B

图17.6　分泌性癌。A. 低倍镜下，示肿瘤界限清楚，临床被当作纤维腺瘤"剜出"。有明显的大量腺泡和微囊，内含嗜酸性分泌物。B. 高倍镜下，示细胞学特征。细胞含有丰富的淡染、颗粒性或空泡化细胞质，细胞核形态均一

发生于儿童和年轻人（<30岁）的分泌性癌预后较好。如果患者年龄较大，预后可能不佳；晚期复发（诊断后20年以上）已有报道[21-23]。推荐的治疗方式不一致，但最近报道对儿童患者提倡保乳手术加前哨淋巴结活检，不使用放疗[24]。分泌性癌的主要特征总结于表17.2。

表17.2　分泌性癌的主要特征

- 主要发生于儿童和年轻人，但可见于任何年龄

- 好发于青春期前女性的乳晕下方

- 大体检查边界清楚

- 由腺体和实性巢组成，具有微腺泡和微囊，其内含有嗜酸性、PAS阳性分泌物

- 肿瘤细胞质淡染、颗粒性或空泡状，低核级别，ER、PR和HER2阴性（三阴性）最常见

- t（12∶15）易位导致ETV6 - NTRK3基因融合具有特征性

- 儿童和青少年预后好；可能局部复发甚至是转移，特别是在较年长女性

17.6 转移性肿瘤

在年轻患者中，乳腺转移性肿瘤比原发性乳腺癌更常见。大多数转移性肿瘤来自儿童和年轻人的常见肿瘤，如淋巴瘤/白血病、横纹肌肉瘤、神经母细胞瘤、甲状腺髓样癌、髓母细胞瘤和原始神经外胚层肿瘤/尤因（Ewing）肉瘤[25]。其中，腺泡状横纹肌肉瘤似乎更容易转移到乳房，特别是青春期后女性[26,27]。原发于儿童乳腺的腺泡状横纹肌肉瘤也有报道。

（陈　健　译）

参考文献

1. Anbazhagan R, Bartek J, Monaghan P, et al. Growth and development of the human infant breast. *Am J Anat*. 1991;192(4):407–417.

2. Monaghan P, Perusinghe NP, Cowen P, et al. Peripubertal human breast development. *Anat Rec*. 1990;226(4):501–508.

3. Oberman HA. Breast lesions in the adolescent female. In: Sommers SC, Rosen PP, eds. *Pathology*

Annual. Part 1. Norwalk, CT: Appleton-Century-Crofts; 1979.

4. Baker SB, Burkey BA, Thornton P, et al. Juvenile gigantomastia: presentation of four cases and review of the literature. *Ann Plast Surg*. 2001;46(5):517–525; discussion 25–26.

5. Rosen PP, Cantrell B, Mullen DL, et al. Juvenile papillomatosis (Swiss cheese disease) of the breast. *Am J Surg Pathol*. 1980;4(1):3–12.

6. Rosen PP, Holmes G, Lesser ML, et al. Juvenile papillomatosis and breast carcinoma. *Cancer*. 1985;55(6):1345–1352.

7. Taffurelli M, Santini D, Martinelli G, et al. Juvenile papillomatosis of the breast. A multidisciplinary study. *Pathol Annu*. 1991;26 (Pt 1):25–35.

8. Rosen PP. Papillary duct hyperplasia of the breast in children and young adults. *Cancer*. 1985;56(7):1611–1617.

9. Wilson M, Cranor ML, Rosen PP. Papillary duct hyperplasia of the breast in children and young women. *Mod Pathol*. 1993;6(5):570–574.

10. McDivitt RW, Stewart FW. Breast carcinoma in children. *JAMA*. 1966;195(5):388–390.

11. Jacob JD, Hodge C, Franko J, et al. Rare breast cancer: 246 invasive secretory carcinomas from the National Cancer Data Base. *J Surg Oncol*. 2016;113(7):721–725.

12. Li D, Xiao X, Yang W, et al. Secretory breast carcinoma: a clinicopathological and immuno-phenotypic study of 15 cases with a review of the literature. *Mod Pathol*. 2012;25(4):567–575.

13. Din NU, Idrees R, Fatima S, et al. Secretory carcinoma of breast: clinicopathologic study of 8 cases. *Ann Diagn Pathol*. 2013;17(1):54–57.

14. Misra M, Sagar P, Friedmann AM, et al. CASE RECORDS of the MASSACHUSETTS GENERAL HOSPITAL. Case 12-2016. An 8-year-old boy with an enlarging mass in the right breast. *N Engl J Med*. 2016;374(16):1565–1574.

15. Lae M, Freneaux P, Sastre-Garau X, et al. Secretory breast carcinomas with ETV6-NTRK3 fusion gene belong to the basal-like carcinoma spectrum. *Mod Pathol*. 2009;22(2):291–298.

16. Osako T, Takeuchi K, Horii R, et al. Secretory carcinoma of the breast and its histopathological mimics: value of markers for differential diagnosis. *Histopathology*. 2013;63(4):509–519.

17. Tognon C, Knezevich SR, Huntsman D, et al. Expression of the ETV6-NTRK3 gene fusion as a primary event in human secretory breast carcinoma. *Cancer Cell*. 2002;2(5):367–376.

18. Del Castillo M, Chibon F, Arnould L, et al. Secretory breast carcinoma: a histopathologic and genomic spectrum characterized by a joint specific ETV6-NTRK3 gene fusion. *Am J Surg Pathol*. 2015;39(11):1458–1467.

19. Skalova A, Vanecek T, Sima R, et al. Mammary analogue secretory carcinoma of salivary glands, containing the ETV6-NTRK3 fusion gene: a hitherto undescribed salivary gland tumor entity. *Am J Surg Pathol*. 2010;34(5):599–608.

20. Skalova A, Vanecek T, Simpson RH, et al. Mammary analogue secretory carcinoma of salivary glands: molecular analysis of 25 ETV6 gene rearranged tumors with lack of detection of classical ETV6-NTRK3 fusion transcript by standard RT-PCR: report of 4 cases harboring ETV6-X gene

fusion. *Am J Surg Pathol*. 2016;40(1):3–13.

21. Krausz T, Jenkins D, Grontoft O, et al. Secretory carcinoma of the breast in adults: emphasis on late recurrence and metastasis. *Histopathology*. 1989;14(1):25–36.

22. Rosen PP, Cranor ML. Secretory carcinoma of the breast. *Arch Pathol Lab Med*. 1991;115(2):141–144.

23. Tavassoli FA, Norris HJ. Secretory carcinoma of the breast. *Cancer*. 1980;45(9):2404–2413.

24. Vieni S, Cabibi D, Cipolla C, et al. Secretory breast carcinoma with metastatic sentinel lymph node. *World J Surg Oncol*. 2006;4(1):88.

25. Dehner LP, Hill DA, Deschryver K. Pathology of the breast in children, adolescents, and young adults. *Semin Diagn Pathol*. 1999;16(3):235–247.

26. Hays DM, Donaldson SS, Shimada H, et al. Primary and metastatic rhabdomyosarcoma in the breast: neoplasms of adolescent females, a report from the Intergroup Rhabdomyosarcoma Study. *Med Pediatr Oncol*. 1997;29(3):181–189.

27. D'Angelo P, Carli M, Ferrari A, et al. Breast metastases in children and adolescents with rhabdomyosarcoma: experience of the Italian Soft Tissue Sarcoma Committee. *Pediatr Blood Cancer*. 2010;55(7):1306–1309.

第18章
腋窝淋巴结

为乳腺癌患者切除腋窝淋巴结进行病理检查，以确定有无转移癌，是乳腺癌病理分期必不可少的步骤。其他肿瘤性疾病或反应性、炎症性疾病也可能导致腋窝淋巴结肿大并被切除。本章重点讨论腋窝淋巴结转移性乳腺癌评估，以及腋窝淋巴结的其他病理学改变。

18.1 淋巴结转移癌的评估

18.1.1 病理分期

在目前的临床实践中，病理医师检查的腋窝淋巴结可来自腋窝清扫术标本或前哨淋巴结活检标本。这些标本的处理程序见第20章。腋窝淋巴结转移癌的预后意义见第10章。

检查乳腺癌患者的腋窝淋巴结不仅需要评估有无转移癌，如果有转移，还要测量转移灶的大小，因为在淋巴结病理分期（pN）时需要考虑转移灶大小。目前AJCC关于乳腺癌患者切除的淋巴结分期系统见表18.1[1]。淋巴结转移分为宏转移、微转移和孤立性肿瘤细胞（ITC）。宏转移定义为转移灶尺寸大于2.0mm。微转移（pN1mi）的转移灶尺寸大于0.2mm和（或）大于200个肿瘤细胞但小于或等于2.0mm或非融合性细胞团含有小于200个细胞，它们应位于一张淋巴结组织学检查的横切面切片上，可通过CK免疫染色或HE切片进行检测[1]（图18.1，18.2）。这种转移灶通常间质反应不明显或无间质反应。

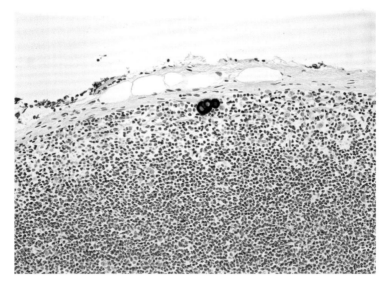

图18.1 CK免疫染色，检测到前哨淋巴结被膜下窦内的孤立性肿瘤细胞。如果这是淋巴结内的唯一发现，淋巴结病理分期应为pN0（i+）

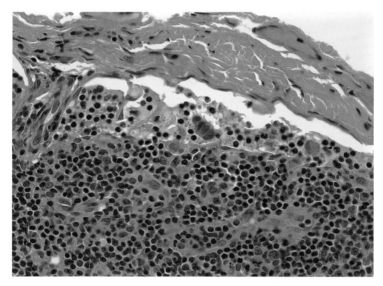

图18.2 HE切片检测到前哨淋巴结被膜下窦内孤立性肿瘤细胞。如果这是淋巴结内的唯一发现，淋巴结病理分期应为pN0（i+）

表18.1　AJCC系统关于乳腺癌淋巴结病理分期（pN）

pNX	区域淋巴结无法评估（如，未切除做病理检查，或先前已切除）
pN0	区域淋巴结未见转移，或仅有ITC
pN0（i+）	区域淋巴结仅有ITC（恶性细胞团小于或等于0.2mm）
pN0（mol+）	分子学检测（RT-PCR）阳性；未见ITC
pN1	微转移；或1~3枚腋窝淋巴结转移；和（或）内乳淋巴结临床阴性且前哨淋巴结活检微转移或宏转移
pN1mi	微转移（大约200个细胞，大于0.2mm但小于或等于2.0mm）
pN1a	1~3枚腋窝淋巴结转移，至少一个转移灶大于2.0mm
pN1b	同侧内乳淋巴结转移，不包括ITC
pN1c	pN1a和pN1b组合
pN2	4~9枚腋窝淋巴结转移；或同侧内乳淋巴结影像学阳性但腋窝淋巴结无转移
pN2a	4~9枚腋窝淋巴结转移（至少一个转移灶大于2.0mm）
pN2b	内乳淋巴结临床阳性，有或无显微镜下证据；腋窝淋巴结病理学阴性
pN3	大于或等于10枚腋窝淋巴结转移；或锁骨下（Ⅲ级腋窝）淋巴结转移；或同侧内乳淋巴结影像学阳性且大于或等于1枚Ⅰ、Ⅱ级腋窝淋巴结阳性；或大于3枚腋窝淋巴结转移且前哨淋巴结活检微转移或宏转移和内乳淋巴结临床阴性；或同侧锁骨上淋巴结转移
pN3a	大于或等于10枚腋窝淋巴结转移（至少一个转移灶大于2.0mm）；或锁骨下（Ⅲ级腋窝）淋巴结转移
pN3b	pN1a或pN2a且cN2b（内乳淋巴结影像学阳性）；或pN2a且pN1b
pN3c	同侧锁骨上淋巴结转移

很可惜，有些病例中淋巴结转移灶大小的测量和病理分期存在分歧，观察者之间的差异相当大[2-4]。特别是含有多灶ITC的淋巴结，如何测量和分类，有很大争议（图18.3）。新版分期系统[1]建议，当淋巴结内存在多灶肿瘤细胞时，仅测量最大的连续转移灶并用于淋巴结病理分期；不使用单个转移灶的总数或非连续转移灶之间的距离作为转移灶大小的认定。如果被膜下窦或髓窦内遍布分散的孤立性肿瘤细胞或小团肿瘤细胞（浸

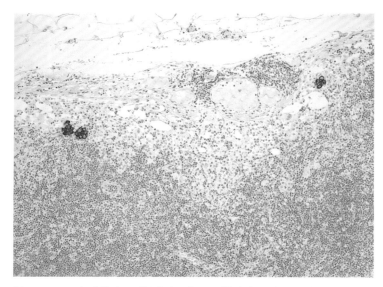

图18.3　CK免疫染色，检测到几个孤立性肿瘤细胞团。本例应根据最大的、连续的肿瘤细胞团来确定淋巴结分期，不能把一个细胞团到另一个细胞团的距离当成转移灶的大小

润性小叶癌的常见现象），有人将其视为pN0（i+）；而大多数人则视为整个淋巴结受累，如果淋巴结本身大于2.0mm则分期为宏转移（pN1a）（图18.4）；遇到这种特殊情形时我们建议加上备注，说明这种淋巴结累及模式。组织学检查发现肿瘤细胞位于淋巴结被膜之外，进入淋巴结周围软组织中（淋巴结外或被膜外扩散），并不改变淋巴结病理分期，但是应当在外科病理报告中加以说明，因为这可能是肿瘤复发的风险因素（图18.5）。新辅助化疗后腋窝淋巴结的分期和报告有些特别差异，将在第19章讨论。

正如第20章指出的，在前哨淋巴结活检时，某些机构通过冰冻切片和（或）细胞学检查评估前哨淋巴结，以决定是否需要进一步行腋窝淋巴结清扫[6]。然而，第20章将要讨论，随着美国外科学会肿瘤学组（ACOSOG）进行的Z0011试验的公布出版，术中评估前哨淋巴结正在减少[7-9]。应当指出，不管使用何种术中评估方法，其假阴性率为25%~30%。因此，只能根据常规石蜡切片检查进行最终淋巴结病理分期。

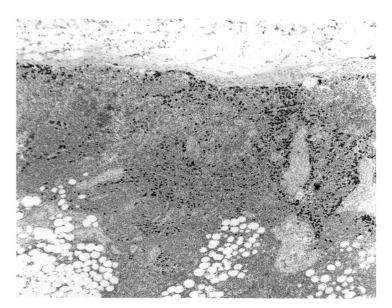

图18.4　浸润性小叶癌患者的前哨淋巴结，CK免疫染色显示大量CK阳性肿瘤细胞，遍及淋巴结。尽管理论上可以分期为pN0（i+），但最好还是分期为pN1a

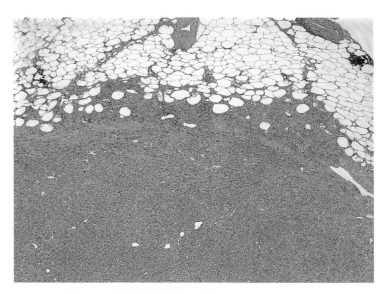

图18.5　腋窝淋巴结内的转移性小叶癌，延伸至淋巴结被膜外，进入淋巴结周围脂肪组织

18.1.2 淋巴结转移癌的组织学特征

　　腋窝淋巴结内的转移性乳腺癌几乎总是与原发性肿瘤具有相似的细胞形态和免疫表型特征。淋巴结转移癌与原发灶组织学表现不同时，应当想到乳腺中可能存在另一处未检测到的癌灶。偶有淋巴结转移癌表现为有界限的细胞巢，伴坏死灶，形态学类似DCIS（图18.6）。

　　宏转移通常破坏淋巴结结构，低倍镜下容易识别，有时肉眼也可识别（图18.7）。然而，较小转移灶的检查常常较为困难。根据淋巴结转移癌的一般规律，转移癌最早出现于被膜下窦，而后是髓窦；在不能一眼看出是否存在转移时，仔细观察这些区域非常重要。另外，窦内的肿瘤细胞必须与组织细胞相鉴别。组织细胞与浸润性小叶癌的鉴别可能特别困难，因为小叶癌细胞形态相当"温和"，极具欺骗性（图18.8）。当癌细胞与组织细胞在常规HE切片上无法鉴别时，进行CK免疫染色有助于对二者的区分。

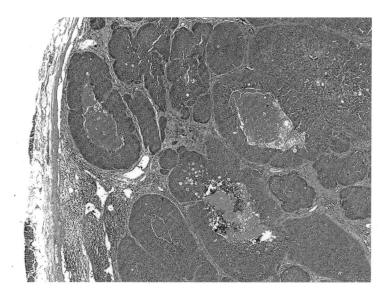

图18.6　**腋窝淋巴结内的转移癌。**部分转移性肿瘤细胞巢的生长方式类似DCIS

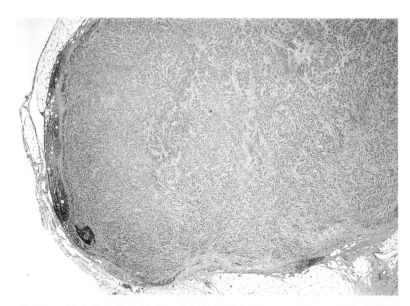

图18.7 腋窝淋巴结宏转移。本例转移灶大于2mm，并且几乎取代整个淋巴结。仅在淋巴结周围看到一圈薄薄的正常淋巴结组织

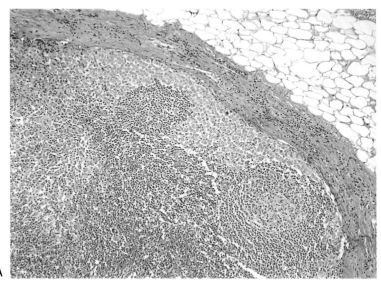

A

图18.8（1） 腋窝淋巴结内的转移性小叶癌。A. 中倍镜下，可见肿瘤细胞位于被膜下窦

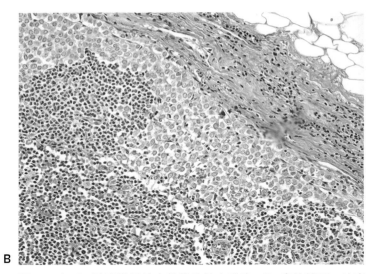

图18.8（2） 腋窝淋巴结内的转移性小叶癌。B. 高倍镜下，注意
观察肿瘤细胞具有相当"温和"的细胞学特征，貌似组织细胞

有两项随机试验（NSABP B32和ACOSOG Z0010）的结果质疑微转移
和孤立性肿瘤细胞的临床意义[10,11]，将在第20章讨论。因此，建议取消使
用CK免疫染色常规评估前哨淋巴结的做法[9,12,13]。HE切片上发现可疑肿瘤
细胞但不能确诊时，使用CK免疫染色确实有助于评估前哨淋巴结和非前
哨淋巴结。这种情形下，如果使用CK染色，在淋巴结中识别其他类型的
细胞很重要，特别是间质网状细胞，它对某些CK抗体（特别是CAM5.2）
呈阳性反应[14,15]（图18.9），而AE1/AE3的阳性率则少得多[14,15]。因此，
AE1/AE3比CAM 5.2更适合证实淋巴结转移癌细胞。

18.2 上皮移位

良性或恶性乳腺上皮细胞可因机械性作用而移位，进入腋窝淋巴结内，
这种现象可发生于既往穿刺检查术后，如细针抽吸活检或CNB[16-19]。另外
有证据表明，乳房按摩之后进行前哨淋巴结活检可以出现上皮细胞移位[18,20]。
移位细胞可能是来自浸润性导管癌或DCIS；也可能是来自正常乳腺或良性上
皮增生性病变，如导管内乳头状瘤。它们可在HE切片上或CK免疫染色时观

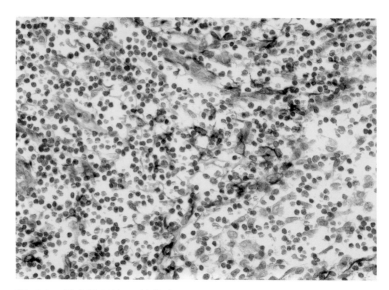

图18.9　腋窝淋巴结CK抗体（CAM 5.2）免疫染色。大量间质网状细胞呈CK阳性

察到。由于移位细胞通常表现为被膜下窦内或淋巴结被膜的淋巴管腔内的孤立性细胞或小团细胞，有时与转移癌几乎不能鉴别。

　　倾向于机械性移位而不是转移癌的特征包括：细胞退变，伴有吞噬含铁血黄素的巨噬细胞，以及破碎的红细胞[16]（图18.10）。研究一组病例发现，乳腺癌细胞与淋巴结内的上皮细胞免疫表型不同[19]，提示该组病例中，淋巴结内的上皮细胞并非来自乳腺肿瘤的转移，而是由于良性上皮的机械性移位。

　　实际工作中，HE切片或CK免疫染色观察到淋巴结内出现上皮细胞，可能无法根据形态学确定它们是转移癌还是机械性移位。如果发生在浸润性乳腺癌患者，比较合理的做法是在最终诊断上用备注加以解释，说明这种不确定性，但要指出不能排除转移的可能性。相似情况如果发生在接受前哨淋巴结活检或腋窝淋巴结切除的DCIS患者，在外科病理报告中应当解释，淋巴结内的这些细胞性质和临床意义不明。然而，既然主流观点认为微转移和ITC几乎没有临床意义，上皮移位与小灶转移癌的区分就显得不那么重要了[10,11]。

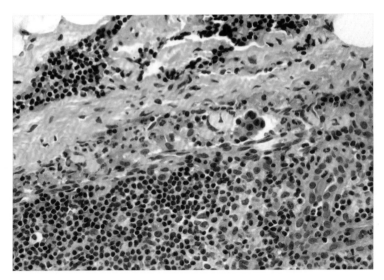

图18.10 前哨淋巴结被膜下窦内的上皮细胞伴退行性改变。患者既往的CNB标本发现DCIS。CNB和后来的切除活检均无浸润癌。考虑到这些细胞存在退行性改变，并且乳房内没有浸润癌，它们很可能代表移位的上皮细胞，可能来自DCIS。然而，不能完全排除转移癌的可能性

18.3 痣细胞团

尽管少见，腋窝淋巴结可以出现一些细胞团，具有痣细胞的组织学、免疫组化和超微结构特征。在一项对909例乳腺癌患者的研究中，发现出现腋窝淋巴结痣细胞团者占所有病例的0.33%、占所有被检淋巴结的0.017%[21]。然而，它们似乎更常出现于恶性黑色素瘤患者的腋窝淋巴结。

痣细胞团几乎总是在显微镜下偶然发现，仅少数病例肉眼可以观察到明显病变。它们局限于淋巴结被膜和纤维小梁。罕见情况下，小梁的纤维间质很少时，它们似乎出现在实质内。然而，它们不累及被膜下窦或髓窦[21]。

痣细胞团通常由卵圆形、上皮样细胞组成，细胞质淡染到透明，细胞边界不清，与真皮痣细胞相似。细胞质内很少出现黑色素。痣细胞团表现为位于淋巴结被膜或纤维小梁内的一个或多个大小不一的细胞团（图18.11，18.12）。罕见情况下，痣细胞团呈梭形，有明显黑色素，与蓝痣相似[22]。

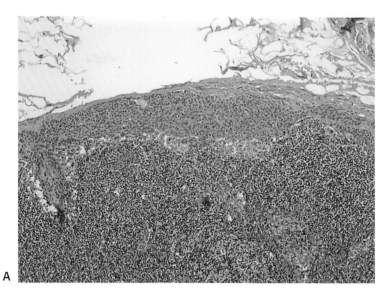

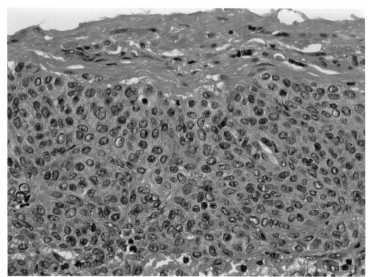

图18.11　痣细胞团。A. 低倍镜下，腋窝淋巴结被膜内出现上皮样细胞团。B. 高倍镜下，示细胞边界清楚，细胞质淡染，细胞核一致。无黑色素

　　认识痣细胞团的重要意义在于其必须与转移癌相鉴别，特别是小叶癌。痣细胞团位于被膜内，缺乏黏液，部分病例可有黑色素。对于可疑病例，联合检测CK和S-100蛋白可明确诊断：痣细胞呈S-100蛋白阳性而CK阴性（图18.13）。

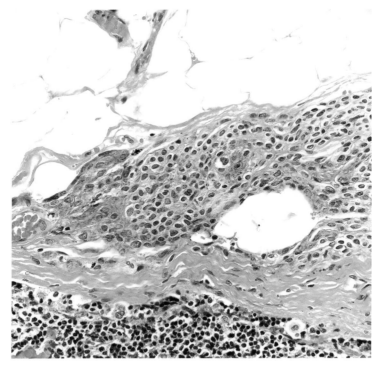

图18.12　腋窝淋巴结被膜内的痣细胞团，有明显黑色素

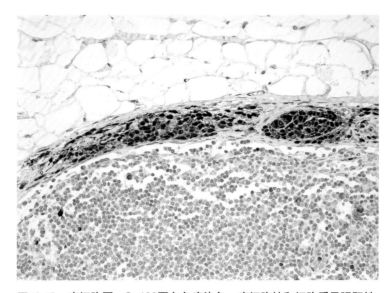

图18.13　痣细胞团，S-100蛋白免疫染色。痣细胞核和细胞质呈强阳性

此时不能单独使用S-100蛋白，因为某些乳腺癌细胞可以表达S-100蛋白，可能误将转移癌灶诊断为痣细胞团。还有两点值得注意。首先，转移癌可以出现在淋巴结被膜内（位于被膜自身的结缔组织内，或位于被膜的淋巴管腔内）；因此，不能仅根据位于被膜内就认为它们是痣细胞而不是转移癌细胞。其次，出现痣细胞团和转移癌并不相互排斥，二者可以同时出现在同一个淋巴结内。

18.4 硅酮性淋巴结病

接受过硅酮注射，出现硅酮泄漏或者假体破裂，硅酮可能到达腋窝淋巴结，引起独特的反应性改变[23,24]。这些淋巴结肉眼观察没有明显改变或稍变硬。硅酮性淋巴结病组织学特征性改变是在淋巴结内出现组织细胞和异物型巨细胞，细胞质内有大小不一的空泡。细胞质内出现淡染到透明、有折光性但非极化的物质，特别是缩小显微镜光圈或调暗显微镜聚光器时更明显（图18.14）。

18.5 良性上皮包涵物

腋窝淋巴结可以出现多种良性上皮成分，但极其罕见。根据组织学特征，可以将它们分为三大类：全为腺体结构、全为鳞状上皮衬覆的囊肿以及兼有腺样和鳞状上皮成分者[25]。腺样包涵体的上皮类型包括乳腺型上皮和类似输卵管内膜异位的苗勒型上皮[25-27]。良性上皮包涵体最常见于淋巴结被膜或小梁，但也可见于被膜下区，甚至出现在淋巴结实质内（图18.15）。

由乳腺型上皮组成者，可显示多种改变，包括囊性变、大汗腺化生和皮脂腺化生。腺体还可出现增生性改变，包括UDH和乳头状瘤形成[25,26,28-31]。有趣的是，腋窝淋巴结中的乳头状病变常伴有乳腺内的乳头状瘤（图18.16）[31]。肌上皮细胞通常存在，但可能需要免疫染色才能证实（图18.15，18.16）。苗勒型上皮组成者，特征为小而简单的腺体，衬覆单层立方或柱状上皮细胞，部分细胞有纤毛（图18.17）。无细胞异型性。可见细胞质透明的"插入细胞（闰细胞）"

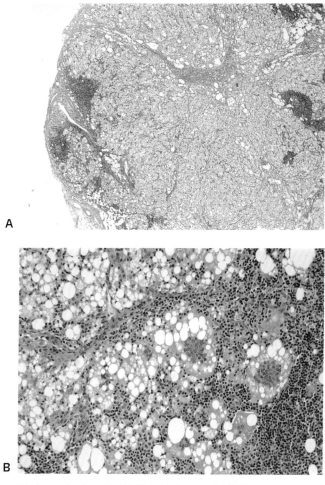

图18.14（1） 硅酮性淋巴结病。A. 低倍镜下，有细胞质空泡的细胞广泛浸润淋巴结。B. 高倍镜下，示明显的空泡状组织细胞和巨细胞

位于柱状上皮细胞之间。这种腺体无肌上皮细胞层[26]，可伴沙砾体样钙化。上皮细胞WT-1和PAX8免疫染色阳性，符合苗勒表型[25-27]。罕见情况下，细胞学良性、难以归类的腺样包涵体显示输卵管内膜的免疫表型特征，即细胞核表达WT-1和PAX8（图18.18）[27]。鳞状上皮包涵体的特征是囊性结构，衬覆良性角化鳞状上皮。与腺样包涵体相比，它们通常更靠近淋巴结中央（图18.19）。混合性腺样-鳞状上皮包涵体兼有上述二者的特征。

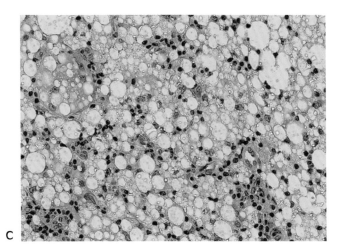

图18.14（2） 硅酮性淋巴结病。C. 硅酮表现为有折光性的非极化物质

　　腋窝淋巴结内的良性上皮包涵体必须与转移癌相鉴别。倾向于良性上皮包涵体的特征包括其位于淋巴结被膜或小梁、无细胞异型性、淋巴结实质内囊性扩张的腺-鳞样结构不伴促结缔组织增生性间质反应、存在纤毛细胞和插入细胞，以及与乳腺原发肿瘤不同的其他组织学特征。腺样结构存

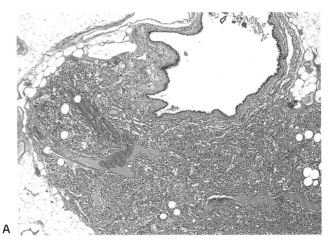

图18.15（1） 腋窝淋巴结内的良性腺样包涵体。A. 低倍镜下，单个、囊性扩张的腺体结构局限于淋巴结被膜内

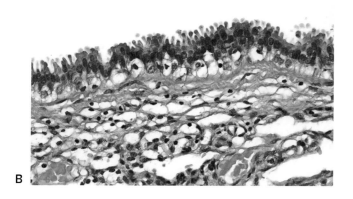

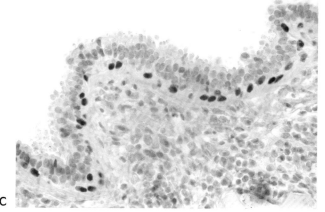

图18.15（2） 腋窝淋巴结内的良性腺样包涵体。B. 高倍镜下，明显可见双层细胞，内层为柱状上皮伴顶泌细胞质突起，外层为肌上皮细胞包绕腺体，符合良性特征。C. p63免疫染色示肌上皮围绕腺体，证实为良性

在肌上皮细胞进一步支持良性判断；然而，苗勒型腺样包涵体无肌上皮细胞。据报道，极少数卵巢浆液性癌出现腋窝淋巴结转移[32]（图18.20）。这种病例的腺上皮表达WT-1和PAX8需要结合形态学特征来判读，才能区分良性苗勒型包涵体（输卵管内膜异位）和苗勒系统起源的转移癌。

必须强调，乳腺癌患者腋窝淋巴结内的上皮成分极有可能是转移而不是良性上皮包涵体，因为后者罕见（图18.21）。因此，良性上皮包涵体的诊断应当是一种排除性诊断；病理医师必须提供证据，以证实这种病灶不是转移癌。

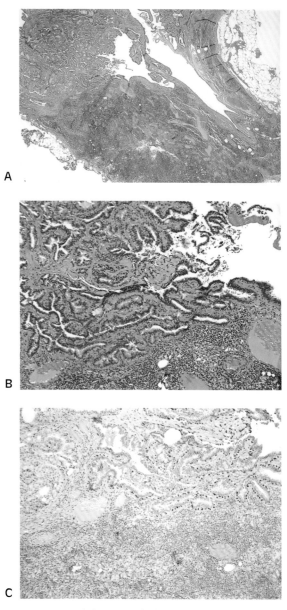

图18.16 腋窝淋巴结中的良性乳头状瘤，扫描放大（A）和中倍镜下（B）。该病变具有良性导管内乳头状瘤的所有组织学特征。C. p63免疫组化显示乳头的肌上皮细胞呈核阳性，支持良性乳头状瘤的诊断

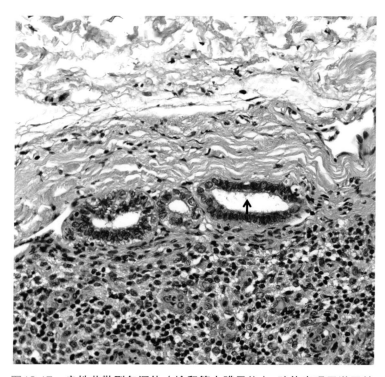

图18.17　良性苗勒型包涵体（输卵管内膜异位）。腺体出现于淋巴结被膜内，由单层细胞组成，细胞学形态"温和"，立方形至柱状上皮，少数细胞有纤毛（箭头所示）。腺体周围无肌上皮细胞

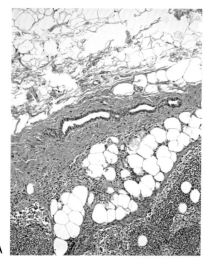

A

图18.18（1）　难以归类的腺样包涵体显示苗勒型免疫表型。A. 淋巴结被膜内的腺体衬覆单层柱状细胞，无插入细胞或纤毛细胞。因而缺乏诊断为苗勒型包涵体（输卵管内膜异位）的组织学特征

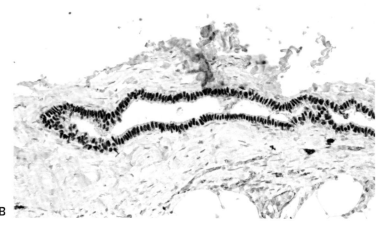

图18.18（2） 无明显特征的腺样包涵体显示苗勒型免疫表型。B. PAX8免疫组化显示上皮细胞核呈强阳性，符合苗勒表型。这些细胞核也表达WT-1

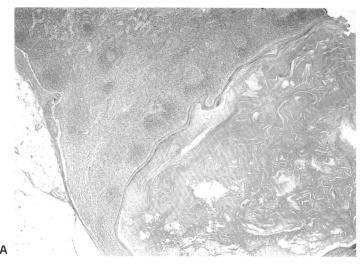

图18.19（1） 腋窝淋巴结内的良性鳞状上皮包涵体。A. 低倍镜下，示鳞状上皮衬覆的囊肿，囊内有丰富的角化物

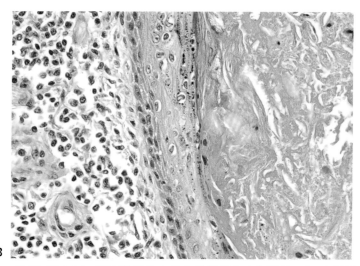

B

图18.19（2） 腋窝淋巴结内的良性鳞状上皮包涵体。B. 高倍镜下，示良性角化鳞状上皮和角蛋白碎屑

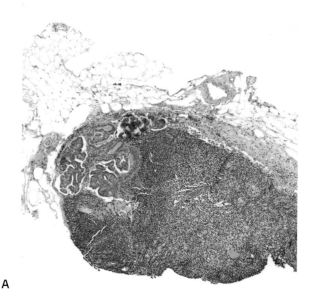

A

图18.20（1） 腋窝淋巴结转移性卵巢浆液性癌。A. 低倍镜下，淋巴结被膜下窦和相邻的淋巴结实质内含有乳头状病变，伴钙化

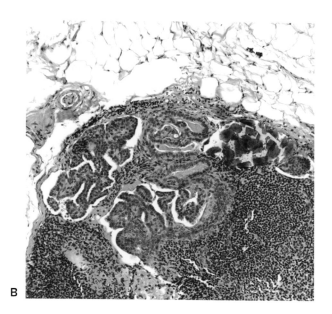

B

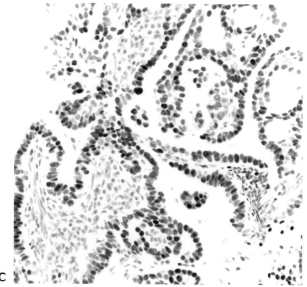

C

图18.20（2）　腋窝淋巴结转移性卵巢浆液性癌。B. 较高倍镜下，乳头状病变的细胞仅有轻度异型性。C. WT-1免疫组化支持苗勒表型（这些细胞还表达PAX8）。淋巴结内细胞分布的部位（即，被膜下窦和实质而不是被膜内）和复杂乳头状结构倾向诊断为转移癌而不是良性苗勒包涵体（输卵管内膜异位）。患者随后查出卵巢浆液性乳头状癌

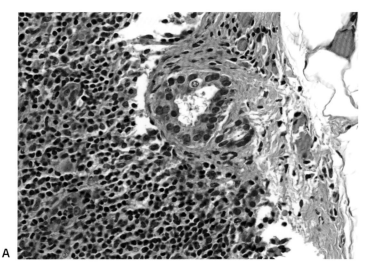

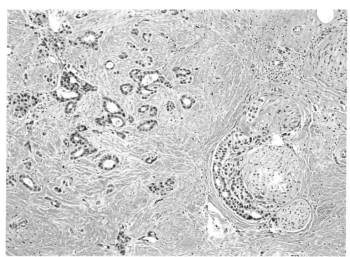

图18.21　淋巴结转移性低级别乳腺癌。A. 淋巴结被膜内出现两个结构简单的腺体，位于被膜内，细胞形态"温和"，可能会认为是良性腺样包涵体。B. 同一患者的原发性乳腺癌。肿瘤为低级别浸润性导管癌伴神经周围浸润。淋巴结被膜内的腺体在组织学上类似于原发性乳腺癌的腺体，证实为转移性

18.6 其他情形

尽管发生于淋巴结的任何病变皆可见于腋窝淋巴结，但只有少数值得特别评论。巨核细胞偶见于健康个体的淋巴结，但在髓外造血患者中其数量可以非常多。巨核细胞也可见于新辅助化疗患者的淋巴结（见第19章）。巨核细胞体积大，核大而不规则，可能会被误认为恶性细胞[33]。血管病变也可发生于腋窝淋巴结，其中最常见的是血管瘤（图18.22），淋巴窦血管转化及其他血管病变也可发生[34,35]。最后，腋窝淋巴结的肉芽肿性炎症可以是全身性肉芽肿性疾病（如结节病）或感染的局部表现，也可以是对乳腺癌的反应。

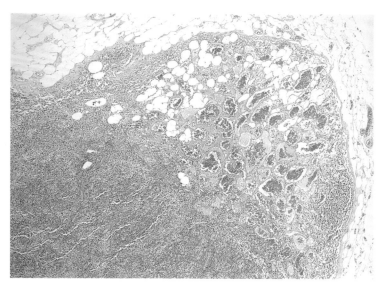

图18.22 **腋窝淋巴结中的血管瘤**

（任兴昌 译）

参考文献

1. AJCC. *AJCC Cancer Staging Manual*. 8th ed. New York, NY: Springer; 2017.

2. Roberts CA, Beitsch PD, Litz CE, et al. Interpretive disparity among pathologists in breast sentinel lymph node evaluation. *Am J Surg*. 2003;186(4):324–329.

3. Cserni G, Bianchi S, Boecker W, et al. Improving the reproducibility of diagnosing micrometastases and isolated tumor cells. *Cancer*. 2005;103(2):358–367.

4. Turner RR, Weaver DL, Cserni G, et al. Nodal stage classification for breast carcinoma: improving interobserver reproducibility through standardized histologic criteria and image-based training. *J Clin Oncol*. 2008;26(2):258–263.

5. Nottegar A, Veronese N, Senthil M, et al. Extra-nodal extension of sentinel lymph node metastasis is a marker of poor prognosis in breast cancer patients: a systematic review and an exploratory meta-analysis. *Eur J Surg Oncol*. 2016;42(7):919–925.

6. Weaver DL. Pathology evaluation of sentinel lymph nodes in breast cancer: protocol recommendations and rationale. *Mod Pathol*. 2010;23(suppl 2):S26–S32.

7. Giuliano AE, Hunt KK, Ballman KV, et al. Axillary dissection vs no axillary dissection in women with invasive breast cancer and sentinel node metastasis: a randomized clinical trial. *JAMA*. 2011;305(6):569–575.

8. Caudle AS, Hunt KK, Tucker SL, et al. American College of Surgeons Oncology Group (ACOSOG) Z0011: impact on surgeon practice patterns. *Ann Surg Oncol*. 2012;19(10):3144–3151.

9. Maguire A, Brogi E. Sentinel lymph nodes for breast carcinoma: an update on current practice. *Histopathology*. 2016;68(1):152–167.

10. Weaver DL, Ashikaga T, Krag DN, et al. Effect of occult metastases on survival in node-negative breast cancer. *N Engl J Med*. 2011;364(5):412–421.

11. Cote R, Giuliano AE, Hawes D, et al. ACOSOG Z0010: a multicenter prospective study of sentinel node (SN) and bone marrow (BM) micrometastases in women with clinical T1/T2 N0 M0 breast cancer. *J Clin Oncol*. 2010;28:18S.

12. Mittendorf EA, Hunt KK. Clinical practice implementation of findings from the American College of Surgeons Oncology Group Z0010 and Z0011 Trials. *Breast Dis*. 2011;22(2):115–117.

13. Wood WC. Should we abandon immunohistochemical staining of sentinel lymph nodes? *Breast Dis*. 2011;22(1):20–21.

14. Xu X, Roberts SA, Pasha TL, et al. Undesirable cytokeratin immunoreactivity of native nonepithelial cells in sentinel lymph nodes from patients with breast carcinoma. *Arch Pathol Lab Med*. 2000;124(9):1310–1313.

15. Linden MD, Zarbo RJ. Cytokeratin immunostaining patterns of benign, reactive lymph nodes: applications for the evaluation of sentinel lymph node specimen. *Appl Immunohistochem Mol Morphol*. 2001;9(4):297–301.

16. Carter BA, Jensen RA, Simpson JF, et al. Benign transport of breast epithelium into axillary lymph nodes after biopsy. *Am J Clin Pathol*. 2000;113(2):259–265.

17. Moore KH, Thaler HT, Tan LK, et al. Immunohistochemically detected tumor cells in the sentinel lymph nodes of patients with breast carcinoma: biologic metastasis or procedural artifact? *Cancer*. 2004;100(5):929–934.

18. Diaz NM, Vrcel V, Centeno BA, et al. Modes of benign mechanical transport of breast epithelial cells to axillary lymph nodes. *Adv Anat Pathol*. 2005;12(1):7–9.

19. Bleiweiss IJ, Nagi CS, Jaffer S. Axillary sentinel lymph nodes can be falsely positive due to iatrogenic displacement and transport of benign epithelial cells in patients with breast carcinoma. *J Clin Oncol*. 2006;24(13):2013–2018.

20. Diaz NM, Cox CE, Ebert M, et al. Benign mechanical transport of breast epithelial cells to sentinel lymph nodes. *Am J Surg Pathol*. 2004;28(12):1641–1645.

21. Ridolfi RL, Rosen PP, Thaler H. Nevus cell aggregates associated with lymph nodes: estimated frequency and clinical significance. *Cancer*. 1977;39(1):164–171.

22. Epstein JI, Erlandson RA, Rosen PP. Nodal blue nevi. A study of three cases. *Am J Surg Pathol*. 1984;8(12):907–915.

23. Truong LD, Cartwright J Jr, Goodman MD, et al. Silicone lymphadenopathy associated with augmentation mammaplasty. Morphologic features of nine cases. *Am J Surg Pathol*. 1988;12(6):484–491.

24. van Diest PJ, Beekman WH, Hage JJ. Pathology of silicone leakage from breast implants. *J Clin Pathol*. 1998;51(7):493–497.

25. Fellegara G, Carcangiu ML, Rosai J. Benign epithelial inclusions in axillary lymph nodes: report of 18 cases and review of the literature. *Am J Surg Pathol*. 2011;35(8):1123–1133.

26. Corben AD, Nehhozina T, Garg K, et al. Endosalpingiosis in axillary lymph nodes: a possible pitfall in the staging of patients with breast carcinoma. *Am J Surg Pathol*. 2010;34(8):1211–1216.

27. Carney E, Cimino-Mathews A, Argani C, et al. A subset of nondescript axillary lymph node inclusions have the immunophenotype of endosalpingiosis. *Am J Surg Pathol*. 2014;38(12):1612–1617.

28. Turner DR, Millis RR. Breast tissue inclusions in axillary lymph nodes. *Histopathology*. 1980;4(6):631–636.

29. Layfield LJ, Mooney E. Heterotopic epithelium in an intramammary lymph node. *Breast J*. 2000;6(1):63–67.

30. Fisher CJ, Hill S, Millis RR. Benign lymph node inclusions mimicking metastatic carcinoma. *J Clin Pathol*. 1994;47(3):245–247.

31. Boulos FI, Granja NM, Simpson JF, et al. Intranodal papillary epithelial proliferations: a local process with a spectrum of morphologies and frequent association with papillomas in the breast. *Am J Surg Pathol*. 2014;38(3):383–388.

32. DeLair DF, Corben AD, Catalano JP, et al. Non-mammary metastases to the breast and axilla: a study

of 85 cases. *Mod Pathol*. 2013;26(3):343–349.

33. Hoda SA, Resetkova E, Yusuf Y, et al. Megakaryocytes mimicking metastatic breast carcinoma. *Arch Pathol Lab Med*. 2002;126(5):618–620.

34. Chan JK, Frizzera G, Fletcher CD, et al. Primary vascular tumors of lymph nodes other than Kaposi's sarcoma. Analysis of 39 cases and delineation of two new entities. *Am J Surg Pathol*. 1992;16(4):335–350.

35. Chan JK, Warnke RA, Dorfman R. Vascular transformation of sinuses in lymph nodes. A study of its morphological spectrum and distinction from Kaposi's sarcoma. *Am J Surg Pathol*. 1991;15(8):732–743.

第19章
治疗反应

目前，保乳手术结合放疗是大多数浸润性乳腺癌和DCIS患者选择的局部治疗手段[1,2]。采用这种治疗方式的部分患者，因物理检查或影像学检查发现了新的异常，需要对放疗后乳房进行活检。因此，外科病理医师必须熟悉放疗对乳腺的影响。

另外，浸润性乳腺癌患者越来越多地应用新辅助（手术前）化疗[3-7]。新辅助化疗的程序是，先利用CNB获取乳腺肿瘤组织，进行诊断和评估激素受体和HER2状况。临床或影像学怀疑淋巴结转移的病例，还要做细针穿刺活检或CNB[8]。然后，在最终手术（如肿块切除术或乳房切除术）之前先进行系统性化疗（即，化疗、HER2靶向治疗、内分泌治疗）。与辅助（术后）化疗相比，新辅助化疗并不提高生存率，但它可以缩小部分病例的肿瘤体积，使许多原本需要切除乳房的患者可以选择保乳手术[9-12]。另外，新辅助化疗还能早期获知肿瘤对系统性治疗策略的反应或耐受，并且化疗反应程度可为患者提供预后信息[6,7]。在高风险早期乳腺癌新辅助治疗新药研究中，新辅助化疗后没有残留病变［即，病理完全缓解（pCR）］也是加速新药审批的推荐终点[13]。由于新辅助化疗使用不断增加，病理医师必须熟悉治疗后标本的评估需求，掌握乳腺癌和非肿瘤性乳腺组织与化疗相关的一些变化，从而签发标准化病理报告[8]。为此，国际多学科工作组制定了新辅助系统性化疗后乳腺标本的标准化评估和报告指南，详见下文[7,8]。

19.1 放疗反应

放射导致的乳房皮肤改变与其他部位相同，包括上皮萎缩和毛细血管扩张[14]。这些病变的程度，部分取决于放射治疗和组织学检查的时间间隔。

　　浸润性乳腺癌和DCIS患者接受保乳手术和放疗后，偶尔在原发肿瘤附近形成脂肪坏死，可能在临床、影像学或大体检查时与癌相似[15]。尽管CNB容易得出脂肪坏死的诊断，但是穿刺活检标本是否足以代表病变全貌，可能令人担忧。这种病例应仔细地全面考虑病理、放射与临床的关系，以避免漏诊乳腺癌复发。如果怀疑CNB标本不能代表病变性质，则应手术切除。

　　接受保乳手术和放疗后，非肿瘤性乳腺组织可以观察到一系列特征性组织学改变[16]。最常见的改变是TDLU内散在非典型上皮细胞，通常伴随不同程度的小叶硬化和萎缩。这些非典型细胞体积大，细胞核增大、弥漫深染，核仁小或不明显，细胞质嗜酸性，有细小的胞质空泡。这些细胞通常突向受累的导管腔或腺泡腔内，但不显示增生性改变（如细胞复层化、极性消失或核分裂活性等）（图19.1）。

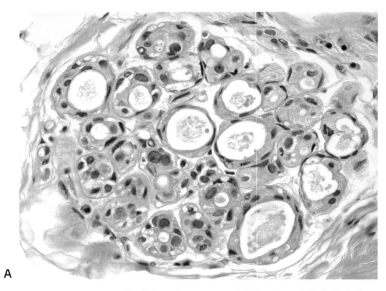

A

图19.1（1）　TDLU的放疗反应。A. 显示轻微硬化。腺泡内散在出现上皮细胞增大，核大而深染

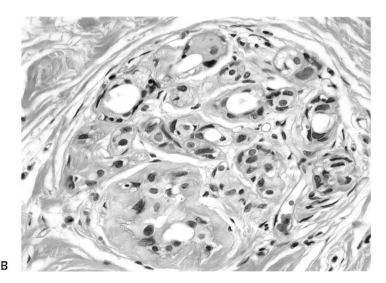

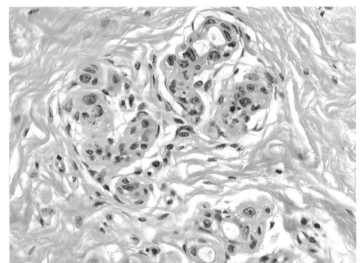

图19.1（2） TDLU的放疗反应。B. 腺泡硬化更明显，也出现散在的非典型
细胞。C. 小叶明显硬化，残留腺泡挤压和变形，其中有非典型上皮细胞

TDLU的放疗反应必须与癌相鉴别，防止误诊为肿瘤复发。放疗反应
与LCIS的鉴别并不困难，因为后者有特征性组织学表现（即小而一致的
细胞充满小导管和腺泡，并使小导管和腺泡膨大）。放疗反应与DCIS累
及小叶的鉴别可能比较困难。然而，DCIS累及TDLU时，一般总有细胞增

生的证据，其特征为细胞复层化、极性消失、受累导管和腺泡膨大扩张。另外，癌细胞核常有不规则分布的染色质，核仁明显或不明显。最后，DCIS可见不同程度的坏死，可有明显核分裂。相反，放疗反应的上皮细胞一般保留细胞极性和黏附性，缺少复层化，染色质弥漫均匀地增加，核仁通常小或不清楚，没有坏死或核分裂。放疗后部分病例可能会出现广泛的小叶纤维化和萎缩、小叶结构扭曲，陷入其中的非典型上皮细胞可能产生假浸润图像，从而类似浸润癌；但是，低倍镜下这些区域通常仍保留明显的小叶中心性结构。必要时做肌上皮细胞免疫组化以排除浸润，正如非放疗的乳腺组织[17]。

放疗后非肿瘤性乳腺组织的其他病理改变包括：小叶外大导管上皮出现上皮非典型性、间质非典型成纤维细胞和血管改变（如小动脉肌内膜细胞增生和毛细血管内皮细胞肿胀）[16]。然而，这些改变往往伴有TDLU的显著改变。要特别注意的是间质纤维化，在其他器官，这种放疗反应容易识别，但在乳腺，无论是否放疗，间质纤维化的变异都很大。因此，间质纤维化并不能作为乳房接受放疗的可靠组织学依据。

非肿瘤性乳腺组织放疗反应的主要特征总结于表19.1。

表19.1 非肿瘤性乳腺组织放疗反应的主要特征

- TDLU内散在非典型上皮细胞
  - 细胞通常增大
  - 核增大，弥漫深染
  - 核仁小或不清楚
  - 嗜酸性细胞质内有小空泡
- 非典型细胞通常突入受累的导管或腺泡腔内
- 小叶不同程度硬化和萎缩
- 没有细胞增生的证据，如细胞复层、失去极性或核分裂活性

19.2 化疗反应

化疗导致的组织学改变可见于非肿瘤性乳腺组织和乳腺癌组织。

19.2.1 非肿瘤性乳腺组织的改变

非肿瘤性乳腺组织显示萎缩性改变，乳腺小叶的体积比未接受化疗的同龄女性明显缩小。常出现小叶硬化和导管小叶衬覆上皮变薄，使得肌上皮层相对明显[18-20]。有时上皮出现核非典型性，与前述的放疗反应相似[18,19,21]。

19.2.2 乳腺癌的改变

对于新辅助系统性化疗患者，病理医师在乳腺癌新辅助化疗疗效的评估中起关键作用，因为临床和影像学检查不能准确地体现病理反应的程度[7]。治疗后标本的病理学评估主要有以下几个目的：①记录pCR；②若无pCR，报告残留肿瘤的大小/范围，估计残留肿瘤细胞量，确定切除范围是否足够[8]。送检手术标本时，应同时将患者的新辅助系统治疗史、治疗前肿瘤大小和部位告知病理医师，因为这些重要信息会影响取材和报告格式。很可惜病理医师并不是总能及时获得这些信息[8]。然而，如果是术前数月CNB诊断的乳腺癌，病理医师应当总是要考虑到是否具有新辅助系统性治疗史。

新辅助系统性治疗后切除标本和乳房切除标本应当正确地涂抹多种颜色墨水，用于评估切缘，详见第20章。影像学检查标本（特别是切成薄片的标本）有助于瘤床的定位，通常在治疗前进行诊断性CNB时，放置影像学可以显示的金属夹，对肿瘤部位进行标记[21,22]。这些影像学照片也能指导病理取材并在阅片时指示标本中的肿瘤分布，从而便于建立临床、影像学和病理学检查之间的联系[7]。

大体检查，可能发现对应于瘤床的纤维化区域。此区域可观察到残存肿瘤灶，呈肉样褐色结节。然而，肉眼检查有时可能无法准确地识别瘤床，乳腺组织似乎完全正常；此时应对比标本的放射照片，特别有助于指导取材。重要的是要记住，为了准确评估新辅助化疗后的肿瘤反应，任何肉眼可见的肿瘤和（或）瘤床都必须仔细辨认并全面取材，供组织学检查。紧邻瘤床的组织也应取材镜检，以确保取到治疗前已有癌累及的区域。

在肉眼检查未找到明显残留肿瘤时，对于瘤床的取材范围，目前尚无公认的标准[21, 23, 24]。然而，最近出版的国际多学科工作组的建议可作为实用指南[8,25]。这些建议强调，对标本中目标病变区域进行准确的取材比广泛地随机取材更能提供丰富的信息，有助于从新辅助系统性治疗标本获得准确的可重复性病理反应。为此，应当结合临床和影像学信息并找到影像学照片中标记肿瘤部位的金属夹，进行仔细的大体检查，才能准确取材。理想情况下，应当先将标本切成薄片，再对薄片标本进行大体拍照和影像学拍照，或绘制薄片标本的示意图，并在照片或示意图上注明取材部位。这些方法有助于在组织学检查时重建残留病灶的部位和范围[8,25]。

关于治疗后手术标本取材范围的建议并不一致，还在不断完善。美国FDA建议根据治疗前肿瘤的大小，最少每厘米取1块组织，或取材总数最少10块，并以较高取材块数为准[13]。国际多学科工作组也有类似的建议，较小肿瘤根据治疗前肿瘤面积每厘米取1块组织，大肿瘤根据治疗前肿瘤大小每1~2cm取5块代表性组织，最多取25块[25]。

显微镜下，瘤床表现为纤维性或纤维黏液样间质，伴多少不等的组织细胞、淋巴细胞和异物型巨细胞，可见含铁血黄素沉积，缺乏正常乳腺腺体成分（图19.2）。然而，有些pCR病例中的瘤床反应非常细微，接近正常乳腺间质的表现。这种病例可能会漏诊瘤床（图19.3）。

确认瘤床后，病理医师必须竭尽全力识别残留肿瘤，只有全面取材确认无任何肿瘤残留后才能做出pCR的诊断。残留癌组织可表现为纤维化间质内广泛散在的单个细胞、条索状或巢状聚集的细胞团（图19.4），或表现为体积缩小的较大肿块，有时周围有一圈纤维组织。化疗引起的细胞学改变包括：细胞质嗜酸性增强且出现细胞质内空泡，细胞核增大，有多核细胞，出现空泡状染色质[18,20,26,27]（图19.5）。有些病例可能难以区分残留癌细胞与组织细胞（图19.6）；可能需要做CK和组织细胞标记物（如CD68、CD163）免疫染色以帮助确定残留癌细胞的存在和范围[19,21,27]。新辅助化疗后残留DCIS的周围肌上皮层更突出[20]。残留DCIS的细胞学改变与浸润癌相同（图19.7）。

有残留癌的病例，残留肿瘤的大小和范围都应当报告。测量大小的方

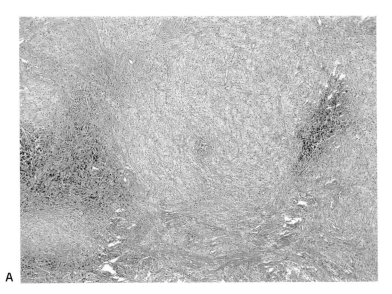

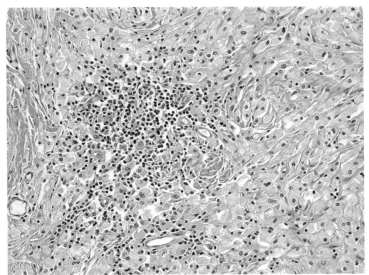

图19.2　新辅助化疗后的瘤床。A. 低倍镜下，示纤维间质，其中有大量泡沫状组织细胞、斑片状淋巴细胞浸润、含铁血黄素沉积，没有乳腺导管-小叶结构。B. 高倍镜下，示泡沫状组织细胞和淋巴细胞。多次切片未见肿瘤细胞，因此为病理完全缓解（pCR）

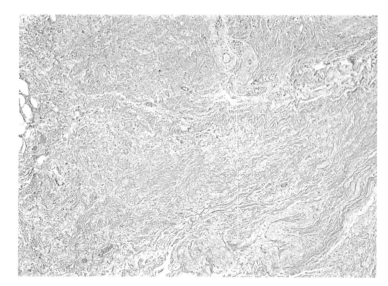

图19.3　新辅助化疗后的瘤床。低倍镜下，瘤床的特征表现为波浪状胶原纤维伴轻度水肿。未见乳腺导管和小叶。化疗反应很细微，这个区域很容易被误认为正常的纤维性乳腺间质

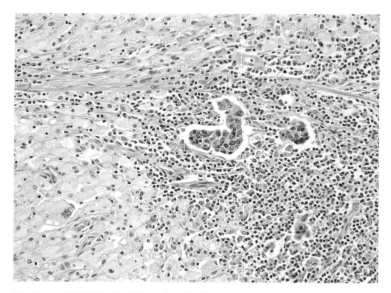

图19.4　新辅助化疗后的瘤床。除淋巴细胞和组织细胞浸润之外，可见几个癌细胞巢。本例为病理部分缓解

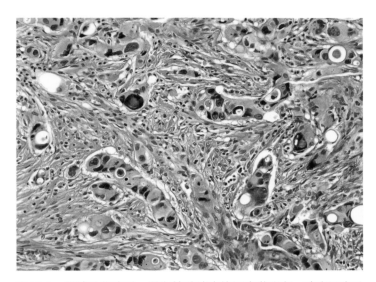

图19.5 新辅助化疗后，浸润性乳腺癌的细胞学改变。肿瘤细胞显示细胞质嗜酸性增强、空泡化，细胞核增大、多形性更明显

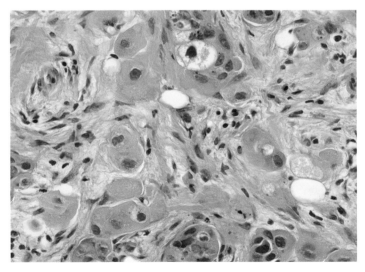

图19.6 浸润性乳腺癌的化疗反应。部分肿瘤细胞具有丰富的嗜酸性细胞质和细胞质内小空泡，细胞核相对较小；这些细胞可能会被误认为组织细胞

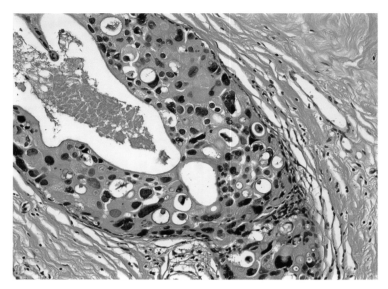

图19.7 DCIS的化疗反应。许多肿瘤细胞增大，细胞质丰富嗜酸性，有增大的奇异核

法之一是测量残留瘤床的二维尺寸，包括所有的残留肿瘤细胞岛及其中的间质所累及的面积。另一种方法是测量单个最大连续的浸润癌灶。另外，肿瘤细胞量（即，浸润癌和DCIS占据肿瘤的百分比）的评估也要报告。尽管测量单个最大残留癌灶的大小能满足AJCC ypT分期的需要，但国际多学科工作组认为，测量瘤床的二维尺寸和残留肿瘤细胞量是更好的治疗反应指标。可以按照残留癌的最大连续病灶的大小报告，或按照超出瘤床范围外的残留癌灶数目报告。这些参数也是残留癌负荷（RCB）评分所需要的[28]（见下文）。

化疗后组织学类型和级别通常不发生改变，但偶尔表现为细胞核多形性更明显，给人高级别病变的印象，或核分裂象计数降低，导致低级别病变的印象。切除标本的切缘评估可能具有挑战性[21]，但是仍然要努力准确报告浸润癌和DCIS至标本切缘的距离。有人建议切缘存在瘤床应当报告[8]，但其临床意义不明。偶尔，仅在淋巴管腔内查见残留癌。有足够研究数据表明，如果化疗后标本中存在淋巴管血管侵犯，即使没有残留的浸润癌也具有独立的预后意义[25]；并且，此时不能认定为pCR[25]。应当小心地区分真正的淋巴管侵犯或浸润性肿瘤细胞巢伴间质收缩假象，因为后者常见于化疗后[20]。

对于未见残留癌的病例，在做出pCR的诊断之前，应当确保已经识别瘤床并经充分取材。如果治疗后标本有残留癌，应重新检测激素受体和HER2状态，因为已有生物学标记物状况发生治疗后改变的报道[22]。激素受体可能由阳性变为阴性，也可能由阴性变为阳性，其可能的原因包括技术因素或生物学因素，如肿瘤异质性和（或）治疗导致的亚克隆选择[23]。两项荟萃分析报道了化疗前和化疗后的不一致结果，病例的ER不一致率分别为13%和18%，PR不一致率分别为26%和32%，HER2不一致率分别为6%和9%[8]。

新辅助系统性治疗后，腋窝淋巴结样本可来自前哨淋巴结活检、腋窝淋巴结取样/切除标本，或乳房切除标本中的腋尾。注意，接受新辅助系统性治疗患者的前哨淋巴结活检的准确性会降低，因为与无新辅助系统性治疗史的患者相比，其假阴性率较高[29,30]。

新辅助化疗后，腋窝淋巴结通常萎缩变小。任何肉眼可见的淋巴结及其周围组织都应当全部取材检查，以评估是否存在淋巴结和结外肿瘤扩散[18]。如果治疗前细针穿刺活检或CNB显示某个淋巴结存在转移癌，那么识别这个淋巴结非常重要，因为其可以评估治疗反应。然而，可能很难或无法识别以前检查过的阳性淋巴结，除非在治疗前活检时放置金属夹做标记。另外必须注意，尽管淋巴结存在瘢痕可能是前次活检的结果，但也可能是由于治疗反应，因此，这种现象本身不足以确定淋巴结是以前活检过的那个淋巴结（见下文）。

新辅助系统性治疗后淋巴结的组织学评估可表现为淋巴细胞数量不同程度地减少，但淋巴结也可以为正常组织学表现，甚至治疗前已有转移癌的淋巴结也是如此。纤维化取代淋巴结结构伴或不伴组织细胞浸润，提示转移癌化疗后完全缓解[21,23,30]（图19.8，19.9）。对于新辅助化疗，除了报告组织学上有转移癌的淋巴结数目和可以进行ypN分类的转移灶大小之外，也应该报告伴或不伴癌细胞但有化疗反应证据（如纤维化）的淋巴结数目（图19.10）。然而，未见肿瘤细胞时，具有这样特征的淋巴结不应当诊断为阳性。相反，淋巴结存在宏转移或孤立性肿瘤细胞时，不能将乳房内无残

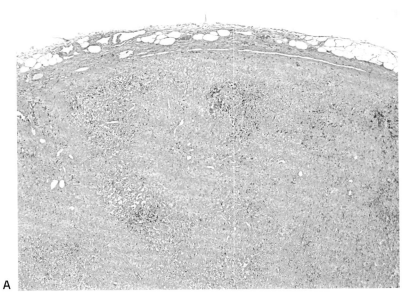

A

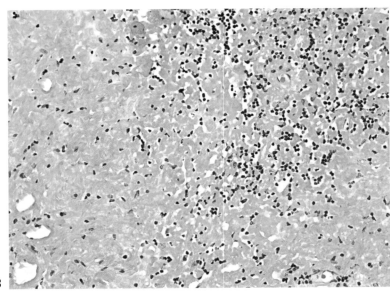

B

图19.8 新辅助化疗后的腋窝淋巴结。A. 低倍镜下，示淋巴细胞减少，间质纤维化。B. 高倍镜下，示纤维化淋巴结内无肿瘤细胞。在未见肿瘤细胞时，这一淋巴结不应视为"阳性"；然而，这些改变符合淋巴结转移癌伴病理完全缓解

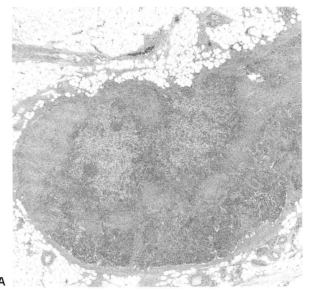

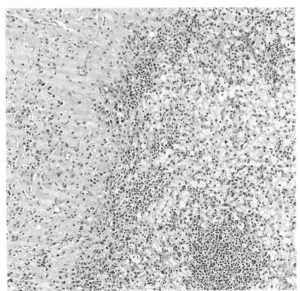

图19.9　新辅助化疗后的腋窝淋巴结。A. 低倍镜下，示
局灶纤维化；淋巴细胞减少的程度不如图19.8那样明
显。B. 高倍镜下，示纤维化、淋巴细胞和泡沫状组织细
胞。未见肿瘤细胞。此淋巴结不能归类为"阴性"，但
应当用备注说明这些改变符合治疗反应

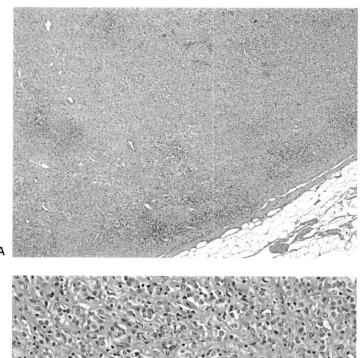

图19.10　新辅助化疗后的腋窝淋巴结。A. 低倍镜下，示淋巴细胞减少、间质纤维化和转移癌。B. 高倍镜下，示纤维化淋巴结内的残存肿瘤细胞。此淋巴结应归类为"阳性"

存癌的病例归类为pCR。不建议常规做淋巴结CK染色。据报道，新辅助化疗后腋窝淋巴结（和罕见情况下的乳腺实质）发生髓外造血。要注意不要把这种病例中的巨核细胞误诊为肿瘤细胞（图19.11）[30-33]。

　　乳腺癌新辅助化疗后的主要特征总结于表19.2。新辅助系统性治疗后

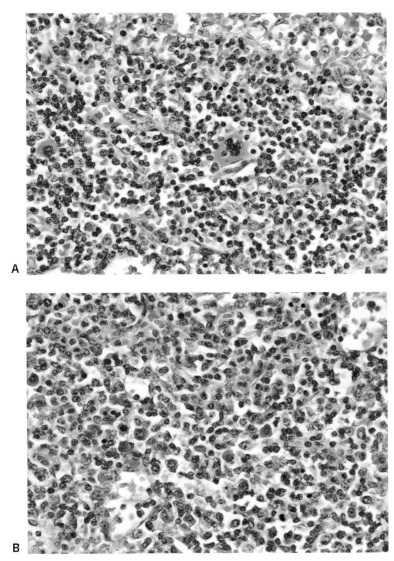

图19.11　新辅助化疗后腋窝淋巴结髓外造血。A. 此高倍视野中出现两个巨核细胞（中央和左侧各一个），不要误诊为肿瘤细胞伴治疗反应。B. 另一高倍视野显示淋巴细胞夹杂髓系前体细胞

病理报告中应包括的要素总结于表19.3。尽管支持这些建议的大多数证据来自新辅助化疗的经验，同样的概念可能适用于其他形式的新辅助系统性治疗后标本[8]。

表19.2 新辅助化疗后乳腺癌标本的主要特征

- 肉眼明显可见（或不可见）对应于瘤床的纤维化区域
- 肉眼可见的残留肿瘤呈鱼肉样结节
- 显微镜下，瘤床由纤维化或纤维黏液样间质组成，伴不同数量的组织细胞、淋巴细胞和（或）异物型巨细胞以及含铁血黄素沉积，无乳腺导管–小叶结构
- 残留癌组织表现为纤维间质内广泛散在的单个细胞、条索状或巢状肿瘤细胞，或肿瘤细胞形成较大的连续肿块
- 肿瘤细胞的细胞学改变包括：含空泡的深嗜酸性细胞质，核增大，多核，空泡状染色质；部分病例肿瘤细胞可能与组织细胞难以区分
- 正常的终末导管–小叶单位发生硬化，可有上皮细胞异型性

表19.3 新辅助系统性治疗后手术切除/乳房切除标本的处理和报告建议[8,25]

- 组织处理
  - 乳房目标病变区域（通过金属夹识别）系统性取材和标本制图［切成薄片的标本，进行大体拍照、影像学拍照和（或）示意图］以建立临床、影像学和组织病理学之间的联系
  - 取材包括肉眼可见的肿瘤/瘤床和相邻组织，以涵盖治疗前癌累及的区域（见正文）
  - 如果第一批取材切片中无肿瘤，可能需要补充取材
- 报告
  - 瘤床最大横切面的二维尺寸（可供RCB计算）
  - 最大的连续浸润癌灶（以便AJCC ypT分期）
  - 检测残存肿瘤的细胞量（包括浸润癌和DCIS）
  - 检测瘤床中DCIS所占的百分比
  - 切缘状况（报告浸润癌和DCIS与切缘的关系）
  - 淋巴结状况
    - 有或无纤维化/治疗反应的受累淋巴结数目
    - 有纤维化/治疗反应但无肿瘤细胞的淋巴结数目[a]
    - 最大转移灶的大小（包括其中的纤维化区域）

注：[a]有纤维化但无肿瘤细胞的淋巴结分期为ypN0。

19.2.3 新辅助系统性治疗反应的评估

新辅助化疗的病理学反应是一项重要的预后指标，必须准确分类。pCR患者预后最好，而没有病理学反应者预后最差。然而，较高的pCR率并不总是意味着生存情况的改善[34]。

对于新辅助化疗的病理学反应，有许多不同的分级系统[18,21,28,35-39]。有些分级系统需要比较治疗前后标本的肿瘤细胞量。在此仅介绍米勒-佩恩（Miller-Payne）分级系统[36]和RCB系统[28]。

米勒-佩恩分级系统是一种五级分类方法，其分类依据的是肿瘤细胞比治疗前减少的比例（表19.4）[36]。它可能是目前使用最广泛的分级系统，但缺点是必须获取并复查治疗前CNB切片，才能确定米勒-佩恩分级系统的级别。并且，该系统也没有评估腋窝淋巴结的治疗反应。这一缺陷很突出，因为淋巴结内存在残留肿瘤似乎是比乳腺内存在残留病灶更重要的预后因素[8]。

表19.4　用于乳腺癌新辅助化疗的米勒-佩恩分级系统[36]

米勒-佩恩分级系统通过比较新辅助化疗前后的组织学特征进行分级
1级：没有改变，或单个恶性细胞有部分改变，但总体上细胞数量不减少
2级：肿瘤细胞少量减少，但总体上细胞数量仍高；最多减少30%
3级：估计肿瘤细胞减少30%~90%
4级：肿瘤细胞明显消失，仅残留小簇的广泛散在的单个肿瘤细胞；肿瘤细胞消失超过90%
5级：切片上肿瘤部位未见恶性肿瘤。仅保留血管弹性纤维性间质，通常含有巨噬细胞；但是可存在DCIS

RCB系统由安德森癌症中心的研究者提出，已成为新辅助系统性治疗后定性残留疾病的优选方法[8,25,28]。评估的要素包括残留瘤床的二维尺寸、肿瘤细胞数量、导管原位癌比例、有转移癌的淋巴结数目和最大淋巴结转移灶的大小[28]。这些因素通过网上计算器进行整合，产生一个连续变量并用于评分，来界定RCB的四级分类（0~Ⅲ）（www.mdanderson.org/breastcancer_RCB）（表19.5）。已发现RCB评分与患者预后相关[24]。最近一项针对病理医师（分为有或无使用RCB计算经验两组）使用RCB评分的

表19.5　用于乳腺癌新辅助化疗后的残留癌负荷系统[28]

RCB 0：乳腺或淋巴结内无癌（pCR）
RCB I：部分反应，微小残留病变
RCB II：部分反应，中等残留病变
RCB III：化疗耐受，广泛残留病变

研究发现，总体一致性和准确性均高（分别为0.93和0.99），RCB分类之间的一致性总体 κ 系数为0.6[40]。

（薛德彬　译）

参考文献

1. Morrow M, Strom EA, Bassett LW, et al. Standard for breast conservation therapy in the management of invasive breast carcinoma. *CA Cancer J Clin*. 2002;52(5):277–300.

2. Morrow M, Strom EA, Bassett LW, et al. Standard for the management of ductal carcinoma in situ of the breast (DCIS). *CA Cancer J Clin*. 2002;52(5):256–276.

3. Kaufmann M, von Minckwitz G, Bear HD, et al. Recommendations from an international expert panel on the use of neoadjuvant (primary) systemic treatment of operable breast cancer: new perspectives 2006. *Ann Oncol*. 2007;18(12):1927–1934.

4. Schwartz GF, Hortobagyi GN. Proceedings of the consensus conference on neoadjuvant chemotherapy in carcinoma of the breast, April 26–28, 2003, Philadelphia, Pennsylvania. *Cancer*. 2004;100(12):2512–2532.

5. Mauri D, Pavlidis N, Ioannidis JP. Neoadjuvant versus adjuvant systemic treatment in breast cancer: a meta-analysis. *J Natl Cancer Inst*. 2005;97(3):188–194.

6. Berruti A, Generali D, Kaufmann M, et al. International expert consensus on primary systemic therapy in the management of early breast cancer: highlights of the Fourth Symposium on Primary Systemic Therapy in the Management of Operable Breast Cancer, Cremona, Italy (2010). *J Natl Cancer Inst Monogr*. 2011;2011(43):147–151.

7. Bossuyt V, Symmans WF. Standardizing of pathology in patients receiving neoadjuvant chemotherapy. *Ann Surg Oncol*. 2016;23(10):3153–3161.

8. Bossuyt V, Provenzano E, Symmans WF, et al. Recommendations for standardized pathological characterization of residual disease for neoadjuvant clinical trials of breast cancer by the BIG-NABCG collaboration. *Ann Oncol*. 2015;26(7):1280–1291.

9. Fisher B, Brown A, Mamounas E, et al. Effect of preoperative chemotherapy on localregional disease in women with operable breast cancer: findings from National Surgical Adjuvant Breast and Bowel Project B-18. *J Clin Oncol*. 1997;15(7):2483–2493.

10. Bear HD, Anderson S, Smith RE, et al. Sequential preoperative or postoperative docetaxel added to preoperative doxorubicin plus cyclophosphamide for operable breast cancer: National Surgical Adjuvant Breast and Bowel Project Protocol B-27. *J Clin Oncol*. 2006;24(13):2019–2027.

11. Chen AM, Meric-Bernstam F, Hunt KK, et al. Breast conservation after neoadjuvant chemotherapy: the MD Anderson cancer center experience. *J Clin Oncol*. 2004;22(12):2303–2312.

12. Rastogi P, Anderson SJ, Bear HD, et al. Preoperative chemotherapy: updates of National Surgical Adjuvant Breast and Bowel Project Protocols B-18 and B-27. *J Clin Oncol.* 2008;26(5):778–785.

13. U.S. Food and Drug Administration. Guidance for industry: pathological complete response in neoadjuvant treatment of high-risk early-stage breast cancer: use as an endpoint to support accelerated approval. 2014. Available at: http://www.fda.gov/downloads/Drugs /GuidanceComplianceRegulatory Information/Guidances/UCM305501.pdf. Accessed May 3, 2017.

14. Fajardo LJ. *Pathology of Radiation Injury.* New York, NY: Masson Publishing; 1982.

15. Clarke D, Curtis JL, Martinez A, et al. Fat necrosis of the breast simulating recurrent carcinoma after primary radiotherapy in the management of early stage breast carcinoma. *Cancer.* 1983;52(3):442–445.

16. Schnitt SJ, Connolly JL, Harris JR, et al. Radiation-induced changes in the breast. *Hum Pathol.* 1984;15(6):545–550.

17. Anderson K, Williams EM, Kaplan J, et al. Utility of immunohistochemical markers in irradiated breast tissue: an analysis of the role of myoepithelial markers, p53, and Ki-67. *Am J Surg Pathol.* 2014;38(8):1128–1137.

18. Fisher ER, Wang J, Bryant J, et al. Pathobiology of preoperative chemotherapy: findings from the National Surgical Adjuvant Breast and Bowel (NSABP) protocol B-18. *Cancer.* 2002;95(4):681–695.

19. Kennedy S, Merino MJ, Swain SM, et al. The effects of hormonal and chemotherapy on tumoral and nonneoplastic breast tissue. *Hum Pathol.* 1990;21(2):192–198.

20. Sharkey FE, Addington SL, Fowler LJ, et al. Effects of preoperative chemotherapy on the morphology of resectable breast carcinoma [see comments]. *Mod Pathol.* 1996;9(9):893–900.

21. Pinder SE, Provenzano E, Earl H, et al. Laboratory handling and histology reporting of breast specimens from patients who have received neoadjuvant chemotherapy. *Histopathology.* 2007;50(4):409–417.

22. Santinelli A, De Nictolis M, Mambelli V, et al. Breast cancer and primary systemic therapy. Results of the Consensus Meeting on the recommendations for pathological examination and histological report of breast cancer specimens in the Marche Region. *Pathologica.* 2011;103(5):294–298.

23. Sahoo S, Lester S. Pathology considerations in patients treated with neoadjuvant chemotherapy. In: Shin SJ, Schnitt SJ, eds. *Surgical Pathology Clinics.* Philadelphia: W.B. Saunders Company; 2012:749–774.

24. Park CK, Jung WH, Koo JS. Pathologic evaluation of breast cancer after neoadjuvant therapy. *J Pathol Transl Med.* 2016;50(3):173–180.

25. Provenzano E, Bossuyt V, Viale G, et al. Standardization of pathologic evaluation and reporting of postneoadjuvant specimens in clinical trials of breast cancer: recommendations from an international working group. *Mod Pathol.* 2015;28(9):1185–1201.

26. Honkoop AH, Pinedo HM, De Jong JS, et al. Effects of chemotherapy on pathologic and biologic characteristics of locally advanced breast cancer. *Am J Clin Pathol.* 1997;107(2):211–218.

27. Sneige N, Page D. Diagnostic approaches to the pathology of primary breast cancer before and after

neoadjuvant chemotherapy. *Sermin Breast Dis*. 2004;7:79–83.

28. Symmans WF, Peintinger F, Hatzis C, et al. Measurement of residual breast cancer burden to predict survival after neoadjuvant chemotherapy. *J Clin Oncol*. 2007;25(28):4414–4422.

29. Lyman GH, Temin S, Edge SB, et al. Sentinel lymph node biopsy for patients with early-stage breast cancer: American Society of Clinical Oncology clinical practice guideline update. *J Clin Oncol*. 2014;32(13):1365–1383.

30. Maguire A, Brogi E. Sentinel lymph nodes for breast carcinoma: an update on current practice. *Histopathology*. 2016;68(1):152–167.

31. Wang J, Darvishian F. Extramedullary hematopoiesis in breast after neoadjuvant chemotherapy for breast carcinoma. *Ann Clin Lab Sci*. 2006;36(4):475–478.

32. Takhar AS, Ney A, Patel M, et al. Extramedullary haematopoiesis in axillary lymph nodes following neoadjuvant chemotherapy for locally advanced breast cancer. *BMJ Case Rep*. 2013;2013. doi:10.1136/bcr-2013-008943.

33. Prieto-Granada C, Setia N, Otis CN. Lymph node extramedullary hematopoiesis in breast cancer patients receiving neoadjuvant therapy: a potential diagnostic pitfall. *Int J Surg Pathol*. 2013;21(3):264–266.

34. Rose BS, Winer EP, Mamon HJ. Perils of the pathologic complete response. *J Clin Oncol*. 2016;34(33):3959–3962.

35. Chevallier B, Roche H, Olivier JP, et al. Inflammatory breast cancer. Pilot study of intensive induction chemotherapy (FEC-HD) results in a high histologic response rate. *Am J Clin Oncol*. 1993;16(3):223–228.

36. Ogston KN, Miller ID, Payne S, et al. A new histological grading system to assess response of breast cancers to primary chemotherapy: prognostic significance and survival. *Breast*. 2003;12(5):320–327.

37. Sataloff DM, Mason BA, Prestipino AJ, et al. Pathologic response to induction chemotherapy in locally advanced carcinoma of the breast: a determinant of outcome. *J Am Coll Surg*. 1995;180(3):297–306.

38. Mittendorf EA, Jeruss JS, Tucker SL, et al. Validation of a novel staging system for disease-specific survival in patients with breast cancer treated with neoadjuvant chemotherapy. *J Clin Oncol*. 2011;29(15):1956–1962.

39. Rodenhuis S, Mandjes IA, Wesseling J, et al. A simple system for grading the response of breast cancer to neoadjuvant chemotherapy. *Ann Oncol*. 2010;21(3):481–487.

40. Peintinger F, Sinn B, Hatzis C, et al. Reproducibility of residual cancer burden for prognostic assessment of breast cancer after neoadjuvant chemotherapy. *Mod Pathol*. 2015;28(7):913–920.

第20章
标本处理、评估和报告

病理医师在日常工作中会遇到许多类型的乳腺手术标本。必须对这些标本进行恰当的处理和评估，以最大限度地获得临床所需的相关信息。

20.1 粗针穿刺活检

在影像学定向引导下（包括立体定位乳腺成像、超声或磁共振成像等）CNB已成为不可触及病变的初始评估的标准方法[1-3]。有时对于可触及肿块也使用超声引导下CNB。一些CNB利用弹簧装置将切割针射入乳腺组织内，而另一些则采用真空辅助技术，在切割针刺入后将组织吸入切割槽内，进行标本采集。使用真空辅助装置通常比弹簧活检装置能获取更多标本（图20.1）。真空辅助装置的另一项优点是一次穿刺就能获取多量邻近组织的标本，而使用弹簧装置需要进行多次穿刺。在许多医院，真空辅助装置用于微小钙化的取样，而弹簧装置用于肿块的取样。

另一种经皮活检新技术，使用15mm或20mm真空和射频辅助装置，可以切除乳腺影像学定位的病变，可获得单个完整标本。与CNB获取的破碎标本相比，这种新技术能够评估完整病变并且可以评估切缘[4,5]。然而，这项技术尚未广泛应用。

与CNB标本同时送检的病理申请单上，至少要包括目标病变的侧别和部位、活检指征（如肿块、微小钙化、结构扭曲和MRI发现的非肿块性增强等）、放射科医师的鉴别诊断、影像学可疑程度［常为乳腺影像学报告和数据库系统（BIRADS）分类］、影像学引导方法、穿刺针尺寸以及穿刺组织条的数目。如果CNB的指征是乳腺影像学微小钙化，应当由放射科医师拍摄标本的影像学照片，有钙化的标本应当与无钙化标本分开送检，

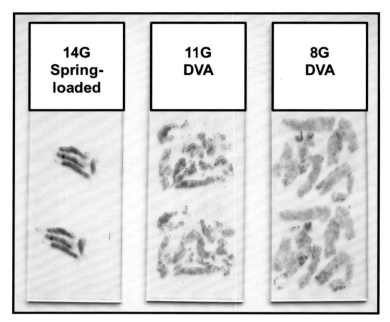

图20.1　弹簧活检装置14号针（左）、直接真空辅助（DVA）装置11号针（中）和DVA装置8号针（右）获取组织标本的大小比较

以便于病理医师识别含有影像学目标病变的组织条。病理医师检查时应当能方便地获取标本的影像学照片，以进行对比。

　　CNB标本应当全部送检进行镜下评估。CNB标本的蜡块应当制作多少层面的切片，目前尚无共识，但应制作足够多层面切片，尽可能完成每个病例的病理学–影像学对比。我们常规每个蜡块切3个层面，用于初次评估。应当注意，有些病例中只要发现较细微的病理学改变就能解释影像学结果，因此，不要以为没有特异性或无足轻重而将其忽视。例如，成簇的大汗腺囊肿或囊壁片段恰好可以解释影像学所见的肿块或致密影（图2.31）。

　　如果初次切片的组织学发现不能解释影像学结果，就要尽一切努力，来解决这种不一致情形。表20.1列举了一些常见的不一致情形及其可能的解决方法。然而，并非所有差异均能通过深入的病理学评估加以解决，如果出现这种情况，应当在最终病理报告中注明。例如，如果CNB的指征是肿块性病变，而CNB标本经多层面切片未见明显异常的乳腺组织，病理报告中应当指出未观察到肿块性病变的组织学表现，建议结合临床和影像学考虑。定期举行影像学-病理学交流会对这种不一致情形的病例讨论很有价值，并且有助于制订解决问题的计划。

表20.1 CNB常见的病理-影像学不一致及可能的解决方法

不一致情形	可能的解决方法
影像学发现肿块，但CNB组织学检查无肿块	• 观察更多切面
影像学有微小钙化；组织学切片无钙化	• 用偏振光寻找草酸钙 • 观察更多层面 • 蜡块X线照相
影像学可疑微小钙化，组织学切片极少散在钙化	• 观察更多切面 • 蜡块X线照相

　　不幸的是，有些病例的影像-病理一致性并不明确。例如，虽然PASH可能会产生肿块性病变，但也常见于其他原因切除的乳腺组织，可为显微镜下偶然发现[6]。因此，有时不清楚CNB中的PASH代表影像学中的肿块或肿块性病变，还是仅为偶然发现并与影像学中的目标病变无关。此外，有些病例通常没有明确的影像-病理相关性，如影像学致密影或MRI非肿块性增强，这种病例的影像-病理一致性需要由临床医师来判断。

　　激素受体、HER2及其他生物学标记物的免疫组化评估，都可以在CNB标本上检测，并且其结果通常与其后乳腺切除标本有很好的相关性[1,7-10]。实际上，一项研究认为用CNB标本检测ER和PR比切除标本更可靠[97]。CNB标本和切除标本的生物学标记物检测结果不一致有多种原因，包括分析前因素的差异和肿瘤异质性，但这些情形较少见[1]。对于准备接受新辅助系统性治疗的浸润癌患者，需要确定恰当的治疗方案或临床试验入组，进行ER、PR和HER2检测尤其重要。我们对含有浸润性乳腺癌的CNB标本常规检测ER、PR和HER2，对DCIS标本检测ER[11]。最近一项研究质疑对含有DCIS的CNB标本检测ER（和PR）的性价比，认为这种病例应在随后的手术切除标本中检测[12]。有一项随机临床试验评估了曲妥珠单抗在HER2阳性DCIS中的作用（NSABP B-43）；然而，目前认为在临床实践中常规检测DCIS的HER2状态是没有作用的。

20.1.1 粗针穿刺活检组织学评估的特殊考虑

CNB标本的鉴别诊断问题基本上与乳腺手术标本类似，但可能更难，因为标本有限、组织碎片或扭曲变形。常见问题包括：ADH与样本有限的低级别DCIS的区分；识别与DCIS并存的微小浸润灶；DCIS与LCIS的区分；小管癌和低级别浸润性导管癌与MGA、硬化性腺病及其他良性硬化性病变的区分；囊肿样病变与黏液癌的区分；柱状细胞病变、乳头状病变、梭形细胞病变、纤维上皮性病变和血管病变的评估。本书其他章节详细讨论了对这些病变进行评估和诊断的有用特征。然而，CNB标本中这些鉴别诊断问题和疑难问题有一些通用的指导原则。首先，病理医师应该始终清楚放射科医师的鉴别诊断和怀疑癌的程度（即BIRADS分类）。如果病理申请单上没有提供这些信息，则应在病历中查找或直接询问放射科医师。没有临床和影像学资料的CNB标本是很难评估的，很可能导致错误的或不完整的诊断。其次，如果初次切片的病理发现与影像学结果不相符，病理医师应该获取更多层面的切片。多层面切片也经常用于充分显示组织学特征，有助于疑难病例的正确诊断。必要时应用免疫组化染色帮助解决鉴别诊断的难题，但应恰当地使用免疫组化。最后，我们认为对于不确定或可疑结果的CNB标本应当非常谨慎地采取保守态度，避免过度诊断。如果无法提供特异性、明确的诊断，那么所提供的诊断或鉴别诊断应当能够让患者进行适当的下一步评估或管理。

20.1.2 避免粗针穿刺活检潜在的诊断陷阱

病理医师解读乳腺CNB标本时应当牢记几个重要的潜在的诊断陷阱。首先，CNB标本中遇到的癌并不都是原发性乳腺癌。正如10章所讨论的，乳腺外各种恶性肿瘤可能转移至乳腺并可能误诊为原发性乳腺癌。对于CNB标本中的癌，应高度怀疑转移性而不是原发性的特征包括：无原位癌成分、组织学表现为少见的原发性乳腺癌、广泛的淋巴管浸润但很少或没有间质浸润、其他部位患癌病史以及其他部位并存癌。有些病例可能需要使用一组免疫染色来确定原发性乳腺癌或其他部位转移（图20.2）。其次，乳腺CNB标本中并非所有的上皮样恶性肿瘤都是癌。具有上皮样组织学特征并可能貌似乳腺癌的肿瘤包括恶性黑色素瘤（图14.6）、上皮样血管肉瘤（图12.11）和间变性大细胞淋巴瘤等。最后，乳腺CNB标本中并非所有病变都是乳腺实质病变。CNB标本可能取到乳腺皮下脂肪组织病变（如血管脂肪瘤）甚至乳房皮肤（如表皮包含囊肿、真皮纤维瘤），这些组织有时被当成"乳腺病变"送检（图20.3）。

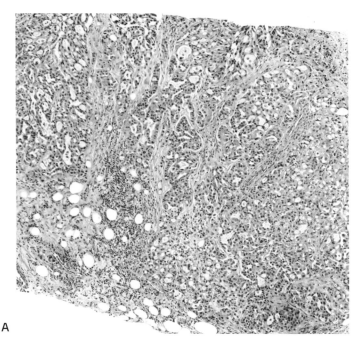

A

图20.2（1） 乳腺CNB标本中的转移性肺腺癌。A. HE切片示中分化腺癌

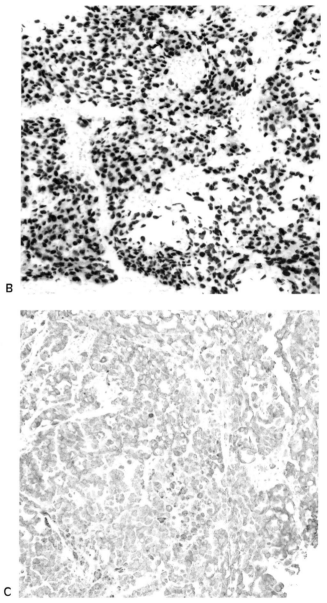

图20.2（2） 乳腺CNB标本中的转移性肺腺癌。B. TTF-1免疫组化示肿瘤细胞核强阳性。C. Napsin A免疫组化示肿瘤细胞呈颗粒状胞质染色。肿瘤细胞呈ER阴性、GCDFP阴性和乳腺球蛋白阴性。如果未获知肺癌临床病史，根据HE形态学可能诊断为原发性乳腺癌。中分化癌呈ER阴性，为转移癌可能性提供线索

20.2 可触及肿块的切除活检（肿块切除术，部分乳房切除术）

对切除活检标本进行细致的大体检查是重要的评估基础。每一乳腺切除标本均应测量三维尺寸。如果存在可触及病变，也应测量并记录其三维尺寸及其与表面皮肤或下方筋膜或骨骼肌（如果有）的关系。任何大体检查明显的肿瘤，均应记录其与切缘的距离。

如果手术医师对标本进行了定位，在切开标本之前应当涂抹6种颜色的墨水，以保持定位并在组织学检查时可识别特殊切缘（表面/前面、深面/后面、内侧、外侧、上方和下方）（图20.4）。未定位标本可用单一颜色墨

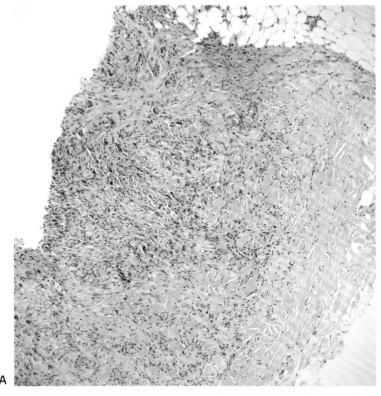

A

图20.3（1） 乳腺CNB标本中的真皮纤维瘤。A. 中倍镜下，示胶原间质中梭形细胞增生

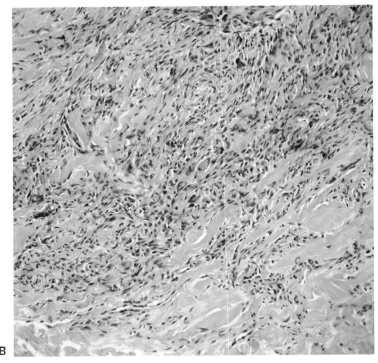

B

图20.3（2） 乳腺CNB标本中的真皮纤维瘤。B. 高倍镜下，可见细胞学形态温和的梭形细胞，少数巨细胞，含铁血黄素沉积。标本中未见乳腺导管和小叶。此病变初诊时误认为乳腺梭形细胞病变

水标记切缘（图20.5）。涂墨水后，应当间隔相同距离切成薄片（类似"面包片"）。但是，即使细心处理，墨水有时仍然会渗漏到标本内，从而导致组织学检查难以评估切缘（图20.6）。在标本表面印染墨水之前和印染墨水之后，把标本短暂浸于Bouin液或冰醋酸（用于墨水的媒染）中，这样可最大限度地减少墨水的渗漏。用这种方法评估DCIS或浸润癌的切缘时，如果墨水标记的组织边缘出现有关病变，那么切缘被判定为阳性（图20.7）。

对于墨水标记组织边缘与肿瘤细胞之间的距离为多少，才算适足的阴性切缘，病理医师或临床医师之间至今仍未达成普遍共识[13-15]。然而，关于浸润性乳腺癌患者的切缘，以及接受保乳手术和全乳房放疗DCIS患者的切缘，最近已经出版了共识指南[16,17]。根据这些指南，对于浸润性乳腺癌患者，"肿瘤上无墨水"（即，浸润癌或DCIS均未接触墨水）视为适当

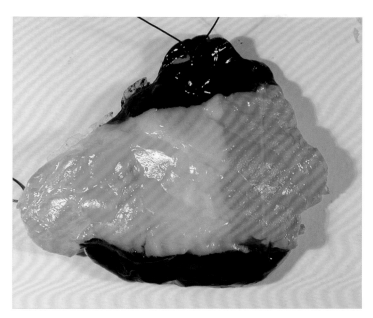

图20.4 外科医师对标本的定位：侧切缘用长缝线，上切缘用短缝线。大体检查时在标本上涂抹6种颜色墨水，便于组织学检查时识别前、后、上、下、内和外切缘（图中看不到所有颜色）

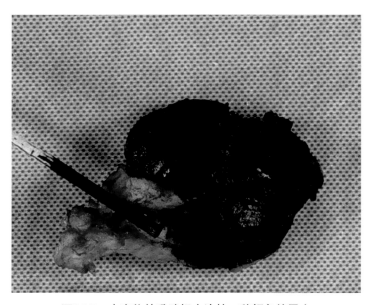

图20.5 未定位的乳腺标本涂抹一种颜色的墨水

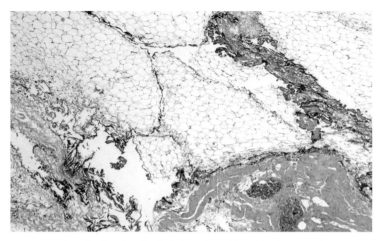

图20.6　墨水常渗漏进入标本内部，使得某些病例在组织学评估时难以识别真正的切缘

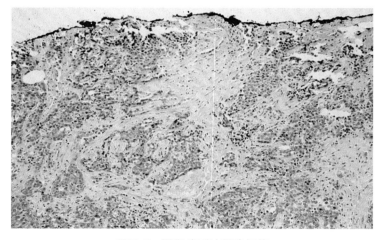

图20.7　浸润癌到达墨染切缘

的阴性切缘标准[16]；对于纯DCIS患者，标准的阴性切缘宽度为2mm[17]。对于DCIS伴微小浸润患者，也采用DCIS切缘指南（即，宽度在2mm）[17]。必须强调，这些指南只适用于接受保乳手术和全乳房放疗的患者。它们不适用于单纯保乳手术、部分乳房放疗或新辅助化疗的患者；这些患者人群的最佳切缘宽度仍未明确定义。而且，诸如此类的共识指南并不能

代替临床判断。例如，可能存在这些情形，其切缘宽度大于简单的"肿瘤上无墨水"，对浸润性乳腺癌患者是恰当的（如年轻的浸润性乳腺癌患者具有非常广泛的DCIS，这些DCIS很接近多个切缘的墨染表面）[16]。相反，对于将接受全乳房放疗的DCIS患者，也许有些病例的切缘小于2mm也是适当的（如，邻近皮肤的表面切缘或邻近胸大肌筋膜的深切缘中只有一个切缘小于2mm）[17]。我们在实际工作中，继续遵循CAP有关切缘报告的建议（www.cap.org）。对于浸润性乳腺癌患者，当浸润癌和（或）DCIS接触墨染组织边缘并且累及特殊切缘时，我们报告切缘阳性。我们也报告其他所有切缘至浸润癌和DCIS的距离。对于墨染组织边缘无癌的病例，我们报告每个墨染切缘至浸润癌和DCIS的距离。我们对DCIS患者采用相似的报告方式，DCIS接触墨染组织边缘时我们报告切缘阳性，并报告其他所有切缘至DCIS的距离；如果墨染组织边缘无DCIS，我们报告每个墨染切缘至DCIS的距离。病理报告中应避免使用主观的、判断性术语（如"接近切缘"）（图20.8）。

另一种切缘评估方法是，剃下标本表面的部分或全部，并将这些组织块（表面朝上）送检，供组织学检查。尽管这种方法可以获取较大标本表面，但检查表面朝上的切片有可能导致墨染表面（真正的切缘）无肿

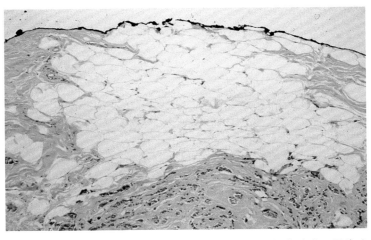

图20.8　浸润癌未到达墨染切缘。像这种病例，应报告肿瘤至墨染边缘的距离（mm）。应避免使用主观术语（如"接近切缘"）

瘤的标本被判读为切缘阳性（假阳性），从而导致不必要的进一步手术甚至乳房切除，而实际上这些患者如果能测量肿瘤至墨染边缘的距离就可能适合保乳治疗[19,20]。如果剃取标本切缘，外表面/真正的切缘应当涂抹墨水，剃取组织应当垂直于墨染表面进行包埋制片，尽可能明确地报告切片上出现的任何肿瘤至墨染切缘的距离。

有时，手术医师可能在肿块切除后，立即从切除组织周围的残腔壁上额外切除一些组织，并作为各个切缘分别送检[21,22]。这种情况下，手术医师应准确地用缝线标记标本表面的最终切缘，供病理医师涂抹墨水并进行镜下检查[22]。

有人认为最准确的评估乳腺切除标本的方法是全标本大切片伴或不伴三维重建，这种观点有争议[23]。这种方法需要延长标本处理时间，也需要特殊的仪器设备和切片保存条件，对大多数医院而言都不现实。

一些学者推荐用冰冻切片或印片对乳腺切缘进行术中评估[24-26]。理论上，这种方法的优点是，对首次切除标本切缘阳性者，可避免二次手术。然而，乳腺标本切缘冰冻切片的制片和诊断都有潜在缺陷，因为大多数病例的切缘组织有脂肪。而且，冰冻切片对降低再次手术率方面的影响，很大程度上取决于再次手术的基准率（即基线再手术率较高时的获益更大），并取决于是否常规进行再次手术，获取墨染组织边缘肿瘤之外的阴性切缘宽度[27]。因此，尽管术中切缘评估对某些病例可能有价值，但在乳腺癌管理日益个体化的时代，乳腺切除标本常规进行术中检查是不合时宜的[27]，并且，随着关于浸润性乳腺癌和DCIS切缘的新版共识指南广泛地深入临床实践，再次切除率很可能降低[28]。

20.3 不可触及病变的金属针（金属丝）定位活检

对于不可触及的乳腺病变使用金属针或金属丝定位技术，可引导手术医师找到影像学异常部位。最近，一些医疗机构用放射性粒子定位代替金属丝定位技术[29,30]。

在目前的临床实践中，先前做过CNB的患者，在CNB部位会放置一种不透射线的金属夹作为定位标记。金属夹通常固定于CNB部位，便于后续手术的术中定位。这些患者绝大多数采取金属丝定位的切除活检。术中拍摄标本的X线片是非常重要的评估方法，用于记录标本中是否存在影像学检测到的病变和（或）金属夹，并能定位目标病变区域供组织学检查（图20.9）。标本的X线片对评估癌的切除范围是否足够有一定价值，但是标本单视图X线片的总体准确性相当低[31]。

病理医师在切开这些病例的标本之前，应当获知临床病史、影像学检查结果和先前CNB结果。特别重要的是，要知道标本中是否有一个以上CNB部位（用一个以上金属夹标记）。如果手术医师对标本进行了定位，病理医师切开标本前应当涂抹6种颜色的墨水。

完整标本的X线片证实目标病变区域存在之后，病理医师必须确认这一区域。部分标本含有可触及肿瘤，没有必要进一步证实病变的存在。然而，如果大体检查没有发现明显的病变，需用多种方法确定标本内的目标病变区域。对于先前活检时放置了金属夹标记的病例，最简单的方法是将标本像切面包片样切成连续的薄片并寻找金属夹。如果大体检查找不到金属夹，就拍摄这些薄片组织的放射照片，以定位金属夹。对于

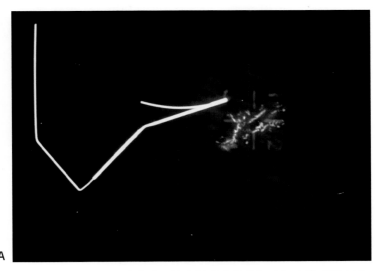

A

图20.9（1） 标本X线片是评估金属丝定位的切除标本的重要方法。A. 标本X线片示线状、分支状微小钙化，没有并存的肿块。标本的组织学检查发现高级别DCIS

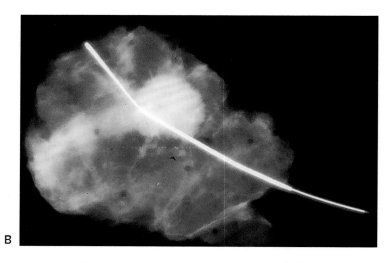

图20.9（2） 标本X线片是评估金属丝定位的切除标本的重要方法。
B. 标本X线片示肿块性病变伴不规则边界。组织学检查为浸润性导管
癌。C. 标本X线片显示一个不透射线的棒状金属夹（在先前CNB时放
置）和微小钙化

先前未做过CNB或未采用放置金属夹的定位方法所获取的标本，应当将标
本以3mm间隔切成薄片，再拍摄这些薄片组织的X线片，以确定影像学上
的目标病变[32]。然后把X线片中的标本薄片进行标记，并将组织薄片置入
对应的取材盒，从而形成组织切片与X线片之间的一一对应关系。

将影像学异常的乳腺组织送检后，其余乳腺组织的取材镜检数量在不同医院之间差别较大，特别是大体检查无明显异常时。如上文所述，目前实践中，CNB后大多数患者采取金属丝定位切除活检，切除标本的取材量取决于CNB结果和标本大小。例如，CNB证实的DCIS标本，理想的处理方法是全部取材、连续包埋[33]（特别是全部取材所用包埋盒的数量较合理时）。然而，如果是CNB证实的导管内乳头状瘤标本，无须如此详尽地检查，对影像学目标病变区域及其紧邻边缘组织取材即可。

有些金属丝定位切除病例，尽管X线片上提示标本内含有钙化，但初次组织学切片却没有观察到微小钙化。类似情况也可见于微小钙化病灶的CNB标本。这些情况存在几种可能。首先，钙化可能由草酸钙组成，而不是常见的磷酸钙[34,35]。这两种钙盐都能在影像学检查中显现，但组织学表现却不相同。磷酸钙呈明显的嗜碱性，病理医师容易识别（图20.10）。而草酸钙在HE切片上染色淡，有折光性，常规镜检难以识别，但用偏振光镜检则容易发现。草酸钙结晶最常伴发大汗腺囊肿（图20.11）。如果使用偏振光检查后，仍不能发现钙化，要考虑其他可能性。例如，蜡块可能切得不够深，尚未达到钙化层面，可对蜡块进行X线摄片。如果照片中存在钙化则应当继续深切，直到出现镜下钙化。部分病例中较大钙化可

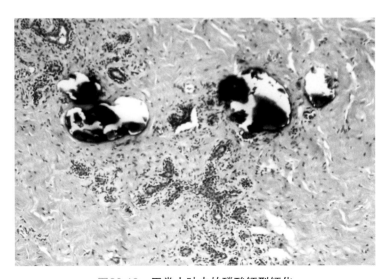

图20.10　正常小叶内的磷酸钙型钙化

能在切片时丢失，因此，在组织切片上不显示。如果组织切片中发现线状撕裂，这一现象是钙化物在组织切片内被切片刀拖曳的痕迹，有助于推断上述结论。最后，送检组织放入某种固定剂时，部分钙化可能溶解。

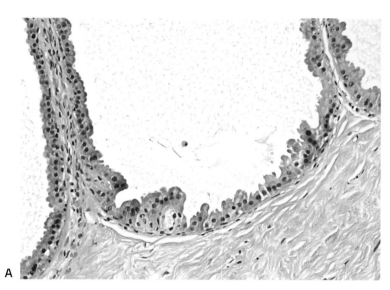

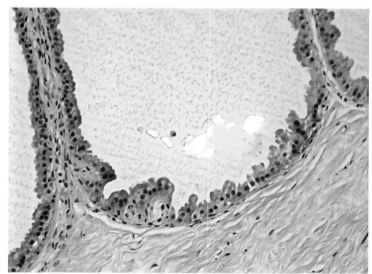

图20.11　大汗腺囊肿内的草酸钙型钙化，用标准透射光（A）和偏振光（B）观察

　　病理医师必须尽其所能，寻找代表手术指征的组织学病变和（或）先前CNB的部位。应当指出，乳腺组织学切片经常有钙化，即使活检的指征并非影像学钙化。因此，为确保影像学–病理学相关性，组织学观察到钙化应与影像学结果进行比对。例如，组织学检测到正常小叶内一些小钙化灶，但不足以解释影像学上检测到的线状、分支状微小钙化；这种病例要进一步努力寻找更符合影像学表现的镜下钙化（图20.12）。

　　金属丝定位切除的少数病例，组织学切片未发现先前CNB标本中出现的病变。尽管可能是由于CNB完整去除了这些小灶病变（包括小灶浸润癌和DCIS），但在下此定论之前还要考虑其他解释。特别是有可能最初活检时定位方法没有准确地定位目标病变。如果标本中出现符合先前活检部位的反应性改变，就可以排除这种可能性。重要的是，要注意标本中找到金属夹但未见符合先前活检部位的组织学改变时，不能认为目标病变部位已经切除，因为金属夹可能从最初放置部位移动到其他部位[36]。

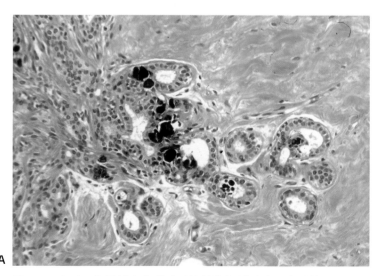

A

图20.12（1）　金属针定位乳腺活检的指征是乳腺影像学筛查发现可疑（线状、分支状）微小钙化。最初的组织学切片示钙化仅见于小叶内（A）。然而，这些钙化不能解释乳腺影像学中的微小钙化模式

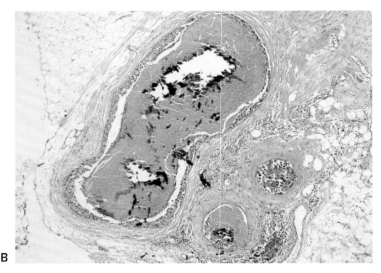

图20.12（2） 深切蜡块后发现高级别DCIS伴粉刺样坏死和钙化（B）

20.4 再次切除标本

许多准备进行保乳手术的DCIS和浸润癌患者，因首次切除标本切缘阳性或病变靠近切缘，不得不对肿瘤部位进行再次切除。如前所述，再次切除标本在切开前也应当涂抹墨水以标记切缘。许多病例中，肿瘤相邻部位有出血、脂肪坏死或纤维化，使肉眼准确判断是否残留肿瘤变得极其困难或根本不可能。评估时最好以常规切片为准。关于再次切除标本最合理的取材方法的研究很少，通常取材量较大。一项研究建议，肉眼观察良性的再次切除标本，按最大径每厘米取2块组织，对于大多数病例来说足以满足临床所需的基本信息[37]。

20.5 乳房切除标本

病理医师在切开乳房切除标本之前，应当获知临床病史、影像学检查结果和先前CNB结果。特别重要的是，要知道标本中是否有一个以上CNB部位（用一个以上金属夹标记）、一个以上先前切除活检部位和（或）一个以上未做过活检但临床或放射科关注的影像学异常区域。手术医师应当为病理医师将乳房切除标本定位，特别是不带相连腋窝组织的标本。将标本切开之前，应当记录以下指标：标本重量；标本总体积（三维尺寸）；皮肤、乳晕、乳头、切口或瘢痕的描述和测量；深部切缘的组成（即，存在筋膜或肌肉）；腋窝组织的描述（如果有）；任何可触及肿块的部位和大小，并特别注意肿块与表面皮肤和深部切缘之间的关系。切开标本前，深部切缘应当涂抹墨水，便于在组织学切片中识别。最好采用下述方法进一步检查标本：把标本的皮面朝下，每隔0.5~1cm多层面平行切开，保留皮肤完整性。应仔细检查切开的每片标本中有无肉眼可见的肿瘤和（或）活检部位/金属夹。

组织学检查的取材，应当包括任何肉眼检查可见的肿瘤和（或）活检部位、深切缘、表面皮肤（包括瘢痕）和乳头，以及肉眼检查无特殊改变的乳腺其他象限的随机取样。保留乳头的乳房切除标本，最靠近乳头-乳晕复合体的切缘（乳晕后切缘），应当取材镜检[38,39]。某些情况下，乳晕后切缘放在乳房切除标本之外单独送检。保留皮肤的乳房切除标本，表面切缘阳性是否会增加局部复发的风险，仍是一个尚未解决的问题[40]。因此，这种情况下，尚未明确是否需要常规墨染并评估表面切缘，除了用于研究目的可能并不需要。

许多情况下，可能需要对乳房切除标本进行更广泛的取材。对于DCIS，特别是病变范围较大者，非常重要的是广泛取材以除外肿瘤的间质浸润。以下情形也需要广泛取材以明确乳房是否存在癌：乳头佩吉特病、腋窝淋巴结转移癌以及"隐匿性"原发肿瘤。乳房切除标本（完整或已切开皆可）的X线片可以指导取材。最后，新辅助化疗后的乳房切除标本也需要进行更广泛取材（见第19章）。

20.6 缩乳术标本

典型的缩乳术标本重达数百克至数千克，大体表现为无特殊改变的纤维脂肪样乳腺组织。尽管有可能检出具有重要临床意义的病变，包括浸润癌、原位癌和非典型增生，但概率非常低。在一项文献回顾中，包括了8项研究和8500例患者，在所有缩乳术标本中，浸润性导管癌的发生率为小于0.1%到0.5%，DCIS为0.1%~1.1%[41]。缩乳术标本中，LCIS和非典型增生（ADH和ALH）的发生率为1.4%~4.4%[41,42]。值得注意的是，与无乳腺癌病史的患者相比，LCIS和非典型增生较常见于有乳腺癌病史的缩乳术标本。

缩乳术标本的取材量目前尚无基于证据的指南。一些研究建议，对大于40岁和有乳腺癌病史者须广泛取材[42,44,45]，但并没有给出具体的取材量建议。

在笔者医院，对于缩乳术标本，如果肉眼仔细检查没有发现异常，每侧乳房一般取2块纤维性乳腺实质进行组织学检查。如果组织学检查发现有临床重要意义的病变，再补取20张切片。但是，如果检出DCIS或浸润癌，病变的确切部位和切除范围是否足够都无法确定。

20.7 性别焦虑症患者的乳房切除

在一些病理学实践中，女变男的性别焦虑症患者乳房切除标本越来越普遍。关于这些样本如何广泛取材，尚未出版指南。在我们医院，如果仔细的大体检查没有发现异常，我们在每侧常规取材2块乳腺实质，同缩乳术标本。根据我们的经验，这些标本中最常见的组织学发现是不同程度的小叶萎缩，这是术前激素治疗所致。

20.8 腋窝淋巴结清扫/取样

病理科收到的腋窝淋巴结标本，可以是腋窝清扫术标本，也可以是乳房切除标本的一部分。对于这两种情况，第一步病理检查应包括肉眼检查和淋巴结触诊。找出的淋巴结要记录数量、大小和外观。淋巴结应以小于或等于2mm的间隔切开，以确保检测到所有的宏转移。尽管大体检查可能检出有宏转移的淋巴结，肉眼检查无明显异常的淋巴结也应全部取材进行组织学评估。除前哨淋巴结外，在大多数医院，每个淋巴结仅检查1张HE切片。

20.9 前哨淋巴结活检

对于浸润性乳腺癌和广泛DCIS患者（特别是病变广泛到需要行乳腺切除的病例），前哨淋巴结活检是腋窝淋巴结初始评估的可选方法[46-49]。尽管前哨淋巴结活检成为常规病理工作已有10多年，最近的临床试验结果却导致许多医疗机构改变了前哨淋巴结评估的方式[48,50]。

ACOSOG Z0011试验结果提示，对于检出1枚或2枚阳性前哨淋巴结的许多T1和T2期乳腺癌患者，采取淋巴结全面清扫是不必要的[51]。这一发现的含义是，符合入组标准的妇女无须术中评估前哨淋巴结[49,52]。

另外，NSABP B32[53]和ACOSOG Z0010[54]试验提示，在目前临床实践中，大多数患者接受某种类型的系统性治疗，前哨淋巴结发现微转移和孤立性肿瘤细胞仅有很少或没有预后意义。这些结果支持以下观点，即小灶肿瘤转移灶无须进行辅助研究，像通过CK免疫染色或分子学研究来检测上皮相关基因的表达[49,52,55]。

考虑到上述因素，前哨淋巴结应当小于或等于2mm间隔切开，全部送检，制作常规切片，这与上文所述非前哨淋巴结的处理相同。理论上，既然检查目的是识别宏转移，如果组织片间隔小于或等于2mm，前哨淋巴结蜡块无须多层面切片[46,49]。然而，有些医院的取材组织的厚度很不一致，那么，多层面切片仍然是谨慎做法。在我们医院，每个前哨淋巴结组织块目前切3个层面HE切片。CK免疫染色只用于HE切片上可疑肿瘤但不确定诊断的病灶，而不是常规检测。

接受新辅助系统性治疗患者的前哨淋巴结评估见第19章。

20.10 外科病理报告

20.10.1 粗针穿刺活检

CNB标本的病理报告应当提供足够信息，供临床做出进一步决策，如上文所述应避免过诊断。特别是在没有明确的诊断依据时，不应直接报告微小浸润癌和淋巴血管浸润，交界性导管内增生性病变也不应过诊断为DCIS。对于已证实浸润癌的CNB标本，除报告组织学类型外，应报告癌灶的最小尺寸（显微镜下测量浸润性乳腺癌在各组织条中的最大长度），并提供组织学级别（尽管有时不能准确反映后续切除标本中的组织学级别）[56,57]。在伴有DCIS的CNB标本，应当注明核级别、结构类型和是否存在粉刺样坏死。当CNB的指征是影像学微小钙化时，报告应指出组织学检出的钙化部位。

20.10.2 良性病变的活检

诸如纤维囊性病和纤维囊性变之类的术语没有临床意义，因为它们包含一组异质性病变，部分为生理性，而另一部分为病理性，发生癌的风险变化很大。因此，在乳腺良性病变活检的外科病理报告中，使用这些术语常常不尽如人意。在我们的实际工作中，如果CNB和切除活检都显示良性改变而没有独立病种（如纤维腺瘤或乳头状瘤）时，就把这些良性改变按发生乳腺癌风险的递减顺序，依次在病理报告中列出。如果活检指征是影像学微小钙化，就注明伴有微小钙化的特殊病变或正常组织学结构。

20.10.3 导管原位癌

含有DCIS的切除标本，外科病理报告中除诊断外，应当包括治疗决策所需的信息，包括核级别（低、中或高级别）、坏死（粉刺样或点状）和结构类型[58,59]。还应当报告标本大小、病变的大小/范围、微小钙化部位（仅DCIS内、仅正常/良性组织内或二者均有）以及手术切缘的状况[58,59]。如果进行了辅助研究（如激素受体分析），也应写在最终报告中。清单式或表格式报告可以包括所有临床相关信息，便于临床阅读[58,59]。CAP网站上有DCIS标本评估的报告模板和清单（www.cap.org）。

20.10.4 浸润性乳腺癌

与DCIS相似，含浸润性乳腺癌的切除标本，外科病理报告除诊断外，应当包括分期和治疗决策所需信息。浸润性乳腺癌的外科病理报告最少要包含标本大小、肿瘤大小、组织学类型、组织学级别、并存的DCIS及其范围、有无淋巴管血管侵犯、手术切缘状况和淋巴结状况（如果适用）[60,61]。另外，因乳腺影像学检测到微小钙化而切除的标本，注明钙化部位也很重要。如果进行了辅助研究（如激素受体分析、HER2及其他生物学标记物），也应写在报告中。与DCIS报告相似，建议使用清单式或表格式报告，以便临床交流。CAP网站上有浸润性乳腺癌的标本评估的报告模板和清单（www.cap.org）。

（薛德彬 译）

参考文献

1. Bilous M. Breast core needle biopsy: issues and controversies. *Mod Pathol*. 2010;23(suppl 2):S36–S45.

2. O'Flynn EA, Wilson AR, Michell MJ. Image-guided breast biopsy: state-of-the-art. *Clin Radiol*. 2010;65(4):259–270.

3. Eby PR, Lehman CD. Magnetic resonance imaging-guided breast interventions. *Top Magn Reson Imaging*. 2008;19(3):151–162.

4. Whitworth PW, Simpson JF, Poller WR, et al. Definitive diagnosis for high-risk breast lesions without open surgical excision: the Intact Percutaneous Excision Trial (IPET). *Ann Surg Oncol*. 2011;18(11):3047–3052.

5. Allen SD, Osin P, Nerurkar A. The radiological excision of high risk and malignant lesions using the INTACT breast lesion excision system. A case series with an imaging follow up of at least 5 years. *Eur J Surg Oncol*. 2014;40(7):824–829.

6. Ibrahim RE, Sciotto CG, Weidner N. Pseudoangiomatous hyperplasia of mammary stroma. Some observations regarding its clinicopathologic spectrum. *Cancer*. 1989;63(6):1154–1160.

7. Jacobs TW, Siziopikou KP, Prioleau JE, et al. Do prognostic marker studies on core needle biopsy specimens of breast carcinoma accurately reflect the marker status of the tumor? *Mod Pathol*. 1998;11(3):259–264.

8. Connor CS, Tawfik OW, Joyce AJ, et al. A comparison of prognostic tumor markers obtained on image-guided breast biopsies and final surgical specimens. *Am J Surg*. 2002;184(4):322–324.

9. Mann GB, Fahey VD, Feleppa F, et al. Reliance on hormone receptor assays of surgical specimens may compromise outcome in patients with breast cancer. *J Clin Oncol*. 2005;23(22):5148–5154.

10. Arnedos M, Nerurkar A, Osin P, et al. Discordance between core needle biopsy (CNB) and excisional biopsy (EB) for estrogen receptor (ER), progesterone receptor (PgR) and HER2 status in early breast cancer (EBC). *Ann Oncol.* 2009;20(12):1948–1952.

11. Allred DC, Anderson SJ, Paik S, et al. Adjuvant tamoxifen reduces subsequent breast cancer in women with estrogen receptor-positive ductal carcinoma in situ: a study based on nsabp protocol B-24. *J Clin Oncol.* 2012;30(12):1268–1273.

12. VandenBussche CJ, Cimino-Mathews A, Park BH, et al. Reflex estrogen receptor (ER) and progesterone receptor (PR) analysis of ductal carcinoma in situ (DCIS) in breast needle core biopsy specimens: an unnecessary exercise that costs the United States $35 million/y. *Am J Surg Pathol.* 2016;40(8):1090–1099.

13. McCahill LE, Single RM, Aiello Bowles EJ, et al. Variability in reexcision following breast conservation surgery. *JAMA.* 2012;307(5):467–475.

14. Azu M, Abrahamse P, Katz SJ, et al. What is an adequate margin for breast-conserving surgery? Surgeon attitudes and correlates. *Ann Surg Oncol.* 2010;17(2):558–563.

15. Taghian A, Mohiuddin M, Jagsi R, et al. Current perceptions regarding surgical margin status after breast-conserving therapy: results of a survey. *Ann Surg.* 2005;241(4):629–639.

16. Moran MS, Schnitt SJ, Giuliano AE, et al. Society of Surgical Oncology-American Society for Radiation Oncology Consensus Guideline on margins for breast-conserving surgery with whole-breast irradiation in stages I and II invasive breast cancer. *Ann Surg Oncol.* 2014;21(3):704–716.

17. Morrow M, Van Zee KJ, Solin LJ, et al. Society of Surgical Oncology-American Society for Radiation Oncology-American Society of Clinical Oncology Consensus Guideline on margins for breast-conserving surgery with whole-breast irradiation in ductal carcinoma in situ. *Ann Surg Oncol.* 2016;23(12):3801–3810.

18. Schnitt SJ, Moran MS, Houssami N, et al. The Society of Surgical Oncology-American Society for Radiation Oncology Consensus Guideline on margins for breast-conserving surgery with whole-breast irradiation in stages I and II invasive breast cancer: perspectives for pathologists. *Arch Pathol Lab Med.* 2015;139(5):575–577.

19. Guidi AJ, Connolly JL, Harris JR, et al. The relationship between shaved margin and inked margin status in breast excision specimens [see comments]. *Cancer.* 1997;79(8):1568–1573.

20. Wright MJ, Park J, Fey JV, et al. Perpendicular inked versus tangential shaved margins in breast-conserving surgery: does the method matter? *J Am Coll Surg.* 2007;204(4):541–549.

21. Cao D, Lin C, Woo SH, et al. Separate cavity margin sampling at the time of initial breast lumpectomy significantly reduces the need for reexcisions. *Am J Surg Pathol.* 2005;29(12):1625–1632.

22. Chagpar AB, Killelea BK, Tsangaris TN, et al. A randomized, controlled trial of cavity shave margins in breast cancer. *N Engl J Med.* 2015;373(6):503–510.

23. Sun L, Wang D, Zubovits JT, et al. An improved processing method for breast wholemount serial sections for three-dimensional histopathology imaging. *Am J Clin Pathol.* 2009;131(3):383–392.

24. Jacobs L. Positive margins: the challenge continues for breast surgeons. *Ann Surg Oncol.* 2008;15(5):1271–1272.

25. Pleijhuis RG, Graafland M, de Vries J, et al. Obtaining adequate surgical margins in breast-conserving therapy for patients with early-stage breast cancer: current modalities and future directions. *Ann Surg Oncol.* 2009;16(10):2717–2730.

26. Jorns JM, Visscher D, Sabel M, et al. Intraoperative frozen section analysis of margins in breast conserving surgery significantly decreases reoperative rates: one year experience at an ambulatory surgical center. *Am J Clin Pathol.* 2012;138(5):657–669.

27. Schnitt SJ, Morrow M. Should intraoperative frozen section evaluation of breast lumpectomy margins become routine practice? *Am J Clin Pathol.* 2012;138(5):635–638.

28. Rosenberger LH, Mamtani A, Fuzesi S, et al. Early adoption of the SSO-ASTRO consensus guidelines on margins for breast-conserving surgery with whole-breast irradiation in stage I and II invasive breast cancer: initial experience from Memorial Sloan Kettering Cancer Center. *Ann Surg Oncol.* 2016;23(10):3239–3246.

29. Jakub JW, Gray RJ, Degnim AC, et al. Current status of radioactive seed for localization of non palpable breast lesions. *Am J Surg.* 2010;199(4):522–528.

30. Lovrics PJ, Goldsmith CH, Hodgson N, et al. A multicentered, randomized, controlled trial comparing radioguided seed localization to standard wire localization for nonpalpable, invasive and in situ breast carcinomas. *Ann Surg Oncol.* 2011;18(12):3407–3414.

31. Graham RA, Homer MJ, Sigler CJ, et al. The efficacy of specimen radiography in evaluating the surgical margins of impalpable breast carcinoma. *Am J Roentgenol.* 1994;162(1):33–36.

32. Schnitt SJ, Connolly JL. Processing and evaluation of breast excision specimens. A clinically oriented approach. *Am J Clin Pathol.* 1992;98(1):125–137.

33. Lagios MD, Page DL, Silverstein MJ. Prospective study of wide excision alone for ductal carcinoma in situ of the breast. *J Clin Oncol.* 2006;24(23):3809–3811; author reply 11–12.

34. Tornos C, Silva E, el-Naggar A, et al. Calcium oxalate crystals in breast biopsies. The missing microcalcifications. *Am J Surg Pathol.* 1990;14(10):961–968.

35. Truong LD, Cartwright J Jr, Alpert L. Calcium oxalate in breast lesions biopsied for cal-cification detected in screening mammography: incidence and clinical significance. *Mod Pathol.* 1992;5(2):146–152.

36. Esserman LE, Cura MA, DaCosta D. Recognizing pitfalls in early and late migration of clip markers after imaging-guided directional vacuum-assisted biopsy. *Radiographics.* 2004;24(1):147–156.

37. Abraham SC, Fox K, Fraker D, et al. Sampling of grossly benign breast reexcisions: a multidisciplinary approach to assessing adequacy. *Am J Surg Pathol.* 1999;23(3):316–322.

38. Brachtel EF, Rusby JE, Michaelson JS, et al. Occult nipple involvement in breast cancer: clinicopathologic findings in 316 consecutive mastectomy specimens. *J Clin Oncol.* 2009;27(30):4948–4954.

39. Hieken TJ, Boolbol SK, Dietz JR. Nipple-sparing mastectomy: indications, contraindications, risks,

benefits, and techniques. *Ann Surg Oncol.* 2016;23(10):3138–3144.

40. Childs SK, Chen Y-H, Duggan MM, et al. Surgical margins and the risk of local-regional recurrence following mastectomy without radiation therapy. *Int J Radiat Oncol Biol Phys.* 2012;84(5):1133–1138.

41. Desouki MM, Li Z, Hameed O, et al. Incidental atypical proliferative lesions in reduction mammoplasty specimens: analysis of 2498 cases from 2 tertiary women's health centers. *Hum Pathol.* 2013;44(9):1877–1881.

42. Clark CJ, Whang S, Paige KT. Incidence of precancerous lesions in breast reduction tissue: a pathologic review of 562 consecutive patients. *Plast Reconstr Surg.* 2009;124(4):1033–1039.

43. Li Z, Fadare O, Hameed O, et al. Incidental atypical proliferative lesions in reduction mammoplasty specimens in patients with a history of breast cancer. *Hum Pathol.* 2014;45(1):104–109.

44. Bondeson L, Linell F, Ringberg A. Breast reductions: what to do with all the tissue specimens? *Histopathology.* 1985;9(3):281–285.

45. Ishag MT, Bashinsky DY, Beliaeva IV, et al. Pathologic findings in reduction mammaplasty specimens. *Am J Clin Pathol.* 2003;120(3):377–380.

46. Weaver DL. Pathology evaluation of sentinel lymph nodes in breast cancer: protocol recommendations and rationale. *Mod Pathol.* 2010;23(suppl 2):S26–S32.

47. Giuliano AE, Han SH. Local and regional control in breast cancer: role of sentinel node biopsy. *Adv Surg.* 2011;45:101–116.

48. Lyman GH, Temin S, Edge SB, et al. Sentinel lymph node biopsy for patients with early-stage breast cancer: American Society of Clinical Oncology clinical practice guideline update. *J Clin Oncol.* 2014;32(13):1365–1383.

49. Maguire A, Brogi E. Sentinel lymph nodes for breast carcinoma: an update on current practice. *Histopathology.* 2016;68(1):152–167.

50. Caudle AS, Hunt KK, Tucker SL, et al. American College of Surgeons Oncology Group (ACOSOG) Z0011: impact on surgeon practice patterns. *Ann Surg Oncol.* 2012;19(10):3144–3151.

51. Giuliano AE, Hunt KK, Ballman KV, et al. Axillary dissection vs no axillary dissection in women with invasive breast cancer and sentinel node metastasis: a randomized clinical trial. *JAMA.* 2011;305(6):569–575.

52. Mittendorf EA, Hunt KK. Clinical practice implementation of findings from the American College of Surgeons Oncology Group Z0010 and Z0011 Trials. *Breast Dis.* 2011;22(2):115–117.

53. Weaver DL, Ashikaga T, Krag DN, et al. Effect of occult metastases on survival in node-negative breast cancer. *N Engl J Med.* 2011;364(5):412–421.

54. Cote R, Giuliano AE, Hawes D, et al. ACOSOG Z0010:a multicenter prospective study of sentinel node (SN) and bone marrow (BM) micrometastases in women with clinical T1/T2 N0 M0 breast cancer. *J Clin Oncol.* 2010;28:18S.

55. Wood WC. Should we abandon immunohistochemical staining of sentinel lymph nodes? *Breast Dis.* 2011;22(1):20–21.

56. Sharifi S, Peterson MK, Baum JK, et al. Assessment of pathologic prognostic factors in breast core needle biopsies. *Mod Pathol*. 1999;12(10):941–945.

57. Monticcioli DL. Histologic grading at breast core needle biopsy: comparison with results from the excised breast specimen. *Breast J*. 2005;11(1):9–14.

58. Lester SC, Bose S, Chen YY, et al. Protocol for the examination of specimens from patients with ductal carcinoma in situ of the breast. *Arch Pathol Lab Med*. 2009;133(1):15–25.

59. Lester SC, Connolly JL, Amin MB. College of American Pathologists protocol for the reporting of ductal carcinoma in situ. *Arch Pathol Lab Med*. 2009;133(1):13–14.

60. Fitzgibbons PL, Connolly JL, Page DL. Updated protocol for the examination of specimens from patients with carcinomas of the breast. Cancer Committee. *Arch Pathol Lab Med*. 2000;124(7):1026–1033.

61. Morrow M, Strom EA, Bassett LW, et al. Standard for breast conservation therapy in the management of invasive breast carcinoma. *CA Cancer J Clin*. 2002;52(5):277–300.

索 引